Practical Chronic Pain Management

慢性疼痛管理实践

- A Case-Based Approach -

案例版

[美] 塔里克·马利克 主编

李水清 于建设 邓立琴 冯鹏玖 主译

清華大学出版社

北 京

北京市版权局著作权合同登记号 图字：01-2023-3040
First published in English under the title
Practical Chronic Pain Management: A Case-Based Approach
edited by Tariq Malik, edition: 1

图书在版编目（CIP）数据

慢性疼痛管理实践：案例版/（美）塔里克·马利克主编；李水清等主译. ——北京：清华大学出版社，2023.10
书名原文：Practical Chronic Pain Management A Case-Based Approach
ISBN 978-7-302-64782-9

Ⅰ. ①慢… Ⅱ. ①塔… ②李… Ⅲ. ①疼痛 - 慢性病 - 诊疗 Ⅳ. ①R441.1

中国国家版本馆CIP数据核字（2023）第204782号

责任编辑：肖 军
封面设计：钟 达
责任校对：李建庄
责任印制：宋 林

出版发行：清华大学出版社
网　　址：https://www.tup.com.cn，https://www.wqxuetang.com
地　　址：北京清华大学学研大厦A座　　**邮　　编：**100084
社 总 机：010-83470000　　**邮　　购：**010-62786544
投稿与读者服务：010-62776969，c-service@tup.tsinghua.edu.cn
质量反馈：010-62772015，zhiliang@tup.tsinghua.edu.cn
印 装 者：三河市龙大印装有限公司
经　　销：全国新华书店
开　　本：185mm×260mm　　**印　　张：**23.25　　**字　　数：**500千字
版　　次：2023年11月第1版　　**印　　次：**2023年11月第1次印刷
定　　价：268.00元

产品编号：099439-01

译者名单

主　译　李水清　于建设　邓立琴　冯鹏玖

副主译　都义日　易　端　王　永

译　者（按姓氏笔画排序）

于建设　内蒙古医科大学附属医院

王　永　航空总医院

邓立琴　宁夏医科大学总医院

冯鹏玖　柳州市中医医院

朱　薇　北京大学第三医院

刘　岗　苏州工业园区星海医院

刘　莉　北京大学第三医院

刘凯茜　北京大学第三医院

李　赓　北京大学第三医院

李水清　北京大学第三医院

易　端　北京大学第三医院

罗启鹏　北京大学第三医院

赵自芳　北京大学第三医院

都义日　内蒙古医科大学附属医院

容晓莹　北京大学第三医院

商澜镨　北京大学第三医院

谢卫东　华润武钢总医院

序

本书采用案例模式来介绍如何管理慢性疼痛综合征，首先介绍如何对疼痛患者进行评估，然后依次对头颈部、肩部、手部、胸部、腹部、骨盆、腹股沟区域、腰背部、臀部和下肢的疼痛案例进行了详细描述，涉及肌肉骨骼疼痛、神经病理性疼痛、癌症疼痛以及通过鞘内药物治疗的多种慢性疼痛。每个案例模式都遵循相应的格式，首先是病例简介，其次根据患者的病史、查体、实验室和影像学检查进行的诊断思维，再次是病理生理学和（药物、介入和其他方式）治疗方法，最后进行综述性总结。本书引用的参考文献从17条到70多条不等。

慢性疼痛的书籍涵盖了教科书、综述、案例介绍、临床问答或特定主题（如并发症）等多种形式，不同形式的专业书籍适应了不同临床医师或研究人员的偏好和需求，每种形式也都有其独特的风格、优点和缺点。一些临床医师更喜欢基于病例的专业图书，因为案例类图书提供了与他们临床曾经的相似病例，有助于他们改进以往的治疗手段，提高治疗效果。因此，该书具备明确的临床实用性，对繁忙的临床医师来说，阅读该书有助于提升临床诊疗能力。

塔里克·马利克医师主编的这本书为读者提供了一个个场景，让他们深入了解各种疼痛综合征的症状和体征、可选用的治疗方案、可能遇到的临床问题以及可能的治疗结果。塔里克·马利克医师和各章节作者的努力应该得到认可以及赞赏。

Honorio T. Benzon，MD
美国西北大学Feinberg医学院麻醉学教授

解除疼痛是医师的神圣职责

慢性疼痛的形成机制仍然是个谜，人们对其了解不多，管理也不成熟。这种情况与全身麻醉的情况相似，我们对全身麻醉的生理学和相关机制知之甚少，但仍有数百万患者在接受各种手术过程中进行全身麻醉。同样，数以百万计的慢性疼痛患者，他们去全科诊所、急诊室和疼痛诊所就诊并接受各种治疗，但对潜在的疾病机制知之甚少，甚至没有证据支持他们正在接受的各种治疗方法。慢性疼痛是临床最常见的疾病，但是它对人类造成的负担一直被低估，以至于医学院的教科书甚至规范化培训都很少涉及。慢性疼痛的发病率随着年龄的增长而增加，慢性疼痛疾病必然会随着老年人口的增长而增多，这种变化势必会在全世界范围内发生。虽然目前已经有各式各样关于慢性疼痛诊断和治疗的书籍，但临床医师需要一种切实可行的方法来管理慢性疼痛患者。

本书基于这一临床需求而编写，因此，本书不是一本解释疼痛理论或机制的教科书，它也不是注射技术的操作手册。本书侧重于基于问题的慢性疼痛管理思维，如何一步一步地治疗疼痛性疾病，以及每次干预背后的思维过程和依据。

本书涵盖了45种常见的疼痛性疾病。各章由来自不同背景的医师撰写，重点是保证每种治疗方法以临床证据为基础，并为每次干预提供依据。

衷心希望广大读者对本书的缺点和问题提出批评和建议，因为我们所知甚少，还有很远的路要走。最后，我要感谢每一位为本书做出贡献的人，如果没有他们的努力，我们就不可能完成本书的编写。

塔里克·马利克（Tariq Malik）
Chicago，IL，USA

目　录

第一节　慢性疼痛评估……1
第二节　慢性复发性头痛1例……7
第三节　丛集性头痛……16
第四节　非典型面部疼痛……22
第五节　频繁短暂面部疼痛（三叉神经痛）……27
第六节　慢性枕部疼痛1例……35
第七节　车祸后颈部疼痛1例……41
第八节　慢性颈部疼痛……50
第九节　颈椎病1例……57
第十节　慢性颈部疼痛（关节突关节病）1例……63
第十一节　颈椎根性痛1例……68
第十二节　颞下颌关节功能障碍1例……74
第十三节　持续性肩痛（肩袖损伤）1例……82
第十四节　慢性肩痛（肩关节炎）1例……93
第十五节　手外伤后持续疼痛（复杂性区域疼痛综合征）1例……101
第十六节　右手握持无力1例……112
第十七节　小指疼痛麻木1例……122
第十八节　慢性腕关节疼痛1例……129
第十九节　慢性胸壁疼痛1例……135
第二十节　乳腺切除术后持续疼痛1例……142
第二十一节　慢性疼痛和带状疱疹后神经痛1例……150
第二十二节　慢性腹痛（功能性腹痛）1例……158
第二十三节　慢性腹痛（慢性胰腺炎）1例……163
第二十四节　盆腔痛1例……173
第二十五节　间质性膀胱炎1例……181
第二十六节　疝修补术后慢性疼痛1例……192
第二十七节　慢性髋部疼痛1例……199
第二十八节　慢性膝关节疼痛1例……206
第二十九节　膝截肢痛1例……212
第三十节　慢性足跟疼痛1例……225

第三十一节　持续性腰背痛1例……232
第三十二节　小腿疼痛麻木1例……239
第三十三节　走路时腿痛1例……249
第三十四节　持续腰痛1例……256
第三十五节　慢性臀部疼痛1例……261
第三十六节　胸背中段疼痛1例……267
第三十七节　梨状肌综合征1例……276
第三十八节　会阴部持续疼痛1例……283
第三十九节　腰椎手术后疼痛1例……290
第四十节　足部疼痛1例……299
第四十一节　全身疼痛（纤维肌痛）1例……310
第四十二节　阿片类药物治疗后慢性疼痛加重1例……324
第四十三节　鞘内镇痛泵控制疼痛不佳1例……332
第四十四节　巴氯芬戒断综合征1例……337
第四十五节　化疗所致周围神经病理性疼痛1例……347
第四十六节　阿片类药物耐受致术后疼痛1例……357

第一节　慢性疼痛评估

1

Tariq Malik

慢性疼痛是一种使人衰弱的疾病，是全世界最常见的慢性病。根据2016年进行的一项调查显示，约20%的美国成年人受到慢性疼痛的影响，其中有8%的人将其评为严重影响，这意味着疼痛限制了至少一项重要的活动[1]。美国每年因慢性疼痛花费高达6,350亿美元（1美元=7元人民币）[2]。慢性疼痛与急性疼痛大不相同，急性疼痛是一种症状，是组织损伤的标志，具有自限性，对治疗有良好效果，急性疼痛的治疗是直接针对引起组织损伤的潜在疾病；慢性疼痛不是一种症状，其本身是一种疾病，目前人们仍欠缺对其了解和描述，即使通过目前所有可用的治疗方案，仍仅有不到一半患者疼痛可能会减轻30%～40%，患者仍会继续遭受慢性疼痛折磨。

将慢性疼痛作为一种疾病的认识，影响临床医师对慢性疼痛患者的临床评估，医学院校对疾病的传统认识通常都是“机械紊乱”，临床医师与汽车修理工没有什么不同。临床医师通过寻找一些潜在的病理学机制来解释慢性疼痛，他们将重点放于完整的病史采集和查体，然后进行实验室和影像学检查，试图识别或确认患者是否存在导致疼痛发生的任何潜在病理改变，即所谓的疼痛产生机制；将注意力集中于寻找可识别的病理学变化会使（旨在寻找答案的）慢性疼痛患者产生挫败感，会进一步导致患者出现沮丧感和情绪问题，出现将慢性疼痛视为心身疾病的幻觉，同时患者的经济付出让他们对现有医疗体系失去信心。对于慢性疼痛患者来说，在寻医问药过程中逐渐绝望并不罕见。

疾病“机械论”观点源于1644年的笛卡尔，在开普勒和牛顿时代，笛卡尔认为人体就像机器或时钟一样工作，就像太阳系一样，遵循与宇宙相同的规律。但该理论不完整，既没有得到现有研究的支持，也不能解释慢性疼痛[3]。当前的疼痛模型已经从疼痛的特异性理论发展到门控理论，再到痛觉矩阵理论。对于慢性疼痛的了解不足，是人们对脑和心理认识不足的直接结果。到目前为止，我们还没有了解大脑生理活动的工具，用一位神经科学家的话来说：“我们知道动作电位是如何在神经纤维中产生的，但我们根本不知道这些动作电位是如何产生情绪、思想或梦。”迄今为止，大脑对我们来说或多或少像是一个黑洞，这就导致了慢性疼痛管理的主要问题是疼痛评估不佳。慢性疼痛的评估纯粹是临床问题，没有实验室和影像学检查可以量化，因此，疼痛的评估中注入了主观性。慢性疼痛是一种复杂、多方面的疾病，它不仅影响患者的身心，还影响患者在家庭和工作中与周围环境的互动。有效的治疗应该综合评估疼痛的生物学病因以及患者特定的心理和行为表现，包括他们的情绪状态（如焦虑、抑郁和愤怒）、对症状的感知和理解以及周围人对这些症状的反应[3-5]。

一、慢性疼痛患者的评估

评估要从基层医师（primary care physician，PCP）的转诊开始。理想的模式是，基层医师应该确保慢性疼痛患者没有导致可检查到的临床疾病。简而言之，他们应该排除肿瘤相关、风湿性、感染性或缺血性疾病等。疼痛评估与任何其他医学评估没有区别，主要目的是诊断结果。调查或评估过程应持续到完整和诊断的准确为止。关键问题是，什么是完整和准确的诊断？

慢性疼痛评估中经常遇到的首要问题：临床医师在未经深思熟虑的情况下给患者一个初步诊断，随着时间的推移，患者自己也确信患有该疾病。根据疾病的诊疗规则，患者应该得到一个诊断，除非得到法庭可接受的证据支持，也就是说，虽然诊断每次很难确定，但诊断至少应该得到无可置疑且具有合理的医学确定性的证据支持。第二个问题涉及诊断的完整性，患者一旦确定诊断，就不需要更多的检查，一个完整的诊断有一定的组成部分：①诊断应该包含功能障碍或疼痛产生的机制；②诊断应该包含引起疼痛的器官的病理生理过程；③诊断应该包含功能障碍的程度；④诊断应该包含痛苦/功能丧失（疼痛灾难、疼痛残疾、应对方法和其他情绪困扰）成分[6]。

为了实现评估的目的，从患者处收集信息时，不仅要用采集病史和查体的标准表格，还需要使用其他标准化的评估工具（问卷），目的是评估“整个人”或者疾病，而不仅仅是评估疼痛或症状。由于没有“痛觉计”或实验室检测来量化患者所经历的痛苦或疼痛严重程度，因此只能通过患者的口述和非语言交流来评估。无论疼痛的生物学基础是否可以确定，或者心理社会问题是否由疼痛引起或导致，疼痛的评估过程都有助于确认生物医学、心理和社会行为因素是如何相互作用的，从而影响评估疼痛和残疾的性质、严重性、持续性以及对治疗的反应。

二、病史采集和体格检查

如前所述，慢性疼痛的评估完全是一个临床过程，就像心理学家或精神科医师一样，这一切都发生在疼痛医师和患者之间，医师必须完全依靠自己的临床技能。除了收集数据外，临床沟通的主要目的是与患者建立信任关系。这种临床互动的总体目标如下：①确定疼痛产生的机制或病理过程；②确定是否需要任何额外的诊断测试；③确定生活质量下降的程度；④了解先前所有相关的治疗经过和治疗结果；⑤确定所用药物的剂量和不良反应；④指导患者制订关于疼痛可能无法治愈的生活计划。查体对医患间建立可信任关系，相较于明确诊断显得更为重要。大量慢性疼痛患者在X线、CT或肌电图检查上都没有发现阳性表现，要作出精确的病理诊断很难或者不可能[7]。

三、标准调查问卷

除了标准的医学评估外，完善的评估还应该包括患者的心理状况、应对方法和疼痛致残情况。有大量问卷可用于全面评估患者，这些问卷使用简单且成本低廉，可以快速评估各种行为，获取患者可能对暴露（性关系）感到不舒服或无法观察到的行为（思想、情绪唤醒）的信息，最重要的是，可以评估其可靠性和有效性。当然，这些问卷不能代替临床问诊，但是对临床问诊起到补充作用，因此这些调查结果可能提示，在后续就诊或转诊给其他专家时，需要针对一些问题进行更多或更详细的调查。

目前有大量可用的筛查工具，针对疼痛方面的侧重点可能各有不同。它们不仅是一种有用的筛查工具，而且在评估患者对干预措施的反应方面也同样非常有用。

疼痛强度评估量表的价值有限，因为它们不能给出患者完整的信息，这些信息通常比较片面，因为一些患者会根据自上次医师就诊以来最严重的疼痛来评分，而另一些患者则会根据他们坐在医师办公室的椅子上时所经历的疼痛来评分。因此，询问患者静息、活动期间最严重的疼痛评分或总体平均状态的疼痛评分十分重要。更重要的是，询问和记录患者在各种不同活动中的疼痛程度，并比较进行干预后的疼痛评分变化。如果填写得当，每日疼痛强度日志将会非常有用，但许多患者忘记遵守这些指导意见，导致数据没那么有用。

表1-1　常用的慢性疼痛评估工具

疼痛强度测量
（a）数字分级评分法（numerical rating scale，NRS）：0～10、0～100。
（b）语言分级评分法（verbal rating scale，VRS）：轻度、中度、重度。
（c）视觉模拟量表（visual analog scale，VAS）：疼痛强度使用10或100 mm线评估。
（d）面部疼痛量表（facial pain scale，FPS）：疼痛强度使用面部表情变化范围评估。
疼痛性质
（a）麦吉尔疼痛问卷表（McGill pain questionnaire，MPQ）。
（b）神经病理性疼痛评估量表（neuropathic pain scale，NPS）。
（c）区域疼痛评估量表（regional pain scale，RPS）。
（d）利兹神经病理性症状和体征评分（Leeds Assessment of Neuropathic Symptoms and Sign Scale LANSS）。
（e）Pain Detect问卷（PD-Q）。
（f）DN4量表（Douleur Neurophique 4，DN4）。
生活质量
（a）疼痛残疾指数（Pain Disability Index，PDI）。
（b）简明疼痛量表（Brief Pain Inventory，BPI）。
（c）功能独立性量表（Functional Independence Measure，FIM）。
（d）健康状况调查简表（Short-Form Health Survey，SF-36或SF-12）。
特定疾病的疼痛评估
（a）西安大略麦克马斯特大学骨关节炎指数（Western Ontario McMaster Osteoarthritis Index，WOMAC）
（b）纤维肌痛影响问卷（Fibromyalgia Impact Questionnaire，FIQ）
（c）Roland-Morris腰背痛残疾问卷（Roland-Morris Disability Questionnaire，RDQ）
心理社会评估
（a）贝克抑郁量表（Beck Depression Inventory，BDI）
（b）疼痛灾难化量表（Pain Catastrophizing Scale，PCS）
（c）应对策略问卷（Coping Strategies Questionnaire，CSQ）

四、疼痛性质

疼痛性质在某些情况下有助于临床诊断（如定性神经病理性疼痛），但一般来说，疼痛性质在患者管理方面并没有太大区别。目前已经有大量的问卷用来诊断神经病理性疼痛，比如PainDetect问卷（PD-Q）、利兹神经病理性症状和体征评分（LANSS）、DN4量表（DN4）、标准化疼痛评估问卷（standardized evaluation of pain，StEP）。筛查工具包括访谈，在某些情况下还包括简短的床旁临床评估，其中许多工具已翻译成多种语言以便于在其他地区人群中应用。目前没有公认的、客观的用于评估神经病理性疼痛的金标准。国际疼痛学会（International Association for the Study of Pain，IASP）的神经病理性疼痛特别兴趣小组（NeuPSIG）制定了一个分级系统，用于指导神经病理性疼痛的临床评估和诊断，但该系统在常规临床实践中并不常用。该系统包括多个步骤，包括获取疼痛的临床病史、使用任一标准的筛查问卷，如果问卷提示疑似神经病理性疼痛（Ⅰ级：疑似神经病理性疼痛），查体时可使用感觉评估工具，如触摸、震动、测温或者针刺时感觉减退或者消失；如果要确认神经系统受累情况（Ⅱ级：可能神经病理性疼痛），就要采用一些诊断测试手段：如皮肤活检以寻找表皮内神经纤维密度是否降低，神经生理测试（如神经传导速度、热和激光诱发电位、神经兴奋性测试、R1眨眼反射）来检查神经功能是否受损，显微神经学检查来显示伤害感受器活动是否异常，以及基因测试以确认是否为遗传性神经病理性疼痛疾病（遗传性红斑性肢痛症）[8]。总的来说，筛查工具可为神经病理性疼痛的诊断指明方向，但对于患者的治疗结果并无太多影响，因为所有神经病理性疼痛的管理大致相同。

麦吉尔疼痛问卷表（MPQ）[9]含有3类评估疼痛性质（感觉、情感和评价）的描述词，并且包括身体示意图以确认疼痛部位，患者可能需要10～15分钟来填写表格，因此后续又制定了该量表的修订版，即修订版的麦吉尔疼痛问卷（SF-MPQ-2），是目前评估疼痛特征最常用的方法之一[10]。

五、功能障碍

这是慢性疼痛评估最重要的部分，也是所有慢性疼痛干预的主要目标。慢性疼痛总是会影响患者的身体功能，如影响他们的日常生活活动（activities of daily living，ADL），以及他们在家庭中扮演成人角色的能力，比如工作、监督或开车送孩子上下学或玩游戏。大多数慢性疼痛患者承认，由于疼痛，他们的整体生理功能远低于正常水平，因此也支持将功能评估作为疼痛评估的一个组成部分的建议[11,12]。不能进行必要和期待的功能活动，不能继续参与家庭活动，会显著影响生活质量，这种负面影响不容易通过体检发现，这也是导致产生功能状态测量的自我报告法的原因，该方法可直接量化症状、功能和行为，以及与不同类型疼痛（如骨关节炎、腰痛）相关的特定活动（如上楼或举重、特定时间坐）时的疼痛程度。

研究表明，除了功能评估外，评估慢性疼痛患者的整体生活质量也很重要。有许多这样的问卷可用，其中一些是通用的，可以用于任何慢性疼痛状况，即健康调查简表（SF-36）[14]或疼痛残疾指数（PDI）[15]。特定疾病的功能评估工具也可使用，即西安大略麦克马斯特大学骨关节炎指数（WOMAC）[16]或罗兰·莫里斯腰背痛残疾问卷（Roland-Morris Back Pain Disability Questionnaire，RDQ）[17]。这些工具是评估疾病相关疼痛负担以及干预后改善程度非常好的手段。使用这些问卷的主要目的是对慢性疼痛患者的生活有一个更完整的了解，而仅仅通过临床问诊是无法做到这一点的。

六、疼痛应对评估/行为评估

慢性疼痛会导致情绪障碍，尤其是抑郁、焦虑、愤怒、易激惹和睡眠障碍等[18]，这些情绪和心理问题不仅使疼痛评估变得复杂，也使如何解释疼痛干预的效果变得复杂。与认知问题相关的疲劳可能来自药物，因此预先评估它们非常重要。贝克抑郁量表（BDI）或情绪状态量表（Profile of Mood States，POMS）可用于评估慢性疼痛患者的心理健康状况。同样重要的是，使用筛查工具（Pain Catastrophizing Scale）筛查是否存在焦虑症或疼痛灾难化特征[19]。

七、总结

慢性疼痛具备多维度疾病的特点，因此需要进行多维度评估。正确的评估对于制订正确的管理计划至关重要，如果没有正确的计划，治疗注定会失败。鉴于疼痛存在主观性的特点，疼痛评估始终是一个主观过程，完全依赖于患者和疼痛医师之间的良好沟通。尽管医患关系良好，但患者往往无法完全表达自己，或无法有效地表达自己生活中的损失或痛苦。除了必须表达他的痛苦外，患者回忆事件或疼痛体验的能力也有缺陷或不一致，并且取决于患者的情绪状态。因为这些因素，使用自我报告调查问卷对掌握患者的完整情况非常有帮助，在后续就诊期间，也应使用它们跟踪患者的治疗进展。它们的存在为主观评估增加了客观性因素，可用于评估所采用的干预措施的有效性。

最后，所有这些问卷或筛查工具都只是筛查或评估的工具，需要配合临床病历来解读。因此，评估结果只是一些数据，本身没有任何意义，需要一位临床医师能够将这些数据放在适当的情境中，并对其进行解释；解释这些数据并用来帮助患者，临床医学仍然需要实践医学的艺术性，因为医学在很大程度上仍然是一门社会科学，而不是一门纯粹的物理科学。

（易端 译 容晓莹 校）

原书参考文献

[1] Dahlhamer J, Lucas J, Zelaya C, et al. Prevalence of chronic pain and high-impact chronic pain among adults—United States, 2016. Accessed on 11 Jun 2019 https: //www. cdc. gov/mmwr/volumes/67/wr/mm6736a2. htm.

[2] Gaskin DJ, Richard P. The economic costs of pain in the United States. J Pain. 2012; 13 (8): 715.

[3] Flor H, Turk DC. Chronic pain: an integrated biobe-havioral approach. Seattle: IASP Press; 2011.

[4] Fordyce WE. Behavioral methods for chronic pain and illness. St. Louis: CV Mosby; 1976.

[5] Turk DC, Meichenbaum D, Genest M. Pain and behavior medicine: a cognitive-behavioral perspec-tive. New York: Guilford Press; 1983.

[6] Turk DC, Robinson JP. Assessment of patients with chronic pain—a comprehensive approach. In: Turk DC, Melzack R, editors. Handbook of pain assessment. 3rd ed. New York: Guilford Press; 2011. p. 188-210.

[7] Turk DC, Melzack R. Handbook of pain assessment. 3rd ed. New York: Guilford Press; 2011.

[8] Finnerup NB, Haroutounian S, Kamerman P, et al. Neuropathic pain: an updated grading system for research and clinical practice. Pain.

2016; 157 (8): 1599-606.
[9] Melzack R. The McGill pain questionnaire: major properties and scoring methods. Pain. 1975; 1: 277-99.
[10] Melzack R. The short-form McGill pain questionn-aire. Pain. 1987; 30: 191-7.
[11] Turk DC, Dworkin RH, Revicki D, et al. Identify-ing important outcome domains for chronic pain clinical trials: an IMMPACT survey of people with pain. Pain. 2008; 137: 276-85.
[12] Turk DC, Dworkin RH, Allen RR, et al. Core out-come domains for chronic pain clinical trials: IMMPACT recommendations. Pain. 2003; 106: 337-45.
[13] Gladman DD, Mease PJ, Strand V, et al. Consensus on a core set of domains for psoriatic arthritis. J Rheumatol. 2007; 34: 1167-70.
[14] Ware JE Jr, Sherbourne CD. The MOS 36-item short-form health survey (SF-36): I. conceptual framework and item selection. Med Care. 1992; 30: 473-83.
[15] Pollard CA. Preliminary validity study of the pain disability index. Percept Mot Skills. 1984; 59: 974.
[16] Bellamy N, Buchanan WW, Goldsmith CH, Camp-bell J, Stitt LW. Validation study of WOMAC: a health status instrument for measuring clinically important patient relevant outcomes to antirheumatic drug therapy in patients with osteoarthritis of the hip or knee. J Rheumatol. 1988; 15: 1833-40.
[17] Roland M, Morris R. A study of the natural history of back pain. Part I: development of a reliable and sensitive measure of disability in low-back pain. Spine. 1983; 8: 141-4.
[18] Turk DC, Okifuji A. Psychological factors in chronic pain: evolution and revolution. J Consult Clin Psychol. 2002; 70: 678-90.
[19] Sullivan MJL, Bishop SR, Pivik J. The pain catastrop-hizing scale: development and validation. Psychol Assess. 1995; 7: 524-32.

第二节　慢性复发性头痛1例 2

Adam S. Sprouse Blum

一、病例

患者卡拉梅是一名律师，40岁，年幼时身体健康，曾有哮喘病史但随着年龄的增长而缓解；在11岁月经初潮的同时出现了头痛，上高中时偶尔因严重头痛而缺课。

患者上大学时，会在考试前后头痛发作，尤其是在通宵学习和月经前后，天气变化时也会发作。22岁时，患者被诊断患有肠易激综合征（irritable bowel syndrome，IBS）。在28岁和34岁时患者生下了两个孩子，在两次妊娠期间，头痛都得到了显著改善；患者第2次妊娠时合并先兆子痫，并得到了有效的控制。在第2个孩子不到1个月大的时候，患者的头痛有了新变化：头痛的频率和严重程度增加了，头痛的部位从颞区转移到整个头面部以及上颈部；目前的大部分时间她都会出现头痛，每个月中有4～6天非常严重。

患者在头痛发作前24小时会出现嗅觉增强，同时感到疲倦和注意力难以集中；在头痛发作过程中，患者会有刺痛性麻木，并影响到右上肢、右面部和舌右侧。患者自述有时发作时会出现语言表达障碍，这些症状在头痛开始时出现，持续5～10分钟，有时患者会出现这些症状但没有出现头痛。患者头痛时，头痛通常累及整个头部，呈搏动性，严重程度为7～8/10，光线和噪声会加重头痛症状，所以头痛发作时患者会寻找一个黑暗而安静的房间，相关症状通常包括恶心（尽管她很少呕吐）以及失衡感。大多数情况下，头痛发作会持续4～6个小时，但顽固性的非头痛症状可能会持续一整天。头痛发作后，她会感到筋疲力尽。

目前卡拉梅正努力成为她所在律师事务所的合伙人，但她发现头痛越来越难以忍受。头痛妨碍了她的职业发展目标，这是她来就诊的主要原因。

二、初步诊断

患者最有可能的诊断是先兆性偏头痛。女性偏头痛的发病率是男性的3倍[1]，并且受到内分泌激素分泌的影响（患者头痛在月经初潮前后开始出现）；同时患者有哮喘和肠易激综合征病史，偏头痛患者常常伴有这两种疾病[2,3]；偏头痛患者多伴其他症状，包括抑郁、焦虑、雷诺现象、阻塞性睡眠呼吸暂停[2]、原发性胃排空障碍[4]和间质性膀胱炎[5]等。

在患者身上，发现了偏头痛的一些诱因：紧张的社会活动、睡眠不足、月经和天气变化。这些都是偏头痛的常见诱因[6]。妊娠期间的偏头痛症状，通常在妊娠的第1个月加重，但在第2和第3个月会有所改善[7]；先兆子痫在偏头痛患者中更为常见，可能有共同的病理生理学改变[8]。偏头痛在分娩后经常发生改变，就像患者一样，在频率、严重程度或症状方面发生改变[9]。

在偏头痛发作前，患者会出现嗅觉灵敏（恐惧症表现）、易疲劳和注意力难以集中等情况，这些都是偏头痛常见的先兆症状。偏头痛先兆阶段的持续时间并不确定（图2-1），患者在先兆阶段表现为感觉障碍（单侧肢体刺痛、麻木）和言语障碍。根据定义[10]，偏头痛的先兆阶段必须持续至少5分钟；大约1/3的偏头痛患者在头痛之前会出现偏头痛先兆症状[11,12]，但也可能发生在头痛期间或其他非头痛症状期间。在患者的1次头痛发作中，疼痛涉及整个头部面部和上颈部，中面部疼痛在偏头痛中很常见，但经常被误诊为鼻窦相关疾病[13]；上颈部疼痛是经常被误诊和忽视的偏头痛症状，其原因可能是由于三叉神经和脑桥三叉神经核与颈神经（C1、C2）之间存在关联[14]并导致致敏[15]。发作后，许多患者会出现偏头痛的“后遗症”，包括疲劳、注意力难以集中和颈部僵硬[16]。

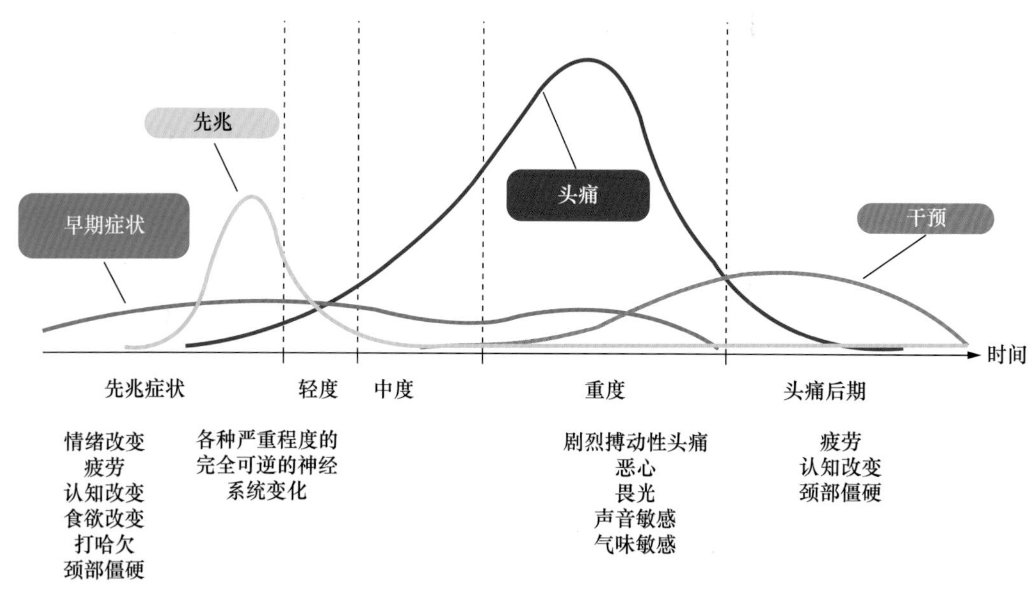

图2-1 偏头痛发作各阶段

三、如何明确诊断

偏头痛是一种临床诊断，其诊断是基于患者对其症状的描述。第3版头痛疾病国际分类标准（ICHD-3，www.ichd-3.org）是一种详细的头痛分级分类标准，可为临床医师和研究人员诊断头痛提供参考。

请注意，对光和噪声敏感度评估需要满足D.2标准。当患者缺少标准A到D中的任意一个时，他们被归类为“可能的”偏头痛。

根据ICHD-3标准，患者的头痛症状反

复发作持续至少4个小时，呈搏动性，疼痛程度为中到重度，与气味、光线和噪声敏感有关，符合偏头痛诊断标准。在作出偏头痛诊断时，明确是否存在先兆症状很重要，因为先兆与缺血性卒中风险的增加有关，并可能对治疗产生重要影响。患者右侧感觉改变和持续至少5分钟的言语障碍先兆症状均符合偏头痛标准。

四、病理生理学机制

伴随着时间的推移和偏头痛病理生理学机制的不断研究，几十年来，偏头痛被认为是一种纯血管疾病，涉及脑血管的扩张或牵拉，但随着成像技术的进步，我们了解到，一些受试者（不是所有受试者）在头痛发作期间脑血管直径发生了变化[17-19]。这种现象支持偏头痛是神经系统疾病，一些偏头痛患者的大脑解剖和功能研究也支持该理论，然而，偏头痛神经系统学说忽略了血管病理改变因素。目前学者们认为偏头痛是一种神经血管性疾病，可以在两个系统中观察到相应的改变[15]，但将这些系统整合成一个统一的理论目前还缺乏相关的研究。

为了解释偏头痛患者血管和神经系统的病理改变，有学者提出，偏头痛是由一种名为皮质扩散抑制（cortical spreading depression，CSD）引发的系列事件。CSD是一种缓慢移动的（2～5 mm/min）去极化波，通过大脑灰质传播并导致自发皮质活动减少[22]，CSD先前已被证明是偏头痛视觉先兆的原因[23]，CSD还被证明可以诱导炎症介质的释放[24]，这些炎症介质向大脑表面扩散引起硬脑膜的无菌性炎症反应，从而导致偏头痛。硬脑膜与大脑不同，它对疼痛刺激敏感，来自硬脑膜的伤害性信号由感觉传入纤维传入，这些感觉传入主要通过三叉神经的V1（眼）支传递到三叉神经颈复合体，然后经二级神经元到达多个脑干结构（如丘脑、下丘脑、基底节核团），再投射到参与处理这些伤害性信号的多个皮质区域（如躯体感觉、岛叶、听觉、视觉、嗅觉皮质），从而导致偏头痛的各种症状[15,25]。

虽然目前的理论成功地整合了神经系统和血管系统，但仍有待进一步研究。例如，大多数偏头痛患者没有先兆，先兆可能单独出现（没有头痛），先兆可能与偏头痛的其他症状同时出现[27]，提示该理论仍有待进一步改进。

五、疼痛管理

偏头痛的药物治疗可分为急性期用药和预防性用药。

（一）急性期治疗

偏头痛的急性治疗通常使用以下3类药物：①偏头痛特效药（如曲坦类药物、降钙素基因相关肽受体拮抗剂、5-HT_{1F}受体激动剂）；②非甾体抗炎药（nonsteroidal anti-inflammatory drug，NSAID）；③多巴胺拮抗剂。治疗时在每类药物中选择一种药物，由患者决定他们更喜欢哪种药物或药物组合来治疗偏头痛发作。允许患者根据发作的严重程度来选择他们的治疗方式（即分层管理），也是治疗急性偏头痛的首选方案[26]。许多患者喜欢服用非甾体抗炎药来治疗轻微的头痛，也可以联合其他药物来治疗比较严重的头痛，如曲普坦＋非甾体抗炎药和（或）多巴胺拮抗剂，目前有7种曲坦类药物可供选择。有些曲坦类有多种给药方式（如片剂、口服溶片、鼻喷雾剂、鼻粉、皮下注射），对于恶心、呕吐的患者，非口服途径是首选。一般来说，发作时应尽早服用曲坦类药物，并可在2小时后重复服用，以避免缓解不彻底。该类药物常见的不良反应包括潮红、感觉异常、胸部或下巴不适或紧绷[28]；禁忌证包括缺血性心脏病（如心绞痛、心肌梗死）和脑血管意外（如卒中、短暂性脑缺血）。多巴胺拮抗剂对偏头痛的恶心和头痛有效，常见的不良反应包括嗜睡和躁动，迟发性运动障碍的风险随着暴露时间和累积剂量的增加而增加[30]。

（二）预防性治疗

偏头痛的预防性治疗可分为营养食品补充和药物治疗。

目前推荐的营养食品是柠檬酸镁（400～600 mg/d）、核黄素（400 mg/d）和辅酶Q10（300 mg/d）[31]。

美国食品和药品监督管理局（Food and Drug Administration，FDA）批准用于预防偏头痛的药物包括托吡酯（100 mg/d）[32]、双丙戊酸钠（1000 mg/d）[33]、普萘洛尔（80～240 mg/d）[34]、噻吗洛尔（10～30 mg/d）[35]、奥巴曲霉毒素A（每12周155单位）[36]、埃伦单抗（每月70～140 mg）[37]、弗雷曼单抗（每月225 mg或3个月675 mg）[38]、伽奈珠单抗（首月240 mg之后每月120 mg）[39]和依替珠单抗（每月100 mg或3个月300 mg）[40]。虽然这些是目前唯一可用的FDA批准的偏头痛预防方案，但不同级别的证据表明许多其他方案也有不同程度的获益[41-44]，并进行超说明书应用。偏头痛超说明应用的预防性治疗药物包括抗惊厥药（如唑尼沙胺、左乙拉西坦）、β受体阻滞剂（如美托洛尔、纳多洛尔）、三环类抗抑郁药（tricyclic antidepressants，TCA；如阿米替林、去甲替林）、钙通道阻滞剂（如维拉帕米）、5-羟色胺和去甲肾上腺素再摄取抑制剂（serotonin and norepinephrine reuptake inhibitors，SNRI；如文拉法辛、度洛西汀）和血管紧张素转换酶抑制剂（如坎地沙坦）。

患者每月头痛6天或6天以上应给予偏头痛预防性治疗，当治疗的获益大于风险时可以考虑积极治疗来减少头痛时间[1]。当患者开始预防性偏头痛治疗时，要告诉他们，预防性治疗通常不会很快奏效，一般需6～8周的有效剂量治疗才能生效，可能需要两个或两个以上的药物合用才能获得满意的效果。对于医师来说，熟悉常见偏头痛预防性药物的有效剂量很重要，因为剂量不足会使患者头痛得不到有效的缓解，而更高的剂量会增加药物不良反应的风险，并不会带来额外的获益，应遵循小剂量开始、逐渐加量的原则，逐渐调整到有效剂量，来限制药物不良反应的增加。偏头痛的预防性治疗不是无限期的，应该定期考虑逐渐减少偏头痛的预防性治疗。我们通常建议在停药之前，先进行9～12个月的“良好”控制。如果偏头痛复发，可能需要重新开始预防性治疗。

六、预后

偏头痛的自然病史差异性很大。

对一些人来说，偏头痛在青春期前后出现，然后随着时间的推移逐渐消退，或者只是偶尔发作，比如在月经前后或压力增加的时候。对其他人来说，偏头痛发作可能更频繁，成为日常的病痛。有一些证据表明，偏头痛在绝经后会有所改善[45]，但情况并非总是如此，有时偏头痛在围绝经期首次发作。

虽然患者满意度是治疗是否成功的最佳衡量标准，但偏头痛发作频率降低50%是偏头痛预防研究的共同目标。偏头痛特异性残疾的客观评估，如头痛冲击试验（HIT-6™），可用于追踪患者的进展[46]。我们还使用头痛日记进行评估，患者每天1次（通常在每天结束时）记录他们当天是否头痛及头痛的最严重程度。这种简单的头痛日记可能比其他复杂的评估方法更可取，头痛日记避免了让患者需要不断感受并记录他们的症状，但提供了足够的细节来帮助指导治疗。

七、讨论

（一）发病率

头痛是世界上最常见的神经系统疾病[47]，是导致残疾的第二大原因（仅次于腰背痛）[48]。全球每10人中就有1人患有偏头痛[49]。偏头痛在女性中的患病率是男性的3倍（图2-2）。

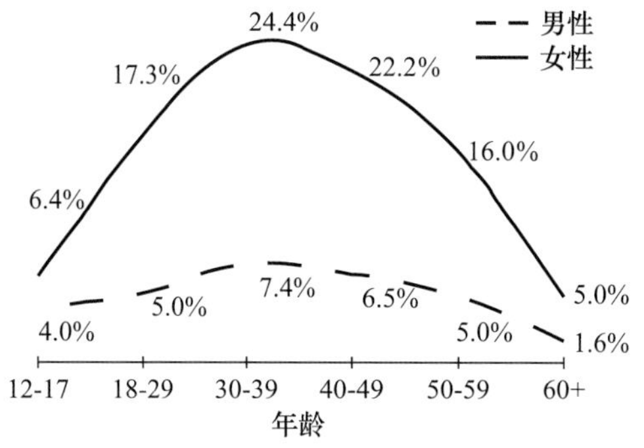

图2-2　偏头痛患病率

（二）鉴别诊断

虽然偏头痛很常见，其临床表现却千变万化，因此，偏头痛的诊断和治疗经常容易误诊或漏诊。"Snoop"助记表（表2-1）是帮助识别头痛危险程度的常用工具[50]，提醒继发性头痛的可能性，当存在危险信号时，应考虑进一步检查。

表2-1　"SNOOP"助记表（与继发性头痛相关的危险因素）

全身症状（发热、体重减轻、肌痛）
次要风险因素（艾滋病毒、癌症、妊娠）
神经系统检查（局灶性缺陷、意识模糊、癫痫发作）
发作（突然）
老年人（新发或进行性头痛，尤其是50岁以上）
状态改变（先前稳定状态中出现新症状）
诱因（瓦氏动作、姿势改变、性活动）

引自Dodick[56]

（三）不同临床特点（病史和查体）、实验室和影像学检查的诊断价值

1. 病史

偏头痛是一种可遗传的多基因疾病，仔细询问家族史有助于偏头痛的诊断。由于偏头痛经常出现在内分泌激素变动较大的年龄段前后（比如月经初潮、孩子出生或更年期），有必要询问女性患者的月经史；头部创伤史，即使是轻微的头部创伤，也有可能导致慢性头痛，创伤后头痛通常表现为紧张性头痛、偏头痛或两者都有。应该根据患者的头痛类型制订个性化的治疗方案。

2. 查体

偏头痛患者的神经系统检查应该是正常的。神经学检查异常应进一步评估继发性头痛的可能。

3. 实验室检查

符合ICHD-3偏头痛诊断标准而没有高危因素的患者不应进行常规血液检查。

4. 影像学检查

美国头痛学会推荐[52]："不要对符合偏头痛诊断标准的稳定头痛患者进行神经相关影像学检查"以及"除非在紧急情况下，否则不要在磁共振成像可用的情况下对头痛患者进行CT成像"。偏头痛患者在磁共振成像（Magnetic Resonance Imaging，MRI）上出现脑白质异常的可能性是普通人的4倍[53]。在一些研究中，脑白质损伤随着偏头痛频率的增加而增加，并且与认知功能改变无关。因此，这些病变的患者不用太多顾虑[54]。

（四）不同治疗方式的证据强度

2012年美国神经病学学会和美国头痛学会编制的指南建议：双丙戊酸钠、丙戊酸钠、托吡酯、美托洛尔、普萘洛尔和噻吗洛尔对偏头痛预防有效，可以减少偏头痛患者偏头痛发作的频率和严重程度（A级）[55]，拉莫三嗪被确定为对偏头痛预防无效（A级），不推荐应用。该指南目前正在更新中。

（五）未来发展方向或正在进行的临床试验

对于偏头痛患者来说，未来是光明的。2018年，FDA批准了25年来第一类预防偏头痛的新药：CGRP/CGRP受体拮抗剂，这些新药是目前市场上唯一专门为预防偏头痛而开发的药物。其他目前可用的偏头痛预防性药物都是为治疗目的而开发的，后来拓展了药物的适应证。在2019年和2020年，FDA批准了两类新的偏头痛急性期治疗药物降钙素基因相关肽（calcitonin generelated peptide，CGRP）受体拮抗剂（如乌布吉泮、ubrogepant和riegepant）和5-HT_{1F}受体激动剂（拉米地坦）。

这些药物是CGRP受体拮抗剂，它们尤其适用于不耐受或有雷普坦禁忌证的患者。拉米地坦是一种口服药，地坦类与曲坦类有关但对血管张力的影响很小，可能对心血管疾病患者有一些作用，说明书要求服用该药后至少8小时内避免驾驶或操作机械[56]。

其他治疗偏头痛的新型药物也在开发中，包括针对垂体腺苷酸环化酶激活肽（pituitary adenylyl cyclase activating polypeptide，PACAP）和瞬时受体电位阳离子通道（TRPM8）的药物，但这些药物在应用到临床之前，仍有许多工作要做。

八、总结

偏头痛是一种极其常见的致残性疾病，有明确的临床诊断标准和有效的治疗方法。为偏头痛患者提供的急性发作治疗方案，通常是针对偏头痛的药物（如曲普坦、吉班特、地坦）、非甾体抗炎药和（或）多巴胺拮抗剂。这些药物可以单独服用，也可以联合服用，应根据发作的严重程度进行选择。偏头痛的预防性治疗很有必要，特别是每月头痛6天或6天以上患者，预防性治疗可以减少发作的频率和严重程度以及偏头痛相关障碍，偏头痛的预防性治疗包括营养食品和药物，医师应熟悉常用药物的有效剂量，并提醒患者偏头痛预防通常需要6～8周才能完全起效，要实现令患者满意的治疗效果，可能需要不止一种偏头痛预防措施。Snoop助记表可以用来识别严重的危险信号，当出现危险信号时，应考虑继发性头痛的可能。

科学家对偏头痛病理生理学机制的研究正在迅速推进，而且几种新的治疗方案即将面世，所以偏头痛治疗的未来前景光明。

（罗启鹏　译　容晓莹　校）

原书参考文献

[1] Lipton RB, Bigal ME, Diamond M, Freitag F, Reed ML, Stewart WF. Migraine prevalence, disease burden, and the need for preventive therapy. Neurology. 2007; 68 (5): 343-9.

[2] Bigal ME, Lipton RB. The epidemiology, burden, and comorbidities of migraine. Neurol Clin. 2009; 27 (2): 321-34.

[3] Chang FY, Lu CL. Irritable bowel syndrome and migra-ine: bystanders or partners? J neurogastroenterol mot. 2013; 19 (3): 301-11.

[4] Parkman HP, Yates K, Hasler WL, Nguyen L, Pasricha PJ, Snape WJ, et al. Clinical features of idiopathic gastroparesis vary with sex, body mass, symptom onset, delay in gastric emptying, and gastroparesis severity. Gastroenterology. 2011; 140 (1): 101-15.

[5] Warren JW, Howard FM, Cross RK, Good JL, Weiss-man MM, Wesselmann U, et al. Antecedent nonbladder syndromes in case-control study of interstitial cystitis/painful bladder syndrome. Urology. 2009; 73 (1): 52-7.

[6] Pavlovic JM, Buse DC, Sollars CM, Haut S, Lipton RB. Trigger factors and premonitory features of migraine attacks: summary of studies. Headache: The Journal of Head and Face Pain. 2014; 54 (10): 1670-9.

[7] Sances G, Granella F, Nappi R, Fignon A, Ghiotto N, Polatti F, et al. Course of migraine during pregnancy and postpartum: a prospective study. Cephalalgia : an international journal of headache. 2003; 23 (3): 197-205.

[8] Adeney KL, Williams MA. Migraine headaches and preeclampsia: an epidemiologic review. Headache: The Journal of Head and Face Pain. 2006; 46 (5): 794-803.

[9] Stein GS. Headaches in the first post partum week and their relationship to migraine. J Head Face Pain. 1981; 21 (5): 201-5.

[10] Arnold M. Headache classification committee of the international headache society (IHS) the international classification of headache disorders. Cephalalgia : an international journal of headache. 2018; 38 (1): 1-211.

[11] Launer LJ, Terwindt GM, Ferrari MD. The preva-lence and characteristics of migraine in a popula-tionbased cohort the GEM study. Neurology. 1999; 53 (3): 537.

[12] Lipton RB, Stewart WF, Diamond S, Diamond ML, Reed M. Prevalence and burden of migraine in the United States: data from the American migraine study II. Headache. 2001; 41 (7): 646-57.

[13] Schreiber CP, Hutchinson S, Webster CJ, Ames M, Richardson MS, Powers C. Prevalence of migraine in patients with a history of self-reported or physician-diagnosed sinus headache. Arch Intern Med. 2004; 164 (16): 1769-72.

[14] Johnston MM, Jordan SE, Charles AC. Pain referral patterns of the C1 to C3 nerves: implications for headache disorders. Ann Neurol. 2013; 74 (1): 145-8.

[15] Noseda R, Burstein R. Migraine pathophysiology: anatomy of the trigeminovascular pathway and associated neurological symptoms, cortical spreading depression, sensitization, and modulation of pain. Pain. 2013; 154: S44-53.

[16] Giffin NJ, Lipton RB, Silberstein SD, Olesen J, Goadsby PJ. The migraine postdrome an electronic diary study. Neurology. 2016; 87 (3): 309-13.

[17] Gv S, Van der Grond J, Cv K, Van der Geest R, Terwindt G, Ferrari M. Migraine headache is not associated with cerebral or meningeal vasodilatation—a 3T magnetic resonance angio-graphy study. J neurol. 2008; 131 (8): 2192-200.

[18] Asghar MS, Hansen AE, Amin FM, Van Der Geest R, Koning P, Larsson HB, et al. Evidence for a vascular factor in migraine. Ann Neurol.

2011; 69 (4): 635-45.
[19] Amin FM, Asghar MS, Hougaard A, Hansen AE, Larsen VA, de Koning PJ, et al. Magnetic resonance angiography of intracranial and extracranial arteries in patients with spontaneous migraine without aura: a cross-sectional study. Lancet Neurol. 2013; 12 (5): 454-61.
[20] Schwedt TJ, Chong CD, Wu T, Gaw N, Fu Y, Li J. Accurate classification of chronic migraine via brain magnetic resonance imaging. J Head Face Pain. 2015; 55 (6): 762-77.
[21] Schwedt TJ, Chiang C-C, Chong CD, Dodick DW. Functional MRI of migraine. The Lancet Neurology. 2015; 14 (1): 81-91.
[22] Close LN, Eftekhari S, Wang M, Charles AC, Russo AF. Cortical spreading depression as a site of origin for migraine: role of CGRP. Cephalalgia : An inter J headache. 2019; 39 (3): 428-34.
[23] Hadjikhani N, Del Rio MS, Wu O, Schwartz D, Bakker D, Fischl B, et al. Mechanisms of migraine aura revealed by functional MRI in human visual cortex. Proc Natl Acad Sci. 2001; 98 (8): 4687-92.
[24] Karatas H, Erdener SE, Gursoy-Ozdemir Y, Lule S, Eren-Koçak E, Sen ZD, et al. Spreading depression triggers headache by activating neuronal Panx1 channels. Science. 2013; 339 (6123): 1092-5.
[25] Dodick DW. A phase - by - phase review of migra-ine pathophysiology. Headache: The Journal of Head and Face Pain. 2018; 58: 4-16.
[26] Lipton RB, Stewart WF, Stone AM, Láinez MJ, Sawyer JP. Stratified care vs step care strategies for migraine: the Disability in Strategies of Care (DISC) Study: a randomized trial. Jama. 2000; 284 (20): 2599-605.
[27] Charles A, Hansen JM. Migraine aura: new ideas about cause, classification, and clinical signific-ance. Curr Opin Neurol. 2015; 28 (3): 255-60.
[28] Becker WJ. Acute migraine treatment. Cont Lifelong Learning Neurol. 2015; 21 (4, Headache): 953-72.
[29] Becker WJ. Acute migraine treatment in adults. Headache. 2015; 55 (6): 778-93.
[30] Wijemanne S, Jankovic J, Evans RW. Movement disorders from the use of metoclopramide and otherantiemetics in the treatment of migraine. Headache. 2016; 56 (1): 153-61.
[31] Schwedt TJ. Preventive therapy of migraine. Con-tinuum. 2018; 24 (4): 1052-65.
[32] Topiramate prescribing information.
[33] Divalproex sodium FDA Prescribing Information.
[34] Propranolol FDA Prescribing Information.
[35] Timolol maleate-Link to FDA Prescribing Informa-tion.
[36] OnabotulinumtoxinA-FDA Prescribing Informa-tion.
[37] Erenumab - FDA Prescribing Information.
[38] Fremanezumab - FDA Prescribing Information.
[39] Galcanezumab - FDA Prescribing Information.
[40] Eptinezumab - FDA Prescribing Information. https: //www. accessdata. fda. gov/drugsatfda_docs/label/2020/761119s000lbl. pdf.
[41] Silberstein S, Holland S, Freitag F, Dodick DW, Argoff C, Ashman E. Evidence-based guideline update: pharmacologic treatment for episodic migraine prevention in adults report of the quality standards Subcommittee of the American Academy of neurology and the American headache society. Neurology. 2012; 78 (17): 1337-45.
[42] Linde M, Mulleners WM, Chronicle EP, McCrory DC. Antiepileptics other than gabapentin, pregabalin, topiramate, and valproate for the prophylaxis of episodic migraine in adults. Cochrane Database Syst Rev 2013; (6). https: //www. cochranelibrary. com/cdsr/doi/10. 1002/14651858. CD010608/epdf/full.
[43] Burch R. Antidepressants for preventive treatment of migraine. Curr Treat Options Neurol. 2019; 21 (4): 18.
[44] Shamliyan TA, Kane RL, Taylor FR. Migraine in adults: Preventive pharmacologic treatments. 2013.
[45] Neri I, Granella F, Nappi R, Manzoni G, Facchin-etti F, Genazzani A. Characteristics of headache at menopause: a clinico-epidemiologic study. Maturitas. 1993; 17 (1):

31-7.
[46] members: IHSCTS, Tfelt-Hansen P, Pascual J, Ramadan N, Dahlöf C, D'Amico D, et al. Guidel-ines for controlled trials of drugs in migraine: a guide for investigators. Cephalalgia. 2012; 32 (1): 6-38.
[47] Feigin VL, Abajobir AA, Abate KH, Abd-Allah F, Abdulle AM, Abera SF, et al. Global, regional, and national burden of neurological disorders during 1990-2015: a systematic analysis for the global burden of disease study 2015. Lancet Neurol. 2017; 16 (11): 877-97.
[48] Global, regional, and national incidence, preval-ence, and years lived with disability for 328 diseases and injuries for 195 countries, 1990-2016: a systematic analysis for the Global Burden of Disease Study 2016. Lancet (London, England). 2017; 390 (10100): 1211-1259.
[49] Woldeamanuel YW, Cowan RP. Migraine affects 1 in 10 people worldwide featuring recent rise:a systematic review and meta-analysis of commun-ity-based studies involving 6 million participants. J Neurol Sci. 2017; 372: 307-15.
[50] Martin VT. The diagnostic evaluation of secondary headache disorders. Headache: The Journal of Head and Face Pain. 2011; 51 (2): 346-52.
[51] Loder E, Weizenbaum E, Frishberg B, Silberstein S, Force AHSCWT. Choosing wisely in headache medicine: the a merican headache Society's list of five things physicians and patients should question. Headache: The Journal of Head and Face Pain. 2013; 53 (10): 1651-9.
[52] Swartz RH, Kern RZ. Migraine is associated with magnetic resonance imaging white matter abnormalities: a meta-analysis. Arch Neurol. 2004; 61 (9): 1366-8.
[53] Bashir A, Lipton RB, Ashina S, Ashina M. Migraine and structural changes in the brain: a systematic review and meta-analysis. Neurology. 2013; 81 (14): 1260-8.
[54] Ong JJY, Wei DY, Goadsby PJ. Recent advances in pharmacotherapy for migraine prevention: from pathophysiology to new drugs. Drugs. 2018; 78 (4): 411-37.
[55] Lasmiditan - FDA Prescribing Information. https: //www. accessdata. fda. gov/drugsatfda_docs/label/2019/211280s000lbl. pdf.
[56] Dodick DW. Pearls: headache. Semin Neurol. 2010; 30 (1): 74-81.

第三节 从集性头痛

3

Sonia Gill,Tariq Malik

一、病例

患者，41岁男性，右侧刀割样头痛伴眼痛、结膜充血、右眼流泪3周。每次持续时间约20分钟，每日发作数次，夜间加重。据患者描述，“那是我一生中最糟糕的时刻，我真的想过从窗户跳下去”。患者1年前被诊断出高血压、高脂血症和稳定型心绞痛，经常就诊心内科；服用的药物包括氨氯地平、卡维地洛、阿托伐他汀以及用于治疗胸痛的舌下硝酸盐。患者偶尔饮酒，否认使用其他药物。患者的血压控制得很好，检查无明显异常。

二、初步诊断

以头痛为主诉的疾病很多，需要对患者进行系统性评估，以确保不出现误诊或漏诊危及生命的疾病。根据国际头痛学会的诊断标准，该患者的初步诊断为丛集性头痛[1]。国际头痛疾病分类将丛集性头痛定义为：严格意义上，单侧头痛持续15～180分钟，位于眼眶之内或上方，通常伴有至少一种同侧自主神经紊乱症状或焦虑，或两者兼有。自主神经紊乱症状包括结膜充血、流泪、鼻塞、流涕、瞳孔缩小、上睑下垂、眼皮浮肿、额头或面部易出汗。头痛大多隔1天发作1次，最多可高达1天8次（国际头痛疾病分类第3版）。这些频繁、反复的头痛可使人虚弱，影响生活质量，有时还会引发自杀念头[2]。

三、如何明确诊断

丛集性头痛的诊断基于详细病史，症状具有单侧性和周期性发作的特点。建议使用脑部MRI对垂体区和海绵窦进行详细检查。包括脑出血在内的三叉神经自主性头痛（trigeminal autonomic cephalgias，TAC），因为临床上典型的脑出血也可以由结构性病变引起[3]。

四、病理生理学机制

丛集性头痛的具体病理机制尚不清楚，但既往的海绵窦炎症理论已被复杂的神经血管病变理论所取代，该理论涉及下丘脑、三叉神经血管系统和副交感神经系统的同步性异常活动[4]。随着对丛集性头痛病理生理学认识的不断深入，新的治疗方法不断涌现。

激素、生物标记物、神经成像等相关研究表明，下丘脑前部在丛集性头痛的形成中发挥一定的作用[4-10]，特别是支配生物昼夜节律的视交叉上核，被认为与性别差异、头痛季节性变化以及头痛发生时间有关[11]。

丛集性头痛与基因有关，因为流行病学研究表明，丛集性头痛有家庭聚集的趋势，但具体的突变及其遗传模式尚不清楚[4]。初步研究数据表明，可能与编码下丘脑受体的HCRTR2基因突变有关，但这些数据尚未得到证实[4]。

过去十年的研究表明，酪氨酸代谢异常和复杂的生化途径可能在丛集性头痛的发病机制中发挥作用[12]。在这些患者中，酪胺和其他未知胺的水平升高，它们与皮质下中枢和血管中表达的胺相关受体相互作用，调节多巴胺和去甲肾上腺素的释放，从而导致自主神经系统和下丘脑的异常激活[12]。

在出现自主神经症状或丛集性头痛之前，对翼腭神经节的刺激可表现出较高的交感神经兴奋性，而在丛集性疼痛期间，可观察到副交感神经兴奋性增加[13]。这种严重的单侧疼痛涉及激活三叉神经自主神经反射，主要是通过三叉神经的第一分支（眼支）来激活的。表现出相关的自主神经症状，包括流泪、鼻塞和流涕，这些症状是激活第七对脑神经的副交感神经所致[14]。刺激翼腭神经节成为治疗丛集性头痛的一种方法。

三叉神经血管系统的激活导致神经肽的释放，包括CGRP、血管活性肠肽（vasoactive intestinal peptide，VIP）和垂体腺苷环化酶激活肽（pituitary adenylate cyclase-activating peptide，PACAP）[15]。自发性或硝酸甘油诱导的丛集性头痛患者被发现颈外静脉CGRP水平升高，在吸氧或皮下注射舒马曲坦后，CGRP水平恢复正常[15]。这些多肽的释放导致了一些下游的效应，包括小动脉血管扩张、血浆蛋白外溢和肥大细胞脱颗粒[15]。

丛集性头痛与精神疾病有关，其中抑郁、焦虑和攻击行为最常见；一些人可能会有自杀的想法，但其具体机制尚不清楚，可能是由于反复发作的心理因素影响、睡眠不足或者可能是更复杂的机制，如5-羟色胺能通路的改变或细胞因子的产生。

丛集性头痛的发作是自发性的，可能是酒精、组胺、硝化甘油或有机化合物（如香水和油漆）诱发。在超过一半的患者中，少量酒精尤其是红酒，通常会在摄入1小时内引起头痛发作[3]。

五、疼痛管理

治疗丛集性头痛的目的是迅速终止急性头痛的发作，因为最严重的症状往往出现在发作后几分钟，同时要积极预防未来的头痛发作[3]。

2016年，美国头痛学会发布的《丛集性头痛诊疗指南》中，列出了3项A级证据的急性期治疗建议：皮下注射舒马曲坦、吸入佐米曲坦鼻喷雾剂和高流量氧气。高流量氧气和曲坦类药物是治疗急性丛集性头痛发作的最有效方法，大约60%～70%的丛集性头痛患者通过面罩吸入100%氧气，一般需要15分钟才能奏效，如果有效，将快速终止丛集性头痛的发作；当患者有曲坦类药物禁忌时，高流量氧气将被用作一线治疗；与曲坦类药物不同，高流量氧气可以随时用来终止丛集性头痛的发作，且使用次数没有限制。舒马曲坦是一种$5\text{-}HT_{1B/D}$激动剂，皮下注射6 mg舒马曲坦是终止丛集性头痛发作的标准治疗，该治疗在15分钟内起效；注射途径比其他途径（佐米曲坦5～10 mg或舒马曲坦20 mg鼻喷雾）更有效，作用时间长达30分钟；口服途径有效，但作用时间超过30分钟。有证据表明，随着剂量的增加，容易导致心动过速，心脑血管疾病或高血压的患者禁用[16]。鼻腔注射利多卡因已经在少数试验中取得了良好的效果，最佳剂量和浓度尚不清楚，可以作为喷雾剂、滴剂或棉签使用，如果吸氧无法终止疼痛，可使用该药；当预防性药物起作用后，有时也会利用糖皮质激素来暂时改善症状。口服麦角胺是治疗丛集性头痛的一种较老的方法，静脉注射二氢麦角胺可以在3天内使2/3的患者中止发作[16]；褪黑素也可能是一种有用的辅助药物[17]；皮下注射奥曲肽100 μg已被发现是一种有效的治疗方法，且耐受性良好。然而，它通常被认为是曲坦类药物之后的二线治疗，并在曲坦类未能中止丛集性头痛发作时使用。

口服大剂量糖皮质激素（强的松龙1 mg/kg或每天至少40 mg）对预防丛集性头痛复发非常有效，一般需要口服超过1～3周的糖皮质激素；单次静脉注射强的松龙（30 mg/kg）同样有效。用布比卡因和曲安奈德进行枕神经阻滞，并联合使用丛集性头痛发作的药物治疗，可使疗效更持久。

预防丛集性头痛发作要尽量避免：饮酒、睡眠不足和使用硝酸盐（硝酸甘油）。一线预防药物包括维拉帕米和锂，但也可以使用麦角类药物、托吡酯和丙戊酸。虽然糖皮质激素在预防头痛方面有效，但在制订长期预防方案时应谨慎使用。

美国头痛学会（American Headache Society，AHS）推荐维拉帕米为C级，欧洲神经学会联合会（European Federation of Neurological Societies，EFNS）推荐为A级，推荐维拉帕米作为有效的预防干预措施的剂量为每天240～960 mg，分次给药，有效剂量中位数为每天480 mg。它需要两周的时间才能起作用，常见的不良反应有便秘、低血压、外周水肿和心脏传导阻滞。维拉帕米通常比锂的耐受性更好，不良反应更少，由于存在心脏传导阻滞的风险，所以应该进行心电监护。锂有AHS的C级推荐和EFNS的B级推荐，目标剂量为每天600～1500 mg。这种药物的治疗窗很窄，需要监测血药浓度。常见的不良反应有腹泻、震颤和多尿[3]。褪黑素（每天剂量10～20 mg）是两个学会推荐的C级药物，其不良反应比前两种药物更少，但效果不佳。

高达20%的慢性丛集性头痛患者对药物有耐受，在这种情况下，应该考虑针对各种神经的介入手术，包括神经阻滞，刺激迷走神经、枕神经、翼腭神经节，下丘脑深部射频、立体定向的根治外科手术和神经切除术[18]。这些疗法用于对标准药物治疗无效的发作性丛集性头痛[18]。体外迷走神经刺激（external vagus nerve stimulation，nVNS）是FDA批准的一种治疗方法，可用于终止丛集性头痛发作，也可用作丛集性头痛预防的辅助治疗；迷走神经刺激器可置于颌骨下方的颈动脉搏动处，由患者自行操作。

针对丛集性头痛的预防治疗，目前正在研究新的方法，如Oabotuline毒素A、神经刺激（翼腭神经节刺激、下丘脑深部脑刺激、枕神经刺激）以及三叉神经系统的CGRP的单抗[2]。

2018年，FDA批准了多个针对CGRP

的偏头痛治疗单抗。伽奈珠单抗在预防发作性丛集性头痛方面有效，但目前尚未向FDA申请[19]。可乐定是一种α_1受体拮抗剂，可显著减少丛集性头痛的发作次数[20]。

六、预后

长期结果是什么：完全治愈、复发或慢性持续性症状？

最常见的是间歇性发作，数月或数年完全缓解后，然后发作持续数周或数月。一些患者描述每年会有1～2次发作。大约25%的患者只经历1次发作，80%的患者有阵发性头痛。如果1年内症状没有缓解，则表现为慢性丛集性头痛[2]。一项对丛集性头痛20年或更长时间患者的研究表明，1/3的患者将完全缓解，1/3的患者头痛严重程度将有所减轻，可能不需要药物治疗，1/3的患者将维持不变[17]。

七、讨论

（一）发病率

丛集性头痛不像偏头痛那样常见，但也不罕见，经常被误诊。丛集性头痛的患病率约占总人口的0.1%。一项研究表明，85%的丛集性头痛患者有吸烟史，但这种关联尚不清楚，因为戒烟并未导致头痛症状改善。丛集性头痛的患者中男性比女性多，男女比例约为3∶1，但随着更多的女性被诊断出来，这一比例正在下降，目前尚不清楚这是否反映了诊断准确性的变化。在女性中，它经常被误诊为偏头痛，因为丛集性头痛也可能出现畏光和恶心。尽管患者在任何年龄都可能患上丛集性头痛，但初始发作一般在20～40岁。

在某些丛集性头痛病例中，似乎有遗传性或家族性。丛集性头痛患者的一级亲属患丛集性头痛的风险增加了10～50倍。有几个基因已经被确定为潜在问题的来源，但没有一个得到验证。一项全基因组分析研究表明，PACAP受体基因ADCYAP1R1的一个突变可能与丛集性头痛有关，刚开始时这被认为是一个非常有希望的发现，但研究的结果产生了相互矛盾。对遗传方式的理解似乎也发生了从常染色体隐性遗传到常染色体显性遗传的转变。神经成像研究和神经调控疗法正在提高我们对丛集性头痛的认识。

（二）鉴别诊断

通过排除其他疾病来明确丛集性头痛的诊断很重要。需鉴别诊断的疾病包括颞动脉炎、偏头痛、其他TAC、鼻窦炎、青光眼和颅中后窝结构性病变（又包括垂体瘤、动脉瘤、房室畸形、颈动脉夹层和海绵窦病变[3,17]）。偏头痛和三叉神经痛最容易与丛集性头痛混淆，强调的是，一些患者可能两种情况都有。

（三）不同临床特点（病史和查体）、实验室和影像学检查的诊断价值

80%的患者有流泪和结膜充血表现，至少2/3的患者会出现鼻塞或流涕，3%～5%的患者没有相关的自主神经症状[21]。

（四）不同治疗方式的证据强度

双盲、安慰剂对照试验和临床实践证实：舒马曲坦具有终止正在发作的丛集性头痛的作用[22,23]。与丛集性头痛的预防药物相关的随机对照临床试验很少，而且许多预防性治疗都是基于临床经验。应该慎

重考虑外科手术，因为没有长期可靠的观察数据，而且可能导致三叉神经痛或对侧从集性头痛。

（五）未来研究方向或正在进行的临床试验

使用CGRP单抗预防和治疗慢性发作性从集性头痛的第三阶段临床试验正在进行中（NCT03107052，NCT02797951）。

八、总结

从集性头痛是一种需要快速诊断和治疗的严重疾病，被戏称为“自杀性头痛”；从集性头痛的患者害怕再次发作而结束自己的生命，有些人实际上已经有自杀史。从集性头痛通常是同侧额叶或眼眶区域的头痛，并伴有自主神经症状。其确切的机制尚不清楚，但有研究表明与神经血管病理改变有关，涉及下丘脑、自主神经通路、信号分子以及由此导致的组织和血管改变。从集性头痛的有效治疗包括给氧和舒马曲坦，也有许多预防策略，包括药理学策略（维拉帕米和锂是最常见的）和非药理性策略（避免诱发）。一些患者可能需要增加药物剂量或服用多种药物，甚至可能对药物产生耐受，因此需要使用神经阻滞或神经刺激作为预防策略的一部分。

（罗启鹏　译　荣晓莹　校）

原书参考文献

［1］ Diagnostic criteria for episodic and chronic cluster headache. The International Classification of Headache Disorders, 3rd edition, 2018. Headache Classification Committee of the International Headache Society.

［2］ Hoffmann J, May A. Diagnosis, pathophysiology, and management of cluster headache. Lancet Neurol. 2018; 17 (1): 75-83.

［3］ Ljubisavljevic S, Zidverc TJ. Cluster headache: pathophysiology, diagnosis and treatment. J Neurol. 2019; 266 (5): 1059-66.

［4］ Hofman MA, Zhou JN, Swaab DF. Suprachiasmatic nucleus of the human brain: an immunocytochemical and morphometric analysis. J Comp Neurol. 1996; 305: 552-6.

［5］ Strittmatter M, Hamann GF, Grauer M, et al. Altered activity of the sympathetic nervous system and changes in the balance of hypophyseal, pituitary and adrenal hormones in patients with cluster headache. Neuroreport. 1996; 7: 1229-34. 6. May A, Bahra A, Buchel C, et al. Hypothalamic activation in cluster headache attacks. Lancet. 1998; 352: 275-8.

［7］ May A, Ashburner J, Buchel C, et al. Correlation between structural and functional changes in brain in an idiopathic headache syndrome. Nat Med. 1999; 5: 836-8.

［8］ Lodi R, Pierangeli G, Tonon C, et al. Study of hypothalamic metabolism in cluster headache by proton MR spectroscopy. Neurology. 2006; 66: 1264-6.

［9］ Morelli N, Pesaresi I, Cafforio G, et al. Functional magnetic resonance imaging in episodic cluster headache. J Headache Pain. 2009; 10: 11-4.

［10］ Yang FC, Chou KH, Kuo CY, et al. The pathophysio-logy of episodic cluster headache: insights from recent neuroimaging research. Cephalalgia. 2018; 38 (5): 970-83.

［11］ Lund N, Barloese M, Petersen A, et al. Chronobio-logy differs between men and women with cluster headache, clinical phenotype does not. Neurology. 2017; 88 (11): 1069-76.

［12］ D'Andrea G, Gucciardi A, Perini F, Leon A. The role of neurotransmitters and neuromodulators in the pathogenesis of cluster headache: a review. Neurol Sci. 2019; 40 (1): 39-44.

［13］ Barloese M, Petersen AS, Guo S, et al.

Sphenopala-tine ganglion stimulation induces changes in cardiac autonomic regulation in cluster headache. Clin Physiol Funct Imaging. 2018; 38 (5): 808-15.

[14] Goadsby PJ. Pathophysiology of cluster headache: a trigeminal autonomic cephalgia. Lancet Neurol. 2002; 1: 251-7.

[15] Buture A, Boland JW, Dikomitis L, Ahmed F. Update on the pathophysiology of cluster headache: imaging and neuropeptide studies. J Pain Res. 2019; 12: 269-81. https: //doi. org/10. 2147/JPR. S175312. eCollection 2019. Review.

[16] Leone M, Giustiniani A, Cecchini AP. Cluster headache: present and future therapy. Neurol Sci. 2017; 38 (1): 45-50. https: //doi. org/10. 1007/s10072-017-2924-7. Review. PubMed PMID: 28527055.

[17] Dodick DW, Rozen TD, Goadsby PJ, Silberstein SD. Cluster headache. Cephalalgia. 2000; 20 (9): 787-803. Review.

[18] Rosso C, Felisati G, Bulfamante A, Pipolo C. Cluster headache: crosspoint between otologists and neurologists-treatment of the sphenopalatine ganglion and systematic review. Neurol Sci. 2019; 40 (1): 137-46.

[19] Tepper SJ. Anti-calcitonin gene-related peptide (CGRP) therapies: update on a previous review after the American Headache Society 60th Scientific Meeting, San Francisco, June 2018. Headache. 2018; 58 (3): 276-90.

[20] D'Andrea G, Perini F, Granella F, Cananzi A, Sergi A. Efficacy of transdermal clonidine in short-term treatment of cluster headache: a pilot study. Cephalalgia. 1995; 15 (5): 430-3.

[21] Martins I, Gouveia R, Antunes J. Double dissocia-tion between autonomic symptoms and pain in cluster headache. Cephalalgia. 2005; 25: 398-400.

[22] The Sumatriptan Cluster Headache Study Group. Treatment of acute cluster headache with sumatrip-tan. N Engl J Med. 1991; 325: 322-6.

[23] Ekbom K, Monstad I, Prusinski A, et al. Subcutane-ous sumatriptan in the acute treatment of cluster headache: a dose comparison study. The Sumatriptan Cluster Headache Study Group. Acta Neurol Scand. 1993; 88 (1): 63-9.

第四节　非典型面部疼痛　4

Brady Still, Tariq Malik

一、病例

患者：35岁，女性；因左侧面部疼痛持续6个月而就诊。患者自述疼痛位于面深部，呈钝痛和灼热样疼痛，疼痛从鼻周开始，常扩散到面部其他部位（以神经分布模式）。患者有面部肉毒毒素注射史，但否认该疗法引发疼痛；否认右侧疼痛，其左侧面部疼痛与咀嚼和说话无关，其双侧面部运动和感觉无异常，否认面部皮疹或水疱史。上个月她因面痛就诊于口腔科未见异常，因焦虑和抑郁曾进行治疗，目前未口服任何药物。

二、初步诊断

头面部疼痛在临床非常常见，导致头面痛的常见病包括偏头痛、三叉神经痛、鼻窦炎或牙齿相关疾病。本案例患者需要由医师进行全面评估，包括耳鼻喉科或牙科医师（如果需要），在完成包括头面部影像学检查在内的完整评估后，决定是否将她转诊至疼痛诊所。该患者的初步诊断为非典型面部疼痛（atypical facial pain，AFP），也称为持续性原发性面部疼痛（persistent idiopathic facial pain，PIFP）。根据国际头痛学会（International Headache Society，IHS）的定义，PIFP是“持续性面部和（或）口腔疼痛，有不同的临床表现，但每天发作超过2小时，持续3个月以上，且无临床神经功能缺损”[1]。这种疼痛通常在性质和部位上均不明确，但一般是钝痛和单侧疼痛，值得注意的是，它不遵循神经分布规律，尽管这种疾病本质上是持续性的，但患者描述经常在焦虑期间病情加重。许多患者无法确定引起疼痛的病因，但通常会在疼痛发作前接受微小颌面创伤的手术。该病常合并精神类疾病，特别是焦虑和抑郁[2-5]。HIS进一步指出PIFP的一种类型，即非典型牙痛，指的是“拔牙后一颗或多颗牙齿或牙槽中的持续疼痛”，但由于缺乏研究，它尚无权威的诊断标准[1]。

HIS制定的PIFP诊断标准

A．满足标准B和C的面部和（或）口腔疼痛。

B．每天发作超过2小时，持续3个月以上。

C．疼痛具有以下两个特点：

（1）定位不明确，不符合周围神经的分布。

（2）深部的酸痛或反复发作。

D．临床神经系统检查正常。

E．通过适当的检查排除了口腔科疾病。

三、如何明确诊断

由于PIFP是排除性诊断，因此没有特异的检查方法。其他常见的面部疼痛原因，包括颞下颌关节紊乱、局部肌筋膜疼痛、三叉神经痛和常见的头痛疾病，必须通过全面的病史、查体和适当的影像学检查来排除。应特别注意要确定是否有感觉缺失区域变化，提示很有可能是三叉神经痛和三叉神经病变[3,5]。磁共振成像有助于排除中枢神经系统或三叉神经病变。

四、病理生理学机制

与许多慢性原发性疼痛状况一样，学者们对PIFP的病理生理机制了解甚少，认为PIFP是生物和心理因素共同作用的结果[5-7]。PIFP患者暴露在热伤害性刺激下的PET显像显示出脑功能改变，表明伤害刺激导致机体改变[8]，更具体地说，纹状体的多巴胺能功能紊乱是本病的关键机制[9]。瞬目反射（blink refex，BR）是多巴胺能控制下的一个防御反射，但PIFP患者不能引出该反射。此外，PIFP患者的D1和D2标记的PET显像显示多巴胺能神经传导异常[6,9,10]。定量感觉测试（quantitative sensory testing，QST）显示，许多PIFP患者存在小纤维神经功能异常[10]。尽管PIFP患者QST中小纤维神经功能有很多改变，但均存在热感觉减退[10]，该现象与三叉神经病变患者相似，致使一些人提出假设：PIFP和三叉神经病变可能在疼痛病理学机制方面具有一定的共同点[10]。与三叉神经痛和三叉神经病变不同的是，PIFP患者的三叉神经受压的证据有限[11]。

五、疼痛管理

由于PIFP是一种具有生物和心理成分的慢性持续性疼痛综合征，因此建议采用药物联合认知行为疗法相结合的多学科疼痛管理策略[2,3,5,7]。药物主要为：阿米替林、氟西汀、文拉法辛和抗惊厥药。

A．阿米替林：剂量25 mg，每天1次，逐渐加量至症状缓解，在耐受药物不良反应的情况下，每天最大剂量可用至100 mg[5,12]。药物不良反应包括烦躁、头痛、肠胃不适。

B．氟西汀：剂量20 mg，每天1次，相关的调整策略尚未达成共识[7]。药物不良反应包括性功能障碍、头痛、肠胃不适和戒断综合征。

C．文拉法辛：剂量75 mg，每天1次，相关的调整策略尚未达成共识[13]。药物不良反应包括性功能障碍、头痛、肠胃不适和失眠。

加巴喷丁和普瑞巴林等抗惊厥药已在个别患者中进行了试验，然而，没有高等级证据表明可用于PIFP[5]治疗。

推荐认知行为疗法与上述药物治疗相结合[5,7]。

对PIFP进行侵入性手术治疗，目前的证据证明是无效的，包括三叉神经微血管减压术和脑深部电刺激术。尽管如此，许多PIFP患者还是接受了侵入性手术治疗，试图解决面部疼痛[3]。

最常用的介入性治疗是翼腭神经节（也叫蝶腭神经节sphenopalatine ganglion，SPG）的脉冲射频（pulsed radiofrequency，

PRF）治疗。在这种介入治疗中，完成诊断性神经阻滞后，在X线引导下对SPG进行脉冲射频治疗[14]。

HIS或其他专业学会尚未颁布明确的治疗指南。PIFP的诊治需要药物和心理等联合干预手段，SPG的PRF对这些干预无效的患者具有一定的作用[2,3,5,7]。一病例报道显示，经皮外周神经调控在治疗难治性非典型面部疼痛方面有一定的作用，但证据等级低且有效性没有得到充分证实。

六、预后

与许多慢性原发性疼痛综合征一样，治愈PIFP是不可能的，PIFP的预后很差。尽管许多患者用前面概述的治疗方式确实取得了一定的效果，但很少有患者达到完全缓解。

七、讨论

（一）发病率

与许多慢性疼痛疾病一样，尤其是经排除法诊断的疾病，PIFP的具体流行病学仍难以确定。一项针对3,336名德国公民的流行病学研究发现，PIFP的患病率为0.03%（3,336人中有1人）[15]。一项针对307名头痛患者的前瞻性临床研究发现，患病率为3%，男性和女性患者之间的差异无统计学意义[16]。对大约80万名荷兰患者的综合初级保健信息数据库进行大型回顾性研究发现，362名患者患有慢性面部疼痛，其中11.3%（362名中的41名）被诊断为PIFP。这些患者中有75.6%是女性，这表明女性占优势。同一项研究发现，发病率为每10万人年（person-years，PY）4.4，发病率高峰在30至39岁之间[17]。在丹麦头痛中心，对53名诊断为PIFP的患者进行的一项队列研究发现，75%（53名中的40名）为女性，平均年龄为49.8[4]。

（二）鉴别诊断

由于PIFP是一种排除性诊断，通常没有特异性表现，因此鉴别诊断范围很广，包括但不限于[1,3]：

A．头痛疾病

（a）有或无先兆的偏头痛。

（b）丛集性头痛。

（c）颈源性头痛。

B．三叉神经病变/三叉神经痛

（a）创伤后三叉神经病变（posttraumatic trigeminal neuropathy，PTTN）。

（b）三叉神经痛。

C．颞下颌关节紊乱。

D．牙齿和牙龈病变。

E．眼部疾病

青光眼。

F．感染性病因

（a）带状疱疹。

（b））鼻窦炎。

G．局部肌筋膜痛（regional myofascial pain，RMP）。

H. 中枢性面部疼痛。

（三）不同临床特点（病史和查体）、实验室和影像学检查的诊断价值

PIFP的临床特征没有特异性，个别特征缺乏诊断价值，相关PIFP具有诊断价值的临床特征的文献有限。

（四）不同治疗方式的证据强度

评估PIFP治疗效果的研究有限，3种主要药物治疗和1种介入治疗的主要证据概述

如下。

A．阿米替林：一项交叉随机对照试验，$n=32$。患者随机接受阿米替林30 mg，每天1次（“低剂量”）对比安慰剂；阿米替林150 mg，每天1次（“高剂量”）对比安慰剂；或阿米替林150 mg对比阿米替林30 mg。与安慰剂相比，低剂量组和高剂量组的疼痛减轻，且具有统计学意义，而不同剂量组间统计学比较无差异[12]。

B．氟西汀：一项随机对照试验，$n=178$。患者随机接受氟西汀20 mg每天1次、认知行为疗法（cognitive behavioral therapy，CBT）、CBT＋氟西汀20 mg每天1次或安慰剂。氟西汀可以降低疼痛程度，CBT＋氟西汀可以减轻疼痛和改善功能[7]。

C．文拉法辛：一项交叉随机对照试验，$n=30$。患者随机分组，一组先接受文拉法辛37.5～75 mg，每天1次（根据患者耐受情况进行调整），然后接受安慰剂；另一组先接受安慰剂，然后接受文拉法辛37.5～75 mg，每天1次。同组内治疗前后比较，患者疼痛缓解，但是组间比较统计学没有差异[13]。

D．翼腭神经节的射频消融（radiofrequency ablation，RFA）：对接受RFA的慢性头面部疼痛患者进行回顾性分析，$n=46$。21%患者疼痛完全缓解，65%患者疼痛轻度至中度缓解[14]。

（五）未来的研究方向或正在进行的临床试验

鉴于PIFP仍然是一个对其病理生理认识不深的疾病，许多文献都强调需要进一步的神经影像学检查，以更好地阐明其病理生理学机制。缺乏高质量的随机对照试验从而限制了对该病的有效治疗，需要进一步的试验来确定理想的药物和剂量。

介入治疗PIFP的一个热点研究领域，是应用周围神经电刺激（peripheral nerve feld stimulation，PNFS）治疗慢性头面部疼痛。在一项对面部疼痛患者PNFS的回顾性研究中，一名PIFP患者在植入眶下神经刺激器后，VAS疼痛评分从7分降低到3分[18]。

八、总结

AFP或PIFP是一种慢性疼痛综合征，其特征是持续的面部和（或）口腔疼痛，无法明确归因于其他面部或牙齿病理学改变。多发病于女性，常发病于中年。没有特异性的症状、体征和影像学表现，PIFP是一种排除性诊断。预后一般较差，但阿米替林、氟西汀和文拉法辛已取得一定的治疗效果。翼腭神经节的RFA仍然是药物失败患者介入治疗的首选。临床仍需要更好地明确PIFP的病理生理学改变，并探索有效的治疗方法。

（罗启鹏　译　容晓莹　校）

原书参考文献

[1] Headache Classification Committee of the Interna-tional Headache Society (IHS). The international classification of headache disorders, 3rd edition (beta version). Cephalalgia. 2013; 33 (9): 629-808.

[2] Benoliel R, Gaul C. Persistent idiopathic facial pain. Cephalalgia. 2017; 37 (7): 680-91.

[3] Cornelissen P, van Kleef M, Mekhail N, Day M, van Zundert J. 3. Persistent idiopathic facial pain. Pain Pract. 2009; 9 (6): 443-8.

[4] Maarbjerg S, Wolfram F, Heinskou TB, Rochat P, Gozalov A, Brennum J, et al.

Persistent idiopathic facial pain-a prospective systematic study of clinicalcharacteristics and neuroanatomical findings at 3. 0 T MRI. Cephalalgia. 2017; 37 (13): 1231-40.

[5] Weiss AL, Ehrhardt KP, Tolba R. Atypical Facial Pain: a Comprehensive, Evidence-Based Review. Curr Pain Headache Rep. 2017; 21 (2). Available from: http: //link. springer. com/10. 1007/s11916-017-0609-9.

[6] Forssell H, Jääskeläinen S, List T, Svensson P, Baad-Hansen L. An update on pathophysiological mechanisms related to idiopathic oro-facial pain conditions with implications for management. J Oral Rehabil. 2015; 42 (4): 300-22.

[7] Zakrzewska JM. Chronic/persistent idiopathic facial pain. Neurosurg Clin N Am. 2016; 27 (3): 345-51.

[8] Derbyshire SW, Jones AK, Devani P, Friston KJ, Feinmann C, Harris M, et al. Cerebral responses to pain in patients with atypical facial pain measured by positron emission tomography. J Neurol Neurosurg Psychiatry. 1994; 57 (10): 1166-72.

[9] Hagelberg N, Forssell H, Aalto S, Rinne JO, Scheinin H, Taiminen T, et al. Altered dopamine D2 receptor binding in atypical facial pain. Pain. 2003; 106 (1): 43-8.

[10] Forssell H, Tenovuo O, Silvoniemi P, Jääskeläinen SK. Differences and similarities between atypical facial pain and trigeminal neuropathic pain. Neurology. 2007; 69 (14): 1451-9.

[11] Kuncz A, Vörös E, Barzó P, Tajti J, Milassin P, Mucsi Z, et al. Comparison of clinical symptoms and magnetic resonance angiographic (MRA) results in patients with trigeminal neuralgia and persistent idiopathic facial pain. Medium-term outcome after microvascular decompression of cases with positive MRA findings. Cephalalgia. 2006; 26 (3): 266-76.

[12] Sharav Y, Singer E, Schmidt E, Dionne RA, Dubner R. The analgesic effect of amitriptyline on chronic facial pain. Pain. 1987; 31 (2): 199-209.

[13] Forssell H, Tasmuth T, Tenovuo O, Hampf G, Kalso E. Venlafaxine in the treatment of atypical facial pain: a randomized controlled trial. J Orofac Pain. 2004; 18 (2): 131-7.

[14] Bayer E, Racz GB, Miles D, Heavner J. Sphenopalatine ganglion pulsed radiofrequency treatment in 30 patients suffering from chronic face and head pain. Pain Pract. 2005; 5 (3): 223-7.

[15] Mueller D, Obermann M, Yoon M-S, Poitz F, Hansen N, Slomke M-A, et al. Prevalence of trigeminal neuralgia and persistent idiopathic facial pain: a population-based study. Cephalalgia. 2011; 31 (15): 1542-8.

[16] Prakash S, Rathore C, Makwana P, Dave A. A cross-sectional clinic-based study in patients with side-locked unilateral headache and facial pain. Headache J Head Face Pain. 2016; 56 (7): 1183-93.

[17] Koopman JSHA, Dieleman JP, Huygen FJ, de Mos M, Martin CGM, MCJM S. Incidence of facial pain in the general population. Pain. 2009; 147 (1): 122-7.

[18] Klein J, Sandi-Gahun S, Schackert G, Juratli TA. Peripheral nerve field stimulation for trigeminal neuralgia, trigeminal neuropathic pain, and persistent idiopathic facial pain. Cephalalgia. 2016; 36 (5): 445-53.

第五节 频繁短暂面部疼痛（三叉神经痛）

5

Armen Haroutunian, Kenneth D.C andido, Nebojsa Nick Knezevic

一、病例

患者，75岁女性，左侧面部间歇性尖锐痛或刺痛10年，疼痛沿颧骨和下颌骨一直延伸到下巴。据患者描述，在大多数日子里为轻微疼痛，间歇期无任何疼痛，加重疼痛症状的因素包括进食、吞咽、刷牙、洗脸、咬牙、轻触面部以及寒冷刮风天气。患者否认睡眠过程中出现疼痛，触发疼痛的区域包括左脸颊和口腔内一些区域。患者曾去口腔科就诊，诊断为三叉神经痛，口服卡马西平100 mg，每日2次，可暂时缓解疼痛。由于患者经常忘吃药，在过去的6个月里开始出现类似的疼痛，且强度逐渐增加。患者有高血压病史，偶尔有偏头痛，口服普通镇痛药可缓解。患者否认任何手术史，系统查体未见明显异常。

患者的生命体征在正常范围内，脑神经和其他神经系统检查未见明显异常。查体显示：口腔、下颌骨、上颌牙槽嵴和舌头左侧有触痛，脑磁共振成像检查未见明显异常。入院后诊断：三叉神经痛，并决定在计算机断层扫描（computed tomography，CT）设备的引导下进行半月神经节（也叫三叉神经节）阻滞（图5-1）。患者对手术耐受良好，术后三叉神经痛症状完全消失。

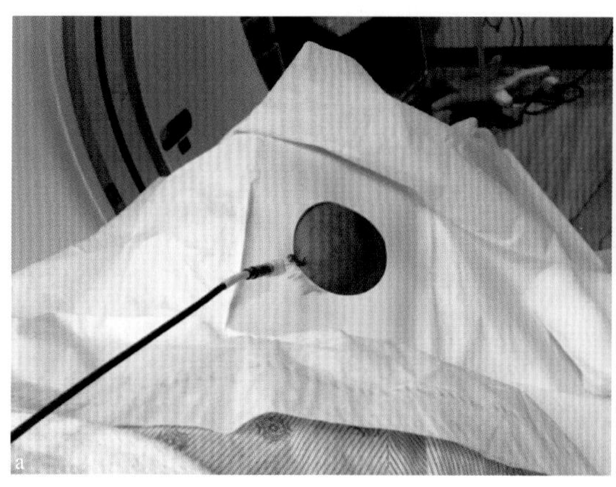
a

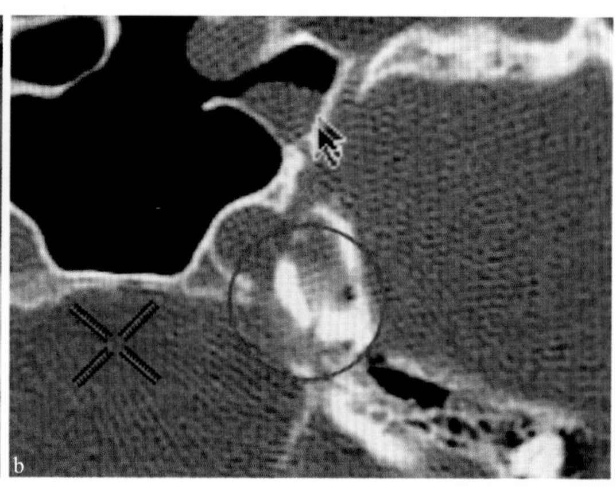
b

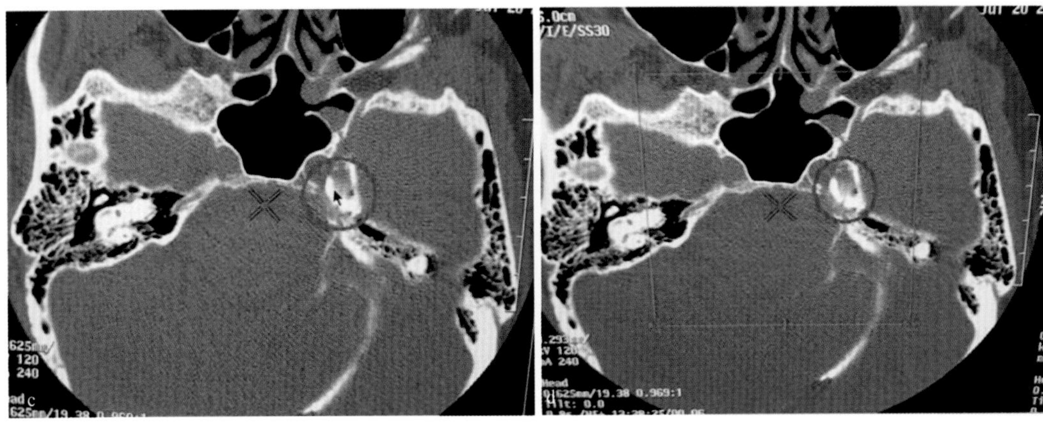

图5-1 （a～d）在CT引导下半月神经节阻滞治疗三叉神经痛

二、初步诊断

基于患者的病史，初步诊断为三叉神经痛。患者疼痛表现为刺痛、短暂的电击样疼痛，疼痛呈间歇性，缓解期可能持续数月至数年。

三、如何明确诊断

三叉神经痛指的是三叉神经分布区域的疼痛，一般为单侧。不需要实验室、影像学或电生理检查来确定三叉神经痛的诊断，因为三叉神经痛具有特征性体征和症状，神经系统检查阴性的患者也可以按三叉神经痛治疗[2]。术前应对患者进行MRI检查以排除其他疾病，如肿瘤或脱髓鞘疾病；在大多数情况下，不需要特定的实验室检查；在三叉神经痛患者开始使用卡马西平治疗后，需要定期进行血常规和肝功能检查[2]。

四、病理生理学机制

三叉神经是面部的感觉神经，也是咀嚼肌的感觉和运动神经。三叉神经的3个主要分支分别是眼神经（V1）、上颌神经（V2）和下颌神经（V3）（图5-2）。在35%的患者中，疼痛通常只放射到上颌骨或下颌，并伴有短暂的肌痉挛或抽搐[2]。神经在中外侧脑桥水平出颅，其神经节（半月神经节）位于三叉神经压迹（也被称为梅克尔囊，图5-3）。这些一级神经元传导疼痛、温度和触觉信号[2]。三叉神经痛多为血管压迫三叉神经所致，其他病因有神经鞘瘤、脑膜瘤、表皮样囊肿、动脉瘤、房室畸形[3]。神经病变的发病机制可能与继发于受压区域和产生异位脉冲的脱髓鞘有关，但其确切机制尚不清楚[4]。高级神经元的复杂疼痛机制和中枢敏化也被认为起到一定作用[5,6]。了解发病机制很重要，有助于治疗。结构性压迫可通过手术减压来治疗，神经元异常放电可通过抗惊厥药物来治疗，痛觉超敏可通过射频技术来治疗[7]。

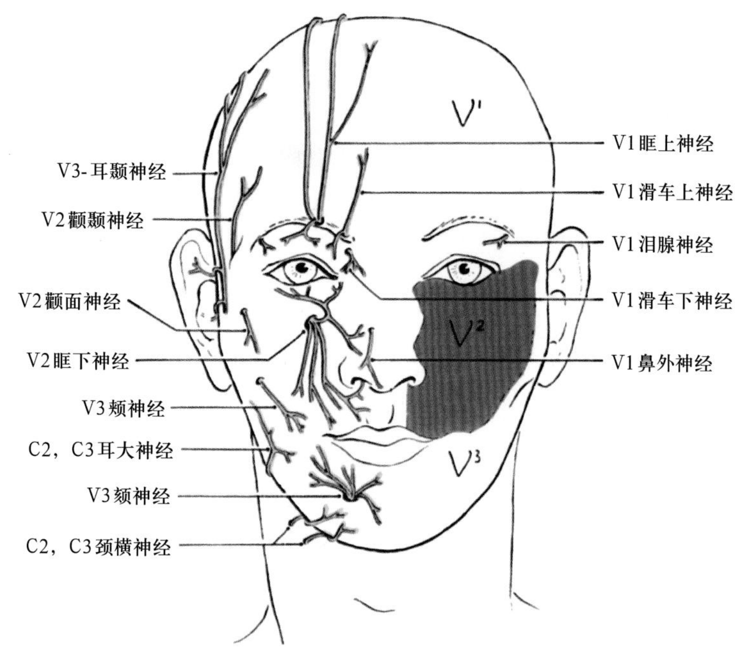

图 5-2 三叉神经分支的感觉神经支配

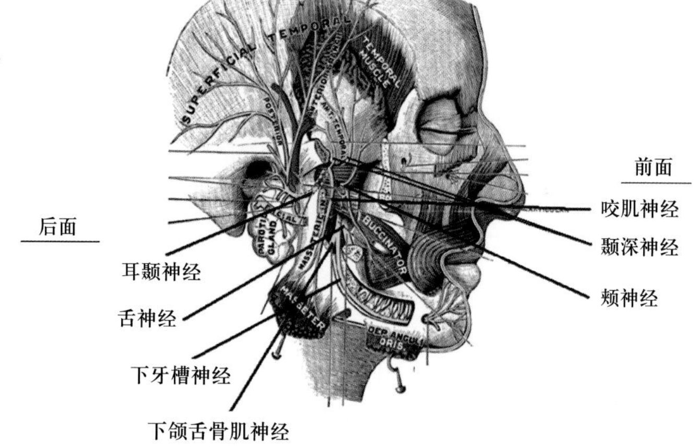

图5-3 半月神经节和三叉神经分支（引自 Carter HV，Gray H，Anatomy of the Human Body，1918）

五、疼痛管理

三叉神经痛的治疗模式有多种，包括药物、经皮介入、开放手术和放射治疗等。药物通常是三叉神经痛患者的初始治疗手段，首选药物是卡马西平。卡马西平是一种通过阻断钠通道来稳定神经细胞膜稳定性的抗惊厥药物，一项卡马西平与安慰剂的对比试验说明，60%～100%的患者可通过药物完全控制疼痛[8]。卡马西平的单次口服剂量为100～200 mg，每天2～3次，逐渐增加剂量直到疼痛缓解为止，推荐的每日最大剂量为1200 mg。卡马西平的药物不良反应包括头晕、恶心和呕吐，定期的血液检查可有白细胞减少现象，但很少产生再生障碍性贫血。相关指南建议在亚洲患者群体中进行血液筛查，是因为HLA-B15：02单倍型与重症多形性红斑（Stevens-Johnson综合征）和中毒性表皮坏死松解症[4]相关。奥卡西平是一种抗惊厥药，和卡马西平一样可阻断钠通道而发挥临床作用[4]。奥卡西平用于三叉神经痛的起始剂量为每日600 mg，可以逐渐增加至每日1200～1800 mg的总剂量。三叉神经痛的二线药物是巴氯芬，巴氯芬能激活γ-氨基丁酸β受体，并阻断兴奋性神经递质释放，使末端超极化，从而缓解肌痉挛[4]。巴氯芬用于疼痛治疗的起始剂量通常为每日15 mg，分3次服用，也可调整至每日60 mg。巴氯芬的不良反应包括头晕、镇静和消化不良，其停药应缓慢进行，因为突然停用巴氯芬会引起癫痫和幻觉。如果三叉神经痛症状不能缓解，则应考虑三线药物，如拉莫三嗪、苯妥英、丙戊酸、加巴喷丁、普瑞巴林和氯硝西泮。对于多发性硬化[9]引起的继发性三叉神经痛，推荐拉莫三嗪作为首选药物，有时需要吗啡、氢吗啡酮和羟考酮等阿片类药物来帮助控制持续数天至数周的急性疼痛加剧。当与神经性药物联合使用时，低剂量阿片类药物更有效[4]。

当患者出现药物耐受及疼痛缓解不满意时，可能需要手术治疗，手术类型包括微血管减压或介入治疗手术（神经根毁损术、介入科手术、周围神经切除和神经阻滞）。射频技术是一种微创技术，容易复发；微血管减压可通过开颅挪移小脑上动脉袢来解除疼痛症状，小脑上动脉袢往往是导致三叉神经痛的罪魁祸首[10]。《新英格兰医学杂志》1996年的一项研究表明，微血管减压安全有效，具有较高的长期疗效[11]，其最常见的并发症是无菌性脑膜炎（11%），其次是听力丧失（10%）和感觉丧失（7%）[4]。

介入手术包括神经毁损术、介入科手术、周围神经切除术和神经阻滞。神经毁损可以通过射频热凝、机械球囊压迫（Fogarty导管）或注射化学物质（甘油）来实现，上述手术均需经过卵圆孔。当三叉神经的感觉部分被上述方法所破坏，其疼痛缓解可高达90%，2年后下降到68%～85%，3年后下降到54%～64%[8]。介入治疗的并发症有脑膜炎，发生率是0.2%，感觉异常的发生率高达12%[4]。介入科使用伽玛刀将高剂量射线光束照射到三叉神经脑池部分，通过固定的头架和立体定向MRI可识别特定的神经。这些光束导致神经轴突变性和死亡，但疼痛的明显缓解有时需要长达1个月的时间[12]。伽玛刀治疗后1年镇痛率为69%，3年镇痛率为52%，9%～37%的患者可能会出现更严重的感觉障碍[4]。周围神经毁损术是指通过酒精注射、冷冻、切开或射频消融三叉神经分支（眶上、眶下、牙槽和舌神经），该技术的有效性仍有待进一步证实。

对于药物反应不佳或不适合手术减压的患者通常可以采用三叉神经阻滞[13]，周围神经阻滞也可以用于其他疾病的诊断和治疗，如眼部顽固性带状疱疹和带状疱疹后神经痛[14]。神经阻滞的禁忌证包括患者拒绝、患者正在进行抗凝治疗、抗血小板药物治疗或妊娠，其并发症包括血肿、血管内注射或全脊髓麻醉。出于并发症的原因，神经阻滞在影像引导下进行操作至关重要[15]，神经阻滞不是阻断三叉神经节，而是阻断与疼痛分布相对应的三叉神经痛分支（通常是V2和V3分支）。

三叉神经阻滞操作

1．眼支（V1）神经阻滞

在临床实践中，阻滞眼神经支可以治疗眼部和鼻周的疼痛。眼神经支分为泪支、额支和鼻睫支，额神经又分为眶上神经和滑车上神经，眶上神经为前额、头皮和上眼皮提供感觉传入，滑车上神经为上鼻、上眼睑和结膜提供感觉传入，额神经的这两个分支是治疗上面部疼痛的主要靶点[1]。患者取仰卧位，消毒铺巾，在超声引导下触诊或识别眶上切迹，用短针头（1.3 cm或1.9 cm，22或25号）穿刺并推进，直到触碰骨面，然后退出1 mm回抽无血后，注射1.5 ml局麻药和糖皮质激素混合物（通常为0.25%丁哌卡因加20 mg曲安奈德）[1]。可以使用颗粒糖皮质激素（如曲安西龙）或非颗粒糖皮质激素（如地塞米松），不会对结果或神经系统后遗症产生任何影响[16]。使用与眶上神经注射相同的注射点，将针重新定位到眶上骨的内侧上方，找到滑车上神经，它位于鼻根外侧，注射1.5 ml局麻药和糖皮质激素混合物[1]。

2．上颌（V2）和下颌（V3）神经阻滞

患者取仰卧，可以在透视引导或者超声引导下完成操作。通过颧弓下沟的触诊可以识别冠状突切迹。局部麻醉后，一根22号6.4 cm（2.5英寸）的钝（Whitacre，或类似钝针）脊椎针在透视下垂直平面推进，直到触及翼板，针稍微后退1～2 mm，注入3 ml的造影剂，并经透视确认造影剂适当的扩散。然后，注射局麻药和糖皮质激素的混合物（2 ml 0.25%丁哌卡因加20 mg曲安奈德）[1]。以上是针对三叉神经的下颌支（V3）阻滞。然后将针向前和上方（翼板后约1 cm）调整，使针指向三叉神经的上颌支（V2），用局麻药和糖皮质激素的混合物重复同样的注射技术。同样，在注射前明确正确的针头位置是至关重要的，因为进入眼眶可能会导致灾难性的后果[1]。

六、预后

疾病的预后是多变的，发作可能持续数周到数月。以“消长”为特征的症状复发在面部疼痛中很常见[4]。对治疗缺乏反应或V1分布区域疼痛是预后不良的预测指标。但90%的患者在任何手术治疗后疼痛都会缓解，而且手术减压的疼痛缓解时间更长[17]。与三叉神经痛相关的慢性疼痛会导致抑郁或影响日常功能，有时会导致死亡或自杀[2]。

七、讨论

（一）发病率

三叉神经痛最先由约翰尼斯·劳伦提斯·包施于17世纪中叶记录，他在自己遭受疾病折磨的过程中，详细地记录了疾病的过程。1704年尼古拉斯·安德烈（NicolausAndre）将其命名为“TicDouLoureux”，其特征是三叉神经的一个或多个分支出现短暂的电击样疼痛，呈阵发性发作，有时与面部肌痉挛有关。三叉神经痛通常表现为单侧，并沿着三叉神经痛的V2和V3分支分布，很少影响V1分支。触摸面部某些区域可能会导致疼痛发作，简单的活动，如咀嚼、交谈和做鬼脸也可能诱发疼痛。季节性温度变化和受风着凉，也可能会引起疼痛发作。该病发病比较罕见（每10万人中有4～13人），女性比男性更容易罹患三叉神经痛，比例为1：1.5～1：1.7[4]。在年龄方面三叉神经痛多见于50岁以上群体，但也有20岁起病的情况。目前没有证据表明高血压和偏头痛是三叉神经痛的危险因素[18-20]。20～40岁罹患这种疾病的患者更有可能患有多发性硬化[2]。

（二）鉴别诊断

根据国际头痛学会（International Headache Society，IHS）的第3版头痛疾病分类标准，三叉神经痛被分为原发性三叉神经痛和继发性三叉神经痛。原发性三叉神经痛，又称特发性三叉神经痛，疼痛来源于血管压迫。而继发性三叉神经痛是由血管压迫以外的病变引起的，如带状疱疹后三叉神经痛、急性带状疱疹、创伤后三叉神经病、多发性硬化和占位性病变[4]。诊断标准（HIS第3版）如下[4]。

1．必须满足标准2和标准3的3次单侧面部疼痛发作。

2．疼痛沿三叉神经分布。

3．这种疼痛至少符合以下3个内容

（A）持续1秒至2分钟的疼痛反复发作。

（B）疼痛程度剧烈（VAS≥8/10）。

（C）疼痛性质呈电击样或刀刺样。

（D）至少3次无害刺激所诱发。

4．无神经功能障碍。

5．与ICDH-3标准下的其他疾病诊断皆不符。

（三）不同临床特点（病史和查体）、实验室和影像学检查的诊断价值

对于符合临床诊断标准的患者，建议使用MRI增强扫描和普通扫描检查，以区分原发性三叉神经痛和继发性三叉神经痛。影像学检查可以帮助识别或排除多发性硬化、占位压迫、神经根部血管压迫，并有助于制订治疗计划。

（四）不同治疗方式的证据

三叉神经痛的治疗方法多种多样，取决于临床表现及病理改变，并以此来制订个性化的治疗方案。一线治疗推荐卡马西平（药物治疗），但15%的患者无效，没有从这种药物治疗中获得任何益处。对药物治疗无效的原发性三叉神经痛的年轻患者可以通过手术减压来缓解疼痛，有些患者手术后可完全治愈。对于多种并发症的老年患者，射频治疗风险低，而且能迅速缓解疼痛症状。

（五）未来的研究方向或正在进行的临床试验

学者们对三叉神经痛未来的治疗充满希望。2014年的1篇文献介绍，注射A型肉毒毒素是解决顽固性三叉神经痛的有效治疗方法[17]。A型肉毒毒素已用于头痛和其他一些疼痛的治疗，它可以抑制神经肌肉接头处乙酰胆碱的释放，并减少P物质、CGRP和谷氨酸的数量。虽然还需要更多的研究来证实其有效性，但它在未来治疗三叉神经痛方面确实显示出广阔的前景[17]。目前正在研究的另一种新靶点药是钠通道阻滞剂（CNV1014802），研究显示可以减少60%的阵发性发作和缓解55%的疼痛[21]。未来的非药物治疗包括经颅直流电刺激或重复的经颅磁刺激[22]。

临床上，将翼腭神经节（sphenopalatine ganglion，SPG）阻滞用于头面部疼痛治疗[23]。1908年华盛顿大学Sluder博士提出翼腭神经节阻滞术，1925年Ruskin博士首次将翼腭神经节阻滞用于治疗三叉神经

痛，SPG是位于中鼻甲后上方翼腭窝的副交感神经节[24,25]。虽然治疗机制尚不完全清楚，但通过阻滞传入感觉纤维（被认为在中枢敏化中起一定作用）干扰副交感神经传导以及调节三叉神经尾侧核，是SPG阻滞治疗三叉神经痛的理论基础[26]。最经典的SPG阻滞入路包括经鼻、经口和侧额下入路，注射所用药物可以单用1种局部麻醉剂，也可以与糖皮质激素联合使用。虽然经鼻途径操作最简单，但患者的解剖变异容易造成手术效果的不确定性，导致鼻出血或甚至感染[27]。而一种新的鼻腔敷贴装置Tx360可精确输送镇痛药，并因其廉价、快速和易操作，从而使这项技术普及[28]。新技术与传统技术应用效果的比较仍有待进一步研究。

八、总结

面部疼痛影响着许多人，全球为此每年花费数十亿美元。三叉神经痛给个人、家庭、社会、医疗保健和医师造成了巨大的负担，如果不治疗，三叉神经痛会导致其他疾病、抑郁和自杀。三叉神经痛的诊断是基于临床判断和影像学检查，影像学检查有助于排除可能的疾病，并帮助指导治疗。三叉神经痛的治疗方案包括药物和非药物治疗，一线用药是卡马西平，手术适用于药物治疗失败的患者。新靶点药物的研发和介入操作技术的进步为三叉神经痛的治疗提供了广阔的前景。

（罗启鹏 译 容晓莹 校）

原书参考文献

［1］ Hoppenfeld JD. Fundamentals of pain medicine: how to diagnose and treat your patients. Philadelp-hia: Wolters Kluwer Health; 2014.

［2］ Singh MK. Trigeminal Neuralgia. In: Egan RA, Editor. 2016. Retrieved 06 July 2018, from https: //emedicine. medscape. com/article/1145144-overview.

［3］ Love S, Coakham HB. Trigeminal neuralgia: pathology and pathogenesis. Brain. 2001; 124: 2347-60.

［4］ Bajwa ZH, Ho CC, Khan SA. Trigeminal neuralgia. In: Dashe JF, Editor. 2018. Retrieved 6 July 2018, from https: //www. uptodate. com/contents/trigeminal-neuralgia/print.

［5］ Fromm GH, Terrence CF, Maroon JC. Trigeminal neuralgia: current concepts regarding etiology and pathogenesis. Arch Neurol. 1984; 41: 1204-7.

［6］ Obermann M, Yoon MS, Ese D. Impaired trigeminal nociceptive processing in patients with trigeminal neuralgia. Neurology. 2007; 69: 835-41.

［7］ Zussman BM, Moshel YA. Trigeminal Neuralgia: case report and review. JHN J. 2012; 7 (2). : Article 3.

［8］ Gronseth G, Cruccu G, Alksne J, Argoff C, Brainin M, Burchiel K, Nurmikko T, Zakrzewska JM. Practice parameter: the diagnostic evaluation and treatment of trigeminal neuralgia (an evidence-based review): report of the Quality Standards Subcommittee of the American Academy of Neurology and the European Federation of Neurological Societies. Neurology. 2008; 71 (15): 1183-90.

［9］ Swathi T. Trigeminal neuralgia-a case report with review of literature. SAJ Case Report. 2017; 4: 102.

［10］ Jannetta PJ. Microsurgical management of trigeminal neuralgia. Arch Neurol. 1985; 42 (8): 800-1.

[11] Barker FG, Janetta PJ, Bissonette DJ, Larkins MV, Jho HD. The long-term outcome of microvascular decompression for trigeminal neuralgia. N Engl J Med. 1996; 334: 1077-83.

[12] Young RF, Vermeulen SS, Grimm P, Blasko J, Posewitz A. Gamma Knife radiosurgery for treatment of trigeminal neuralgia, idiopathic and tumor related. Neurology. 1997; 48: 608-14.

[13] Scrivani SJ, Mathews ES, Maciewicz RJ. Trigeminal neuralgia. Oral Surg Oral Med Oral Pathol Oral Radiol Endod. 2005; 100 (5): 527-38.

[14] Greenberg C, Papper EM. The indications for Gasserian ganglion block for trigeminal neuralgia. Anesthesiology. 1969; 31: 566-73.

[15] Cherian A. Trigeminal Nerve Block Technique. In: Raghavendra MR, editor. 2016. Retrieved 6 July 2018, from https: //emedicine. medscape. com/article/2040595-technique.

[16] Nader A, Kendall MC. Dexamethasone versus triamcinolone side effects for ultrasound-guided trigeminal nerve block for the treatment of refractory typical or atypical facial pain. J Pain. 2016; 17 (4): S72.

[17] Guardiani E, Sadoughi B, Blitzer A, Sirois D. A new treatment paradigm for trigeminal neuralgia using Botulinum toxin type A. Laryngoscope. 2014; 124: 413-7.

[18] Maarbjerg S, Gozalov A, Olesen J, Bendtsen L. Trigeminal neuralgia—a prospective systematic study of clinical characteristics in 158 patients. Headache. 2014; 54: 1574-82.

[19] Teruel A, Ram S, Kumar SK, Hariri S, Clark GT. Prevalence of hypertension in patients with trigeminal neuralgia. J Headache Pain. 2009; 10 (3): 199-201.

[20] Lin KH, Chen YT, Fuh JL, Wang SJ. Increased risk of trigeminal neuralgia in patients with migraine: a nationwide population-based study. Cephalalgia. 2015.

[21] Versavel M. Efficacy and safety of the novel sodium channel Blocker CNV1014802 in Trigeminal Neural-gia and Lumbosacral Radiculopathy Scientific Tracks Abstracts. J Pain Relief. https: //doi. org/10. 4172/2167-0846. S1. 002.

[22] Obermann M, Katsarava Z, Holle D. An update on emerging therapeutic options for the treatment of trigeminal neuralgia. Expert Opin Orphan Drugs. 2017; 5 (11): 859-63. https: // doi. org/10. 1080/21678707. 2017. 1394183.

[23] Spector S, Srivastava SS. A new look at sphenopala-tine ganglion blocks for chronic migraine. Practical Pain Management. 2017; 16: 1.

[24] Sluder G. The role of the sphenopalatine ganglion in nasal headaches. AR Elliott Publishing Company. N Y State J Med. 1908; 27: 8-13.

[25] Ruskin SL. Techniques of sphenopalatine therapy for chorioretinitis. Eye Ear Nose Throat Mon. 1951; 30 (1): 28-31.

[26] Yarnitsky D, Goor-Aryeh I, Bajwa ZH, Ransil BI, Cutrer FM, Sottile A, Burstein R. Possible parasympathetic contributions to peripheral and central sensitization during migraine. Headache. 2003; 43 (7): 704-14.

[27] Bonica JJ. The management of pain with special emphasis on the use of analgesic block in diagnosis, prognosis, and therapy. Philadelphia: Lea & Febinger; 1953.

[28] Candido KD, Massey ST, Sauer R, Darabad RR, Knezevic NN. A novel revision to the classical transnasal topical sphenopalatine ganglion block for the treatment of headache and facial pain. Pain Physician. 2013; 16 (6): E769-78.

第六节　慢性枕部疼痛1例

6

Usman Latif

一、病例

患者，43岁女性，因慢性头痛就诊于疼痛诊所。患者有糖尿病、高血压、胃食管反流病、季节性过敏和儿童时期哮喘病史，否认任何药物过敏史，每天服用二甲双胍、赖诺普利、泮托拉唑、西替利嗪和阿司匹林81 mg，不吸烟，偶尔饮酒，是一名软件开发人员，大部分时间处于坐位，几个家庭成员有乳腺癌病史。

患者自述，疼痛从头皮延伸到前额，遍及整个头皮，左侧最严重并向眼睛部位放射，疼痛性质为射击样、电击样和针刺痛，头皮对触摸非常敏感，头后部有触压痛，梳头和躺在枕头上时也会感觉不舒服。

患者自述，有时觉得疼痛会引发全颅痛，否认有任何畏光、畏声、恶心或呕吐，头痛前没有先兆症状，没有明确的诱因，否认头痛与食物、饮料或酒精摄入量有任何关联，否认有任何其他相关的神经系统症状，否认有头颈部外伤史。

二、初步诊断

临床上对每个头痛患者应当仔细评估，以排除其他疾病。如果有下述症状，需要进一步检查来明确诊断，包括50岁之后的头痛发作、意识丧失、第1次或严重的头痛、突然剧烈头痛、神经功能障碍、视盘水肿、颈部僵硬、免疫功能低下、性格改变、外伤后头痛、妊娠或产后新发的严重头痛，以及因运动、咳嗽或性交而加重的头痛[1,2]。对于突发性头痛或一生中最严重头痛的患者，应进行头颅CT检查，免疫功能低下的严重头痛患者应进行脑磁共振检查。

鉴别诊断包括偏头痛、丛集性头痛、紧张性头痛、颞动脉炎和继发性偏头痛，在排除相关的疾病之后，可以考虑诊断枕神经痛。C2神经痛也可能与枕部疼痛的临床表现类似，但更多表现为睫状体充血和同侧流泪症状[3]。涉及C2神经根的带状疱疹后神经痛可以通过检查头皮是否有病变，并询问病史，来明确C2支配区域是否曾有带状疱疹。上颈椎关节突关节，尤其是$C_{2/3}$，可能是导致枕部、头部和颈部钝痛的潜在原因。内侧支阻滞可用于鉴别关节突关节源性疼痛。

三、如何明确诊断

国际头痛学会枕神经痛诊断标准[4]包

括位于枕大神经、枕小神经和第三枕神经支配区域的单侧或双侧疼痛，在头皮/头发的无害刺激过程中伴有感觉障碍/痛觉超敏，以及在枕大神经或受影响的C2神经分支或激痛点的压痛。疼痛必须具有以下3个特征中的至少2个：反复发作的几秒到几分钟的阵发性发作，剧烈的疼痛以及射击样、刺伤样或尖锐的疼痛，通过局麻药阻滞相应神经后得到短暂缓解。

偏头痛和其他头痛综合征有一些重叠的表现，因此，头痛的诊断往往是排除性诊断。此外，有些患者躺在枕头上和过度伸展颈部可能会导致疼痛[5]，又称为枕垫征。已有文献报道采用超声来辅助诊断[6]，超声可表现为：枕大神经（或枕小神经）起源处或延伸至枕骨任何部位的神经水肿、压迫或邻近肌痉挛。有丰富头后部和颈部超声经验的从业者才能发现这些改变。

四、病理生理学特点

枕大神经（greater occipital nerve，GON）起源于C2神经根后内侧支[3]，之后在头下斜肌和头半棘肌之间走行，随后穿行在斜方肌的外侧和深处，在颈上嵴下方穿过斜方肌。GON位于枕动脉内侧，其枕突到头顶段的感觉由GON支配。

颈丛中C2和C3神经根的分支汇合形成枕小神经（lesser occipital nerve，LON）[3]，神经沿胸锁乳突肌后缘走行。耳上方和后外侧方头皮由LON支配。第三枕神经作为C3的一个分支，支配上颈部和枕下头皮的感觉。

枕神经痛是由神经受刺激引起的原发性或继发性疼痛，枕神经痛的可能原因包括枕大神经或枕小神经损伤、上颈椎关节突关节炎、影响C2和C3神经根的肿瘤、颈部放射史、糖尿病、痛风、血管炎、小脑下动脉变异支对C1/2神经根的刺激、颈椎水平的硬脑膜动静脉瘘、颈海绵状血管瘤出血、椎动脉压迫C1/2神经根、椎动脉走行异常、颅颈交界处神经鞘瘤或枕神经、C2脊髓炎、多发性硬化、颈椎骨软骨病、颅骨溶骨性病变和枕骨肌张力增加[5,7]。长时间和频繁地将头部保持在向前和向下的位置也可能与枕神经痛有关。

枕神经痛通常涉及从头底部或枕骨穿过头皮向头前部延伸的疼痛，它可以靠近额头，也可能出现从头后部向眼睛部位放射的疼痛；疼痛可在单侧或双侧，可表现为电击样、针刺样、烧灼样、搏动性和射击样疼痛，也可出现持续性或间歇性的射击痛，还可能会表现为间歇性疼痛发作，在间歇期没有疼痛。

对光敏感、头皮压痛和颈部运动时的疼痛加重可能与枕神经痛有关，与枕神经痛相关的头痛容易与其他头痛综合征相混淆，常误诊为偏头痛或紧张性头痛。临床医师未能意识到眼后疼痛也可能由枕神经痛引起。

由于与Ⅷ、Ⅸ和Ⅹ脑神经之间有联系，相关症状可能很广泛，包括视力障碍/眼痛（67%）、耳鸣（33%）、头晕（50%）、恶心（50%）和鼻塞（17%）[5]。

影像学通常无法诊断枕部神经痛，但有助于明确相关的神经系统症状或排除其他病理改变。在出现头痛并伴有任何相关或严重症状的情况下，应该积极进行脑磁共振成像检查，颈椎平片也有助于排除脊柱和颅骨的其他异常，例如小脑扁桃体下疝畸形[7]。枕神经痛是一个需要排除其他头痛疾病来明确诊断的疾病。

五、疼痛管理

临床上治疗枕神经痛首先应用非手术方法，包括休息、热疗、物理治疗、非甾体抗炎药和肌肉松弛剂的使用[8]。在某些情况下，推拿按摩治疗枕神经痛有可能会有效果，但该区域的敏感度可能会限制按摩的有效性或加剧某些患者的病情。药物治疗包括：5-羟色胺再摄取抑制剂（selectiv eserotoninreuptakeinhibitors，SSRIs）、三环类抗抑郁药和抗惊厥药，例如加巴喷丁、普瑞巴林和卡马西平[5]。由于介入治疗对许多病例有效，因此将药物治疗推迟到介入治疗后是不合理的，因为它可能使患者免于长期用药。最终，应根据患者喜好制订各种治疗的顺序和优先级。

枕神经阻滞可用于诊断和治疗枕神经痛。卢卡斯等人通过对100具尸体的研究，明确了枕神经阻滞理想的注射部位[9]，在枕骨隆起外侧2 cm和下方2 cm处，该注射部位从侧面触及枕动脉，LON阻滞的体表位置位于从乳突延伸到枕骨隆突连线[3]近乳突1/3处[10]。文献报道神经走行存在很大差异[5]，一项对经过防腐处理的尸体解剖研究并使用3D数字化[11]发现，GON的最内侧分支距枕外隆突（external occipital protuberance，EOP）33.5 mm，枕动脉与EOP之间的平均距离为37.4 mm，这表明GON通常位于枕动脉内侧约4 mm处。该研究证明在枕外隆突和乳突的连线上，内侧1/3对应的是GON，外侧1/3对应于LON。由于解剖结构变异，对相关区域进行神经阻滞要最大限度扩大药物的覆盖范围。

临床医师选择局麻药进行诊断性阻滞，笔者更喜欢用0.5%丁哌卡因，每个部位0.75 ml。但有些文献研究主张每侧3～4 ml高容量注射，也有文献支持小容量注射[7]。对治疗用药，可以使用局麻药与糖皮质激素的混合物，笔者更喜欢用2%利多卡因1 ml、0.5%丁哌卡因1 ml和地塞米松（10 mg）1 ml的混合溶液，在双侧枕大神经和枕小神经各注射0.75 ml。对于单侧疼痛患者行单侧注射治疗。

注射糖皮质激素会增加不良反应的风险，包括注射部位的脱发和皮肤萎缩[3]。由于靠近枕动脉，故应在注射前进行回抽。神经阻滞的常见不良反应包括头晕、注射部位酸痛、血管迷走性晕厥。

一项研究发现，神经阻滞治疗枕神经痛的缓解率达80%以上，持续时间1周～4个月不等[3]。另一项回顾性研究分析了184名患者，结果显示平均受益持续时间为31天[3]。有报道称，仅诊断性阻滞即可缓解疼痛。局麻药注射一般每2～4周重复1次，一些已发表的研究方案主张在初始治疗时建议每周重复1次[12]。糖皮质激素注射应限制为每3个月1次。

超声引导技术也可用于枕神经痛神经阻滞治疗，但由于枕神经的解剖标志相对固定、神经位置浅、容易阻滞等特点，以及部分患者反感在头发中使用超声凝胶，所以在枕神经痛的神经阻滞治疗中使用超声引导比较少。在枕骨隆突上项线可触诊到枕动脉，超声探头横向放在骨嵴上，并覆盖在枕动脉上，枕大神经位于枕动脉内侧，由于其细小而可能被卡压，常表现为低回声且无卡压[7]。

一旦神经显示清楚后，就可以在该平面内进行神经阻滞。用5 cm（2英寸）25号针头，但笔者更喜欢用3 ml注射器和4.4 cm（1.75英寸）长的27号或25号针头。将针穿刺到靠近神经的骨膜，随后将针头稍微回退，在回抽无血后，在该区域注射0.25 ml药液，并观察药液向神经周围扩散的情况，剩余的0.5 ml药液可以在该区域以扇形分布注射，因为枕大神经在颅骨上方走行时有许多的分支。

相对于枕动脉可以横向和向下移动超声探头，枕小神经应位于头半棘肌上方，回抽无血后，可在该区域注射0.25 ml药物，并观察药液向枕小神经周围扩散的情况，剩余的0.5 ml药液可在该区域以扇形注射。

枕神经阻滞的禁忌证包括感染、注射部位血管瘤畸形、药物过敏、服用抗凝剂或患出血风险的疾病，妊娠或哺乳期患者最好与产科医师协调治疗计划。此外，患有溃疡性结肠炎、活动性感染、高血压、充血性心力衰竭、肾脏疾病和精神疾病等的患者更容易出现不良反应[10]。

枕神经阻滞的并发症很少，但与大多数神经阻滞常见的并发症类似，例如感染、出血和对注射液的过敏反应。由于头皮血管丰富，并且需要在枕动脉附近进行阻滞，有局麻药中毒的可能，特别在使用药量较大的神经阻滞时，注射后按压穿刺区域将有助于减少出血和瘀斑的发生[7]。

目前有充分的证据表明，枕神经阻滞对枕神经痛有益。2016年美国头痛学会指南推荐枕神经糖皮质激素注射作为丛集性头痛的预防性治疗[13,14]，是唯一具有A级证据用于丛集性头痛的预防性治疗。

脉冲射频（pulsed radiofrequency，PRF）也用于治疗枕神经痛，由于枕神经比较表浅，传统射频技术（conventional radiofrequency，CRF）治疗很少用于治疗枕神经痛。如果患者对GON或LON的神经阻滞治疗不能充分或不能长期缓解枕神经痛，则可以考虑PRF。与CRF不同，PRF被认为通过与温度无关的神经调控过程发挥作用，通过施加电场来改变突触传递和疼痛信号传导，而几乎没有或没有神经组织的受损[15]。PRF的病例报道和临床试验表明，在4～6个月的持续时间内，疼痛改善了50%到70%[16]。PRF可以作为枕神经痛的治疗方法，但仍需要进一步的研究来支持[15,16]，特别是缺乏高质量的随机对照试验[16]。目前，神经外科医师协会发布的指南推荐，枕神经刺激作为药物难治性枕神经痛的Ⅲ级推荐[17]。

两项研究探究了A型肉毒毒素治疗枕神经痛的疗效，一项针对6名患者的回顾性研究表明，疼痛缓解的平均持续时间超过16周，VAS降低了6分[3]。另一项对6名患者为期12周随访的前瞻性研究发现，A型肉毒毒素治疗后剧烈疼痛、电击样疼痛和生活质量指标均有所改善，但钝痛或镇痛药的使用量没有改善。鉴于该研究样本量小且可靠性一般，A型肉毒毒素注射液并未常规用于枕神经痛治疗，但它可能对特定患者有用，未来的研究有望进一步深入了解其疗效。既往文献已经报道了超声引导下在枕神经受压区域肌肉注射肉毒毒素，并取得一定效果[6]。

如果神经受到血管卡压，则建议手术治疗，包括微血管减压术，将血管从神经上移开可能是有益的。有些患者可能需要考虑将刺激导线置于枕下区颈肌筋膜浅层的头皮后部，靠近枕大神经和枕小神经，进行神经调控[18]。与其他手术相比，该手术具有微创的优势，但风险包括出血、感染、电极移位、不能完全覆盖以及疗效不佳的可能性。神经刺激的使用已获得FDA批准，但不适用于头面痛[12]，因此，枕神经刺激是一种超指南应用。

还有一些非传统的治疗方法，由于缺乏对学科领域的研究，在文献中没有得到很好的支持，但有病例报道和数量较少的研究支持其他一些替代治疗方法。一份病例报告建议每周进行3次经皮神经电刺激[14]。维持治疗包括物理治疗、肌肉按摩和肌肉松弛剂。这种情况下，在12个月的随访中疼痛有所缓解。

六、预后

一项针对荷兰人群的研究显示，每10万人中有3.2人患枕神经痛[5]，女性枕神经痛患者有增加趋势，但并不显著，85%的患者单侧受累，90%的病例涉及GON，10%的病例涉及LON，9%的病例涉及GON和LON[3]。

预后和治愈率差异很大，文献中没有很好地阐明清楚，对该病程的描述各不相同，包括单次或多次注射，可治疗具有间歇性消退期的复发性疾病以及慢性顽固性枕神经痛[10]。

七、总结

枕神经痛在一般人群中是一种相对少见的疾病，但在头痛患者中更为普遍，虽然有许多临床特征，但它是一种排除性诊断。枕神经痛有多种治疗方式，包括药物治疗、物理治疗和介入治疗，枕神经阻滞是最常见和普遍的治疗方法，其疗效得到一些证据的支持。其他介入治疗包括脉冲射频、神经调控和外科手术。

（罗启鹏　译　容晓莹　校）

原书参考文献

[1] Lynch KM, Brett F. Headaches that kill: a retrospective study of incidence, etiology and clinical features in cases of sudden death. Cephalalgia. 2012; 32 (13): 972-8.

[2] Hainer BL, Matheson EM. Approach to acute heada-che in adults. Am Fam Physician. 2013; 87 (10): 682-7.

[3] Dougherty C. Occipital neuralgia. Curr Pain Headache Rep. 2014; 18 (5): 411.

[4] Headache Classification Committee of the Interna-tional Headache S. The international classification of headache disorders, 3rd edition (beta version). Cephalalgia. 2013; 33 (9): 629-808.

[5] Choi I, Jeon SR. Neuralgias of the head: occipital neuralgia. J Korean Med Sci. 2016; 31 (4): 479-88.

[6] Narouze S. Occipital neuralgia diagnosis and treatment: the role of ultrasound. Headache. 2016; 56 (4): 801-7.

[7] Waldman SD. Ultrasound-guided greater and lesser occipital nerve block. Comprehensive atlas of ultrasound-guided pain management injection techniques. Philadelphia: Lippincott Williams and Wilkins; 2014.

[8] NIH. Occipital Neuralgia National Institute of Neurologic Disorders and Stroke 2018. Available from: https: //www. ninds. nih. gov/Disorders/All-Disorders/Occipital-Neuralgia-Information-Page.

[9] Loukas M, El-Sedfy A, Tubbs RS, Louis RG Jr, Wartmann CH, Curry B, et al. Identification of greater occipital nerve landmarks for the treatment of occipital neuralgia. Folia Morphol (Warsz). 2006; 65 (4): 337-42.

[10] Dach F, Eckeli AL, Ferreira Kdos S, Speciali JG. Nerve block for the treatment of headaches and cranial neuralgias-a practical approach. Headache. 2015; 55 Suppl 1: 59-71.

[11] Shin KJ, Kim HS, Jehoon O, Kwon HJ, Yang HM. Anatomical consideration of the occipital

cutaneous nerves and artery for the safe treatment of occipital neuralgia. Clin Anat. 2018; 31 (7): 1058-64.

[12] Mammis A, Gupta G. Occipital nerve stimulation: medscape. 2015. Available from: https: // emedicine. medscape. com/article/2094731-overview.

[13] Robbins MS, Starling AJ, Pringsheim TM, Becker WJ, Schwedt TJ. Treatment of cluster headache: the American headache society evidence-based guidelines. Headache. 2016; 56 (7): 1093-106.

[14] Ghaly RF, Plesca A, Candido KD, Knezevic NN. Transcutaneous electrical nerve stimulation in treatment of occipital neuralgia: a case report. A A Pract. 2018; 11 (1): 4-7.

[15] Manolitsis N, Elahi F. Pulsed radiofrequency for occipital neuralgia. Pain Physician. 2014; 17 (6): E709-17.

[16] Vanneste T, Van Lantschoot A, Van Boxem K, Van Zundert J. Pulsed radiofrequency in chronic pain. Curr Opin Anaesthesiol. 2017; 30 (5): 577-82.

[17] Sweet JA, Mitchell LS, Narouze S, Sharan AD, Falowski SM, Schwalb JM, et al. Occipital nerve stimulation for the treatment of patients with medically refractory occipital neuralgia: Congress of Neurological Surgeons systematic review and evidence-based guideline. Neurosurgery. 2015; 77 (3): 332-41.

[18] Viswanath O, Rasekhi R, Suthar R, Jones MR, Peck J, Kaye AD. Novel interventional nonopioid therapies in headache management. Curr Pain Headache Rep. 2018; 22 (4): 29.

第七节　车祸后颈部疼痛1例　7

David H. Kim, Jonathan Church, Adam C. Young

一、病例

患者，35岁男性，因头颈部疼痛3周就诊。患者3周前因机动车碰撞事故后逐渐开始出现头颈部疼痛症状，当时他在路边停车休息，一辆时速32.2 km的汽车从后面撞上了他的车，安全气囊没有打开，患者无意识障碍，并在现场走动，当时他感觉颈部疼痛，X线检查（图7-1）提示颈椎肌筋膜损伤。急诊室医师给他开具5 mg的环苯扎林，每天3次，根据肌痉挛的情况使用，并建议其进行热疗，同时告知患者如果症状加重或持续存在可到医疗机构进行后续治疗。在随后几周内，他感觉颈部僵硬越来越严重，尤其是早上，患者任意方向的头部活动导致持续性疼痛从枕骨向头顶放射，另外患者常因为疼痛导致睡眠中断。

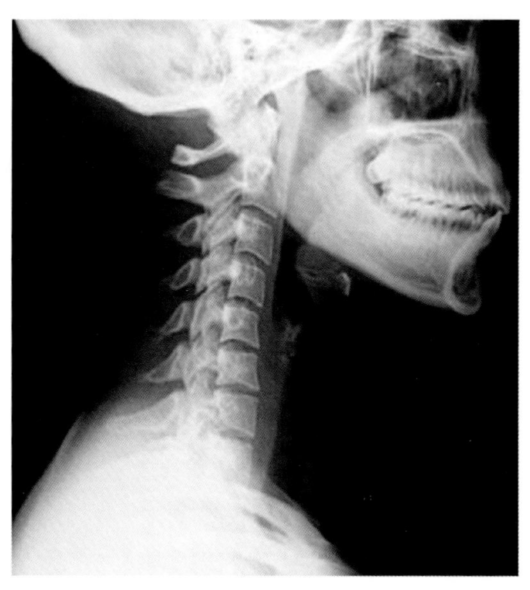

图7-1　颈部侧位X片

患者既往有胃食管反流病史，控制良好，31岁时曾接受右膝半月板切除术。目前用药包括治疗消化不良的雷尼替丁（75 mg，bid）、缓解肌痉挛的环苯扎林（5 mg，tid）以及治疗疼痛的对乙酰氨基酚（500 mg，tid），患者既往有青霉素过敏史。患者每周饮酒6次，不吸烟，未使用毒品，工作是财务顾问。其系统检查阳性体征包括颈部疼痛、肌肉僵硬，他明确否认上肢麻木、刺痛或无力。

二、疼痛评估

详细的病史和查体非常重要，病史应包括明确的受伤机制、事故发生时的车速、是否丧失意识、第1次就诊时的评估结果以及影像学检查结果，查体应包括是否存在颈部不稳的征象或其他严重损伤，事故发生后患者如何处理以及相关检查结果也很重要，可避免非必要的重复工作。

患者车祸后出现新发头颈部疼痛，在脊柱X线检查未见明显异常且无其他症状的情况下，下一步将重点进行详细的查体。

三、体格检查

对怀疑为颈椎挥鞭伤的患者，其体检结果变化较大，通常根据查体结果，对损伤严重程度进行分类，并追踪治疗后病情的改善情况。通常情况下，查体重点关注肢体活动范围（受限）、肌力下降、是否存在激痛点、反射延迟或消失、痛阈或触阈的改变等方面。

急诊就诊应通过初步评估确认颈椎的稳定性和神经功能情况，应重点评估颈部各个方向的活动范围，寻找激痛点，评估上肢肌肉力量和可能存在的神经功能缺损（反射、感觉缺失、无力）。

四、如何明确诊断

颈椎挥鞭伤是一种临床诊断，缺乏特异性体征或症状，需做排除性诊断。在没有任何其他疾病的情况下，同时有导致损伤的机体加速-减速的既往史。除了排除其他疾病外，还可通过影像学检查或其他检查来确定诊断。

五、辅助检查

必要的检查也有助于获取更多的诊疗相关信息，一般情况下，查体正常的患者不需要额外的影像学检查或神经传导检查。约一半的车祸后颈部扭伤患者可能伴有颈椎关节突关节疼痛，这种疼痛只能通过诊断性阻滞来确诊，对保守治疗无效的患者，应进行诊断性阻滞。

六、预后

大多数人（75%）在车祸后会出现颈部疼痛，其中约80%的患者在3个月内无症状，10%～15%的患者可能发展为慢性疼痛。早期剧烈疼痛是不良预后的较强预测因素，其他预测慢性或不良结局的因素包括年龄较大、女性、对初始疼痛的强烈心理反应、诉讼、多次主诉疼痛以及受到冲击时毫无准备。

七、病理生理学机制

其潜在病理机制尚不清楚。影像学检查显示无明显损伤，颈椎关节突关节病变是某些患者痛觉的来源，可以通过诊断性注射技术来确诊，但患者其他疼痛的来源尚不清楚。有研究提出存在肌肉运动失衡或肌肉异常代偿因素；颈部深层肌肉力量下降，造成颈部浅表肌肉负荷加重；斜方肌过度激活，由慢速肌纤维转换为快速肌纤维，导致肌肉易疲劳；感觉异常、触发痛和痛觉过敏等症状可能是由于痛觉和非痛觉传导通路发生中枢性敏化而导致；心理因素也可能导致上述病理改变。挥鞭样疼痛通常与抑郁、焦虑障碍和疼痛恐惧存在关联。

八、疼痛管理

目前对挥鞭样疼痛的了解甚少，治疗前首先对患者进行包括心理方面在内的医学综合评估。治疗目的主要是恢复肌肉的活动范围、力量和耐力。受伤后3周的急性期，非甾体类和肌肉松弛剂有所帮助，但未发现上述药物对慢性期患者有作用，手法操作治疗、脊椎按摩疗法、针灸和穴位注射都有短期疗效。对诊断阻滞有效的患者，颈椎关节突关节神经射频治疗是能获得长期缓解的最佳治疗方法，鼓励患者尽早接受治疗，长期疗效更佳，如有必要，认知行为治疗应与物理治疗同时进行，积极的物理治疗是重点。

九、背景

颈椎挥鞭伤（whiplash-associated disorder，WAD）是一种常见疾病，年发病率约3.8‰，每年在美国急诊室就诊和治疗的颈部损伤人数接近100万。许多颈椎挥鞭伤患者会有长期的诊疗病程，部分严重者可导致残疾[3]。颈椎挥鞭伤相关的经济负担和诉讼率也非常高，交通事故是造成人身伤害的主要原因之一，在美国，每年仅在颈椎扭挫伤和相关诉讼上的费用高达290亿美元。1995年，WAD的病因归因为一种加速-减速机制，可使运动中的能量转移到颈部，导致骨性或软组织损伤，进而出现各种临床表现[5]。患者头部和颈部快速运动产生的惯性力导致颈椎和神经系统损伤，这种挥鞭运动可导致诸如椎间盘、关节突关节、肌肉、韧带和背根神经节等骨质或软组织损伤，疼痛来源包括颈椎韧带、颈部肌肉或关节突关节。颈部扭伤的临床表现主要包括颈部疼痛、头痛和颈部活动范围减小，此外，还可能出现肩部和上肢压痛和疼痛、上肢感觉异常、视觉异常、耳鸣、头晕、疲劳、认知障碍和情绪障碍。魁北克颈椎扭挫伤分级是根据症状和体征将WAD分为5级（表7-1）。值得注意的是，WAD 可能不会立即出现疼痛，一项研究发现，颈部损伤后出现颈部疼痛可能需要72小时。同样地，魁北克工作组关于WAD的临床分类中，其症状出现的时间与病变和症状的严重程度相关。

表7-1　魁北克颈椎挥鞭伤分级

分级	临床表现
0	无颈部疼痛；查体阴性。
Ⅰ	颈部疼痛、僵硬、压痛；查体阴性。
Ⅱ	颈部症状；肌肉骨骼系统体征：活动范围下降，有压痛点。
Ⅲ	颈部症状；神经系统体征：深部肌腱反射下降、虚弱、感觉缺失。
Ⅳ	颈部症状；骨折或脱位。

WAD导致慢性疼痛的病因尚不明确。其中一个理论是，迟发性及部分持续性的挥鞭相关疼痛可能与颈椎关节突关节滑膜炎相关[7,8]，临床中通过关节突关节注药的临床效果也支持这一理论。其他潜在的病因包括持续性颈神经根后支刺激或肌痉挛引起的神经根受压。也有研究表明，WAD患者MRI发现椎间盘退变与临床表现或预后无相关性[10]。然而，疼痛的发生似乎与中枢神经系统相关，一项健康对照组和WAD患者比较研究发现，WAD患者MRI可发现多个皮质区域的灰质体积局灶性下降，并与行为和生理指标存在相关，如认知功能、非适性疼痛反应、中枢敏化、痛觉过敏[11]。另一研究也支持该结论，该研究显示WAD患者[12]的PET显像可发现局部脑血流改变。

颈痛的病因除了前述的颈椎关节突关节滑膜炎和肌肉功能障碍外，还有一种理论是颈部肌肉收缩和随后慢性颈神经根卡压。颈部疼痛也可归因于颈部肌肉功能障碍和退行性变，一项研究证实颈椎多裂肌肌肉脂肪浸润与症状的严重程度相关[13]，颈部屈曲和伸展运动到达最大力量的平均时间显著延长，颈部运动控制头部运动的功能指标也发生改变，在康复研究的随访中也发现患者颈部力量和伸展时的肌耐力下降[14]。

WAD的许多相关症状都源于脑神经功能障碍、中枢神经系统、颈神经根/神经丛病变。头痛是常见的症状之一，发生比例高达70%。与WAD相关的枕部痛可能与颈椎关节突关节病变相关，相关证据为C2/C3关节突关节注射治疗对颈源性头痛有疗效[15]，枕部神经减压可缓解WAD患者的慢性头痛[16]。此外，C2神经根与脊髓三叉神经核存在解剖学联系，可能在三叉神经分布区引起头痛[17,18]，同样机制，可能会导致颈椎扭挫伤患者出现面部感觉麻木和缺损，有研究表明，颈椎挥鞭伤患者面部红外热成像分布发生改变。对颈源性头痛患者，C2/C3神经根和枕大神经的阻滞治疗也被证明可缓解头痛症状。

WAD患者还可出现视觉症状，一般是自限性的，但发生率相对较高。一项前瞻性病例研究对颈部扭伤患者进行了眼科和动眼肌功能检查，结果显示，纳入的39例患者中有10例出现眼部症状和体征，除2例外，其余患者在外伤后9个月症状完全缓解[21]。最常见的表现是视物模糊，可能是眼睛的协调性、注视稳定性或聚合功能发生障碍。在一项纳入20例WAD 患者和20例无症状对照组的研究中，WAD患者在头部旋转和连续头眼运动时，存在注视稳定性和眼睛协调能力的显著缺陷[22]，但也有其他研究表明WAD患者与对照组相比，在平移追踪眼球运动或聚合功能检查方面并没有差异[23,24]。一项研究认为颈椎活动受限和颈椎本体感觉信息差异与动眼运动功能障碍存在关联，该研究可解释为什么上述研究中头部旋转和运动方面有显著差异，而后两项研究在静止性动眼运动测试方面无显著差异[25]。同样，上述患者中颈部活动受限与颈-眼反射减弱相关。

头晕和眩晕的原因可能是颈部功能障碍伴颈椎本体感觉改变，与对照组相比，WAD患者的颈椎稳定性显著下降[26]。此外，WAD患者头部伸展活动时易出现颈椎不稳[27]。考虑到WAD相关颈椎源性头晕和眩晕的可能，也有研究表明颈神经根内侧支阻滞可减轻颈源性眩晕[28]。头晕和眩晕可能与颈颅交界处韧带松弛导致的局部受压有关，其他颈颅疾病如小脑扁桃体下疝畸形也有类似表现。

如果影像学或神经生理检查提示没有神经根病变、中央型狭窄、脊髓型颈椎病或神经丛病变，则手臂疼痛或麻木可能是颈椎关节突关节病变导致的牵涉性疼痛。一项研究评估了WAD患者的上肢反应时间、运动速度、准确性、协调性和敲击速度，发现除了反应时间外没有差异[29]。

十、鉴别诊断

WAD需要与其他颈椎、颅骨和中枢神经系统疾病相鉴别，这些疾病可能与肌肉、韧带、神经或骨骼结构有关。诊断通常基于查体、病史以及支持诊断的影像学检查。鉴别疾病包括：

1. 颈椎挥鞭伤。
2. 颈椎病。
3. 颈椎间盘髓核突出。
4. 颈椎关节突关节综合征。
5. 颈肌筋膜损伤。

6．神经根型颈椎病。
7．颈椎椎管狭窄。
8．脊髓型颈椎病。
9．骨折。
10．胸廓出口综合征。
11．血管损伤（椎动脉或颈动脉夹层）。
12．肩锁关节牵涉性疼痛。
13．心肌梗死引起的牵涉痛。
14．炎症性风湿病。
15．颈椎恶性肿瘤。
16．感染（如脑膜炎、带状疱疹）。
17．创伤性脑损伤。
18．装病，癔病，心因性疼痛。

十一、明确诊断

WAD是临床诊断，目前没有敏感性和特异性均较高的影像学、电生理学或查体指标。魁北克工作组对WAD的定义是“身体剧烈加速或减速运动导致能量转移到颈部造成的骨性或软组织损伤”[5]。临床病史应关注是否存在造成损伤的机制，以及颈痛、颈部活动受限、头痛、上肢疼痛和感觉异常、视觉障碍、头晕和眩晕、颞下颌关节功能障碍、认知障碍和情绪障碍等症状。WAD没有特异性的阳性体征，查体应关注颈椎的活动范围以及需排除诊断如脊髓型颈椎病、神经根疾病、神经丛病变、关节突关节疾病和枕神经痛的相关体征。急性期常无明显的影像学改变。某些征象如颈椎前凸消失可能与WAD相关。

X线、CT和MRI检查可用于评估WAD相关的结构损伤。魁北克WAD分级显示WAD与影像学证据缺乏相关性，该分级中仅Ⅳ级包含影像学检查结果（表7-1）。颈椎X线检查是影像评估的第一步，可用于排除Ⅳ级WAD可能出现的明显骨损伤，对于损伤概率较高、需要快速评估的急性损伤或骨折患者，CT可能是更好的选择；MRI在评估颈椎软组织和神经结构方面更具优势，有助于明确韧带损伤或神经功能损害的原因[30]。急性损伤时应根据临床需要完善影像学检查，对亚急性期和慢性期则用于评估临床怀疑的其他病因。除了相对常见的颈椎疾病外，影像学检查可用于排除其他病因，如恶性肿瘤、感染或血管损伤。电生理检查可能提示外周运动潜伏期延长，但缺乏特异性。

十二、治疗

颈椎挥鞭伤有几种治疗方法，每种方法根据级别、临床指征和疗效有所不同。2010年提索（Teteasell）等人的一篇综述将颈椎挥鞭伤治疗分为5部分[31]，当前的证据比较支持运动、物理治疗和移动训练项目，其他疗法的相关研究结论不一致或相互矛盾，部分方法只有少量小样本研究报道。对于WAD Ⅰ～Ⅲ级患者，初期3个月内的治疗应包括建议、安慰并鼓励患者恢复正常活动和颈椎锻炼，对于症状持续超过3个月的患者，建议在专业指导下进行锻炼。

在受伤后两周的急性期内，有几种经过验证的治疗方法，患者健康教育的研究结果存在矛盾，理疗和主动运动治疗能显著缓解急性期之后的疼痛和残疾评分[32]。一项纳入200例急性WAD患者的研究中，与佩戴软领颈托固定相比，接受2周物理治疗的患者，在6个月后随访时疼痛和残疾率均降低近50%[33]。一项设计完美的随机对照试验纳入200例急性期 WAD患者，对比了软领颈托固定1周与物理治疗师指导训练1周的疗效，研究发现早期运动可显著降低平均疼痛评分、残疾率、颈痛、头痛和肩痛发病率[34]。在药物治疗方面，一项纳入40例急性期WAD患者的病例研究评估糖皮质激素的疗效，结果显示在初次就诊后的23小时内，注射甲基泼尼松龙可显著缓解疼痛症状、缩短病程和病假时间。其他治疗手段如脉冲电磁疗法和激光针灸，缺乏相关研究证据。

对于慢性WAD，运动疗法仍然是标准的非介入性治疗，多项随机对照试验针对运动方案在慢性WAD中的应用进行探索。在一项随机对照研究中，持续6周共12次的运动治疗方案可显著缓解疼痛、残疾和功能残疾发生率。但该研究中，上述疗效在1年后随访时消失[36]，这提示可能需要持续性的运动治疗才能更长久地控制疼痛。一项文献综述发现，尽管有大量研究文献支持脊柱手法在WAD治疗中的应用，但研究的证据质量较低[37]。尽管认知行为疗法、心理咨询和心理干预均有研究报道，但干预措施混乱导致很难得出一致的结论。一般来说，心理干预在改善疼痛、残疾、重返工作和应对能力方面有所帮助，生物反馈训练也有研究支持其应用。一项纳入11例患者的研究发现生物反馈训练有助于改善颈背部疼痛，但对残疾严重程度无明显影响[38]。

WAD的介入治疗包括注射疗法、神经射频消融，手术治疗包括颈椎融合术和枕神经减压术等。对于以注射为基础的治疗，各种药物均有尝试，包括水、生理盐水和A型肉毒毒素进行激痛点注射，糖皮质激素和局部麻醉药进行关节突关节注射和选择性神经阻滞。多项随机对照试验报道A型肉毒毒素的应用，其中两项试验表明，A型肉毒毒素注射和安慰剂注射之间没有显著差异，但另一研究中疼痛评分和颈椎活动范围有所改善[39,40]。关于A型肉毒毒素治疗WAD的疗效，累积证据尚不确定。一项荟萃分析研究发现，包括A型肉毒毒素和局部麻醉药在内激痛点注射对WAD 没有明确益处[40]。

有少量研究证据支持关节突关节注射治疗慢性WAD。Slipman等人的研究表明，关节突关节注射糖皮质激素可以使头痛的频率下降61%[42]，但该研究为回顾性研究，同时样本量较小（仅18例患者）。另一项研究尝试通过关节内注射葡萄糖-利多卡因刺激关节突关节再生，在12个月的随访中，疼痛和功能有显著改善[43]。据推测，单独注射局部麻醉剂与糖皮质激素均有疗效。一项针对WAD的研究发现，与局部麻醉药相比，关节内注射倍他米松在缓解疼痛方面并无显著性差异[44]。

枕神经或C2/C3神经根阻滞已成功用于WAD伴颈源性头痛的治疗。可靠的研究数据显示，与关节突关节注射或内侧支阻滞相比，颈椎内侧支射频消融术的疼痛缓解时间更长，可持续数月至数年[45-47]。上述研究中，患者的残疾相关指标、颈椎活动范围和肌肉力量均有所改善。

手术干预的疗效存在很大变化，所有技术基本都只有单个研究支持。枕神经减压术已成功用于WAD相关头痛。另一项研究则发现斜方肌筋膜切除术联合脊髓副神经松解，可改善疼痛、头痛、失眠、虚弱和僵硬[48]。有少数的研究认为颈椎融合术可以改善疼痛[49]，这些研究样本量相对较少，但也部分纳入其他治疗无效的难治性病例，可根据受累颈椎节段的症状和体征进行筛选和选择。

所有干预措施的目的都是为了改善颈

椎运动范围和肌肉力量，而最终需要通过主动运动训练才能实现。训练的目的是预防颈椎慢性疼痛并改善功能，训练一般侧重于提高灵活性、肌肉协调性、本体感觉以及耐力。

（赵自芳　译　罗启鹏　校）

原书参考文献

[1] Overmeer T, Peterson G, Landén Ludvigsson M, Peolsson A. The effect of neck specific exercises with or without a behavioral approach on psychological factors in chronic whiplash associated disorders. A randomized controlled trial with a 2 year follow up. Medicine (Baltimore). 2016; 95 (34): e4430.

[2] Quinlan KP, Annest JL, Myers B, et al. Neck strains and sprains among motor vehicle occupants-United States, 2000. Accid Anal Prev. 2004; 36: 21-7.

[3] Carroll LJ, Holm LW, Hogg-Johnson S, et al. Bone and joint decade 2000-2010 task force on neck pain and its associated disorders. Course and prognostic factors for neck pain in whiplash-associated disorders (WAD): results of the bone and joint decade 2000-2010 task force on neck pain and its associated disorders. Spine. 2008; 33: S83-92.

[4] Freeman MD, Croft AC, Rossignol AM, et al. A review and methodologic critique of the literature refuting whiplash syndrome. Spine. 1999; 24: 86-98.

[5] Spitzer WO, Skovron ML, Salmi LR, et al. Scientific monograph of the Quebec task force on whiplash-associated disorders: redefining ‘whiplash’ and its management. Spine. 1995; 20: 2S-73S.

[6] Deans GT, Magalliard JN, Kerr M, Rutherford WH. Neck sprain-a major cause of disability following car accidents. Injury. 1987; 18 (1): 10-2.

[7] Tanaka N, Atesok K, Nakanishi K, et al. Pathology and treatment of traumatic cervical spine syndrome: whiplash injury. Adv Orthop. 2018; 28: 1-6.

[8] Endo K. Whiplash injury handbook. Tokyo: Springer-Japan; 2006.

[9] Persson M, Sörensen J, Gerdle B. Chronic whiplash associated disorders (WAD): responses to nerve blocks of cervical zygapophyseal joints. Pain Med. 2016; 17 (12): 2162-75.

[10] Chung NS, Jeon CH, Lee YS, et al. Is preexisting cervical disk degeneration a prognostic factor in whiplash-associated disorders? Clin Spine Surg. 2017; 30 (9): E1251-5.

[11] Coppieters I, De Pauw R, Caeyenberghs K, et al. Decreased regional grey matter volume in women with chronic whiplash-associated disorders: relationships with cognitive deficits and disturbed pain processing. Pain Physician. 2017; 20 (7): E1025-51.

[12] Vállez García D, Doorduin J, Willemsen AT, et al. Altered regional cerebral blood flow in chronic whiplash associated disorders. EBioMedicine. 2016; 10: 249-57.

[13] Elliott JM, Courtney DM, Rademaker A, Pinto D, Sterling MM, Parrish TB. The rapid and progressive degeneration of the cervical multifidus in whiplash: an MRI study of fatty infiltration. Spine. 2015; 40 (12): E694-700.

[14] Krogh S, Kasch H. Whiplash injury results in sustained impairments of cervical muscle function: a one-year prospective, controlled study. J Rehabil Med. 2018; 50 (6): 548-55.

[15] Bovim G, Berg R, Dale LG. Cervicogenic headache: anesthetic blockades of cervical nerves (C2-C5) and facet joint (C2/C3). Pain. 1992; 49 (3): 315-20.

[16] Magnússon T, Ragnarsson T, Björnsson A. Occipital nerve release in patients with whiplash trauma and occipital neuralgia. Headache. 1996; 36 (1): 32-6.

[17] Kerr FW. Structural relation of the trigeminal spinal tract to upper cervical roots and the solitary nucleus in the cat. Exp Neurol. 1961; 4: 134-48.

[18] Piovesan EJ, Kowacs PA, Oshinsky ML.

Converg-ence of cervical and trigeminal sensory afferents. Curr Pain Headache Rep. 2003; 7 (5): 377-83.

[19] Häggman-Henrikson B, Lampa E, Nordh E. Altered thermal sensitivity in facial skin in chronic whiplash-associated disorders. Int J Oral Sci. 2013; 5 (3): 150-4.

[20] Inan N, Ceyhan A, Inan L, et al. C2/C3 nerve blocks and greater occipital nerve block in cervicogenic headache treatment. Funct Neurol. 2001; 16 (3): 239-43.

[21] Burke JP, Orton HP, West J, et al. Whiplash and its effect on the visual system. Graefes Arch Clin Exp Ophthalmol. 1992; 230 (4): 335-9.

[22] Treleaven J, Jull G, Grip H. Head eye coordination and gaze stability in subjects with persistent whiplash associated disorders. Man Ther. 2011; 16 (3): 252-7.

[23] Kongsted A, Jørgensen LV, Bendix T, et al. Are smooth pursuit eye movements altered in chronic whiplash-associated disorders? A cross-sectional study. Clin Rehabil. 2007; 21 (11): 1038-49.

[24] Stiebel-Kalish H, Amitai A, Mimouni M, et al. The discrepancy between subjective and objective measures of convergence insufficiency in whiplash-associated disorder versus control participants. Ophthalmology. 2018; 125 (6): 924-8.

[25] Heikkilä HV, Wenngren BI. Cervicocephalic kinesth-etic sensibility, active range of cervical motion, and oculomotor function in patients with whiplash injury. Arch Phys Med Rehabil. 1998; 79 (9): 1089-94.

[26] Bianco A, Pomara F, Petrucci M, et al. Postural stability in subjects with whiplash injury symptoms: results of a pilot study. Acta Otolaryngol. 2014; 134 (9): 947-51.

[27] Kogler A, Lindfors J, Odkvist LM, Ledin T. Postural stability using different neck positions in normal subjects and patients with neck trauma. Acta Otolaryngol. 2000; 120 (2): 151-5.

[28] Hahn T, Halatsch ME, Wirtz C, Klessinger S. Response to cervical medial branch blocks in patients with cervicogenic vertigo. Pain Physician. 2018; 21 (3): 285-94.

[29] See KS, Treleaven J. Identifying upper limb disability in patients with persistent whiplash. Man Ther. 2015; 20 (3): 487-93.

[30] Strudwick K, McPhee M, Bell A, et al. Review article: best practice management of neck pain in the emergency department (part 6 of the musculoskeletal injuries rapid review series). Emerg Med Australas. 2018; 30 (6): 754-72.

[31] Teasell RW, McClure JA, Walton D, et al. A research synthesis of therapeutic interventions for whiplash-associated disorder: part 1-overview and summary. Pain Res Manag. 2010; 15 (5): 287-94.

[32] Teasell RW, McClure JA, Walton D, et al. A research synthesis of therapeutic interventions for whiplash-associated disorder: part 2 - interventions for acute WAD. Pain Res Manag. 2010; 15 (5): 295-304.

[33] Vassiliou T, Kaluza G, Putzke C, et al. Physical therapy and active exercises-an adequate treatment for prevention of late whiplash syndrome? Randomized controlled trial in 200 patients. Pain. 2006; 124 (1-2): 69-76.

[34] Schnabel M, Ferrari R, Vassiliou T, Kaluza G. Randomised, controlled outcome study of activemobilisation compared with collar therapy for whiplash injury. Emerg Med J. 2004; 21 (3): 306-10.

[35] Pettersson K, Toolanen G. High-dose methylpre-dnisolone prevents extensive sick leave after whiplash injury. A prospective, randomized, double-blind study. Spine. 1998; 23 (9): 984-9.

[36] Stewart MJ, Maher CG, Refshauge KM, et al. Randomized controlled trial of exercise for chronic whiplash-associated disorders. Pain. 2007; 128 (1-2): 59-68.

[37] Shaw L, Descarreaux M, Bryans R, et al. A systematic review of chiropractic management of adults with Whiplash-Associated Disorders: recommendations for advancing evidence-based practice and research. Work. 2010; 35 (3): 369-94.

[38] Voerman GE, Vollenbroek-Hutten MM, Hermens HJ. Changes in pain, disability, and

muscle activation patterns in chronic whiplash patients after ambulant myofeedback training. Clin J Pain. 2006; 22 (7): 656-63.

[39] Braker C, Yariv S, Adler R, et al. The analgesic effect of botulinum-toxin a on post-whiplash neck pain. Clin J Pain. 2008; 24 (1): 5-10.

[40] Padberg M, de Bruijn SF, Tavy DL. Neck pain in chronic whiplash syndrome treated with botulinum toxin. A double-blind, placebo-controlled clinical trial. J Neurol. 2007; 254 (3): 290-5.

[41] Scott NA, Guo B, Barton PM, Gerwin RD. Trigger point injections for chronic non-malignant musculoskeletal pain: a systematic review. Pain Med. 2009; 10 (1): 54-69.

[42] Slipman CW, Lipetz JS, Plastaras CT, et al. Therapeu-tic zygapophyseal joint injections for headaches emanating from the C2-3 joint. Am J Phys Med Rehabil. 2001; 80 (3): 182-8.

[43] Hooper RA, Frizzell JB, Faris P. Case series on chronic whiplash related neck pain treated with intraarticular zygapophysial joint regeneration injection therapy. Pain Physician. 2007; 10 (2): 313-8.

[44] Barnsley L, Lord SM, Wallis BJ, Bogduk N. Lack of effect of intraarticular corticosteroids for chronic pain in the cervical zygapophysealjoints. N Engl J Med. 1994; 330 (15): 1047-50.

[45] Smith AD, Jull G, Schneider G, et al. Cervical radiofrequency neurotomy reduces psychological features in individuals with chronic whiplash symptoms. Pain Physician. 2014; 17 (3): 265-74.

[46] Prushansky T, Pevzner E, Gordon C, Dvir Z. Cervical radiofrequency neurotomy in patients with chronic whiplash: a study of multiple outcome measures. J Neurosurg Spine. 2006; 4 (5): 365-73.

[47] Teasell RW, McClure JA, Walton D, et al. A research synthesis of therapeutic interventions for whiplash-associated disorder: part 5 - surgical and injectionbased interventions for chronic WAD. Pain Res Manag. 2010; 15 (5): 287-94.

[48] Nystrom NA, Champagne LP, Freeman M, Blix E. Surgical fasciectomy of the trapezius muscle combined with neurolysis of the spinal accessory nerve; results and long-term follow-up in 30 consecutive cases of refractory chronic whiplash syndrome. J Brachial Plex Peripher Nerve Inj. 2010; 5: 7.

[49] Nyström B, Svensson E, Larsson S, et al. A small group whiplash-associated disorders (WAD) patients with central neck pain and movement induced stabbing pain, the painful segment determined by mechanical provocation: fusion surgery was superior to multimodal rehabilitation in a randomized trial. Scand J Pain. 2016; 12: 33-42.

第八节　慢性颈部疼痛 8

Joseph Graham, Tariq Malik

一、病例

患者，45岁男性，双侧颈背部疼痛6个月，经社区医师评估后转到疼痛诊所。患者否认诱发因素，否认创伤史，高中和大学踢足球期间曾出现过几次颈部疼痛，无特殊干预后好转。患者最近换了一份办公室工作，需长时间看文件，但均是常规工作。患者的社区医师开具短期的口服非甾体抗炎药，并建议对颈部进行全面的物理治疗，患者的疼痛得到短暂的缓解，但随后每天夜间仍会复发疼痛。虽然物理治疗有助于患者颈背部肌肉力量和灵活性的改善，但每次治疗后疼痛反而更严重。患者尝试了按摩治疗，但疼痛仍然没有解决，他形容这种疼痛在钝痛和锐痛之间波动，颈部及两侧肩胛骨周围间歇性的刺痛感，久坐尤其是坐在办公桌前、侧卧时以及手臂活动都会加重患者的颈背部疼痛。查体发现双侧肩高轻度不对称，颈椎前凸严重，颈背部触诊发现斜方肌、菱形肌和背阔肌的多处肌腱纤细，但活动范围正常，颈部屈伸和最大旋转时有轻度疼痛。

二、初步诊断

对疼痛患者，首先要排除中枢神经系统疾病或恶性疾病。在没有新近乏力、神经根性疼痛、肠（膀胱）失禁、体重减轻、皮肤变化或发热等危险症状的情况下，软组织触痛和活动范围变化，可能起源于肌肉骨骼病变。肌肉骨骼疼痛临床表现差异较大，潜在的骨骼病理疾病，包括创伤、关节突关节疾病、其他关节炎性疾病和肌肉骨骼组织病变，都可能导致肌肉骨骼疼痛[1-5]。肌筋膜疼痛容易与肌痉挛及纤维肌痛等具有相似表现的疾病混淆，诊断挑战性增加，肌筋膜疼痛通常与潜在的结构性损伤或姿势异常相关，必须在诊断和治疗中加以考虑，患者的创伤（急性扭伤或拉伤）、全身过度用力、鞭击或长期潜在的姿势不良，都容易导致肌筋膜疼痛，关键是找到诱发肌肉骨骼损伤的疾病因素，包括各种风湿病、过度运动障碍、代谢紊乱（甲状旁腺疾病、维生素D缺乏）或应力障碍（脊柱侧弯、长短腿差异、关节疾病）。上述病例中，患者长期在办公桌前工作，可能伴有姿势不佳、人体力学欠佳，对颈椎旁椎骨、肩胛骨和斜方肌造成了长期压力。患者的病史和查体高度提示慢性姿势不良相关的肌筋膜疼痛综合征。

三、如何明确诊断

肌筋膜疼痛综合征的标志性特征是肌筋膜激痛点（myofascial trigger points，MTrPs）以及相关病史，激痛点是指肌筋膜中高度易激痛的节点，可以出现自发性或局部压迫诱发的疼痛[6]。该病的另一个特异性特征是用针刺或者用力按压激痛点可引起肌纤维的自发性收缩[7,8]，患者常在姿势改变、拉伸或按摩相应区域时主诉疼痛，肌筋膜疼痛的性质可以是钝痛、锐痛或深部疼痛。此外通常还会有一些支持诊断的病史，如软组织区域自发性轴性疼痛加重。

身体检查可辅助排除轴性疼痛和关节疾病疼痛，如果怀疑有肌筋膜疼痛综合征，需要触诊肌纤维并确定激痛点。最初由西蒙斯（Simons）和特拉维尔（Travell）提出肌筋膜疼痛综合征的诊断方法和标准，并在2018年进行了修订，即身体检查中发现以下情况中的两种，即应考虑肌筋膜疼痛：肌组织紧张、痛觉过敏/牵涉痛[9]；进行肌组织触诊时，检查者的手指垂直于肌纤维，缓慢拖拽疼痛区域周围的深层肌肉，可能会重现疼痛，或导致疼痛的辐射分布区域与平时一致。触诊期间检查者可以提问，以评估是否符合激痛点的诊断标准；触诊诱发的疼痛是否与典型的主诉相似，疼痛是否放射，检查者明确有多少辅助诊断的因素存在。肌筋膜疼痛综合征的诊断在很大程度上取决于检查者能否获取全面的病史，以及能否准确通过触诊确定激痛点。

影像学检查在肌筋膜疼痛的诊断中也很重要，有助于评估是否存在相关的组织结构病变等病因。影像学检查首先要检查周围组织的X线平片，用于评估隐匿性骨折、退行性改变或先天性结构异常，上述任何一种疾病都可能伴有肌肉代偿相关的肌筋膜疼痛。肌筋膜疼痛是一种软组织疾病，X线、CT和MRI在实际诊断中作用有限。MRI可提示软组织水肿，但诊断肌筋膜疼痛综合征的特异性较差；压痛区域的超声检查评估可以提示肌肉结构的变化，但诊断价值不高，超声多用于显示解剖结构、治疗指导；一项临床研究显示MTrPs中存在软组织改变，激痛点在超声上表现为局灶性低回声区域，振动振幅降低，提示局限性硬结节[10]。

肌筋膜疼痛的临床特征

1. 可触及肌紧绷带。
2. 触诊有压痛（激痛点）。
3. 触诊时部分或全部区域存在牵涉痛。
4. 触诊或注射时局部收缩。
5. 肌群无力。
6. 被动和主动活动受限。

四、病理生理学机制

激痛点产生的确切病理生理机制尚不清楚，比较认可的解释是，肌纤维承受了最大负荷或反复的低水平压力后逐渐形成紧绷的肌纤维束，随后形成激痛点。如果激痛点没有施加任何压力就存在疼痛，称为活跃激痛点，如果疼痛仅在触诊时出现，则称为潜伏激痛点。绷紧的肌带由局部微损伤发展而来，早期为毛细血管渗漏、炎症、缺血和缺氧，进而引起持续性局部收缩；神经肌肉接头处乙酰胆碱的过度释放/钙通道调节异常导致钙过度内流，都可能引起持续的收缩；局部炎症或炎症化学物质的释放甚至可导致周围传入神经敏化以及中枢敏化，低于阈值的疼痛刺激即可引起肢体远端、全身或从躯体背侧到腹侧的疼痛。采用微析探针的生物化学研究显示激痛点局部P物质、CGRP、缓激肽、5-羟色胺和细胞因子升高，受累范围一般在激痛点区域1 cm以内，激痛点区域pH值较低[4-5]，可能是由于血液流动不良导致局部缺血和缺氧。动物肌肉活检研究显示，激痛点肌节收缩、肌纤维撕裂和纵向条纹在人体中也有相同变化，乙酰胆碱活性的增强可能是导致变化的原因。一项人体肌肉活检的研究也提示一些非特异性肌病改变：纤维大小变化、细胞凋亡和肌纤维损坏，部分人群还可能有线粒体的病变。

简而言之，各种导致肌纤维突然或持续的过度活动，导致肌组织中出现能量供需不匹配进而引发一系列病变：生物化学因子释放进而出现肌纤维肿胀，肌纤维毛细血管血流减少和缺血、钙离子流入异常导致持续肌肉收缩，pH降低导致乙酰胆碱酯酶活性下降，痛觉系统激活，最终导致外周敏化引起肌肉疼痛、抽搐反应和中枢敏化相关的牵涉性疼痛，甚至其他部位肌肉的疼痛，这可能是由于谷氨酸受体过度激活影响脊髓背角的突触传递。

如上所述，肌筋膜激痛点是肌筋膜疼痛综合征的标志性特征。一般认为其存在于两个临床阶段：活跃期和潜伏期。活跃期的临床表现是患者向医务人员咨询的主要原因，而潜伏期激痛点也会影响患者的正常功能。触诊时，活跃期激痛点会引起局部疼痛和周围组织的放射性疼痛，也可能引起对应区域皮肤的变化，如发红、出汗和起鸡皮疙瘩。潜伏期激痛点不引起自发性疼痛，但用力触诊时可引起局部疼痛或伴放射痛[9]；表现为结构性感觉过敏、压力/疼痛感觉过敏和波动性感觉减退[11]，不会引起自发性疼痛，因此患者通常不会主动向医务人员寻求帮助，但潜伏期激痛点确实会改变肌肉的激活模式，并会导致活动受限，也可以导致运动范围受限。研究表明，活跃期MTrPs患者会出现肌肉伸展受限，并对相应关节产生不良影响，导致关节功能受限[13]。

当前的研究认为，激痛点的运动终板存在低阈值机械敏感传入电位的局部敏化，这些电位活动会传递至中枢敏感性的脊髓背角神经元[9,14]。

五、如何处理

几乎所有疼痛疾病的管理都采用阶梯治疗模式。保守治疗可以根据病情而定，通常能够解决患者的主诉症状。肌筋膜疼痛和一般的肌肉骨骼疼痛的保守治疗方法类似，包括系统性拉伸、按摩、冷/热治疗和渐进性运动训练。当常规简单治疗方法无效时，应该进行药物治疗和正规物理治疗。如果患者能够耐受，物理疗法对肌筋膜疼痛综合征很有效，物理治疗的靶点是受累肌纤维运动和拉伸锻炼，并应注意加强核心肌群和四肢肌肉锻炼，还应重视纠正不良体位的生物力学因素，深层组织按摩以及超声波治疗有助于改善局部血流。帮助放松肌筋膜疼痛综合征相关肌肉的紧绷和条索状硬带的方法包括：声波、肌电生物反馈、肌肉电刺激和经皮神经电刺激（transcutaneous electrical nerve stimulation，TENS）[3]。

若患者因疼痛而难以耐受体力活动，可联合口服药物使疼痛缓解，进而可以接受正规的物理治疗。口服镇痛药如对乙酰氨基酚可以缓解常见肌肉骨骼疼痛、关节炎和其他韧带/肌腱疾病，包括肌筋膜相关疼痛。非甾体抗炎药可更有针对性地用于肌肉组织疾病相关的疼痛，如激痛点、扭伤和肌痉挛，布洛芬600 mg tid或萘普生250 mg tid，一般短期疗程5～7天，但需要注意肾毒性和胃肠道刺激等药物的不良反应。也可联合一些温和的肌松药物，如替扎尼定或巴氯芬，替扎尼定可能会产生轻度的镇静作用，一般在有创治疗之前，推荐尝试上述两种药物治疗。

若上述保守治疗无效，可以由疼痛科医师进行评估后进行有创治疗。肌筋膜疼痛综合征的介入治疗主要针对肌肉组织中的激痛点，同时解决潜在的结构性或心理因素。在完善病史和身体检查后，疼痛科医师需要确定激痛点在肌肉组织中的确切位置，按照前述方法对敏化的肌筋膜组织进行精确定位并标记，之后用针刺或注射治疗激痛点。注射疗法包括注射局部麻醉药、糖皮质激素或二者结合，超声引导可以帮助定位操作目标，并有助于避免损伤血管和更深的肺组织。如果常规的针刺治疗只能短期缓解疼痛，也可以使用肉毒毒素治疗。关于肉毒毒素治疗肌筋膜疼痛综合征的随机对照研究，由于存在研究质量差异大、干预剂量不统一、样本量小、结果不一等问题，其中一项非随机试验报道了一些有益的结果。但整体而言，无论注射局部麻醉药，或联合激素、肉毒毒素或者仅是针刺治疗，结论方面没有明显差异。

激痛点注射治疗操作时也要注意预防并发症，避免非靶点组织如血管、肺和神经等损伤，以减少患者的不适和不良反应。由于全身吸收的高血糖副作用，糖尿病患者应减少糖皮质激素剂量，建议糖尿病患者在注射糖皮质激素后的几天内密切监测血糖水平。

六、预后

如果治疗得当，肌筋膜疼痛综合征是可以治愈的。由于该病的复杂性，肌筋膜疼痛需要多模式治疗。患者可能有慢性疼痛的主诉、潜在结构和姿势异常，以及影响其整体状态的心理因素。肌筋膜疼痛常呈循环性变化，疼痛加重会进一步增强肌肉/姿势代偿和保护性反应，使病情加重。肌筋膜干预的目的是打破这种循环并允许组织修复。一旦激痛点得到治疗，根本原因解除，患者可以完全康复、疼痛消失。当患者来到疼痛门诊就诊往往是因为慢性疼痛，因此很难立即解决。慢性肌筋膜疼痛的潜在发病机制尚不清楚，因此很难治愈，这与纤维肌痛综合征类似，很难区分肌筋膜疼痛是纤维肌痛的表现之一，还是与纤维肌痛同时存在。诊断时仔细鉴别，采用循序渐进的整体治疗或可达到令人满意的结果。

七、讨论

（一）发病率

有关肌肉骨骼疼痛类疾病的鉴别诊断很宽泛，多种疾病均可能表现出与肌筋膜疼痛相似的症状，同时肌筋膜疼痛的病因众多，因此很难确定其患病率。在基层诊所中，肌筋膜疼痛综合征的患病率约9%，而康复诊所报告的患病率为85%。61%的复杂性区域疼痛综合征以及67%的卒中后中枢性疼痛患者均存在激痛点，肌筋膜疼痛综合征在多次上肢或胸部手术后的患者中也有高的发生率，临床研究未发现激痛点存在性别差异。一项针对疼痛主诉的横断面人群研究发现，符合肌筋膜疼痛综合征诊断标准的患者占总数的30%[16]。

可能有很多肌筋膜疼痛的病例没有被发现和诊断，其原因有很多。患者的症状可能还不够严重，或者就诊时并未告诉能够作出诊断的医务人员，或者部分患者自行使用非处方药物控制病情。此外，对于慢性肌筋膜疼痛综合征，且激痛点处于潜伏期的患者一般日常生活不受影响，而是通过自身功能代偿弥补肌筋膜痛点导致的功能障碍。

（二）鉴别诊断

肌筋膜疼痛综合征需要与临床症状相似的一些疾病进行鉴别，如纤维肌痛、肌肉过度使用和肌痉挛等。纤维肌痛的典型表现为慢性弥漫性肌肉骨骼疼痛、疲劳、精神症状和各种躯体症状，其病因和病理生理尚不清楚，但推测可能是由于疼痛调节紊乱及中枢敏化而导致的疼痛。肌肉过度劳损和肌痉挛一般病因明确，症状一般出现在特定肌群，同时具有更明确的诱发事件或活动[17]。

此外，肌筋膜疼痛患者通常伴随其他疾病，对诊断造成混淆。一般潜在疾病更容易被诊断，会成为早期治疗的重点，这些疾病包括但不限于关节突关节病、周围骨关节炎、脊柱滑脱、椎间盘突出、脊柱侧弯和姿势不良。尽管都有相应诊断和治疗方法，但如果同时存在，应注意与肌筋膜疼痛综合征同时治疗。

（三）不同临床特点（病史和查体）、实验室和影像学检查的诊断价值

肌筋膜疼痛综合征主要通过病史和查体来诊断，包括年龄、性别、外伤史（颈部扭伤、跌倒、骨折）、长时间固定姿势的职业、重复动作的运动爱好、姿势和疾病的病程。查体发现局部压痛（对体位变化和触诊敏感）、明显的肌肉束紧绷以及活动受限，都具有预测价值。影像学检查结果发现潜在的异常病变对肌筋膜疼痛综合征有预测作用，但不能明确诊断。

（四）不同治疗方式的证据强度

一项比较针刺技术的文献综述总结了针刺治疗对活跃期激痛点的有效性（2000年）。这篇综述纳入了23篇相关研究，这些研究报道了针刺治疗和不同药物注射，包括各种局麻药、生理盐水和糖皮质激素的组合。针刺的治疗效果与注射药物无关，但针刺本身是一种有效治疗肌筋膜疼痛的方法。

关于注射药物的选择，目前没有明确的指南推荐，因此很大程度上取决于操作者的偏好，注射药物的选择大多基于接受的培训、个人经验和其他非正式的证据。

一项随机、双盲的前瞻性研究对比了A型肉毒毒素与生理盐水注射治疗激痛点的有效性（1998年）。该研究效能较低，只纳入33例受试者，研究发现肉毒毒素注射与安慰剂对比并没有显著的统计学差异[18]。然而，该研究也发现对于有症状的激痛点进行第2次肉毒毒素注射后，大部分患者症状消失。

（五）未来研究方向或正在进行的临床试验

目前对肌筋膜疼痛综合征的诊断缺乏客观标准，主要依据查体，并且变异性较大。没有特异性的病理学实验室或显微镜检查结果，确切发病机制也不明确，因此

还需要进一步的基础和临床研究。

目前缺乏相关的临床研究证据以制订肌筋膜疼痛综合征治疗的循证指南，仅有一些小样本的研究以及治疗疗效的证据可供参考。对于肌筋膜疼痛综合征中激痛点治疗方式的有效性，还需要更大样本、更具说服力的研究加以探索。

此外，未来研究还应关注，如何更好地评估和诊断伴有各种结构性或心理性疾病的肌筋膜疼痛，以明确可能导致或加重肌筋膜疼痛综合征的并发症和易感因素。

八、总结

肌筋膜疼痛综合征是一种疼痛疾病，是疼痛门诊常见的就诊原因。肌筋膜疼痛涉及全身所有骨骼肌，但最常见于背部。大部分慢性疼痛的患者均可能伴有该病，但常常被漏诊，典型表现为区域性疼痛，同时伴有肌肉组织紧张、触诊压痛、活动范围减小和肌肉无力（无肌萎缩）。肌筋膜激痛点多位于病变部位的中心，通常存在两种形式：活跃型和潜伏型，绝大多数患者为活跃型激痛点。紧绷的肌肉组织激痛点周边区域可出现痛觉过敏和牵涉痛，肌筋膜疼痛综合征的病理生理机制尚不清楚，但目前的研究支持运动终板和脊髓背角的敏化。该综合征的诊断在很大程度上依赖于医务人员准确记录病史和查体的能力，X线检查对肌筋膜疼痛的诊断意义不大，但有助于识别并发症和一些潜在病因。治疗肌筋膜疼痛综合征，一般首先采用保守治疗，如物理治疗、口服镇痛药和改变生活方式/姿势。对于保守治疗无效的患者，或可通过介入性手术获得改善，目前相关研究证据有限，没有介入治疗方面的共识指南，但有一些小样本研究和临床证据支持不同药物注射治疗和针刺治疗，目前已证实这些干预措施能暂时缓解症状并改善功能。如上所述，必须仔细考虑是否存在导致该综合征的潜在结构性、姿势方面或心理方面的因素，还需要进一步的相关研究以制订相关共识或指南，明确哪种注射药物的疗效最好以及总体有效率有多高。

（赵自芳　译　罗启鹏　校）

原书参考文献

[1] Salaffi F, De Angelis R, Stancati A, et al. Health-related quality of life on multiple musculoskeletal conditions: a cross-sectional population based epidemiological study. II. The MAPPING study. Clin Exp Rheumatol. 2005; 23: 829-39.

[2] Travell JG, Simons DG. Myofascial pain and dysfunction: the trigger point manual. Baltimore: Williams & Wilkins; 1983.

[3] Fleckenstein J, Zaps D, Ruger LJ, et al. Discrepancy between prevalence and perceived effectiveness of treatment methods in myofascial pain syndrome: results of a cross sectional, nationwide survey. BMC Musculoskelet Disord. 2010; 11: 32.

[4] Bogduk N. On the definitions and physiology of back pain, referred pain, and radicular pain. Pain. 2009; 147 (1-3): 17-9.

[5] Langford CA, Mandell BF. Arthritis Associated with Systemic Disease, and Other Arthritides. In: Jameson J, Fauci AS, Kasper DL, Hauser SL, Longo DL, Loscalzo J. eds. Harrison's Principle of Internal Medicine, 20e New York, NY: McGraw-Hill; 2020. http: //accessmedicine. mhmedcial. com. proxy. uchicago. edu/content. aspx? bookid=2129 § io nid=192286220. Accessed April 30.

[6] Alonso Bianco C, Femandez de Las Peñas C,

de la Uave Rincón AI, et al. Characteristics of referred muscle pain to the head from active trigger points in women with myofascial temporomandibular pain and fibromyalgia syndrome. J Headache Pain. 2012; 13: 625-37.

[7] Rha OW, Shin JC, Kim YK, et al. Detecting local twitch responses of myolascial trigger points in the low back muscles using ultrasonography. Arch Phys Med Rehabil. 2011; 92: 1576-80.

[8] Koppenhaver SL, Walker MJ, Rettig C, et al. The assocration between dry needling induced twitch response and change in pain and muscle function in patients with low back pain: a quasi-experimental study. Physiotherapy. 2017; 103: 131-7.

[9] Fernandez-de-Las-Penas C, Dommerholt J. International consensus on diagnostic criteria and clinical considerations of myofascial trigger points: a Delphi Study. Pain Med. 2018; 19 (1): 142-50.

[10] Sikdar S, Shah J, et al. Novel applications of ultrasound technology to visualize and characterize myofascial trigger points and surrounding soft tissue. Arch Phys Med Rehabil. 2009; 90 (11): 1829-38.

[11] Ambite Ouesada S, Arias Buria JL, Courtney CA, et al. Exploration of quantitative sensory testing in latent trigger points and referred pain areas. Clin J Pain. 2018; 34: 409-14.

[12] Cellk O, Yeldan I. The relationship between latent trigger point and muscle strength in healthy subjects: a double-blind study. J Back Musculoskelet Rehabil. 2011; 24: 251-6.

[13] Fernandez Perez AM, Villaverde-Gutierrez C, Mora-Sanchez A, et al. Muscle trigger points, pressure pam threshold, and cervical range of motion m patients with high level of disability related to acute whiplash injury. J Orthop Sports Phys Ther. 2012; 42: 634-41.

[14] Hong CZ, Simons DG. Pathophysiologic and electrophysiologic mechanisms of myofascial trigger points. Arch Phys Med Rehabil. 1998; 79 (7): 863-72.

[15] Cummings M, White AR. Needling therapies in the management of myofascial trigger point pain: a systematic review. Arch Phys Med Rehabil. 2001; 82 (7): 986-92.

[16] Skootsky SA, Jaeger B, Oye RK. Prevalence of myofascial pain in general internal medicine practice. West J Med. 1989; 151 (2): 157-60.

[17] Pomares FB, Funck T, et al. Histological underpiinn-ings of grey matter changes in fibromyalgia infestigated using multimodal brain imaging. J Neurosci. 2017; 37 (5): 1090-101.

[18] Wheeler AH, Goolkasian P, Gretz S. A randomized, double-blind, prospective pilot study of botulinum toxin injection for refractory, unilateral, cervicothoracic, paraspinal, myofascial pain syndrome. Spine. 1998; 23 (15): 1662-6.

第九节　颈椎病1例

9

Andrew Wendahl, Alaa Abd-Elsayed

一、病例

患者，75岁老年男性，主诉是颈部疼痛。既往病史包括高血压、高脂血症、甲状腺功能减退和吸烟史（50包/年）。患者根据自己的病情，规律服用药物，且多年来药物量固定，去年接受全膝关节置换手术，但没有常规的医疗随访。患者自述从他能记事起，就一直有颈部隐痛，否认发病的诱发因素，25年前有过1次车祸，认为自己在车祸中发生了扭伤。无四肢无力或肠道、膀胱功能障碍病史。由于不断加重的颈部疼痛，他难以久坐。颈部疼痛还伴随着向头后部放射痛、双侧肩痛和肩胛骨间区疼痛。

二、初步诊断

无外伤史的颈部疼痛的老年患者，很可能是退行性病变导致的。但注意需要排除感染、肿瘤和其他神经系统疾病。首先需重点关注是否有体重减轻、发烧或其他肿瘤病史。详细的病史包括症状严重程度、损伤机制、是否有创伤或意识丧失、发作次数、疼痛部位和边界、放射情况、疼痛频率、加重因素、缓解因素以及症状的具体描述。患者是否有交感神经相关症状，严重的加速/挥鞭样损伤可导致交感神经兴奋性增高[1,2]，最重要的鉴别诊断包括颈椎病、颈椎管狭窄症和颈椎间盘突出症，45岁以上人群中的60%、65岁以上人群的85%可能患有颈椎病（脊柱退变性疾病），本病中骨关节炎的症状通常要到60岁或以上才逐渐出现。查体需要仔细观察患者的动作和姿势，尤其头部和颈部，前凸的生理曲度（30°～40°）是否正常，头部是否居中，查体中还应注意排除神经受压或损伤的证据，是否存在肌痉挛、萎缩、上肢肌肉不对称，评估颈部被动和主动活动范围，双侧运动幅度和运动意愿是否存在差异。除了$C_{1/2}$关节外，关节活动度随年龄增长逐渐下降，女性关节活动度相对更高[5]。检查者可以通过被动加压检测加压末期的感觉，但需警惕椎动脉受压，后者可能会导致大脑供血减少。

如可疑颈椎病诊断，还需进行一些重要的特殊颈椎检查。椎间孔压迫试验（spurling’s test）是常用的检查，据报道对神经根型颈椎病敏感性为28%，特异性为100%。臂丛神经牵拉试验是评估远端压迫相关上肢症状的有效检查。局部的疼痛没有临床意义，只有当疼痛放射至肩部或上肢时才评估为阳性[6]。肩外展试验是将患侧手臂放在头上时疼痛减轻，常提示椎间孔狭窄。颈椎牵引试验是指当患者仰卧时对颈椎进行牵引可以减轻疼痛，常支持椎间孔狭窄的诊断。肩部病变可导致类似或加重颈部疼痛，颈部疼痛评估中，详细的肩部评估非常重要，肩部评估在本书中另有章节专门介绍。应注意排除是否存在反射减弱或亢进。手臂接受过任何放射治疗的患者都应仔细评估皮肤感觉情况，触诊是判断压痛程度的重要手段，可寻找是否存在激痛点或关节突关节压痛。病史和查体的主要目的是明确疼痛产生的部位和病理基础，可指导后续的检查以明确诊断。

三、如何明确诊断

颈椎病诊断需结合病史和查体，老年慢性颈椎病患者应考虑此诊断。颈椎关节突关节是另一种慢性疼痛，在本年龄段非常普遍，须通过诊断性注射排除颈椎关节突关节病变后才能明确颈椎病，这在本书其他章节中有进一步讨论。以下诊疗建议主要出自北美脊柱学会（North American Spine Society）的多学科脊柱诊疗临床循证指南。首先，需要回答：最合适的检查是什么？这些检查什么时候完成？颈椎病的临床试验包括肩外展试验和椎间孔挤压试验，可用于评估颈椎病相关的临床体征和症状。对于保守治疗失败的颈椎病患者，MRI可用于明确是否存在压迫性病变（椎间盘突出和脊柱强直）。在缺乏可靠证据的情况下，工作组建议如果存在MRI检查禁忌证，可以考虑采用CT检查确认相关病变。对于经临床检查和MRI检查后均难以诊断的神经根型颈椎病，没有明确证据推荐或反对肌电图检查[7]。

四、病理生理学机制

颈椎病的病理生理学机制尚未完全清楚。目前公认的理论是，颈椎病的退行性改变首先是椎间盘脱水，成年早期椎间盘含水量约90%，但到80岁时椎间盘含水量为69%。椎间盘脱水会导致纤维环退变、椎间盘高度下降，进而引起关节突关节、椎板和钩椎关节（Luschka关节）的应力增加，应力增加可能导致骨质增生、韧带肥厚和骨性病变。骨赘形成最常见于活动度较大的颈椎和腰椎区域，也支持这一理论。

以颈部为中心、可放射至上胸部区域的疼痛病因来源较广泛，所以必须结合相关解剖进行思考。颈椎分为两个部分，头颈区为上颈椎，颈臂区为下颈椎。头颈损伤可能累及大脑、脑干和脊髓，表现为头痛、疲劳、眩晕、注意力不集中、肌张力增高和易怒，这种情况一般提示损伤严重，应紧急转诊至神经外科。下颈椎称为颈臂区，常表现为上肢疼痛[4]，临床大部分颈椎病患者表现为这个区域的疼痛，病变常导致颈部疼痛、手臂疼痛，或二者同时出现。相关症状一般包括颈部/手臂疼痛、头痛、活动受限（range of motion，ROM）、感觉异常、阶段性肌肉或皮肤病变以及神经根性病变体征，其中认知和脑神经功能障碍一般与该区域无关。颈椎共7节椎体，每节椎体（C1除外）支撑上位椎体的重量，尽管生理性前凸姿势下关节突关节负重是最小的，但其也需要承受上位椎体的部分重量。然而，即使是轻微的负重也可能导致这些关节的强直性病变。

五、疼痛管理

颈椎病的术语内涵较宽泛，涉及软组织、椎间盘退变和退行性骨损伤（骨赘形成）。退行性病变非常常见，一般30岁以上的成年人X线检查即可有显著表现。正常衰老退变到显著疾病状态是连续的过程。X线病变的程度与疾病严重程度相关性较差[9]。在除外神经损害后，一般采用多模式疼痛管理，这也是治疗慢性骨关节炎疼痛的最佳方法。保守治疗（非手术）是详细评估后的初始基础治疗，可分为两部分：保守治疗和硬膜外糖皮质激素注射。保守治疗通常包括以下方式的组合：物理治疗与锻炼、序贯运动、避免剧烈活动、短期口服泼尼松和镇痛药。目前，具体采用何种保守治疗方式尚无共识，也没有学会指南推荐的治疗顺序或模式组合。如何确立临床患者的治疗方案，可按下述临床路径思考：初始治疗包括口服镇痛剂和避免刺激性行为，如果疼痛仍严重，可建议联合短期口服强的松。镇痛药物中非甾体抗炎药为一线药物，尽管适应证的证据级别较低，但如果存在颈椎神经根性疼痛，可联合加巴喷丁和普瑞巴林神经病理性镇痛药物。如果病史和查体发现有肌痉挛的表现，加入肌肉松弛剂如环苯扎林可能会有治疗获益，推荐口服剂量一般为5 mg，每天2～3次，以减少困倦等不良反应。根据患者肌痉挛的情况，如果疼痛缓解不明显，剂量可增加1倍。一旦有所缓解，患者应强化运动锻炼和物理治疗，一般认为长时间不活动会导致恢复延迟，保守方案疗程一般6～8周，如果没有改善，应重新评估病情。如果患者还没有相关的神经影像学和电生理检查，应尽快完善。如果出现明显的顽固性或进行性疼痛加重的症状，谨慎的做法是仔细评估脊髓病变的表现，进行性神经功能损害是手术指征之一，需要手术治疗的患者应尽快转诊进行手术评估，需要重新评估的其他症状包括进行性运动无力或脊髓损害表现（影像学检查提示外科解剖性的脊髓受压）。尽管相关研究数据较混乱，但对于持续性颈椎神经根性疼痛，无论有无神经根性病变，硬膜外注射糖皮质激素均有可能获益[11]。治疗以单次注射开始，然后根据疗效评估，临床实践中没有固定模式，但方法之一是根据病情需要，每次注射要间隔3周，可重复1～2次[12]；颈椎硬膜外糖皮质激素注射可能导致一些罕见但严重的并发症，因此要求相关操作必须在透视引导下进行。大量研究表明，大脑、脑干、小脑或脊髓的出血或梗死可能导致死亡或严重的神经后遗症[13,14]。

颈椎病是常见的老年退行性疾病，65岁以上人群的患病率可达95%，疾病症状常由于骨赘形成和脊髓受压导致。在78%的无症状患者中，上述变化与椎间盘突出、神经根管狭窄和脊髓病变相关。治疗目标应包括颈椎病引起的特殊疾病，包括神经根病、关节突关节疼痛、椎间盘突出和脊髓型颈椎病。

六、预后

目前有关颈椎病预后方面的随机对照研究较少。一项纳入205例急性颈椎神经根病成年患者的试验发现，6周的物理治疗和居家锻炼，或颈托固定和休息3～6周，在缓解颈部和手臂疼痛方面显著优于不治疗组（对照）[16]。小样本的前瞻性和回顾性观察研究表明，经椎间孔或硬膜外注射糖皮质激素，40%～60%的患者可获得6个月或更长时间的缓解[17,18]，但这些研究并未区分治疗后和颈椎神经根病的自然病程中的改善情况，这还需要进一步的相关研究加以探索。

长期效果如何？完全治愈、复发或慢性迁延？

导致颈椎病和关节突疼痛的退行性改变多为慢性解剖改变。25岁人群中约10%会出现上述颈椎改变，65岁人群中则达到95%。椎间盘突出和慢性颈椎病最常受累的节段是C6/C7，其次是C5/C6，因为这是颈椎伸展和屈曲活动最多的节段[19]，随着时间推移大部分可逐渐缓解。虽然数据有限，但大部分压迫性神经根病患者在没有特殊治疗的情况下可逐渐缓解[20]。非退行性神经根病可能的病因包括糖尿病、肿瘤浸润、脱髓鞘病变和其他受自然病程影响并取决于原发病治疗的疾病。

七、讨论

（一）发病率

据报道，脊柱源性疼痛的终生患病率为54%～80%，多达60%的患者在初次发作5年甚至更长时间后仍有慢性疼痛，5%～10%的症状性颈椎病患者可发生脊髓病变。

（二）鉴别诊断

颈部/上肢的疼痛需与多种疾病鉴别，必须根据详细的病史和查体缩小范围。可通过更宽泛的疾病分类来缩小鉴别范围，包括退行性脊柱疾病、软组织疾病、炎症疾病、感染、肿瘤、椎管内疾病、引起疼痛的全身性疾病、肩肘部疾病、周围神经卡压综合征、胸廓出口综合征和精神性疼痛。根据本文的目的，我们将鉴别范围缩小至退行性和软组织疾病。脊柱退行性疾病的鉴别诊断包括：椎间盘源性疼痛、神经根病、神经根性脊髓型和脊髓疾病；软组织疾病的鉴别包括扭伤、肌筋膜疼痛综合征、纤维肌痛和挥鞭样综合征[23]。鉴别诊断中不能忽视脊髓型颈椎病（也称为神经根性脊髓型颈椎病），因为该病会导致脊神经根和脊髓损害。C5～C7是最常受累的节段，该区域病变通常可以观察到下位运动神经元或节段性病变征象。

（三）不同临床特点（病史和查体）、实验室和影像学检查的诊断价值

颈椎病的激发性试验包括肩外展试验和椎间孔挤压试验，可用于评估与神经根病诊断对应的临床体征和症状。这在2010年发布的NASS指南为C级推荐，该指南中，对手臂的皮区疼痛，CT、CT脊髓造影或MRI检查仅作为B级推荐，因其对神经根型颈椎病的病变节段并不具有特异的预测价值。对于保守治疗失败的颈椎病患者，建议完善MRI以明确相关的压迫性病变（椎间盘突出和退行性病变），这些患者可能需要介入或开放手术治疗。如果临床症状或体征与MRI表现不一致，建议通过CT脊髓造影进行评估，对于存在MRI禁忌的患者，也建议进行CT脊髓造影检查。对于临床检查或MRI均不能明确的神经根型颈椎病，没有足够的证据推荐或反对肌电图检查[24]。

（四）不同治疗方式的证据强度

对于MRI或CT脊髓造影在多个层面均提示颈椎神经根病和压迫性病变的患者，

可以考虑采用特定剂量和技术方案的选择性神经根阻滞，有助于进一步明确疼痛来源，或在症状或影像学表现不一致时进行鉴别[22]。

（五）未来研究方向或正在进行的临床试验

未来研究应集中于具有更高成功率的针对性诊断和治疗方法。疼痛医学领域需要更多研究以提高治疗建议的证据强度。

八、总结

颈椎病是一种累及椎体和椎间盘的进展性退行性疾病，可引起中央椎管狭窄。随着疾病进展可出现颈部脊髓受压，导致脊髓功能障碍综合征，即脊髓型颈椎病。脊髓型颈椎病是55岁以上成人最常见的脊髓疾病，可导致残疾和生活质量下降[22]。一旦明确诊断，患者应立即接受手术治疗。其他紧急程度相对较低的颈椎病相关病变如骨赘形成，可导致颈部疼痛的颈椎神经根病、椎间盘退变及椎间盘突出，此外，后纵韧带和黄韧带可能会产生骨化和增生。学会指南建议在6～8周的保守治疗后，再考虑转诊手术评估或介入性疼痛手术治疗。对于难治性或进行性发展的症状，应完善影像学检查。北美脊柱学会推荐MRI，如果存在禁忌证或MRI无法确诊，建议完善CT脊髓造影检查。目前该病尚无法治愈，颈椎硬膜外激素注射仅可维持月余的疗效，手术只适用于不稳定型或神经受压的情况。在没有神经损伤的情况下，手术的作用尚不明确。

（赵自芳 译 罗启鹏 校）

原书参考文献

[1] Teresi LM, Lufkin RB, Reicher MA, Moffit BJ, Vinuela FV, Wilson GM, Bentsen JR, Hanafee WN. Asymptomatic degenerative disk disease and spondylosis of the cervical spine: MR imaging. Radiology. 1987; 164 (1): 83.

[2] Boswell MV, Shah RV. Interventional techniques in the management of chronic spinal pain: evidence-based practice guidelines. Pain Physician. 2005; 8: 1-47, ISSN 1533-3159.

[3] Rao RD, Currier BL, Albert TJ, et al. Degenerative cervical spondylosis: cervical syndromes, pathogenesis and management. J Bone Joint Surg Am. 2007; 89: 1360-78.

[4] Porterfield JA, DeRosa C. Mechanical neck pain—perspective in functional anatomy. Philadelphia: WB Saunders; 1995.

[5] Youdas JW, Garrett TR, Suman VJ, et al. Normal range of motion of the cervical spine: an initial goniometric study. Phys Ther. 1992; 72: 770-80.

[6] Uchihara T, Furukawa T, Tsukagoshi H. Compress-ion of brachial plexus as a diagnostic test of a cervical cord lesion. Spine. 1994; 19: 2170-3.

[7] Bono CM, Ghiselli G. Diagnosis and treatment of cervical radiculopathy from degenerative disorders: USA: North American Spine Society; 2010.

[8] Lestini WF, Wiesel SW. The pathogenesis of cervical spondylosis. Can Orthop Relat Res. 1989; (239): 69-93.

[9] Resnick D. Degenerative diseases of the vertebral column. Radiology. 1985; 156 (1): 3.

[10] Ellenberg MR, Honet JC, Treanor WJ. Cervical radiculopathy. Arch Phys Med Rehabil. 1994; 75 (3): 342.

[11] Engel A, Wade K, MacVicar J, Standards Division of the International Spine Intervention Society. The effectiveness and risks of fluoroscopically guided cervical transforaminal injections of steroids: a systematic review with

comprehensive analysis of the published data. Pain Med. 2014; 15 (3): 386.

[12] Persson L, Anderberg L. Repetitive transforaminal steroid injections in cervical radiculopathy: a prospective outcome study including 140 patients. Evid Based Spine Care J. 2012; 3 (3): 13.

[13] Engel A, King W. The effectiveness and risks of fluoroscopically guided cervical transforaminal injections of steroids: a systematic review with comprehensive analysis of the published data. Pain Med. 2014; 15 (3): 386.

[14] Scanlon GC, Moeller-Bertram T, Romanowsky SM, Wallace MS. Cervical transforaminal epidural steroid injections: more dangerous than we think? Spine (Phila Pa 1976). 2007; 32 (11): 1249.

[15] Siivola SM, Levoska S, Tervonen O, Ilkko E, Vanharanta H, Keinanen-Kiukaanniemi S. MRI changes of cervical spine in asymptomatic and symptomatic young adults. Eur Spine J. 2002; 11: 358-63. 1609.

[16] Kuijper B, Tans JT, Beelan A. Cervical collar or physiotherapy versus wait and see policy for recent onset cervical radiculopathy: randomized trial. BMJ. 2009; 339: b3883. Pub 2009 Oct 7.

[17] Slipman CW, Lipetz JS. Therapeutic selective nerve root block in the nonsurgical treatment of atraumatic cervical spondylitis radicular pain: a retrospective analysis with independent clinical review. Arch Phys Med Rehabil. 2000; 81 (6): 741.

[18] Vallee JN, Feydy A. Chronic cervical radiculopathy: lateral-approach periradicular corticosteroid injection. Radiology. 2001; 218 (3): 886.

[19] Manchikanti L, et al. An update of comprehensive evidence-based guidelines for interventional techniques in chronic spinal pain. Part I: introduction and general considerations. Pain Physician. 2013; 16: S1-S48.

[20] Radhakrishnan K, Litchy WJ, O'Fallon WM, Kurland LT. Epidemiology of cervical radiculopathy. A population-based study from Rochester, Minnesota, 1976 through 1990. Brain. 1994; 117 (Pt 2): 325.

[21] American Society of Anesthesiologists Task Force on Chronic Pain Management; American Society of Regional Anesthesia and Pain Medicine. Practice guidelines for chronic pain management: an updated report by the American Society of Anesthesiologists Task Force on Chronic Pain Management and the American Society of Regional Anesthesia and Pain Medicine. Anesthesiology. 2010; 112 (4): 810-33.

[22] McCormick WE, Steinmetz MP, Benzel EC. Cervical spondylotic myelopathy: make the difficult diagnosis, then refer for surgery. Cleve Clin J Med. 2003; 70 (10): 899.

[23] Fong W, McGovern SC, Wang JC. Evaluation of cervical spine disorders. Chapter 4: Spine Secrets Plus. USA. p. 33-9.

[24] Bono CM, et al. Evidence-based clinical guidelines for multidisciplinary spine care. USA: North American Spine Society (NASS); 2010.

第十节 慢性颈部疼痛（关节突关节病）1例 10

Andrew Wendahl, Alaa Abd-Elsayed

一、病例

患者，65岁男性，主诉：头颈后钝痛并放射至背部伴活动受限1年。在过去的一年里，患者进行保守治疗，包括物理治疗、脊椎按摩治疗、针灸和非甾体抗炎药，疗效有限。患者的视觉模拟疼痛评分为7/10，提示其日常活动受限，否认外伤史，如挥鞭样损伤、车祸或其他独立事件。查体发现：患者颈椎关节突关节负荷试验阳性，触诊颈椎棘突旁有压痛。为排除骨折或肿瘤，患者在脊椎按摩治疗前进行颈椎影像学检查。到目前为止患者没有进行其他的影像学检查。

二、初步诊断

初步诊断应包括关节突关节源性疼痛，同时不能忽视解剖区域的其他疼痛来源[1-4]，包括椎间盘、韧带、肌肉和神经根。体征和症状重叠的其他综合征包括颈椎痛、颈部肌筋膜疼痛综合征、颈椎退行性椎间盘疾病、韧带松弛、颈部劳损、压缩性骨折、颈椎神经根病、颈椎管狭窄[1]。

三、如何明确诊断

明确诊断需综合临床检查、影像学技术和诊断工具等多方面的信息。慢性脊柱疼痛的患者进行检查之前，临床医师应决定是否应优先评估关节突疼痛，或是否应检查其他来源。

诊断应基于全面的病史和查体、影像学检查和诊断工具的使用，疼痛分布可形成“疼痛图谱”，同时联合关节激发试验。特定关节的疼痛分布常与神经分布区域重叠，尽管可以提供一定的疼痛来源线索，但很难确切定位。检查应包括正立位、屈曲位和伸展位X线平片，并记录活动范围。颈椎MRI可以发现颈椎关节突关节病变导致退行性改变，但仅凭影像学不能确诊关节突关节病[1]。颈椎关节突关节的诊断性注射常用于明确目标关节是否为疼痛的来源。颈椎关节突关节间隙内注入局麻药进行阻滞，也可阻滞后内侧支神经以阻滞相应关节[5,6]。

四、病理生理学机制

关节突关节也被称为椎间关节（zygaphophysial joint，ZJ），为成对的滑膜关节，连接从$C_{2/3}$到最低的L5S1节段的脊柱后部。ZJ由两个骨性突出构成，即上、下关节突，每个关节突都有一个关节面（或关节突关节面），关节面覆盖1～2 mm的透明软骨。ZJ主要由脊神经后内侧支支配，关节囊具有丰富的感觉传入纤维（一级神经元），可通过内侧分支神经将神经冲动从各关节传递到背根神经节（dorsal root ganglion，DRG），再与脊髓背角的次级神经元突触连接，冲动通过中枢通路传递到感觉皮质[4]。典型的关节突关节疼痛性质为钝痛和酸痛，一般为局部的躯体疼痛，尽管也可以是更远区域存在的牵涉痛。

五、疼痛管理

康复计划与颈椎关节突关节疾病的治疗相关。首先从保守治疗开始，保守治疗主要是减轻炎症和疼痛，同时扩大颈椎无痛活动范围和功能。该阶段相关的恢复包括颈椎力量和灵活性训练。急性期冰敷可以减少血流和组织出血，从而缓解局部水肿，治疗方法如冲击波、电刺激、手法治疗、关节运动治疗、软组织按摩和肌肉拉伸等，均对病情有所帮助。疼痛缓解不充分的患者应给予药物治疗，非甾体抗炎药可缓解急性期炎症反应和疼痛，应尽量从最低剂量开始。美国老年医学会（American Geriatric Society，AGS）建议应尽可能避免使用非甾体抗炎药，以降低药物对胃、肾和心脏的风险[7]。对乙酰氨基酚可作为多模式镇痛方案的一部分，但与非甾体抗炎药相比不具有抗炎作用。加巴喷丁和普瑞巴林在治疗各种神经病理性疼痛的疗效优于安慰剂，早期研究发现加巴喷丁对带状疱疹后神经痛和痛性糖尿病神经病变有效，加巴喷丁治疗应该从小剂量开始，逐渐增加，直到疼痛缓解，限制剂量相关药物不良反应，或每天最多3600 mg，分3次服用。加巴喷丁充分起效可能需要2个月或更长时间。

如果保守治疗无效，应考虑采用有创治疗，如治疗性关节突关节腔内注射、脊神经后内侧支阻滞或神经毁损术等。不同研究报道的关节内注射治疗镇痛维持时间有所不同，脊神经后内侧支阻滞也用于颈椎病治疗，如果疗效好，应在12～18周内连续进行3次内侧支阻滞，以达到良好的维持时间，如果患者疼痛明显缓解期可持续2～3个月，则需要制订维持治疗方案。射频治疗能达到长期缓解，通常每年最多可进行4次治疗。

脊神经后内侧支神经毁损的相关临床研究较多，但结果并不完全一致，多数研究认为内侧支射频热凝安全有效，可采用连续或脉冲射频模式。神经射频热凝通过凝固后内侧支神经并发生蛋白变性，从而使关节突关节去神经化，而背根神经节未破坏，其细胞结构保持完整，神经可在6～9个月后重新生长，会导致关节突关节疼痛复发，可再次进行神经毁损术治疗。原则上，只有在积极的非手术性治疗无效后，才应考虑颈椎融合治疗，颈椎融合治疗颈椎关节突关节病的成功率低于治疗神经根性疼痛。

与所有有创操作一样，关节突关节腔内注射也可能导致相关并发症，包括头痛、晕厥、低血压、恶心、出汗、潮红和头晕。出血是较罕见的并发症，但如果患者存在出血性疾病、抗凝治疗或注射部位靠近血管，其风险会增加。感染发生较罕见，低于1%的有创操作可能发生轻度感染，

0.1%～0.01%的有创操作发生严重感染，最严重的是硬膜外脓肿和细菌性脑膜炎；疼痛症状会加重，也可表现为注射部位疼痛。最可怕的并发症包括神经或脊髓损伤，以及穿刺针直接损伤导致的瘫痪。神经射频热凝松解术的并发症很少见，有上述风险外，还包括传入神经阻滞痛、感觉或运动缺失和痛觉异常[10]。

关节突关节是相邻椎体后部的成对关节，主要由脊神经后内侧支支配，包含游离和包裹的神经末梢、痛觉感受器和机械性感受器。根据关节突关节诊断性阻滞的结果，以及IASP提出的标准，54%～67%脊柱疼痛与关节突关节病变相关。

在上述管理部分讨论了关节突关节病变的治疗原则，包括首先进行保守治疗，在持续难治性或进行性疼痛症状加重的情况下，可进行有创治疗。在介入性疼痛手术之前，需要获得相关的影像学检查和病理检查，包括排除手术指征。

六、预后

在英国的一项研究中，针对挥鞭样损伤所致关节突关节疼痛的预后进行了研究，1年后疼痛最重要的预测因素是追尾后的严重程度。除了疼痛症状外，颈部活动能力是预测挥鞭样损伤1年后致残率的另一个重要风险因素。根据2013年美国介入疼痛医师学会（The American Society of Interventional Pain Physicians，ASIPP）的指南和当前证据表明，颈椎关节突关节阻滞应用率为75%～100%，疼痛缓解程度为36%～67%[14]。

七、讨论

（一）发病率

慢性颈痛患者中有54%～67%来源于关节突关节病变，关节突关节病变是导致慢性脊柱疼痛的主要原因。

（二）鉴别诊断

颈椎疼痛相关的病变部位包括椎间盘、关节突关节、韧带、肌肉和神经根。但一些其他疼痛疾病也可能有类似症状，包括颈椎痛、颈椎肌筋膜疼痛综合征、颈椎椎间盘退行性疾病、韧带松弛、颈部劳损、压缩性骨折、颈椎神经根病和颈椎管狭窄[1]。曼奇坎蒂（Manchikanti）等人对既往研究人群中56例颈痛患者的同一节段进行诊断性颈椎间盘造影和关节突关节神经阻滞，结果显示，经椎间盘造影证实为椎间盘病变的患者中，64%同时伴有颈椎内侧支阻滞阳性，进一步分析发现，41%的患者在同一节段同时伴有椎间盘和关节突关节相关的症状，另外23%的患者有关节突关节疼痛症状，但没有相同节段的椎间盘疼痛[15]。

（三）不同临床特点（病史和查体）、实验室和影像学检查的诊断价值

谢林格侯（Schellingerhou）提出的持续性颈痛的预测因素包括：年龄较大、伴有腰痛、颈部外伤、头痛、放射痛、既往颈痛发作史[16]。情绪低落、颈部肌肉弱、疼痛抑制功能受损等社会心理和神经生理因素是发生慢性颈痛的危险因素。此外，70%的慢性颈痛患者伴有睡眠障碍的并发症[17,18]。

（四）不同治疗方式的证据强度

对于持续3个月以上的躯体性或非神经根性颈痛、头痛、上肢疼痛，推荐诊断性颈椎关节突关节神经阻滞，但对于椎间盘源性疼痛、椎间盘突出或神经根炎并无优势[19]。采用两种局麻药（或安慰剂对照）进行诊断性阻滞是关节突关节源性疼痛唯一的确诊方法。先用利多卡因对患者进行测试，然后再进行丁哌卡因测试，可有助于排除安慰剂效应，在对照研究中也证实了颈椎和腰椎关节突关节阻滞的诊断特异性[11]。根据《疼痛医师》杂志发布的介入技术更新指南，神经射频消融术和颈椎内侧支阻滞的证据级别类似。这是基于一项随机、双盲、阳性对照试验和一项前瞻性评估，根据两项随机对照试验，颈椎关节内注射的证据有限[19]。因此，建议根据诊断性阻滞的反应决定是否进行治疗性关节突关节神经阻滞或常规射频神经毁损术。

（五）未来研究方向或正在进行的临床试验

未来的相关研究应致力于提高诊断和治疗的准确性，同时减少并发症的发生率。

八、总结

颈椎关节突关节病，又称椎间关节病，可引起轴性疼痛，专家认为也是导致头痛和挥鞭样损伤相关颈部疼痛的最常见原因[20-22]。关节突关节病患者多有突发性屈-伸型损伤的创伤病史，或从事的职业要求长时间颈部伸展，疼痛常涉及枕部、肩部、肩胛周围或近端肢体，轴向症状较四肢症状为著，如颈椎间盘源性疼痛；诊断方面没有特异性的检查或影像学表现，临床诊断较为困难，需要综合各方面信息，包括全面的病史、查体、影像学检查和诊断工具。透视引导下关节内局麻药注射或关节神经射频消融术是明确诊断的方法，具体操作时在关节间隙直接注射局部麻醉剂或阻滞相应关节的后内侧支，但关节腔内注射的相关证据有限，应根据诊断性阻滞的反应，决定是否进行治疗性神经阻滞，潜在风险和并发症可能是灾难性的，主要与穿刺针置入和使用的各种药物相关。因此，细致的安全操作和正确应用X线影像引导对精准的颈椎注射至关重要。

（赵自芳　译　罗启鹏　校）

原书参考文献

[1] Sial KA, Simopoulos TT, Bajwa ZH, Warfield CA. Cervical facet syndrome. In: Waldman pain manage-ment. Netherlands: Elsevier; 2011. Chapter 57. p. 516-21.

[2] Johnson RM, Hart DL, Simmons EF, et al. Cervical orthoses. A study comparing their effectiveness in restricting cervical motion in normal subjects. J Bone Joint Surg Am. 1977; 59A: 332-9.

[3] Alund M, Larsson SE. Three-dimensional analysis of neck motion: a clinical method. Spine. 1990; 15: 87-91.

[4] King W, Borowczyk JMI. Zygapophysial joint pain: procedures for diagnosis and treatment. In: Pain procedures in clinical practice, vol. 36. 3rd ed. Netherlands: Elsevier; 2011. p. 357-89.

[5] Fukui S, Ohseto K, Saiotam M, et al. Referred pain distribution of the cervical zygapophyseal joints and cervical dorsal rami. Pain. 1996; 68: 79.

[6] Cole A, Farrell J, Stratton S. Functional rehabilita-tion of cervical spine athletic injuries. In: Kibler

B, Herring S, Press J, editors. Functional rehabilitation of sports and musculoskeletal injuries. Gaithersburg: Aspen Publication; 1998. p. 127.

[7] National Collaborating Centre for Chronic Conditions (NCCCC). Osteoarthritis: the care and management of osteoarthritis in adults. London: Royal College of Physicians; 2008.

[8] Moore RA, Wiffen PJ, Derry S. McQuay HJ. Cochr-ane Database Syst Rev: Gabapentin for chronic neuropathic pain and fibromyalgia in adults; 2011.

[9] Manchikanti L, Falco FJE. An update of comprehen-sive evidence-based guidelines for interventional techniques in chronic spinal pain. Part I: introduction and general considerations. Pain Physician. 2013; 16: S1-S48. ISSN 1533-3159.

[10] Bogduk N. International Spinal Injection Society guidelines for the performance of spinal injection procedures: part 1: zygapophyseal joint blocks. Clin J Pain. 1997; 13: 285.

[11] Boswell MV, Shah RV. Interventional techniques in the management of chronic spinal pain: evidence-based practice guidelines. Pain Physician. 2005; 8: 1-47, ISSN 1533-3159.

[12] Pobereskin LH. Whiplash following rear end collisions: a prospective cohort study. J Neurol Neurosurg Psychiatry. 2005; 76 (8): 1146.

[13] Kasch H. The risk assessment score in acute whiplash injury predicts outcome and reflects biopsychosocial factors. Spine (Phila Pa 1976). 2011; 36 (25 Suppl): S263.

[14] Falco FJE, et al. An updated review of diagnostic utility of cervical facet joint injections. Pain Physician. 2012; 15: E807-38.

[15] Bono CM, Ghiselli G. Diagnosis and treatment of cervical radiculopathy from degenerative disorders: USA: North American Spine Society; 2010.

[16] Schellingerhout JM. Prognosis of patients with nonspecific neck pain: development and external validation of a prediction rule for persistence of complaints. Spine (Phila Pa 1976). 2010; 35 (17): E827.

[17] Shahidi B, Curran-Everett D, Maluf KS. Psychosocial, physical, and neurophysiological risk factors for chronic neck pain: a prospective inception cohort study. J Pain. 2015; 16 (12): 1288. Epub 2015 Sep 21.

[18] Valenza MC, Valenza G. Alteration in sleep quality in patients with mechanical insidious neck pain and whiplash-associated neck pain. Am J Phys Med Rehabil. 2012; 91 (7): 584.

[19] Manchikanti L, et al. An update of comprehensive evidence-based guidelines for interventional techniques in chronic spinal pain. Part I: introduction and general considerations. Pain Physician. 2013; 16: S1-S48.

[20] Lord SM, Barnsley L, Wallis BJ, Bogduk N. Chronic cervical zygapophysial joint pain after whiplash. A placebo-controlled prevalence study. Spine (Phila Pa 1976). 1996; 21 (15): 1737.

[21] Bogduk N, Lord S. Cervical zygapophysial joint pain. Neurosurgery. 1998; 8: 107.

[22] Manchikanti L, Siugh V, Rivera J, et al. Prevalence of cervical facet joint pain in chronic neck pain. Pain Physician. 2002; 5: 243.

第十一节　颈椎根性痛1例　11

Andrew Wendahl, Alaa Abd Elsayed

一、病例

患者，35岁女性，步行来到诊所，主诉外伤后颈部及右臂疼痛4周。患者4周前滑冰时摔倒，除了颈部及右臂疼痛外，右手使用螺丝刀时明显无力。患者的工作内容是家具维修，右臂无力对她的工作影响很大。患者外伤后常因颈部僵硬而难以入睡，肩胛间区也常有疼痛，她尝试过非甾体抗炎药和对乙酰氨基酚等保守治疗，也按照医嘱进行了4周的物理治疗，但疗效甚微。患者感觉电热垫治疗后症状可暂时好转。

二、初步诊断

诊断应从了解病史和查体开始，根据临床特征进行相应的检查。结合患者先前外伤后急性发作病史，应想到的是髓核突出和颈椎病，颈椎病的病程一般较缓慢，然而，大多数病例并不会如此容易鉴别。首先注意寻找肌肉和皮肤是否存在无力和感觉障碍的证据，以及脊髓压迫导致脊髓病变的迹象。如果肩部明显无力或萎缩，应评估被动和主动的活动度，椎间孔挤压试验是通过向下压迫颈部并向患侧屈曲和旋转[2]，如果重现肢体疼痛或感觉异常则为阳性。颈部疼痛本身无特异性，查体一般无阳性表现；椎间孔挤压试验的特异度较高，但灵敏度为较低。另一项敏感度较低、特异度较高的检查是2006年一项系统综述中描述的肩外展缓解试验[3]。

三、如何明确诊断

神经根型颈椎病是临床诊断，需结合病史和查体。对于大部分患者伴有肌无力、脊髓病变、非典型潜在非退行性疾病（如肿瘤、感染或炎症）的高风险或疑诊，以及保守治疗4～6周无效的患者，均应完善神经影像学和电生理检查；对明确存在神经根性症状的患者，颈椎影像学检查有助于明确诊断。除非存在禁忌，颈椎MRI是目前诊断中首选的影像学检查，CT脊髓造影是诊断椎间孔狭窄的最佳方法，且在区分骨赘和软组织结构方面独具优势[4]。由于软组织结构显示不佳，X线平片很少用于诊断。神经根病很难诊断，一般需通过肌电图检查才能确诊，检查通常包括神经传导检查（nerve conduction studies，NCS）和上臂和颈部的针电极肌电图[5]。

四、病理生理学机制

神经根病根据病因可分为非退变性神经根病和压迫性神经根病，压迫性神经根病是目前最常见的病理类型，主要有颈椎病和椎间盘突出，但非退行性神经根病也不能忽视。

颈椎病是脊柱非特异性退行性病变的总称。退行性病变可出现在椎间盘、关节突、钩椎关节和椎体，这些区域均可形成骨赘[5]。颈椎病的理论基础是衰老过程中负荷增加导致骨质增生、韧带肥厚和骨赘形成。椎间盘突出是压迫性神经根病的另一常见原因，脱出的髓核可压迫神经根，外侧突出最容易出现神经根性症状；神经根型颈椎病患者的大规模流行病学调查显示，21.9%的患者伴有椎间盘突出。非退行性神经根病的病因包括感染（如带状疱疹、莱姆病）、神经根梗死、神经根撕脱、肿瘤浸润、肉芽肿组织浸润和脱髓鞘病变。非退行性神经根病导致的感觉运动功能障碍可出现在多个肌节和皮节区。由于腹侧和背侧对受压更敏感，其功能缺损表现可能比典型的压迫性神经根病更为明显[5]。

五、疼痛管理

北美脊柱学会2010年出版的临床指南对退行性疾病相关颈椎神经根病的诊断和治疗提出了建议：对出现手臂疼痛、颈部疼痛、肩胛或肩胛周围疼痛、感觉异常、麻木和感觉改变、手臂深部肌腱反射减弱或异常的患者，建议考虑神经根型颈椎病的诊断。该建议基于亨德森（Henderson）等人对736例颈椎神经根病患者治疗结局的回顾性研究，推荐等级为B级。患者常见的主诉症状包括手臂疼痛（99.4%）、颈部疼痛（79.7%）、肩胛骨疼痛（52.5%）、前胸部疼痛（17.8%）和头痛（9.7%）。依靠单纯的手臂皮肤疼痛区域鉴别神经根型颈椎病的病变节段，其特异性较低，因此，在进行手术减压之前，建议完善CT、CT脊髓造影（CT myelography，CTM）或MRI检查，该建议适用于大多数保守治疗失败的情况。莫迪克（Modic）等人进行了一项前瞻性研究，比较了MRI、CTM和单纯脊髓造影在颈椎神经根病评估中的准确性。该研究纳入52例患者，接受了MRI、脊髓造影和CTM检查，其中的28人接受了手术。手术验证的结果表明，MRI的诊断准确率为74%，CTM为85%，脊髓造影为67%。研究结论认为，联合使用MRI和CTM有望替代脊髓造影，其诊断与手术结果的诊断一致率为90%[7]。如果MRI存在禁忌，工作组建议单独使用CT。对于经临床评估和MRI检查后均未能明确诊断的颈椎神经根病患者，没有足够的证据推荐或反对使用肌电图[8]。

如果MRI或CT脊髓造影在多个层面均提示颈椎神经根病变和压迫病变，可以考虑采用特定剂量和技术方案的选择性神经根阻滞以明确发生病变的节段。对于临床症状与MRI或CTM结果不一致的患者，选择性神经根阻滞也可用于明确导致症状的节段[9,10]。目前还没有研究充分证明物理治疗、运动锻炼、脊柱手法治疗或按摩治疗在退行性颈椎神经根病治疗中的作用，考虑到部分神经根病、脊髓病、椎间盘突出和椎动脉压迫均有推拿治疗相关的不良反应报告，所以应慎重选择上述治疗方法。对于拟行介入性治疗的退行性疾病相关颈椎神经根病患者，可以考虑在手术前先进行影像引导下的经椎间孔硬膜外激素注射治疗，多项研究表明，高达65%的患者疼痛可显著缓解，部分疗效良好的患者不再需要介入手术治疗。Lin等人开展的一项回顾性病例系列报道中，70名颈椎神经根病患者具有潜在的介入手术指征，但在接受了经颈椎间孔硬膜外激素注射治疗后，其中65%效果良好或非常好，患者不再需要手术干预[11]。辅助治疗如支具、牵引、电刺激、针灸和经皮神经电刺激对于未控制病情的患者具有一定疗效，这些治疗表明患者在颈椎病自然病程中无法完全自愈。总体而言，与药物或介入性治疗相比，手术能快速缓解退行性疾病所致的神经根性症状。

对于椎间盘突出所致的神经根炎，有较好的研究证据支持应用颈硬膜外激素和局部麻醉药注射治疗。曼奇坎蒂（Manchikanti）等人的一项大型随机试验中，纳入120名患者接受透视下颈椎椎板间硬膜外激素注射治疗，长期随访发现治疗结果良好，3、6和12个月时疼痛缓解和功能状态均改善50%[12]。

六、预后

根据北美脊柱学会工作组的结论，目前尚无有效的指标可用于预测退行性疾病相关颈椎神经根病患者的预后。颈椎功能障碍指数（Neck Disability Index，NDI）、SF-36、SF-12和VAS可用于退行性疾病相关颈椎神经根病治疗效果的评价，推荐级别为A级[11]。

大多数神经根病是因神经根压迫所致，两种主要的机制是颈椎病和椎间盘突出。虽然数据有限，但部分（非大多数）压迫性神经根病患者无须特殊治疗，其症状有可能自行缓解[13-15]，该证据来自一项对明尼苏达州罗切斯特市561例颈神经根病患者进行的研究。研究的主要目的并非自然病程，因为大多数患者接受了一些治疗，其中26%因颈椎神经根病接受了手术治疗，但在最后的随访中，90%的患者症状消失或仅轻度丧失活动能力。

长期效果如何？完全治愈、复发或慢性迁延？

1/3的颈神经根病患者在初期改善后可能会复发，颈神经根病症状复发时，可重新进行保守治疗，除非存在明显的运动功能缺失或脊髓病变。根据2013年ASIPP指南，大量证据表明50%～75%的颈部疼痛患者在1～5年后还会出现疼痛。

七、讨论

（一）发病率

关于神经根型颈椎病最大的流行病学证据之一是一项基于人群的回顾性研究，研究对象为1976年～1990年在明尼苏达州罗切斯特的561例颈椎神经根病患者（332名男性和229名女性）[14]。研究者对所有主诉颈痛的患者进行调查，根据症状、体征和诊断检查的临床标准，对明确的或可能的神经根型颈椎病患者进行回顾性诊断，最终561例（男性332例，女性229例）患者神经根型颈椎病诊断明确。

流行病学综述观察到以下结果[14]：

1. 确诊时平均年龄为47.9岁（13～91岁）。
2. 每10万人中，男性和女性的年平均发病率分别为107.3和63.5，男女比例为1.7∶1。
3. 50～54岁年龄组的发病率最高，每10万人中男性为245.1，女性为164.5，60岁后急剧下降。

4．低位颈神经根，尤其是C7，比高位神经根更容易受到压迫。在进行手术的病例系列中，我们观察到了以下情况：

① C7是最常受影响的神经根，约占神经根型颈椎病患者的70%。

② C6根受累约占20%。

③ C5、C8和T1为剩下的10%。

（二）鉴别诊断

如前所述，神经根型颈椎病是根据病史和临床表现作出的一种临床诊断，具有一定的主观性。典型的单纯性神经根病变表现包括疼痛、麻木、无力、反射异常以及符合神经皮区分布。神经影像学和电生理检查尤其适用于明显神经功能缺损、怀疑非典型的潜在（非退行性）病因或保守治疗4～6周后无效的患者。鉴别诊断应包括卡压性神经疾病、关节突关节源性疼痛、臂丛综合征、非退行性病因（肿瘤、感染或炎症）、肌肉疼痛、神经根梗死、神经根撕脱、脱髓鞘以及其他一些可能的病因。

（三）不同临床特点（病史和查体）、实验室和影像学检查的诊断价值

- MRI是目前大多数颈神经根病患者初步评估中首选的影像学检查。在区分骨赘方面，CT显像优于MRI。
- 神经根病的诊断一般需通过肌电图检查才能明确，常见表现是对应肌肉及皮区出现去神经支配。单独的神经传导功能检查对早期诊断神经根病的敏感度较低，应在症状出现3周后进行，以提高敏感度。
- 无症状性的颈椎退行性改变的发生率很高，因此影像学检查发现退行性改变或椎间盘突出的证据，只能支持神经根型颈椎病的诊断，但仅有影像学结果不能明确诊断[17]。

（四）不同治疗方式的证据强度

综上所述，颈椎硬膜外注射药物治疗椎间盘突出所致的神经根炎的证据良好，即使仅使用局部麻醉药疗效也尚可，局部麻醉药加或不加激素对轴性疼痛或椎间盘源性疼痛、中央椎管狭窄相关疼痛以及术后疼痛综合征均有治疗效果[12]。

（五）未来研究方向或正在进行的临床试验

未来还需致力于寻找更有针对神经根性疼痛的保守治疗方法。虽然颈椎椎板间硬膜外手术治疗相关的严重并发症较罕见，但未来的研究仍应尽可能降低并发症的发生率。颈椎脊髓内注射糖皮质激素可能导致毁灭性的并发症，这在椎板间入路操作中曾有报道[12]。

八、总结

神经根型颈椎病是指神经根发生炎症或受到刺激，并出现相应运动或感觉神经功能损害。最常见的病因包括椎间盘突出症和颈椎病，一般认为，受累神经受到压迫会引起神经传导阻断和缺血，进而导致麻木、感觉异常、无力和反射减弱等常见症状。还有一种理论认为是由于炎症因子对脊神经的刺激导致疼痛。病史和查体对诊断至关重要，虽然受累的皮区会出现重叠，目前有多种包括椎间孔挤压试验、莱尔米特征、颈椎分离试验、肩外展试验、斜角肌压迫试验和霍夫曼征等检查[17]可

以鉴别。影像学检查对诊断非常有帮助，而MRI是学会推荐的检查金标准，无症状患者的MRI检查异常非常常见，需予以关注[18]。神经根型颈椎病的首选治疗方法为多模式保守治疗，介入性疼痛治疗在操作技术和临床结果上存在显著差异，因此，应根据个体的具体特征选择适合的技术，包括椎板间入路和椎间孔入路。根据病因的不同（椎间盘突出、神经根炎、无椎间盘突出的椎间盘源性疼痛、椎管狭窄和术后疼痛综合征），硬膜外注射的疗效也存在很大变化，如考虑有创治疗，必须关注相关并发症的严重程度。符合以下所有标准时，通常需要手术治疗：MRI或CT脊髓造影提示压迫性病变；保守治疗6～12周后仍持续疼痛；进行性运动功能障碍；影像学检查和（或）临床表现提示颈椎脊髓受压相关脊髓病变。但对手术时机的选择目前并没有相关共识[12,20]。

（赵自芳　译　罗启鹏　校）

原书参考文献

［1］ Boswell MV, Trescot AM, Datta S, et al. American Society of Interventional Pain Physicians. Interventional techniques: evidence-based practice guidelines in the management of chronic spinal pain. Pain Physician. 2007; 10 (1): 7-111.

［2］ Rubinstein SM, Pool JJ, van Tulder MW, Riphagen II, de Vet HC. A systematic review of the diagnostic accuracy of provocative tests of the neck for diagnosing cervical radiculopathy. Eur Spine J. 2007; 16 (3): 307. Pub 2006 Sep 30.

［3］ Bartlett RJ, Hill CR, Gardiner E. A comparison of T2 and gadolinium enhanced MRI with CT pyelography in cervical radiculopathy. Br J Radiol. 1998; 71 (841): 11.

［4］ Bono CM, Ghiselli G. Diagnosis and treatment of cervical radiculopathy from degenerative disorders: USA: North American Spine Society; 2010.

［5］ Radhakrishnan K, Litchy WJ, O'Fallon WM, Kurland LT. Epidemiology of cervical radiculopathy. A population-based study from Rochester, Minnesota, 1976 through 1990. Brain. 1994; 117 (Pt 2): 325.

［6］ Semmes R, Murphey M. A report of four cases with symptoms simulating coronary disease. JAMA. 1943; 121: 1209.

［7］ Alrawi MF, Khalil NM, Mitchell P, Hughes SP. The value of neurophysiological and imaging studies in predicting outcomein the surgical treatment of cervical radiculopathy. Eur Spine J. 2007; 16 (4): 495-500.

［8］ Anderberg L, Annertz M, Rydholm U, Brandt L, Saveland H. Selective diagnostic nerve root block for the evaluation of radicular pain in the multilevel degenerated cervical spine. Eur Spine J. 2006; 15 (6): 794-801.

［9］ Modic MT, Masaryk TJ, Mulopulos GP. Cervical radiculopathy: prospective evaluation with surface coil MR imaging, CT with metrizamide, and metrizamide myelography. Radiology. 1986; 161 (3): 753-9.

［10］ Lin EL, Lieu V, Halevi L, Shamie AN, Wang JC. Cervical epidural steroid injections for symptomatic disc herniations. Agri. 2012; 24: 130-4.

［11］ Lees F, Turner JW. Natural history and prognosis of cervical spondylosis. Br Med J. 1963; 2 (5373): 1607.

［12］ Diwan SA, et al. Effectiveness of cervical epidural injections in the management of chronic neck and upper extremity pain. Pain Physician. 2012; 15: E405-34.

［13］ Radhakrishnan K, Litchy WJ, O'Fallon WM, Kurland LT. Epidemiology of cervical radiculopathy. A population-based study from Rochester, MN, 1976 through 1990. Brain. 1994; 117 (Pt 2): 325.

［14］ Kujjper B, Tans JT, Schimsheimer RJ, van der Kallen BF, Beelen A, Nollet F, de Visser M.

Degenerative cervical radiculopathy: diagnosis and conservative treatment. A review. Our J Neurol. 2009; 16 (1): 15-20.

[15] Loss RE, Corbin KB, Maccarty CS, Love JG. Significance of symptoms and signs in localization of involved root in cervical disk protrusion. Neurology. 1957; 7 (10): 673.

[16] Manchikanti L, et al. An update of comprehensive evidence-based guidelines for interventional techniques in chronic spinal pain. Part I: introduction and general considerations. Pain Physician. 2013; 16: S1-S48.

[17] Bogduk N. Differential diagnosis. In: Medical management of acute cervical radicular pain: an evidence-based approach. Newcastle: University of Newcastle, Australia, Newcastle Bone and Joint Institute; 1999. p. 51.

[18] Bush K, Hillier S. Outcome of cervical radiculopathy treated with periradicular/epidural corticos-teroid injections: a prospec-tive study with indepen-dent clinical review. Eur Spine J. 1996; 5: 319.

[19] Heckmann JG, Lang CJG, Zöbelien I, et al. Hernia-ted cervical intervertebral discs with radiculopathy: an outcome study of conservatively or surgically treated patients. J Spinal Disord. 1999; 12: 396.

[20] Carette S, Fehlings MG. Clinical practice: cervical radiculopathy. N Engl J Med. 2005; 353: 392.

第十二节 颞下颌关节功能障碍1例 12

Ahmad Khattab, Tariq Malik

一、病例

患者，50岁女性，患者左下颌、耳前部位疼痛3个月。患者早期出现的疼痛比较隐匿且没有已知的诱发因素，基层医师将她转诊给耳鼻喉科医师，耳鼻喉科医师检查无异常。患者诉说疼痛是一种间歇性钝痛，偶尔会放射到左耳和下巴，咀嚼食物时和在紧张的情况下咬紧牙关会使疼痛加剧，她还注意到，当她张开嘴时，她的左下巴有时会“弹出”。现在疼痛影响她的食欲和情绪。她尝试过对乙酰氨基酚和布洛芬等非处方药，但疼痛没有得到缓解。

二、初步诊断

在没有医学检查异常的情况下，最可能的诊断是颞下颌关节（temporomandibular joint，TMJ）紊乱综合征，是TMJ的慢性功能障碍，包括生物学和心理因素等多因素导致疼痛，但确切病因尚不清楚。颞下颌关节功能障碍患者通常表现为关节区域疼痛，可放射至下颌骨、耳部、颈部和扁桃体[1]，疼痛通常被描述为钝痛，可以通过咀嚼和咬牙触发，触诊TMJ或周围的咀嚼肌可能会触发疼痛，咀嚼肌经常出现肌筋膜疼痛功能障碍。美国牙科学会建议，颞下颌关节功能障碍的诊断应基于就诊患者的病史和查体结果，但影像学检查也可能有助于确认疑似诊断。此外，应将TMJ功能障碍与临床上表现相似的其他常见的面部疼痛综合征区分开来[2]。

三、如何明确诊断

首个颞下颌关节紊乱综合征的诊断标准由颞下颌关节紊乱综合征专家小组制定，并于1992年发表在《颞下颌关节紊乱综合征杂志》上，他们设计了颞下颌关节紊乱综合征（research diagnostic criteria for temporomandibular disorders，RDC/TMD）的研究诊断标准[3]。RDC/TMD标准建立在双轴评估的基础上。轴Ⅰ根据患者的临床表现描述了TMD的诊断标准，轴Ⅱ描述了使用心理社会和患者行为因素来帮助进一步识别TMD患者。RDC/TMD分类及诊断标准轴Ⅰ将颞下颌关节紊乱综合征分为3个亚类，如下所述[3]：

（一）第1组：肌肉疾病

1. 肌筋膜疼痛

（1）患者自诉咀嚼肌疼痛，包括下颌、颞区、面部、耳前区域或耳内。

（2）至少3个部位触诊疼痛，其中至少1个部位在患者自诉疼痛的一侧。

共有20个部位，每侧10个部位：颞后肌、颞中肌、颞前肌；咬肌的起始点、咬肌和止点；下颌后区；下颌下区；翼外肌；颞肌腱。

2．张口受限的肌筋膜疼痛

（1）肌筋膜疼痛。

（2）无痛主动开口度＜40 mm和被动拉伸＞5 mm。

检查者用他们的食指和拇指打开患者的口腔，使其张开的宽度大于无辅助的开口。患者用手势表示不适。

（二）第2组：关节盘移位

1．可复性关节盘移位

（1）关节无疼痛。

（2）张口或闭口移位时反复出现弹响。

（3）张口或闭口时（除非已确认弹响）：

①张口比闭口时的切面距离大于或等于5 mm。

②前伸张口可消除弹响。

2．不可复性盘移位伴张口受限

（1）影响进食的绞锁病史。

（2）没有TMJ弹响。

（3）自主开口小于或等于35 mm，被动拉伸小于或等于4 mm。

（4）对侧偏移＜7 mm或开口时未纠正的同侧偏移。

3．不可复性关节盘移位无张口受限

（1）影响进食的绞锁病史。

（2）存在TMJ弹响，不包括DDR弹响。

（3）自主张口度＞35 mm和被动拉伸＞4 mm。

（4）对侧偏移大于或等于7 mm。

（5）可选成像（关节造影或MRI）以确认间盘移位。

（三）第3组：其他常见关节疾病

1．关节痛

（1）颞下颌关节外侧或耳内触诊疼痛。

（2）自诉关节疼痛，伴有或不伴有下颌运动。

（3）没有捻发音和可能的弹响。

2．骨关节炎

（1）关节痛所描述的疼痛。

（2）任何运动或关节变化的影像学证据并出现捻发音，包括骨皮质轮廓的侵蚀、部分或所有髁突和关节隆起的硬化、关节表面变平和骨赘形成。

3．骨关节病

（1）任何运动或关节变化的影像学证据并出现捻发音，包括骨皮质轮廓的侵蚀、部分或所有髁突和关节隆起的硬化、关节表面变平和骨赘形成。

（2）没有报告关节痛。

（3）任何动作都没有疼痛。

这些标准使用了数年，直到2000年。为了评估RDC/TMD标准与金标准相比的有效性，启动了一个多站点验证项目。疼痛相关TMD的诊断金标准是由两个颞颌关节功能障碍和口面部疼痛专家在3个不同地点使用患者病史、体检结果和全景X线片达成的共识。他们得出结论，轴Ⅰ标准需要改进[4]。表12-1和表12-2中列出了修订后的标准，现称为颞下颌关节疾病诊断标准[5]。

表12-1 经验证的轴Ⅰ疼痛相关的TMD诊断

功能障碍	病史	检查发现
肌痛[a]		
灵敏度90% 特异性92%	下颌运动、功能引起的咀嚼结构疼痛	颞肌或咬肌相似疼痛[b]的报告：①触诊这些肌肉，或②最大程度地自主或辅助张口运动。注：在某些临床情况下，可能需要评估其他咀嚼肌。
肌筋膜疼痛伴转移		
灵敏度86% 特异性98%	同肌痛	①相似颞肌或咬肌触诊疼痛报告和②被触诊肌肉边界以外部位疼痛的报告（例如，转诊至牙齿）
关节痛		
灵敏度89% 特异性98%	同肌痛	TMJ相似疼痛[b]的报告①TMJ触诊或②最大无辅助或辅助张口、右侧或左侧侧向和前伸运动。
TMD引起的头痛		
灵敏度89% 特异性87%	因下颌运动、功能或副功能改变引起颞区头痛	颞区相似头痛[c]的报告①颞肌触诊或②最大自主或辅助开口、右侧或左侧或前伸运动。 注：还必须诊断与疼痛相关的TMD（例如，肌痛、关节痛）

引自Schiffman and Ohrbach[5]。

[a]肌痛可分为3种：局限性肌痛、肌筋膜疼痛和牵涉型肌筋膜疼痛；只有牵涉型肌筋膜痛已得到验证。关于局限性肌痛和肌筋膜疼痛的诊断标准参见Schiffman等人2014年制定的标准。

[b]相似的疼痛指患者经历的疼痛相似。目的是复制患者的疼痛症状

[c]相似的头痛指患者经历的头痛相似。目的是复制患者的头痛症状

表12-2 经验证的轴Ⅰ TMJ诊断

功能障碍	病史	检查发现
可复性关节盘移位		
灵敏度34% 特异性92%	存在TMJ杂音	爆裂声或啪啪声出现在：①张口和闭口，或②张口或闭口以及侧向或前伸运动时
可复性关节盘移位伴间断性绞锁		
灵敏度38% 特异性98%	①存在TMJ杂音②下颌锁定伴张口受限，后解锁	与可复性关节盘移位相同。注意：在诊所，当下颌被锁定时，需要进行复位才能张口。
不可复性关节盘移位伴张口受限		
灵敏度80% 特异性97%	①TMJ锁定，张口受限，②限制严重到足以干扰进食能力	最大被动开口（被动拉伸）<40 mm。注：最大开口包括切牙间开口加上切牙的垂直重叠。
不可复性关节盘移位无张口受限		
灵敏度54% 特异性79%	①TMJ锁定，张口受限，②限制严重到足以干扰进食能力	最大被动开口（被动拉伸）>40 mm。注：最大开口包括切牙间开口加上切牙的垂直重叠。

续表

功能障碍	病史	检查发现
退行性关节病		
灵敏度55% 特异性61%	存在TMJ杂音	捻发音*出现在最大主动张口、被动张口、右侧、左侧或前伸运动期间。注：Crepitus定义为嘎吱嘎吱声、摩擦声或磨碎声
半脱位		
灵敏度98% 特异性100%	颞下颌关节锁定或卡结在一个完全打开的位置，通过特定的操作（例如，移动下巴）解决	注：在诊所当下颌卡在固定位置时，需要复位才能合上嘴

引自Schiffmanand Ohrbach[5]。

四、病理生理学机制

TMD的病理生理学机制尚不清楚。由于关节本身的复杂性和症状的多因素原因，在所有TMD中没有常见的已知单一病因。然而，已经有许多可能导致TMD发展的因素。对关节的直接创伤，例如导致关节盘移位、插管、长时间打哈欠或明显的下颌骨骨折，在TMD患者中均有所报道[6]。某些形式的微创伤，例如磨牙、咬牙和其他形式的下颌骨异常姿势也被认为会导致TMD[6]。以往认为TMJ周围结构的咬合不正会导致关节功能障碍，但最近的数据表明，反咬合和咬合滑动等咬合失调可能是关节疾病进展的结果，而不是原因[6]。

TMJ细胞外基质（extracellular matrix，ECM）是一种纤维软骨组织，可作为关节的润滑剂。由于直接机械损伤、缺氧再灌注损伤和神经源性炎症等因素，ECM可能受损并发炎[7]。此外，一些研究表明，TMJ退化患者的TMJ滑液中白细胞介素1β（IL-1β）、IL-6、TNF-α、IL-8和内皮素-1水平升高[6,7]。这些细胞因子通过促进蛋白酶和炎症介质的释放来促进关节内软骨和骨骼的降解[6,7]。

五、疼痛管理

颞下颌关节疾病的治疗可分为3大类——非药物治疗、药物治疗和介入治疗。

（一）非药物治疗

对TMJ疾病的患者进行有关疾病过程的教育，并且针对每位患者疼痛过程的疑似病因选择非侵入性治疗方案。为每位患者提供处理可能导致症状的行为（如咬牙、磨牙、与压力相关的习惯和饮食）的办法[8]。还应解决任何潜在的焦虑症。物理治疗包括针对TMJ、咀嚼肌肉和颈椎肌肉的锻炼方法和手法治疗，可以通过加强和改善肌肉的活动能力来帮助减轻疼痛[9,10]。如果患者已知咬合不正的问题，那么他们可能会受益于咬合夹板和咬合调整，通过促进关节的稳定性，最大限度地减少关节创伤因素[8]。

（二）药物疗法

治疗TMJ疾病的口服药物有多种选择。布洛芬和萘普生等非甾体抗炎药通常用于治疗TMJ疾病疼痛和炎症。应权衡使用NSAID的益处与长期使用NSAID相关的潜在风险，并且只有在益处大于这些风险时才应考虑使用。肌肉松弛剂，如环苯扎林，也可能在减轻以肌筋膜成分为主的TMJ疾病患者的症状方面发挥作用[11]。抗抑郁和抗惊厥药物，如阿米替林和加巴喷丁，也可能有助于提供多模式方法来治疗TMJ神经痛[11]。苯二氮䓬类药物，如地西泮和氯硝西泮也可能提供治疗益处，尽管证据还不足，并且镇静、误用和药物相互作用的风险可能超过长期使用的潜在益处[11]。

（三）介入治疗

如果保守治疗无法改善TMJ疾病患者的疼痛和生活质量，则可以考虑进行注射/手术治疗。应告知患者注射相关的风险，包括出血、感染、关节盘损伤和疼痛无法缓解。有多种注射技术可用于颞下颌关节注射，以帮助改善TMJ疾病的疼痛。可以在透视、CT或超声引导进行注射。图12-1描述了进行关节内颞下颌关节注射的方法[1]。

关节内注射局部麻醉剂加糖皮质激素或透明质酸盐可用于缓解颞下颌关节紊乱

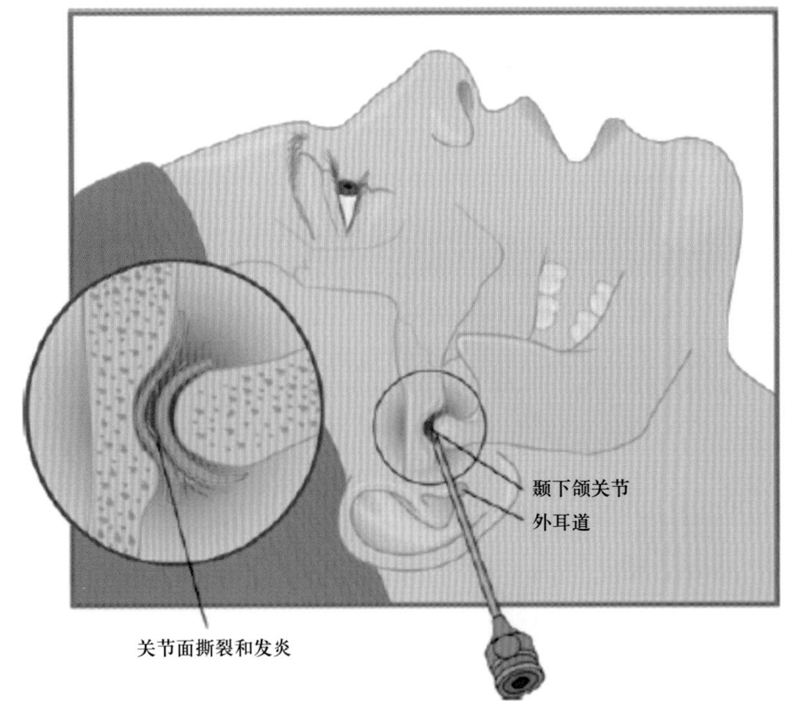

图12-1 颞下颌关节注射治疗

的症状[12]。对接受糖皮质激素/透明质酸关节内注射患者的9项随机对照试验的文献回顾表明，患者在注射治疗后疼痛有所改善，但一些研究没有得出具有统计学意义的结果[12]。另一项涉及透明质酸注射治疗颞下颌关节盘移位和炎性退行性疾病系统回顾研究发现，在15天到24个月之间，疼痛程度都有所下降[13]。

如果患者颞下颌关节紊乱归因于咀嚼肌痉挛，可以考虑注射肉毒毒素A。这些注射主要在翼外肌内进行，但也可以针对咀嚼肌周围肌肉，这也可能导致颞下颌关节功能障碍。一篇综述总结了24篇关于翼外肌肉毒毒素A注射的研究，发现无论注射的数量或剂量如何，患者的咔嗒声、疼痛、活动过度和功能障碍都会减少[14]。

如果患者注射后症状未能缓解，则可考虑采用手术方法治疗颞下颌关节畸形。关节穿刺术是一种微创手术，包括将无菌针头插入关节内并抽出液体，然后用无菌溶液冲洗关节以排出碎屑和炎性细胞因子。关节镜是另一种微创手术，也可以用来评估关节内的损伤，帮助确定颞下颌关节疾病的严重程度，并打破关节内粘连，恢复关节的功能和活动范围[15]。

六、预后

颞下颌关节紊乱综合征的预后总体良好。据估计，5%～10%的患者需要或寻求治疗，高达40%的患者的症状能够自行缓解[16]。对于保守治疗的患者，疼痛缓解率在50%～90%之间[16]。一项针对195名患者保守治疗的研究发现，2年后，约2/3的患者症状完全消失，约1/4的患者有持续的轻微症状，3%的患者有间歇性复发症状[17]。最终，这一复杂的多因素疾病的预后取决于患者潜在的导致症状的原因、高危因素和疾病的慢性病程。

七、讨论

（一）发病率

据估计，5%～25%的成年人有颞下颌关节紊乱的症状，20～40岁发病率最高，有时50岁也可发病[8,16]。与男性相比，女性的发病率更高，报告的比率在2∶1～8∶1之间[8,16]。因为尽管许多人可能有症状，但实际上只有一小部分人会寻求治疗，所以很难明确颞下颌关节紊乱的患病率[8]。此外，这一疾病可能与其他表现类似的疾病诊断相混淆，从而导致更加低估该疾病的患病率。

（二）鉴别诊断

诊断颞下颌关节紊乱的最佳方法是进行详细的病史采集和查体，有助于医师排除可能出现类似于颞下颌关节紊乱症状的许多其他疾病，颞下颌关节紊乱的表现：张口时发出的咔嗒声、颞下颌关节发出的咯吱声或闭锁声、下颌运动异常、下颌运动范围缩小、咀嚼肌触痛、运动负荷时疼痛以及睡眠磨牙等症状[16]。颞下颌关节紊乱综合征的鉴别诊断应包括：牙齿状况（感染、空洞、干槽）、巨细胞动脉炎、下颌骨恶性肿瘤/肿瘤、偏头痛、舌咽神经痛、带状疱疹后神经痛、三叉神经痛、中耳炎、复杂性区域疼痛综合征、涎腺增生和鼻窦炎[1,16]。根据病史和查体，使用CT扫描或MRI等，获取颞下颌关节周围头颈部结构的影像结果，有利于该病的鉴别诊断。

（三）不同临床特点（病史和查体）、实验室和影像学检查的诊断价值

表12-1和表12-2列出了颞下颌关节紊乱的诊断标准（表12-1、表12-2），以及每个颞下颌关节分类的特异性和敏感性。1篇综述总结了7篇文章的数据，来探究关节声音、颞下颌关节疼痛和颞下颌关节运动障碍，讨论这些指标对诊断TMJ的敏感性、特异性和阴性/阳性比[18]。他们认为每一项研究结果都具有广泛的可预测性，并且大多数文章都比较了颞下颌关节紊乱的表现（骨关节炎、关节积液和关节盘移位），

但没有大型研究将颞下颌关节紊乱的患者与非颞下颌关节紊乱的患者进行比较。

不同的影像学检查方法可用于颞下颌关节紊乱综合征的诊治。这些方法包括但不限于常规X线平片、CT、MRI和超声检查。一般来说，建议从X线平片检查开始，X线检查有助于识别关节内严重的骨折、脱位或退行性改变[16]。与其他影像学检查相比，CT对检测骨折或骨异常更为敏感，MRI是关节综合评估的最佳检查，有症状患者的MRI表现与结构性关节问题之间的相关性高达95%[16]。然而，在34%的无症状患者中可以发现假阳性结果。当MRI或CT不可用于检查患者时，可以考虑使用超声检查，优点是实时检查颞下颌关节，可以发现其他静态图像上不明显的问题[16]。

（四）不同治疗方式的证据强度

目前，没有任何专业学会发布有关颞下颌关节紊乱治疗证据强度的指南或共识。大多数专家建议从保守治疗开始，如果保守治疗不成功，可尝试侵入性治疗[16]。

（五）未来研究方向或正在进行的临床试验

颞下颌关节紊乱综合征最新的研究进展涉及颞下颌关节盘的组织工程学，在解决颞下颌关节紊乱病关节盘变薄和退变方面，相关的治疗方法是对症性的，而不是治愈性的。已有动物研究表明，从同种异体肋软骨细胞中提取的组织工程植入物具有良好的效果，植入后8周，植入物显示出完全的稳定性，没有破裂或碎裂的迹象，对组织工程植入物的免疫反应也很低，未发现急性植入物的排斥反应[19]。这一治疗被证明有希望在早期阶段解决涉及关节盘变薄的颞下颌关节紊乱综合征，防止关节退行性病变的发展。

八、总结

颞下颌关节紊乱是一种病因复杂的慢性疼痛综合征，主要影响颞下颌关节及其周围的肌肉骨骼结构，严重时可影响生活质量。在历史上颞下颌关节紊乱综合征的诊断一直有争议，因为颞下颌关节紊乱综合征具有广泛的症状和体征，并且存在症状类似的众多需要鉴别的疾病。治疗方面包括多种保守治疗，如行为矫正、口腔咬合夹板和物理治疗；药物治疗有许多种类，如非甾体抗炎药、肌肉松弛剂和抗惊厥药物，这些药物已被证明有助于缓解症状。如果保守治疗不能缓解症状，那么在颞下颌关节内或关节周围进行注射可能有益处。只有存在严重的关节紊乱和其他方式无法缓解的症状时，才考虑手术治疗。需要进一步的临床研究来开发更多的药物疗法和干预措施，来治疗颞下颌关节紊乱综合征。

（容晓莹 译 罗启鹏 王永 校）

原书参考文献

[1] Waldman SD. Temporomandibular joint dysfunction. In: Atlas of common pain syndromes: Philadelphia, PA: Elsevier; 2019. p. 42-6.

[2] The TMJ Association, Ltd. http: //www. tmj. org/Page/37/19.

[3] Dworkin SF, LeResche L. Research diagnostic criteria for temporomandibular disord-ers: review, criteria, examinations and specifications, critique. J Craniomandib Disord. 1992; 6 (4): 301-55.

[4] Truelove E, Pan W, Look JO, et al. The research diagnostic criteria for temporomandibular disorders. III: validity of axis I diagnoses. J Orofac Pain. 2010; 24 (1): 35-47.

[5] Schiffman E, Ohrbach R. Executive summary of the diagnostic criteria for temporomandibular disorders (DC/TMD) for clinical and research applications. J Am Dent Assoc. 2016; 147 (6): 438-45. Epub 2016 Feb 26.

[6] Chang CL, Wang DH, Yang MC, Hsu WE, Hsu ML. Functional disorders of the temporomandibular joints: internal derangement of the temporomandibular joint. Kaohsiung J Med Sci. 2018; 34 (4): 223-30.

[7] Milam SB, Schmitz JP. Molecular biology of temporomandibular joint disorders: proposed mechanisms of disease. J Oral Maxillofac Surg. 1995; 53 (12): 1448-54.

[8] Meghan MK, MacBarb RF, Wong ME, Athanasiou KA. Temporomandibular joint disorders: a review of etiology, clinical management, and tissue engineering strategies. Int J Oral Maxillofac Implants. 2013; 28 (6): e393-414.

[9] McNeely ML, Armijo Olivo S, Magee DJ. A systematic review of the effectiveness of physical therapy interventions for temporomandibular disorders. Phys Ther. 2006; 86: 710-25.

[10] Rocabado M. The importance of soft tissue mechan-ics in stability and instability of the cervical spine: a functional diagnosis for treatment planning. Cranio. 1987; 5: 130-8.

[11] Ouanounou A, Goldberg M, Haas DA. Pharmacotherapy in temporomandibular disorders: a review. J Can Dent Assoic. 2017 Jul; 83: h7.

[12] Machado E, Bonotto D, Cunali PA. Intra-articular injections with corticosteroids and sodium hyaluronate for treating temporomandibular joint disorders: a systematic review. Dental Press J Orthod. 2013; 18 (5): 128-33.

[13] Manfredini D, Piccotti F, Guarda-Nardini L. Hyaluro-nic acid in the treatment of TMJ disorders: a systematic review of the literature. Cranio. 2010; 28 (3): 166-76.

[14] Ataran R, et al. The role of botulinum toxin A in treatment of temporomandibular joint disorders: a review. J Dent (Shiraz). 2017; 18 (3): 157-64.

[15] Tanaka E, Detamore MS, Mercuri LG. Degenerative disorders of the temporomandibular joint: etiology, diagnosis, and treatment. J Dent Res. 2008; 87 (4): 296-307.

[16] Gauer RL, Semidey MJ, Womack Army Medical Center, Fort Bragg, North Carolina. Diagnosis and treatment of temporomandibular disorders. Am Fam Physician. 2015; 91 (6): 378-86.

[17] Garefis P, Grigoriadou E, Zarifi A, et al. Effectiven-ess of conservative treatment for craniomandibular disorders: a 2-year longitudinal study. J Orofac Pain. 1994; 8 (3): 309-14.

[18] Reneker J, Paz J, Petrosino C, Cook C. Diagnos-tic accuracy of clinical tests and signs of temporoman-dibular joint disorders: a systematic review of the literature. J Orthop Sports Phys Ther. 2011; 41 (6): 408-16. Epub 2011 Feb 18.

[19] Vapniarsky N, et al. Tissue engineering toward temporomandibular joint disc regeneration. Sci Transl Med. 2018; 10 (446) https: //doi. org/10. 1126/scitranslmed. aaq1802.

第十三节　持续性肩痛（肩袖损伤）1例

13

Teresa M. Kusper, Nebojsa Nick Knezevic, Kenneth D. Candido

一、病例

患者，45岁男性，建筑工人，因右肩剧烈疼痛和无力1个月就诊。患者既往体健，自诉拖着一件沉重的设备穿过建筑工地时，突然感到“砰”的一声，然后肩膀剧烈疼痛。自受伤以来，他无法在工作中使用患臂，不能将手臂举过头顶。患者一直通过热敷、非处方药（对乙酰氨基酚和布洛芬）治疗疼痛，但疼痛仍持续存在，尤其是在夜间。视诊可见肩部对称，没有肿胀、瘀斑、肌肉萎缩或畸形，查体发现盂肱关节前部触诊有轻微压痛、冈上肌试验（Jobe's征或空杯试验）、吹号征（Hornblower's征）和耸肩征阳性、落臂试验阳性以及右肩手臂外旋无力。椎间孔挤压试验、交叉臂试验、沟征、扩张征、肩峰撞击诱发试验（Neer试验）和霍金斯征（Hawkins试验）均为阴性。神经学检查显示，所有皮肤上的感觉完整对称，肱二头肌、肱三头肌和手内收肌的力量正常。

二、初步诊断

考虑到外伤史、临床表现和查体中的发现，初步诊断为肩袖撕裂。采用肩峰撞击诱发试验来帮助诊断和判断撕裂程度，冈上肌试验、号手征和落臂试验阳性，且外旋力量较弱，与肩袖完全撕裂一致，可能涉及所有4个肌腱。

三、如何明确诊断

肩袖撕裂的临床诊断可以通过X线平片、超声、MRI和CT成像来证实。X线平片被认为是首选的影像学检查，因为它可以支持肩袖撕裂的诊断，也可以提供有关其他结构的重要信息，用于指导治疗。超声检查是一种快速且廉价的诊断工具，可用于床边观察肩袖组织（图13-1a-d），并诊断肩袖损伤，特别是全层和部分肩袖撕裂[1]。

从肩部上（a，b）和前（c，d）位置以及肩袖复合体主要肌肉超声视图（图片由医学博士伊恩·M·福勒提供）

四、病理生理学机制

导致肩袖损伤的因素很多，包括内在和外在因素，尽管前者似乎发挥了更大的

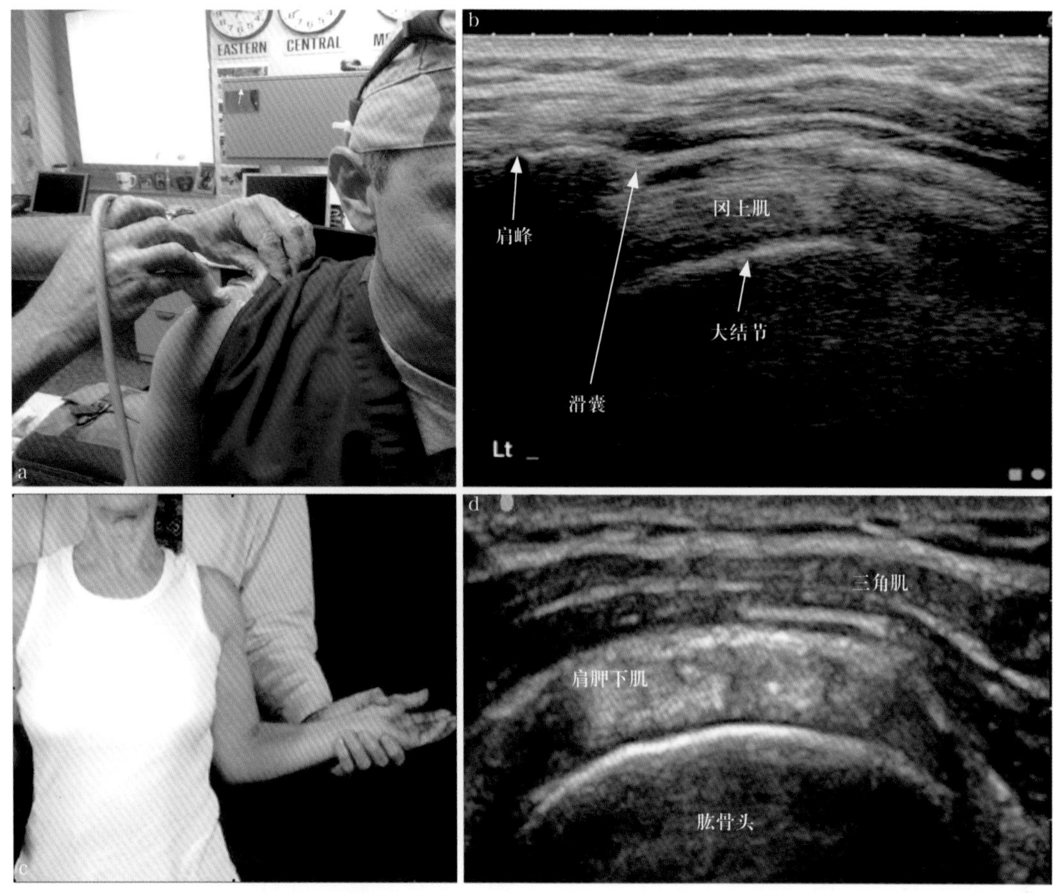

图13.1 （a–d）肩袖复合体的超声评估

作用[2]。外在因素包括一个或多个肌腱撕裂的创伤史。最常见的诱发因素是摔倒，最常见于年轻男性（平均年龄54.7岁）[3]。在创伤性肩袖撕裂中，冈上肌腱是最常见的受累部位（84%），其次是肩胛下肌腱（78%）和冈下肌腱（38%）[3]。其他外在因素包括姿势异常、肩峰解剖变异、肱骨或肩胛骨运动学改变、肩袖和肩胛骨功能缺陷、胸小肌或肩后伸展性降低以及肱骨头与肩胛盂之间的内部撞击[4]，导致肩袖肌腱病变的内在机制包括生物学、形态学、血管和力学发生改变[4]。肩袖变性是一种内在因素，可能是由于肩袖肌腱或肩峰下囊的刺激或炎症导致相关肌纤维的抗拉强度降低，最终导致肩袖撕裂[5]。Neer在其具有里程碑意义的文章中指出，大多数肩袖损伤（95%）是由于肩袖肌腱和肩峰下囊的刺激引起，因此被称为肩峰下撞击综合征（subacromial impingement syndrome，SIS）[6,7]。SIS Ⅰ期涉及肩峰下囊炎症（急性滑囊炎），与肩袖肌腱病相关。SIS Ⅱ期表现为肩袖肌腱纤维化和部分撕裂，而SIS Ⅲ期表现为肩袖全层撕裂[8]。

五、疼痛管理

肩袖撕裂的治疗方案取决于详细的评

估和全面的查体，以排除肩痛的常见病因。病史的关键要素：疼痛部位及疼痛放射位置、疼痛持续时间、疼痛进展以及对先前治疗和干预的反应等信息，还要询问：优势手、职业、体力活动、参加任何体育活动以及创伤或受伤史等问题。完整的查体应包括检查、触诊、运动范围评估、神经学检查和激发性试验[9]。X线平片可用于排除肩痛的其他原因，而超声和磁共振成像检查在诊断和量化肩袖撕裂程度方面很有用，因为小范围和大范围肩袖撕裂的处理不同[10]。

肩袖撕裂的治疗包括保守治疗（非手术）和手术治疗（部分修复和清创、开放或关节镜修复、重建和关节成形术）[11]。小部分肩袖撕裂通常采用保守治疗，大部分肩袖撕裂很少采用保守治疗，而手术仅适用于全层撕裂的病例。肩袖撕裂的保守治疗主要包括：生活方式调整（避免肩负重活动、避免卧推、投掷和皮划艇运动）、消炎药物、糖皮质激素注射（加或不加局部麻醉剂）以及物理治疗[12]，充分的疼痛控制对于患者参与物理治疗和治疗的成功至关重要。非甾体抗炎药是一线选择，可以在3～4周内减轻疼痛，但不能改善功能[10]。非甾体抗炎药治疗的主要不良反应包括胃肠道（溃疡、出血、穿孔和结肠炎）[13]，肾脏（急性和慢性肾功能衰竭、肾乳头状坏死、肾病综合征伴间质性肾炎、电解质和液体潴留导致血压升高），心血管（高血压、心房颤动、心肌梗死、卒中和血栓栓塞事件的风险）[14]。虽然这些效应受NSAID的剂量和类型（Cox-1与Cox-2或联合）的影响，但建议将治疗时间限制在较短的时间内（＜1个月）。关节和肌腱注射的并发症包括：败血症性关节炎、注射后眩晕、滑膜炎、注射侧疼痛或肿胀、肌腱撕裂（断裂）、肌肉萎缩、脂肪萎缩、神经/血管损伤、类固醇关节病和皮肤色素变化[15,16]。糖皮质激素注射的全身效应包括：血压升高、血糖升高、皮质醇增多症、失眠和类固醇精神病[17-19]。

应定期评估患者，以确定患者对保守治疗的反应以及是否需要转诊，在转诊到骨科前，针对临床评估有以下建议：（a）肩袖完整时应保守治疗3～6个月；（b）肩袖小范围撕裂应保守治疗12周；（c）肩袖大范围撕裂、外伤或肩关节脱位史的患者、无撕裂史的年轻健康活跃个体以及撕裂超过50%的患者应及时转诊外科治疗[12,20]。

六、预后

有关肩袖撕裂的文献证实：与保守治疗相比，手术治疗后肩袖结构和功能恢复有所改善。未经手术治疗的肩袖撕裂患者病理变化包括：进行性撕裂扩展、肌肉萎缩、脂肪浸润和二头肌腱长头退化，并表现为肩关节功能较差[21,22]。在某些情况下，撕裂可能会随着时间的推移从可以手术治疗变为不可手术[23]。穆斯马耶尔（Moosmayer）等人检查了89例经过保守治疗的肩袖撕裂患者（平均随访8.8年），并报告了33例患者的撕裂尺寸平均增加5.0～9.9 mm，8例患者的撕裂尺寸平均增加10.0～19.9 mm，8例患者的撕裂尺寸大于20.0 mm[21]。23名最初接受物理治疗的患者需要进行手术干预。该作者还调查了50名无症状全层撕裂的患者，并描述了18例患者的症状发展[22]，与无症状患者相比，有症状患者表现出更大的袖口撕裂，而肌肉萎缩、脂肪变性和肱二头肌腱病变的发生率也更高。Mall等人对195名无症状肩袖撕裂的受试者进行了为期数年的队列研究，并报告了44名患者的疼痛发展和疾病进展情况[24]，在增加新症状的受试者中，其中18%的全层撕裂患者撕裂尺寸均增加了大于5.0 mm，40%的受试者肩袖的病理改变从部分撕裂发展为全层撕裂。此外，在盂肱运动功能方面也有显著改变，例如，除上肢外展90°时的外旋外，所有肩部运动范围均减少，在早期肩部外展期间，与疼痛相关的代偿性肩胛胸运动增加。这些研究发现提出了1个问题，即预防性手术修复对无症状肩袖撕裂在预防疼痛发展、进行性撕裂尺寸扩大和功能损害方面的效用。

研究确定了影响肩袖修复手术的预后和恢复的几个影响因素（表13-1）[25-31]，主要因素是肩袖撕裂范围较大[25,32]和患者年龄较大[25]。朴（Park）等人研究了肩袖撕裂手术治疗后失败率增加的预测临界值：年龄>69岁，撕裂尺寸>2 cm（90%特异性）[33,34]。对105例接受开放手术肩袖撕裂修复和肩峰成形术的慢性肩袖撕裂患者（11例巨大、38例大、40例中、16例小撕裂）进行了前瞻性分析，结果显示96例患者的主动外展和外旋均有明显缓解和改善[32]。68名患者对结果的评价为非常满意，16名为满意，21名为不满意。Mall等人的一项荟萃分析显示，外伤性肩袖撕裂患者术后效果良好，主动前举从81°提高到150°[3]。

表13-1　影响肩袖撕裂手术修复的预后因素

社会学数据	临床因素
患者年龄	骨密度
性别	体重指数
症状持续时间	糖尿病
随访时间	高胆固醇血症
	吸烟
	体力活动水平
	术前活动范围
	非甾体抗炎药
解剖因素	**手术因素**
肩袖损伤的大小	干预的时间
袖口收缩（肩肱距离）	同时进行肱二头肌或肩锁关节手术
肌肉脂肪浸润	或富血小板血浆注射
多发肌腱受累	

数据来自[26、28-34]

七、讨论

（一）发病率

肩袖损伤是导致肩部疼痛和残疾的主要原因之一，美国每年有450万人次因肩部疼痛就诊[35]。一些流行病学研究表明，在世界不同地区，进行肩袖修复的患者越来越多，例如，芬兰在1998年～2011年间增长了204%[36]，美国在1996年至2006年间增长了141%[37]。要明确确定肩袖损伤的患病率很有挑战性，因为只有一部分肩袖撕裂是有症状的。据报道，普通人群中肩袖撕裂的患病率在7.6%～36%[38-40]，无症状撕裂的患病率高于有症状撕裂的患病率[41-43]。尽管男性在五六十岁时患病率较高，但男女患病率均随年龄增长而增加[42]。Teunis等人对6,112个肩部进行系统的回顾，80岁以上群体肩袖异常患病率为62%[39]。此外，撕裂尺寸的大小也因受试者的年龄而异。20世纪50年代肩袖小范围撕裂在患者中更为常见，而大范围的肩袖撕裂在随后的几十年中更为突出。冈上肌腱撕裂是最常见的受累部位（13.8%的患者），其中7.4%的患者为全肌腱撕裂，3.6%的患者为前半肌腱撕裂，2.8%的患者为后半肌腱撕裂[42]。肩袖撕裂与高龄、男性、吸烟、高胆固醇血症、优势手、姿势、职业倾向、创伤史、对侧肩袖撕裂、正面撞击征、主动向前仰角减小以及患肢外展和外旋无力有关[11,41]。60岁以上的患者有以下的表现：外旋肌或冈上肌无力，或有撞击迹象（难以抬起手臂、三角肌下囊发炎或激发试验呈阳性），这些人有可能98%产生肩袖撕裂[44]。较大的撕裂与年龄增大、术前活动减弱、锁骨远端切除和转位修复技术有关[25]。

（二）鉴别诊断

肩袖肌腱病变通常表现为肩关节运动或休息时的疼痛、举手摸头疼痛、肩关节运动障碍和僵硬、无力（通常继发于疼痛）以及卧位时受影响的肩或手臂置于头顶时的夜间疼痛，疼痛可能会放射至肱骨中外侧或肩峰前外侧[45]。肩痛、无力和运动功能丧失常与涉及肩袖复合体以外结构的病理学改变共同存在。因此，鉴别诊断包括与肩部和其他邻近结构相关的任何病变：盂肱关节不稳定、盂肱关节炎和粘连性肩关节囊炎（冻结肩）、喙肩关节损伤、肩锁关节损伤、肩胛骨弹响综合征、肩峰下滑囊炎、三角肌下滑囊炎、肱二头肌肌腱病和颈神经根病。仔细有条理的体检有助于阐明肩痛的潜在病因，例如，主动运动和被动运动检查可以区分两种不同的病因：盂肱不稳定和肩袖损伤。在盂肱不稳定，主动运动和被动运动肩关节活动范围均受损，而肩袖损伤只是主动肩关节活动范围变小或丧失。每个肩袖肌在肩袖复合体中起着不同的功能作用：外展（冈上肌）、外旋（肩胛下肌和小圆肌）和内旋（冈下肌）。因此，外展和内外旋的肌力和运动功能评估将有利于明确肩袖复合体的病变肌。

（三）不同临床特点（病史和查体）、实验室和影像学检查的诊断价值

临床上，相关肩关节损伤的激发试验已有多种，当激发试验呈阳性时，可帮助医师明确临床诊断。VanKampen等人对169名肩关节不适患者进行了前瞻性队列研究，验证激发试验在评估肩袖撕裂方面的诊断价值[46]，骨科医师也参与了25次不同的试验，最终通过磁共振关节造影（magnetic resonance arthrography，MRA）得到证实。研究结果表明，高龄和肩峰撞击诱发试验阳性是肩袖撕裂最重要的独立预测因素，临床试验在诊断肩袖撕裂的总体准确率在61%～75%，“空罐试验”（Jobe试验）是肩袖撕裂最敏感的检查项目（68.4%），而推离测试和落臂试验在诊断肩袖撕裂方面最具特异性。表13-2列出了部分的试验及其敏感性和特异性。

表13-2 诊断肩袖撕裂的主要临床试验

激发性临床试验				
试验名称	试验目的	手法	阳性表现	诊断价值
落臂试验	冈上肌腱和冈下肌腱；肩袖撕裂	肩部被动外展至180°	手臂下垂	灵敏度：10%～73% 特异性：77%～100%
空罐试验（Jobe试验）	冈上肌腱和冈下肌腱；肩袖撕裂	肩外展至90°肩胛平面，并完全内旋。拇指朝下。	查体人员施加阻力时疼痛或无力	灵敏度：53%～89% 特异性：65%～82%
吹号征	小圆肌腱；肩袖撕裂	手臂外展90°，肘关节屈曲90°。让患者抵抗外力侧旋肩关节。	当肘关节受支撑时，松开时手腕会下降	灵敏度：100% 特异性：93%
霍金斯征	撞击综合征	肱骨前屈90°，肩部强制内旋。	疼痛	灵敏度：72%～92% 特异性：44%～78%
肩峰撞击诱发试验	撞击综合征	在防止肩胛骨旋转的同时强制向前抬高。	疼痛	灵敏度：68%～89% 特异性：49%～98%

数据来自[46,54,59]

影像学检查是一种极有用的工具，可以确认疑似诊断，并通过显示撞击或肩袖肌腱撕裂的变化来指导手术和保守治疗。常规X线平片是在使用其他更详细的检查之前对影像学评估的初步检查[47]。肩部X线检查可以先于或被超声检查取代，超声是一种方便、快速、无辐射、廉价且可靠的方法，可以在办公环境中评估肩袖病变。Smith等人在对6066个肩部的荟萃分析中评估了超声（ultrasonography，USG）的诊断准确性，发现部分和完全肌腱撕裂的敏感性为84%，特异性为89%[48]。DeJesus等人（n=140）的另一项荟萃分析显示，超声发现部分和完全肌腱撕裂的敏感性为85.1，特异性为86.1[49]。据报道，与小范围肌腱撕裂相比，USG在检测大范围肌腱撕裂方面具有更高的准确性[49-52]。

磁共振成像，尤其是与关节造影相结合时，比USG提供了更多的细节和清晰度，并且能够可视化USG图片上不明显的形态。MRI检测肩袖撕裂的阳性预测值（positivepredictivevalue，PPV）高于USG（92% V. 88%）[53]，尽管许多研究表明，这两种检测方法在诊断完全撕裂时具有相当的准确性，但USG在评估部分肌腱撕裂方面更准确、更具成本效益[49,52,53]。磁共振关节造影是3种模式中最敏感和最特异的一种，但其实用性因其侵入性和给患者带来不适而受到限制[49,54-59]。

（四）不同治疗方式的证据强度

NSAID和糖皮质激素注射被认为是治疗肩袖疾病的一线选择，建议使用NSAID（推荐强度B级）和糖皮质激素（推荐强度A级）注射来治疗急性SIS Ⅰ期[60-63]。已有充分证据支持保守治疗对Ⅱ期和Ⅲ期SIS的益处[64,65]，经过1～2周的治疗（证据级别Ⅱ），NSAID的短期益处已得到证实[60,61]；糖皮质激素注射的有效性已得到广泛研究，并得到临床试验和系统评价的支持[63,66-68]。使用糖皮质激素和局部麻醉剂进行注射可有效缓解肩袖损伤的疼痛并改善其功能（建议B级）[10]。研究表明，糖皮质激素注射和非甾体抗炎药之间的短期疗效相似（证据水平ⅠA）[69,70]，在治疗肩袖疼痛方面，糖皮质激素注射优于物理疗法（证据级别Ⅱ）[66,67]。

对一项研究进行的荟萃分析显示，肩袖肌腱病变经物理治疗后，疼痛可能会缓解，但功能改善不明确（证据水平IA）[71]，在肩袖肌腱炎/肌腱病患者中，物理治疗和手术修复之间未发现统计学差异（证据水平ⅡA）[8]。对于肩袖全层撕裂，物理治疗可提供长期疼痛缓解和功能改善（推荐强度B级）[8]。

（五）未来研究方向或正在进行的临床试验

与许多其他疼痛综合征一样，再生疗法在肩袖撕裂的保守治疗中越来越受到关注和应用。富血小板血浆和干细胞工程的潜在益处的相关研究和报告数量持续增加。如一些文章所示，这些治疗通过促进肩袖肌腱的再生，在成功恢复肩袖损伤方面显示出巨大的前景。在一项涉及20名患者的试验中，研究了间充质干细胞（mesenchymal stem cells，MSCs）的效用，这些患者接受了肌腱内注射自体脂肪间充质干细胞治疗症状性肩袖疾病[72]。结果显示，高剂量组疼痛减轻71%，中剂量组和高剂量组肩痛残疾指数（Shoulder Pain And Disability Index，SPADI）分别减少80%和77%，中剂量组和高剂量组关节和法氏囊缺损分别减少83%和90%。Kim等人对结构改善进行了研究，在35名单独接受关节镜下肩袖修复的患者中，与35名接受关节镜下骨髓间充质干细胞注射修复的患者相比，没有发现临床上的显著差异[73]。在对随机对照试验的荟萃分析（18项研究；n=1066）[74]和对389篇文献的系统回顾分析[75]中，对富含血小板血浆在慢性肌腱病变治疗中的价值进行了评估。在荟萃分析中，强有力的证据支持在超声引导下使用富血小板血浆治疗肌腱病变，而后一项系统回顾表明，富血小板血浆对髌骨和外侧上髁有益，但对跟腱和肩袖肌腱病变无益。

八、结论

肩袖疾病是导致肩关节疼痛、功能丧失和残疾的常见原因，影响了大部分人群。肩袖损伤，也称为肩峰下撞击综合征，包括多种异常，包括肩峰下滑囊炎、肩袖肌腱病变、肩袖肌腱炎和不同程度的肩袖撕裂。尽管这些病理学改变一直是研究的重点，但仍需完成更多的工作，以充分阐明肩袖损伤的病理生理机制，了解疾病的进展及可用的最佳治疗方案。

（容晓莹 译 罗启鹏 校）

原书参考文献

[1] Singh JP. Shoulder ultrasound: what you need to know. Indian J Radiol Imaging. 2012; 22 (4): 284-92.

[2] actor D, Dale B. Current concepts of rotator cuff tendinopathy. Int J Sports Phys Ther. 2014; 9 (2): 274-88.

[3] Mall NA, Lee AS, Chahal J, Sherman SL, Romeo AA, Verma NN, et al. An evidenced-based examination of the epidemiology and outcomes of traumatic rotator cuff tears. Arthroscopy. 2013; 29 (2): 366-76.

[4] Seitz AL, McClure PW, Finucane S, Boardman ND 3rd, Michener LA. Mechanisms of rotator cuff tendinopathy: intrinsic, extrinsic, or both? Clin Biomech (Bristol, Avon). 2011; 26 (1): 1-12.

[5] Lewis J. Rotator cuff related shoulder pain: assessment, management and uncertainties. Man Ther. 2016; 23: 57-68.

[6] Neer CS 2nd. Anterior acromioplasty for the chronic impingement syndrome in the shoulder: a preliminary report. J Bone Joint Surg Am. 1972; 54 (1): 41-50.

[7] Neer CS 2nd. Impingement lesions. Clin Orthop Relat Res. 1983; (173): 70-7.

[8] Trojian T, Stevenson JH, Agrawal N. What can we expect from nonoperative treatment options for shoulder pain? J Fam Pract. 2005; 54 (3): 216-23.

[9] Woodward TW, Best TM. The painful shoulder: part I. Clinical evaluation. Am Fam Physician. 2000; 61 (10): 3079-88.

[10] Oliva F, Piccirilli E, Bossa M, Via AG, Colombo A, Chillemi C, et al. I. S. Mu. L. T-rotator cuff tears guidelines. Muscles Ligaments Tendons J. 2015; 5 (4): 227-63.

[11] Sambandam SN, Khanna V, Gul A, Mounasamy V. Rotator cuff tears: an evidence based approach. World J Orthop. 2015; 6 (11): 902-18.

[12] Burbank KM, Stevenson JH, Czarnecki GR, Dorfman J. Chronic shoulder pain: part II. Treatment. Am Fam Physician. 2008; 77 (4): 493-7.

[13] Bjarnason I, Hayllar J, MacPherson AJ, Russell AS. Side effects of nonsteroidal anti-inflammatory drugs on the small and large intestine in humans. Gastroenterology. 1993; 104 (6): 1832-47.

[14] Harirforoosh S, Asghar W, Jamali F. Adverse effects of nonsteroidal antiinflammatory drugs: an update of gastrointestinal, cardiovascular and renal complications. J Pharm Pharm Sci.

2013; 16 (5): 821-47.

[15] Cheng J, Abdi S. Complications of joint, tendon, and muscle injections. Tech Reg Anesth Pain Manag. 2007; 11 (3): 141-7.

[16] Brinks A, Koes BW, Volkers AC, Verhaar JA, Bierma-Zeinstra SM. Adverse effects of extra-articular corticosteroid injections: a systematic review. BMC Musculoskelet Disord. 2010; 11: 206.

[17] Habib GS. Systemic effects of intra-articular corticosteroids. Clin Rheumatol. 2009; 28 (7): 749-56.

[18] Goldzweig O, Carrasco R, Hashkes PJ. Systemic adverse events following intraarticular corticosteroid injections for the treatment of juvenile idiopathic arthritis: two patients with dermatologic adverse events and review of the literature. Semin Arthritis Rheum. 2013; 43 (1): 71-6.

[19] Robinson DE, Harrison-Hansley E, Spencer RF. Steroid psychosis after an intra-articular injection. Ann Rheum Dis. 2000; 59 (11): 927.

[20] Shin KM. Partial-thickness rotator cuff tears. Korean J Pain. 2011; 24 (2): 69-73.

[21] Moosmayer S, Gartner AV, Tariq R. The natural course of nonoperatively treated rotator cuff tears: an 8. 8-year follow-up of tear anatomy and clinical outcome in 49 patients. J Shoulder Elb Surg. 2017; 26 (4): 627-34.

[22] Moosmayer S, Tariq R, Stiris M, Smith HJ. The natural history of asymptomatic rotator cuff tears: a three-year follow-up of fifty cases. J Bone Joint Surg Am. 2013; 95 (14): 1249-55.

[23] Zingg PO, Jost B, Sukthankar A, Buhler M, Pfirr-mann CW, Gerber C. Clinical and structural outcomes of nonoperative management of massive rotator cuff tears. J Bone Joint Surg Am. 2007; 89 (9): 1928-34.

[24] Mall NA, Kim HM, Keener JD, Steger-May K, Teefey SA, Middleton WD, et al. Symptomatic progression of asymptomatic rotator cuff tears: a prospective study of clinical and sonographic variables. J Bone Joint Surg Am. 2010; 92 (16): 2623-33.

[25] Saccomanno MF, Sircana G, Cazzato G, Donati F, Randelli P, Milano G. Prognostic factors influencing the outcome of rotator cuff repair: a systematic review. Knee Surg Sports Traumatol Arthrosc. 2016; 24 (12): 3809-19.

[26] Fermont AJ, Wolterbeek N, Wessel RN, Baeyens JP, de Bie RA. Prognostic factors for successful recovery after arthroscopic rotator cuff repair: a systematic literature review. J Orthop Sports Phys Ther. 2014; 44 (3): 153-63. 27. Lambers Heerspink FO, Dorrestijn O, van Raay JJ, Diercks RL. Specific patient-related prognostic factors for rotator cuff repair: a systematic review. J Shoulder Elb Surg. 2014; 23 (7): 1073-80.

[28] Chung SW, Oh JH, Gong HS, Kim JY, Kim SH. Factors affecting rotator cuff healing after arthroscopic repair: osteoporosis as one of the independent risk factors. Am J Sports Med. 2011; 39 (10): 2099-107.

[29] Nho SJ, Brown BS, Lyman S, Adler RS, Altchek DW, MacGillivray JD. Prospective analysis of arthroscopic rotator cuff repair: prognostic factors affecting clinical and ultrasound outcome. J Shoulder Elb Surg. 2009; 18 (1): 13-20.

[30] Tashjian RZ, Hollins AM, Kim HM, Teefey SA, Middleton WD, Steger-May K, et al. Factors affecting healing rates after arthroscopic double-row rotator cuff repair. Am J Sports Med. 2010; 38 (12): 2435-42.

[31] Lundgreen K, Lian OB, Scott A, Nassab P, Fearon A, Engebretsen L. Rotator cuff tear degeneration and cell apoptosis in smokers versus nonsmokers. Arthroscopy. 2014; 30 (8): 936-41.

[32] Meyer DC, Wieser K, Farshad M, Gerber C. Retraction of supraspinatus muscle and tendon as predictors of success of rotator cuff repair. Am J Sports Med. 2012; 40 (10): 2242-7.

[33] Cofield RH, Parvizi J, Hoffmeyer PJ, Lanzer WL, Ilstrup DM, Rowland CM. Surgical repair of chronic rotator cuff tears. A prospective long- term study. J Bone Joint Surg Am. 2001; 83-A (1): 71-7.

[34] Park JS, Park HJ, Kim SH, Oh JH. Prognostic factors affecting rotator cuff healing after arthroscopic repair in small to medium-sized

tears. Am J Sports Med. 2015; 43 (10): 2386-92.

[35] Oh LS, Wolf BR, Hall MP, Levy BA, Marx RG. Indications for rotator cuff repair: a systematic review. Clin Orthop Relat Res. 2007; 455: 52-63.

[36] Paloneva J, Lepola V, Aarimaa V, Joukainen A, Ylinen J, Mattila VM. Increasing incidence of rotator cuff repairs-a nationwide registry study in Finland. BMC Musculoskelet Disord. 2015; 16: 189.

[37] Colvin AC, Egorova N, Harrison AK, Moskowitz A, Flatow EL. National trends in rotator cuff repair. J Bone Joint Surg Am. 2012; 94 (3): 227-33.

[38] Yamaguchi K, Ditsios K, Middleton WD, Hildebolt CF, Galatz LM, Teefey SA. The demographic and morphological features of rotator cuff disease. A comparison of asymptomatic and symptomatic shoulders. J Bone Joint Surg Am. 2006; 88 (8): 1699-704.

[39] Teunis T, Lubberts B, Reilly BT, Ring D. A systematic review and pooled analysis of the prevalence of rotator cuff disease with increasing age. J Shoulder Elb Surg. 2014; 23 (12): 1913-21.

[40] Moosmayer S, Smith HJ, Tariq R, Larmo A. Prevalence and characteristics of asymptomatic tears of the rotator cuff: an ultrasonographic and clinical study. J Bone Joint Surg Br. 2009; 91 (2): 196-200.

[41] Yamamoto A, Takagishi K, Osawa T, Yanagawa T, Nakajima D, Shitara H, et al. Prevalence and risk factors of a rotator cuff tear in the general population. J Shoulder Elb Surg. 2010; 19 (1): 116-20.

[42] Minagawa H, Yamamoto N, Abe H, Fukuda M, Seki N, Kikuchi K, et al. Prevalence of symptomatic and asymptomatic rotator cuff tears in the general population: from mass-screening in one village. J Orthop. 2013; 10 (1): 8-12.

[43] Reilly P, Macleod I, Macfarlane R, Windley J, Emery RJ. Dead men and radiologists don't lie: a review of cadaveric and radiological studies of rotator cuff tear prevalence. Ann R Coll Surg Engl. 2006; 88 (2): 116-21.

[44] Murrell GA, Walton JR. Diagnosis of rotator cuff tears. Lancet. 2001; 357 (9258): 769-70.

[45] Umer M, Qadir I, Azam M. Subacromial impinge-ment syndrome. Orthop Rev (Pavia). 2012; 4 (2): e18.

[46] van Kampen DA, van den Berg T, van der Woude HJ, Castelein RM, Scholtes VA, Terwee CB, et al. The diagnostic value of the combination of patient characteristics, history, and clinical shoulder tests for the diagnosis of rotator cuff tear. J Orthop Surg Res. 2014; 9: 70.

[47] Expert Panel on Musculoskeletal Imaging, Amini B, Beckmann NM, Beaman FD, Wessell DE, Bernard SA, et al. ACR appropriateness criteria ((R)) shoulder pain-traumatic. J Am Coll Radiol. 2018; 15 (5S): S171-S88.

[48] Smith TO, Back T, Toms AP, Hing CB. Diagnostic accuracy of ultrasound for rotator cuff tears in adults: a systematic review and meta-analysis. Clin Radiol. 2011; 66 (11): 1036-48.

[49] de Jesus JO, Parker L, Frangos AJ, Nazarian LN. Accuracy of MRI, MR arthrography, and ultrasound in the diagnosis of rotator cuff tears: a meta-analysis. AJR Am J Roentgenol. 2009; 192 (6): 1701-7.

[50] Lenza M, Buchbinder R, Takwoingi Y, Johnston RV, Hanchard NC, Faloppa F. Magnetic resonance imaging, magnetic resonance arthrography and ultrasonography for assessing rotator cuff tears in people with shoulder pain for whom surgery is being considered. Cochrane Database Syst Rev. 2013; 9: CD0-09020.

[51] Al-Shawi A, Badge R, Bunker T. The detection of full thickness rotator cuff tears using ultrasound. J Bone Joint Surg Br. 2008; 90 (7): 889-92.

[52] Dinnes J, Loveman E, McIntyre L, Waugh N. The effectiveness of diagnostic tests for the assessment of shoulder pain due to soft tissue disorders: a systematic review. Health Technol Assess. 2003; 7 (29): iii, 1-166.

[53] Naqvi GA, Jadaan M, Harrington P. Accuracy

of ultrasonography and magnetic resonance imaging for detection of full thickness rotator cuff tears. Int J Shoulder Surg. 2009; 3 (4): 94-7.

[54] Jain NB, Wilcox RB 3rd, Katz JN, Higgins LD. Clinical examination of the rotator cuff. PM R. 2013; 5 (1): 45-56.

[55] MacDonald PB, Clark P, Sutherland K. An analysis of the diagnostic accuracy of the Hawkins and Neer subacromial impingement signs. J Shoulder Elb Surg. 2000; 9 (4): 299-301.

[56] Miller CA, Forrester GA, Lewis JS. The validity of the lag signs in diagnosing full-thickness tears of the rotator cuff: a preliminary investigation. Arch Phys Med Rehabil. 2008; 89 (6): 1162-8.

[57] Park HB, Yokota A, Gill HS, El Rassi G, McFarland EG. Diagnostic accuracy of clinical tests for the different degrees of subacromial impingement syndrome. J Bone Joint Surg Am. 2005; 87 (7): 1446-55.

[58] Yuen CK, Mok KL, Kan PG. The validity of 9 physical tests for full-thickness rotator cuff tears after primary anterior shoulder dislocation in ED patients. Am J Emerg Med. 2012; 30 (8): 1522-9.

[59] Walch G, Boulahia A, Calderone S, Robinson AH. The 'dropping' and 'hornblower's' signs in evaluation of rotator-cuff tears. J Bone Joint Surg Br. 1998; 80 (4): 624-8.

[60] Ginsberg F, Famaey JP. A double-blind comparison of slow-release and standard tablet formulations of fentiazac in the treatment of patients with tendinitis and bursitis. Curr Med Res Opin. 1985; 9 (7): 442-8.

[61] Lopez JM. Treatment of acute tendinitis and bursitis with fentiazac--a double-blind comparison with placebo. Clin Ther. 1982; 5 (1): 79-84.

[62] Blair B, Rokito AS, Cuomo F, Jarolem K, Zuckerman JD. Efficacy of injections of corticosteroids for subacromial impingement syndrome. J Bone Joint Surg Am. 1996; 78 (11): 1685-9.

[63] Withrington RH, Girgis FL, Seifert MH. A placebo-controlled trial of steroid injections in the treatment of supraspinatus tendonitis. Scand J Rheumatol. 1985; 14 (1): 76-8.

[64] Bokor DJ, Hawkins RJ, Huckell GH, Angelo RL, Schickendantz MS. Results of nonoperative management of full-thickness tears of the rotator cuff. Clin Orthop Relat Res. 1993; 294: 103-10.

[65] Itoi E, Tabata S. Conservative treatment of rotator cuff tears. Clin Orthop Relat Res. 1992; 275: 165-73.

[66] Winters JC, Sobel JS, Groenier KH, Arendzen HJ, Meyboom-de Jong B. Comparison of physiotherapy, manipulation, and corticosteroid injection for treating shoulder complaints in general practice: randomised, single blind study. BMJ. 1997; 314 (7090): 1320-5.

[67] van der Windt DA, Koes BW, Deville W, Boeke AJ, de Jong BA, Bouter LM. Effectiveness of corticosteroid injections versus physiotherapy for treatment of painful stiff shoulder in primary care: randomised trial. BMJ. 1998; 317 (7168): 1292-6.

[68] Vecchio PC, Hazleman BL, King RH. A double-blind trial comparing subacromial methylprednisolone and lignocaine in acute rotator cuff tendinitis. Br J Rheumatol. 1993; 32 (8): 743-5.

[69] White RH, Paull DM, Fleming KW. Rotator cuff tendinitis: comparison of subacromial injection of a long acting corticosteroid versus oral indomethacin therapy. J Rheumatol. 1986; 13 (3): 608-13.

[70] Adebajo AO, Nash P, Hazleman BL. A prospective double blind dummy placebo controlled study comparing triamcinolone hexacetonide injection with oral diclofenac 50 mg TDS in patients with rotator cuff tendinitis. J Rheumatol. 1990; 17 (9): 1207-10.

[71] Desjardins-Charbonneau A, Roy JS, Dionne CE, Fremont P, MacDermid JC, Desmeules F. The efficacy of manual therapy for rotator cuff tendinopathy: a systematic review and meta-analysis. J Orthop Sports Phys Ther. 2015; 45 (5): 330-50.

[72] Jo CH, Chai JW, Jeong EC, Oh S, Kim PS, Yoon JY, et al. Intratendinous injection of

autologous adipose tissue derived mesenchymal stem cells for the treatment of rotator cuff disease: a first-in-human trial. Stem Cells. 2018; 36 (9): 1441-50.

[73] Kim YS, Sung CH, Chung SH, Kwak SJ, Koh YG. Does an injection of adipose-derived mesenchymal stem cells loaded in fibrin glue influence rotator cuff repair outcomes? A clinical and magnetic resonance imaging study. Am J Sports Med. 2017; 45 (9): 2010-8.

[74] Fitzpatrick J, Bulsara MK, O'Donnell J, McCrory PR, Zheng MH. The effectiveness of platelet-rich plasma injections in gluteal tendinopathy: a randomized, double-blind controlled trial comparing a single platelet-rich plasma injection with a single corticosteroid injection. Am J Sports Med. 2018; 46 (4): 933-939.

[75] Balasubramaniam U, Dissanayake R, Annabell L. Efficacy of platelet-rich plasma injections in pain associated with chronic tendinopathy: a systematic review. Phys Sportsmed. 2015; 43 (3): 253-261.

第十四节　慢性肩痛（肩关节炎）1例

14

Teresa M.Kusper, Nebojsa Nick Knezevic, Kenneth D.Candido

一、病例

患者，75岁男性，患有慢性进行性右肩疼痛。患者的肩痛常在活动后，尤其是在休息一段时间后再活动会加剧，经常感到右肩有晨僵现象，持续时间不到30分钟。查体肩部有压痛，疼痛影响右上肢外旋，右肩关节活动范围（range of motion，ROM）减小，并且在对其肩部进行ROM检查时能感觉到骨擦音。

二、初步诊断

根据患者的病史和体检结果可作出骨关节炎的临床诊断。

三、如何明确诊断

骨关节炎（osteoarthritis，OA）的诊断主要依据患者的病史和查体，进行肩部X线检查是为了排除其他诊断。

四、病理生理学机制

OA的常见致病因素包括：遗传、雌激素治疗和骨密度等，以及肥胖、关节松弛和肌肉无力等生物力学因素[1,2]。此外，研究表明，细胞因子[3,4]和软骨细胞[5]在OA的发病机制中起到主要作用。

有关文献研究了创伤和肩关节不稳定所导致的骨关节炎[6]，确定了：患者年龄和从受伤到手术的时间为肩关节不稳定发展为肩OA的独立预测因素。然而，关节不稳定和骨关节炎之间没有发现关联性。总之，文献讨论的肩关节炎最常见的危险因素包括：遗传、女性、既往创伤、高龄和肥胖。

五、疼痛管理

确诊肩关节炎后，应告知患者要进行生活方式调整，包括减肥和定期锻炼。非药物治疗主要侧重于加强肌肉力量和改善运动范围的锻炼活动，随后开始口服对乙酰氨基酚，剂量为每天4次，每次650 mg。患者开始使用对乙酰氨基酚后，要每6个月进行1次肝功能检测。因本例患者的年龄和临界的肾小球滤过率，未开具非甾体抗炎药。由于疼痛缓解不理想，物理治疗师对患者进行了肩关节内糖皮质激素注射（图14-1），患者注射治疗后疼痛立即缓解并可维持9～10周，之后每3个月重复1次关节内糖皮质激素注射，患者对治疗效果很满意。

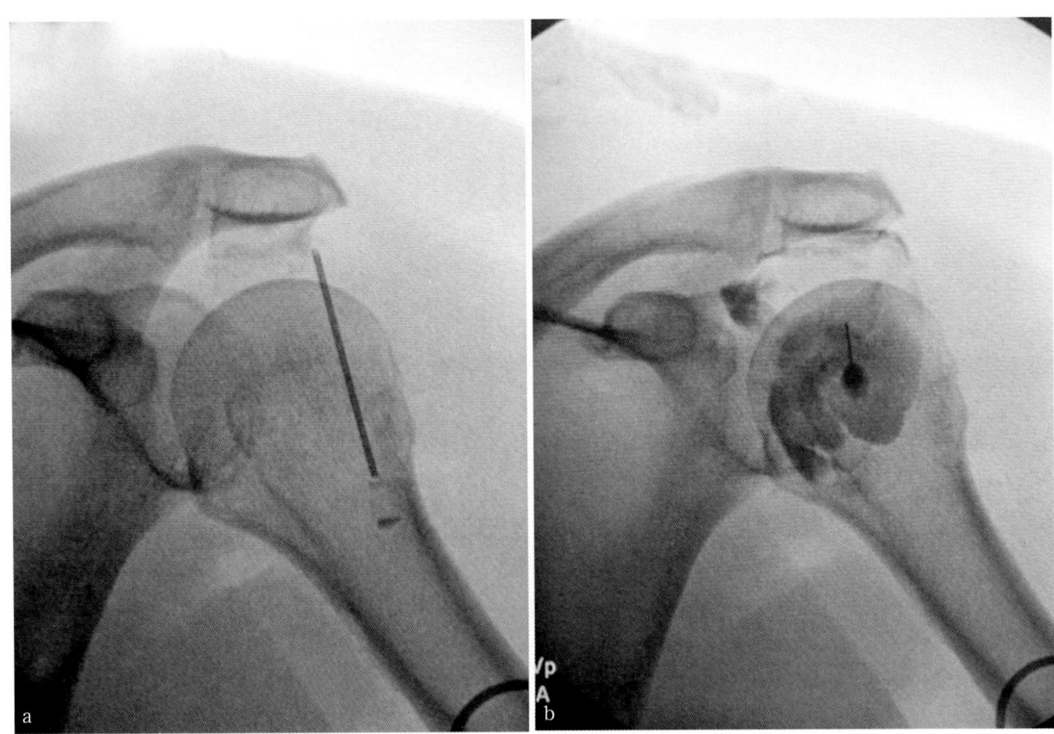

图14-1 （a和b）左肩糖皮质激素注射治疗

六、预后

骨关节炎的治疗为多模式治疗，包括：改变生活方式、物理治疗、口服对乙酰氨基酚和关节内糖皮质激素注射等，在其他治疗方式不能改善OA症状或OA进一步发展的情况下，可使用微创治疗方法，比如外科治疗。

七、讨论

（一）发病率

慢性肩痛是一种非常普遍的疾病，通常与多种因素有关，可导致高昂的治疗费用。在美国，随着人口老龄化和肥胖，骨关节炎已成为一种非常普遍的疾病。

1995年有15%（4000万）的美国人患有某部位的关节炎。2020年估计有18.2%（5940万人）受到关节炎的困扰[7]。在一项系统回顾研究中，进行了肩部疼痛的患病率和发病率的研究[8]，肩部疼痛的年发病率为0.9%～2.5%，患病率为6.9%～26%。在另一项研究中，老年患者和患有其他关节OA患者（如膝关节OA）的肩OA患病率较高[9]。

据报道，2000年美国治疗慢性肩痛的总费用约为70亿美元[10]。肩关节疼痛大约占肌肉骨骼疾病的16%[11]，在一级医疗机构中，患者的年发病率为1.5%[12]。

（二）鉴别诊断

肩关节炎的常见表现除了肩部僵硬绷紧感外，还有隐匿发病的慢性疼痛。早晨随着天气的变化和体力活动的增加疼痛会加剧，尤其是在休息一段时间后再活动疼痛更明显，这种现象称为“胶着现象”。OA可导致晨僵，晨僵通常持续不到半小时，而类风湿关节炎的晨僵持续45分钟或更长时间[13]。肩关节炎通常是不对称的。

肩关节炎患者可能会主诉肩关节交锁或不稳定，肩部疼痛和僵硬可导致关节功能丧失，并限制肩部OA患者的体力活动。

导致持续性肩痛的病因有很多，这些原因可单个或多个同时存在，包括滑囊炎、肌腱炎、肩袖撕裂、粘连性肩关节囊炎、撞击综合征、缺血性坏死、盂肱关节炎（OA）和其他退行性关节病或创伤性损伤。在所有这些病因中，肩袖损伤（10%）、粘连性肩关节囊炎（6%）和盂肱关节炎（2%～5%）更为常见，并与更复杂的病因相关。综合病史、体检以及影像学检查可鉴别这些病因[14]。

OA是一种常见的关节软骨退行性疾病，与关节软骨损伤以及关节骨质缺损等多因素相关，最终导致骨质的增生肥大[15]。

（三）不同临床特点（病史和查体）、实验室和影像学检查的诊断价值

查体从肩部的视诊开始，观察可能影响肩部生物力学的任何畸形或姿态的变化，并检查以前的创伤、手术瘢痕或冈上肌和冈下肌萎缩情况（提示可能有肩袖疾病）。肩关节炎患者在体检中常见的症状是活动时疼痛和活动受限，尤其要观察上肢外旋时的疼痛和活动时的骨擦音。

肩关节炎可因关节面不协调、骨赘和关节囊瘢痕而并发继发性粘连性肩关节囊炎，应检查主动和被动运动范围，并与对侧进行比较。触诊肩锁关节（acromioclavicular，AC）是否存在关节肿胀、畸形、关节不稳定等肩锁关节炎体征，“杜加斯征”阳性是肩锁关节炎的表现。患者侧卧位患侧朝上进行的“挤压旋转试验”也是肩关节炎的另一个表现。当肱骨头被挤压到关节盂中时，肩部内外旋转，盂肱表面受压引起疼痛则测试结果为阳性[17]。在肩峰下注射利多卡因可减少肩峰下滑囊炎对该试验的影响，注射后该试验的结果将更具特异性[18]。

检查者应检查肩袖，因为肩峰下滑囊炎也可能是导致患者疼痛的一个因素，因此，应检查主动外旋、内旋、外展和前屈的肌力。

肩关节不稳定时，应进行前方恐惧试验、后方恐惧试验和复位检查。

肩关节炎是一种临床诊断，X线平片检查可帮助确诊并排除其他疾病，除非怀疑存在其他疾病，通常不需要进行CT或磁共振成像检查。举例来说，除了能够评估软组织（如肩袖、二头肌腱和盂唇）外，MRI在诊断导致骨骼快速变化的情况（如缺血性骨坏死或软骨下不全骨折）方面更为实

用，尽管MRI的灵敏度很高，但这种成像方式在确定肩部关节软骨病变方面的特异性很低[19]；超声波可用于快速评估关节和炎性关节炎；CT比MRI速度快，可以评估关节畸形、骨赘形成和软骨下骨的程度，然而，CT有电离辐射[20]。

确诊肩OA不需要实验室检查，炎症标志物包括红细胞沉降率（erythrocyte sedimentation rate，ESR，简称血沉）和C反应蛋白（C-reactive protein，CRP）的水平通常正常；除非有证据表明存在自身免疫性关节炎，如肩关节炎或滑膜炎，否则不建议进行抗核抗体（antinuclear antibodies，ANA）和类风湿因子（rheumatoid factor，RF）等免疫检查；只有在怀疑患有痛风时，才应检测尿酸水平；由于这些实验室检查诊断肩部痛风或自身免疫性关节炎的预测概率较低，因此进行不必要的测试可能会导致误诊和混淆。此外，为关节有问题的患者常规进行一系列关节炎检查，将违反美国风湿病学会（American College of Rhematology）的指南[21]。

肩关节炎患者应进行盂肱关节前后位、肩胛骨“Y”形位和肩关节腋位的X线检查[18]。肩关节炎的影像学分类描述[22]：Ⅰ期X线片正常；但关节镜下可见关节软骨改变，Ⅱ期可以看到肱骨头和关节盂的关节间隙轻度变窄，Ⅲ期平片可显示中度关节间隙狭窄伴早期骨赘形成，Ⅳ期关节间隙严重狭窄伴骨赘形成，肱骨头与关节盂的同心性丢失。

关节镜下的肩关节炎的分级称为Outerbridge分级。

Ⅰ级定义为表面轻度的水疱（软化和肿胀），而关节软骨表面有裂隙则为Ⅱ级。Ⅲ级关节软骨深度溃疡，无骨外露。Ⅳ级可见软骨全层缺失，软骨下骨外露[23]。

肩关节炎的治疗分为4大类，包括非药物治疗、药物治疗、支持和替代疗法以及手术治疗[21]。

治疗应从微创和安全的治疗技术开始，因此，应尝试将保守治疗作为肩OA患者治疗的基础。

（四）不同治疗方式的证据强度

推荐的最常见的无创治疗方式是药物治疗、物理治疗和糖皮质激素注射治疗。有早期的研究正在评估和支持关节腔内注射[24]，对于功能锻炼和药物治疗没有疗效，且有顽固性疼痛和功能丧失的患者，手术治疗是最终的治疗手段。

美国和英国的相关专业学会提出了治疗OA的临床诊疗指南，建议从非药物治疗开始，采用阶梯式的管理方法[25,26]。

肩关节炎患者的非药物治疗通常从锻炼开始，主要目的是增强肌肉力量和改善活动范围，游泳、椭圆训练和上肢锻炼可能会有所帮助。一些研究还提出了其他非药物疗法，包括支具和夹板固定肩部以缓解疼痛或稳定关节。

对乙酰氨基酚是一种有效、廉价且相对安全的药物，是治疗轻度肩OA的核心药物。一项综述表明，对乙酰氨基酚在治疗轻度OA方面比安慰剂有效，与非甾体抗炎药相当，而药物胃肠道不良反应更少[27]。

如果肩OA为中重度且对乙酰氨基酚无效，建议使用非甾体抗炎药治疗，应注意非甾体抗炎药的不良反应。阿片类药物由于可能的药物依赖，只有在对乙酰氨基酚和非甾体抗炎药失效或患者因不良反应而不能耐受这些药物时才使用。阿片类药物应从低剂量开始，并密切监测，以评估可能出现的药物依赖。糖皮质激素和透明质酸关节内注射是治疗肩OA的其他治疗方法。关节内注射糖皮质激素可在短期（4～8周）内缓解疼痛，这种治疗方法对膝关节OA的疗效已被证明，但对肩OA可能没有那么有效；局部麻醉剂（主要是利多卡因）可与糖皮质激素联合用于关节内注射，可立即缓解疼痛。应告知患者，注射后的最初24小时内症状可能会突然加重，48小时后症状会有所改善。

对于膝骨关节炎，关节内注射透明质酸比注射糖皮质激素更有效[29]，但对肩部骨关节炎的疗效可能不如注射糖皮质激素[30]。关节内注射可以在同一关节重复进行，通常每年注射的次数不超过4次[28]。研究表明，关节内糖皮质激素注射具有更好的短期疗效（1～4周），而关节内透明质酸注射具有更好的长期疗效（8周或更长时间）[29]。因此，对于出现急性发作的稳定型OA患者，关节内糖皮质激素注射可能是更好的选择，而关节内透明质酸可用于慢性OA患者。

多项研究表明，针灸治疗骨关节炎的长期效果不明显[31]。

在一项综述中，水浴疗法（一种称为spa疗法或矿泉水浴疗法）对OA的治疗效果得到了证实。然而，由于该研究方法学方面的缺陷，结果不可靠[32]。

在与OA标准治疗相结合时，辣椒素乳膏的治疗效果优于安慰剂[33]。

经过保守治疗后，仍有慢性疼痛和功能障碍的患者应考虑手术治疗，全关节置换术被认为是对骨关节炎患者最有效的外科治疗方法[13,34,35]。关节假体的平均预期寿命为15～20年[36]。

对于OA的治疗，其他手术方法没有全关节置换术有效[37]。

肩关节镜是一种微创手术方法，可用于严重肩OA，不愿意做开放手术，或者由于患者社会活动多或年龄较小而不适合进行关节置换手术的患者。行肩关节镜手术的患者术后功能恢复更快[38,39]。

在肩关节镜手术中，可以去除所有的游离体、软骨瓣和退行性组织[18]。最近有假说认为，由于关节镜手术的冲洗以及骨关节退行性组织的清理，使得肩关节疼痛得到改善[22]。

肩峰下滑囊炎常与盂肱关节炎同时存在，因此，肩峰下减压手术可以作为肩OA治疗的另一种方法[22]。

（五）未来研究方向或正在进行的临床试验

肩OA的生物活性材料置换术最近被提出并讨论。置入具有足够高强度的合成或生物支架以及宿主细胞的重新填充是这种新治疗方法的主要模式[40]。

此外，最近有研究，利用再生组织基质进行关节镜下表面重建，关节镜术后3个月显示纤维软骨生长[40]。

在另1篇文章中，使用牛的软骨片用于关节镜下表面重建，使得肩骨关节炎患者的外展增加50°、前屈增加60°[40]。

在另一项研究中，在关节镜下使用同种异体半月板移植治疗OA患者，短期结果良好[42]。

八、总结

在美国，随着人群出现老龄化和肥胖，骨关节炎已成为一种非常普遍的疾病。肩关节炎是一种临床诊断，X线检查可以帮助确诊并排除其他疾病。

治疗应从微创和安全的治疗方式开始，应尝试将保守治疗作为肩OA患者治疗的基础。对于保守治疗后仍持续存在慢性疼痛和残疾患者，可行手术治疗。

（商澜锴 译 朱薇 校）

原书参考文献

[1] Sharma L, Song J, Felson DT, et al. The role ofknee alignment in disease progression and functionaldecline in knee osteoarthritis. JAMA. 2001; 286: 188-95.

[2] Felson DT, Lawrence RC, Dieppe PA, Hirsch R, Helmick CG, Jordan JM, et al. Osteoarthritis: newinsights. Part 1: the disease and its risk factors. AnnIntern Med. 2000; 133: 635-46.

[3] Ruddy S, Harris ED Jr, Sledge CB. Kelley's textbookof rheumatology. 6th ed. WB Saunders Co: Philadelphia; 2001.

[4] Cotran RS, Kumar V, Collins T, editors. Robbinspatho-logic basis of disease. 6th ed. Philadelphia: WBSaunders Company; 1999.

[5] Kraus VB. Pathogenesis and treatment of osteoarthritis. Med Clin North Am. 1997; 81: 85-112.

[6] Cameron ML, Kocher MS, Briggs KK, Horan MP, Hawkins RJ. The prevalence of glenohumeral osteoarthrosisin unstable shoulders. Am J Sports Med. 2003; 31: 53-5.

[7] Lawrence RC, Helmick CG, Arnett FC, Deyo RA, Felson DT, Giannini EH, et al. Estimates of theprevalence of arthritis and selected musculoskeletaldisorders in the United States. Arthritis Rheum. 1998; 41: 778-99.

[8] Luime JJ, Koes BW, Hendriksen IJ, et al. Prevalenceand incidence of shoulder pain in the general population; a systematic review. Scand J Rheumatol. 2004; 33: 73-81.

[9] Oh JH, Chung SW, Oh CH, Kim SH, Park SJ, KimKW, et al. The prevalence of shoulder osteoarthritisin the elderly Korean population: associationwith risk factors and function. J Shoulder Elb Surg. 2011; 20 (5): 756-63.

[10] Meislin RJ, Sperling JW, Stitik TP. Persistent shoulderpain: epidemiology, pathophysiology, and diagnosis. Am J Orthop. 2005; 34: 5-9.

[11] Urwin M, Symmons D, Allison T, Brammah T, BusbyH, Roxby M, et al. Estimating the burden of musculoskeletaldisorders in the community: the comparativeprevalence of symptoms at different anatomical sites, and the relation to social deprivation. Ann Rheum Dis. 1998; 57: 649-55.

[12] van der Windt DA, Koes BW, de Jong BA, BouterLM. Shoulder disorders in general practice: incidence, patient characteristics, and management. AnnRheum Dis. 1995; 54 (12): 959-64.

[13] Manek NJ, Lane NE. Osteoarthritis: current conceptsin diagnosis and management. Am Fam Physician. 2000; 61 (6): 1795-804.

[14] Burbank KM, Stevenson JH, Czarnecki GR, DorfmanJ. Chronic shoulder pain: part I. Evaluation and diagnosis. Am Fam Physician. 2008; 77 (4): 453-60.

[15] Altman R, Asch E, Bloch D, Bole G, Borenstein D, Brandt K, et al. Development of criteria for the classificationand reporting of osteoarthritis. Classification ofosteoarthritis of the knee. Diagnostic and TherapeuticCriteria Committee of the American RheumatismAssociation. Arthritis and Rheum. 1986; 29: 1039-49.

[16] Sinusas K. Osteoarthritis: diagnosis and treatment. Am Fam Physician. 2012; 85 (1): 49-56.

[17] Ellman H, Harris E, Kay SP. Early degenera-tivejoint disease simulating impingement syndrome: arthros-copic findings. Arthroscopy. 1992; 8 (4): 482-7.

[18] McCarty LP 3rd, Cole BJ. Nonarthroplasty treatmentof glenohumeral cartilage lesions. Arthroscopy. 2005; 21 (9): 1131-42.

[19] Yoshioka H, Stevens K, Hargreaves BA, et al. Magnetic resonance imaging of articular cartilage ofthe knee: comparison between fat-suppressed three-dimensionalSPGR imaging, fat-suppressed FSEimaging, and fat-suppressed three-dimensional DEFTimaging,

and correlation with arthroscopy. J MagnReson Imaging. 2004; 20 (5): 857-64.
[20] Wenham C, Grainger A, Conaghan P. The role ofimaging modalities in the diagnosis, differentialdiagnosis and clinical assessment of peripheral jointosteoarthritis. Osteoarthr Cartil. 2014; 22: 1692-702.
[21] Guidelines for the initial evaluation of the adult patientwith acute musculoskeletal symptoms. AmericanCollege of Rheumatology Ad Hoc Committee onClinical Guidelines. Arthritis Rheum. 1996; 39 (1): 1-8.
[22] Weinstein DM, Bucchieri JS, Pollock RG, Flatow EL, Bigliani LU. Arthroscopic debridement of the shoulderfor osteoarthritis. Arthroscopy. 2000; 16 (5): 471-6.
[23] Outerbridge RE, Dunlop JA. The problem ofchondromalacia patellae. Clin Orthop Relat Res. 1975; 110: 177-96.
[24] Valiveti M, Reginato AJ, FalascaGF. Visco-supplementation for degenerative jointdisease of the shoulder and ankle. J Clin Rheumatol. 2006; 12 (3): 162-3.
[25] American College of Rheumatology. Practice guidelines. Recommendations for the medical managementof osteoarthritis of the hip and knee. http: //www. rheumatology. org/practice/clinical/guidelines/oa-mgmt. asp. Accessed 9 Aug 2011.
[26] Scott DL, Shipley M, Dawson A, Edwards S, Symmons DP, Woolf AD. The clinical managementof rheumatoid arthritis and osteoarthritis: strategiesfor improving clinical effectiveness. Br J Rheumatol. 1998; 37 (5): 546-54.
[27] Towheed TE, Maxwell L, Judd MG, Catton M, Hochberg MC, Wells G. Acetaminophen forosteoarth-ritis. Cochrane Database Syst Rev. 2006; 1: CD004257.
[28] Bettencourt RB, Linder MM. Arthrocentesis and therapeuticjoint injection: an overview for the primarycare physician. Prim Care. 2010; 37 (4): 691-702.
[29] Bannuru RR, Natov NS, Obadan IE, Price LL, Schmid CH, McAlindon TE. Therapeutic trajectoryof hyaluronic acid versus corticosteroids inthe treatment of knee osteoarthritis: a systematicreview and meta-analysis. Arthritis Rheum. 2009; 61 (12): 1704-11.
[30] American Academy of Orthopaedic Surgeons. The treatment of glenohumeral joint osteoarthritis: guideline and evidence report. Rosemont: AmericanAcademy of Orthopaedic Surgeons; 2009. http: //www.aaos.org/research/guidelines/gloguideline. pdf. Accessed 9 Aug 2011.
[31] Manheimer E, Linde K, Lao L, Bouter LM, BermanBM. Meta-analysis: acupuncture for osteoarthritis ofthe knee. Ann Intern Med. 2007; 146 (12): 868-77.
[32] Verhagen AP, Bierma-Zeinstra SM, Boers M, et al. Balneotherapy for osteoarthritis. Cochrane DatabaseSyst Rev. 2007; (4): CD006864.
[33] Ernst E. Complementary treatments in rheumatic diseases. Rheum Dis Clin N Am. 2008; 34 (2): 455-67.
[34] Goodman S. Osteoarthritis. In: Yee A, Paget S, editors. Expert guide to rheumatology. Philadelphia: American College of Physicians; 2005. p. 269-83.
[35] Lichtenstein MJ, Pincus T. How useful are combinationsof blood tests in “rheumatic panels” indiagnosis of rheumatic diseases? J Gen Intern Med. 1988; 3 (5): 435-42.
[36] St Clair SF, Higuera C, Krebs V, Tadross NA, Dumpe J, Barsoum WK. Hip and knee arthroplastyin the geriatric population. Clin Geriatr Med. 2006; 22 (3): 515-33.
[37] Kirkley A, Birmingham TB, Litcheld RB, et al. A randomized trial of arthroscopic surgeryfor osteoarthritis of the knee. N Engl J Med. 2008; 359 (11): 1097-107.
[38] Bishop JY, Flatow EL. Management of glenohumeralar-thritis: a role for arthroscopy? Orthop Clin NorthAm. 2003; 34 (4): 559-66.
[39] Sperling JW, Steinmann SP, Cordasco FA, Henshaw-DR, Coons DA, Burkhead WZ. Shoulder arthritis inthe young adult: arthroscopy to arthroplasty. InstrCourse Lect. 2006; 55: 67-74.

[40] Bhatia DN, van Rooyen KS, du Toit DF, de Beer-JF. Arthroscopic technique of interposition arthroplastyof the glenohumeral joint. Arthroscopy. 2006; 22 (5): 570. e1-5.

[41] Brislin KJ, Savoie FH, Field LD, RamseyJR. Surgical treatment for glenohumeral arthritisin the young patient. Tech Shoulder Elbow Surg. 2004; 5: 165-9.

[42] Pennington WT, Bartz BA. Arthroscopic glenoidresur-facing with meniscal allograft: a minimally invasivealternative for treating glenohumeral arthritis. Arthroscopy. 2005; 21 (12): 1517-20.

第十五节　手外伤后持续疼痛（复杂性区域疼痛综合征）1例

15

Xiaoying Zhu, Lynn R. Kohan

一、病例

患者，35岁男性，既往无特殊病史，因右腕骨折内固定手术导致右腕和手部疼痛而就诊。患者内固定手术几周后，虽然手术切口愈合良好，但右手腕部仍然疼痛，疼痛性质为锐痛、跳痛、有灼热感且持续存在，疼痛部位在整个右手和右腕，有时放射到前臂。患者对自己的疼痛评分（VAS）为7分，在运动或受凉时，VAS上升到9分，晚上情况更糟，由于疼痛，患者睡眠很差。除了疼痛之外，患者无明显诱因感到右手冰冷，皮肤呈深紫色且伴有肿胀。患者诉说右手活动受限、无力且有肌肉抽动，右手皮肤对碰触极其敏感，即使是衣服接触或风吹过即有疼痛。由于右手的疼痛和无力导致患者几乎无法使用右上肢，患者曾接受利多卡因贴剂和羟考酮/对乙酰氨基酚的治疗，疼痛可轻度缓解，医师嘱其口服美洛昔康，并对他的手腕进行了X线和超声检查。

X线片显示骨量减少，超声检查血管没有发现明显问题，他被转诊到疼痛门诊进行疼痛治疗。查体：患者右腕掌侧的手术切口愈合良好，右腕和手部有散在紫斑伴水肿，双手没有明显的毛发或指甲异常，患者的右手皮温比左手摸起来更冷，对轻度碰触痛觉超敏、右腕和手指的屈伸活动受限以及握手无力。皮肤温度：右手背28.9℃，左手背26.7℃。

二、初步诊断

根据患者的症状和临床表现，初步诊断为复杂性区域疼痛综合征（complex regional pain syndrome，CRPS）。患者的疼痛感与所受刺激不成比例，且有感觉、运动、血管舒缩和发汗的改变。

三、如何明确诊断

根据布达佩斯CRPS诊断标准[1]（表15-1），患者被诊断为CRPS Ⅰ型。CRPS是基于患者病史、症状和体征的临床诊断，目前没有能够确诊CRPS的检查手段。由于其他疾病可能会导致类似症状，所以仔细检查非常重要，检查有助于排除其他疾病，如血管疾病、肌肉疾病或神经损伤。该患者超声检查未见明显异常，神经传导检查（NCS）和肌电图（electromyography，EMG）也是正常的。

表15-1 布达佩斯CRPS诊断标准

1. 持续的疼痛，疼痛感与所受刺激不成比例。
2. 必须在以下4类症状中出现3类，每类中至少1个症状： 感觉：感觉过敏和（或）痛觉超敏。 血管舒缩：温度不对称和（或）肤色变化和（或）肤色不对称。 发汗/水肿：水肿和（或）出汗变化和（或）出汗不对称。 运动/营养：运动范围受限和（或）运动功能障碍（无力、震颤、肌张力障碍）和（或）营养性变化（头发、指甲、皮肤）。
3. 必须有以下两个或两个以上类别，每类中至少1个体征： 感觉：痛觉过敏（针刺）/痛觉超敏（轻触和深压和关节屈伸）。 血管舒缩：温度不对称/肤色变化/肤色不对称。 发汗/水肿：水肿/出汗变化/出汗不对称。 运动/营养：运动范围受限/运动功能障碍（无力、震颤、肌张力障碍）/营养性变化（头发、指甲、皮肤）。
4. 没有其他诊断能更好地解释这些症状和体征。

引自Harden[1]。

四、病理生理学机制

CRPS是一种涉及中枢和外周神经系统的全身性疾病。尽管近年来对CRPS的了解取得了许多进展，但CRPS的病理生理学机制仍不清楚且存在争议。有证据表明CRPS发病可能是多因素的，包括炎症、外周和中枢敏化、自身免疫因素、皮肤神经支配改变、自主神经失调和神经元可塑性改变[2,3]。由于不同的病理生理学因素会导致CRPS病程中临床症状的变化，临床上，CRPS有两种亚型，即热型CRPS和冷型CRPS，热型CRPS可以"转变"为冷型CRPS，炎症机制可能与热型CRPS有关[4]。

炎症 过度炎症可能与CRPS有关。CRPS中组织损伤伴或不伴神经损伤可能会导致促炎细胞因子和神经肽的释放，这些物质作用于血管、局部免疫细胞和神经结构，随后引起血浆渗出和血管扩张，产生CRPS的炎症症状——红斑、高温（热型CRPS）、水肿、疼痛和功能受损[5]；同时，这些物质还激活局部痛觉感受器，从而增强外周组织对非伤害性和伤害性刺激的敏感性（痛觉超敏和痛觉过敏）（外周敏化）[6,7]。但目前尚不清楚炎症是一种慢性疼痛的状态还是CRPS的一种主要介质。此外，没有证据表明患肢侧的炎症介质水平高于健侧[7]。

中枢敏化 外周伤害感受器持续强烈的伤害性刺激导致中枢神经系统敏化。这是通过外周神经释放神经肽（如P物质、缓激肽和谷氨酸）介导的，这些神经肽使外周和次级中枢伤害性神经元敏感并增加其兴奋性，导致痛觉超敏和痛觉过敏[8]。研究表明，与对侧肢体相比，CRPS患者的患肢对重复刺激的反应更强[9]。

自身免疫 CRPS患者血清中存在针对自主神经元表面抗原的自身免疫性抗体，表明自身免疫可能在CRPS的发病中发挥作用[10]。Goebel等人提出假说，在CRPS患者中，创伤后的相关抗原暴露于先前存在的循环抗体后，引起了致病的免疫反应[11]。

皮肤神经支配改变 相关研究[12,13]表明，与健侧的肢体相比，CRPS患者患肢的皮肤伤害性（C型和A_{δ}型）神经纤维密度降低，毛囊、汗腺和血管的神经支配改变。C型和A_{δ}型纤维的减少与未知来源的异常纤维的增加有关。据推测，疼痛感增强可能是由于这些纤维的功能改变所致[12]。目前尚不清楚，伤害性神经纤维密度的降低是一种附带影响还是与该疾病直接相关。

自主神经失调 临床表现从热型CRPS到冷型CRPS的转变可能与儿茶酚胺和交感神经系统的改变有关[14]。在热型CRPS中，患肢比健侧循环系统中去甲肾上腺素水平降低[15]，这导致外周肾上腺素能受体代偿性上调，引起对循环中的儿茶酚胺过度敏感性[16]。因此在冷型CRPS中，儿茶酚胺会引起过度的血管收缩和出汗，导致出现特征性的发绀和肢体潮湿。研究还表明，内皮功能受损和血管反射导致CRPS受累肢体血管过度收缩[12,17,18]，血管收缩可能进一步导致组织缺氧和营养改变[19]。动物研究表明，肾上腺素能受体在神经创伤后的伤害性纤维上表达，这可能有助于交感-伤害性偶联，这可能是CRPS中交感介导疼痛的一种机制[14]。这已在交感神经介导的CRPS疼痛患者中得到证实，交感神经系统的高兴奋性会增加自发性疼痛和痛觉过敏[20]。

神经元可塑性 除了外周机制外，中枢神经系统似乎也参与了CRPS的发病机制。CRPS患者认知障碍、感觉和运动功能障碍的逐渐加重表明中枢神经系统发挥着重要作用[21]。例如，长期CRPS患者会认为他们的患肢比实际的要粗大[22]，他们还会想象自己的肢体发生畸形，比如肢体缺失，肢体形状、姿势和温度的改变，或者肢体分离[23]。与CRPS相关的运动功能障碍通常与其他运动障碍性疾病相似：震颤、肌张力障碍，有时还有肌阵挛，表明基底节与CRPS的症状有关[24]，与临床发现一致。对CRPS患者的神经影像学研究表明，患肢在躯体感觉皮质中的表达区域比健侧肢体减少了[25,26]。患肢的感觉在潘斐德幻想小人（身体各部位 在大脑身体感觉皮质及运动皮质中所占的比例，与身体各部位的敏感度成正比）中是减少的[26]。这种改变程度与患者的疼痛和痛觉过敏程度显著相关，并且在成功治疗CRPS后，这些改变可恢复正常[26,27]。此外，在CRPS中尽管临床表现为单侧，但研究表明，双侧感觉区和运动区的皮质兴奋性都会发生改变。因此，广泛的双侧中枢神经系统重组和改变是CRPS的特征，这可能与基底节或丘脑皮质结构的功能障碍有关[21]。

五、疼痛管理

在患者第1次就诊时，开始服用加巴喷丁，并缓慢增加至每日3次（tid），1次600 mg口服（表15-2），直至药物耐受。由于胃不适，使用双氯芬酸凝胶代替美洛昔康（表15-3）。利多卡因贴片因无效而停

表15-2 药物的剂量和调整计划表

药物	起始剂量	调整	中等剂量	最大剂量
加巴喷丁	300 mg，QHS	每3～5天增加300 mg/d	600 mg，tid	1200 mg，tid
托吡酯	25 mg，QHS	每周增加25 mg/d	100 mg，bid	200 mg，bid
阿米替林	25 mg，QHS	每周增加25 mg/d	50 mg，QHS	100 mg，QHS
度洛西汀	30 mg，QHS	每周增加30 mg/d	60 mg，QHS	120 mg，QHS[a]
巴氯芬	10 mg，QHS	每3～5天增加10 mg/d	10 mg，tid	10 mg，tid
美洛昔康	7.5 mg，bid	无		
氯胺酮输注	0.1 mg/（kg · h）	每2小时增加0.1 mg/（kg · h）		0.5～0.7 mg/（kg · h）

增加药物剂量直到耐受。对于对药物敏感的患者，建议降低起始和目标剂量，缓慢地加量。QHS：每天睡前服用1次

[a]有研究表明，60 mg和120 mg剂量对缓解疼痛没有差异

止使用。患者同时行物理治疗，并计划在透视引导下进行右侧星状神经节阻滞（stellateganglionblock，SGB）（图15-1），连续3次，每次间隔约2周。

表15-3 药物的常见不良反应

药物	常见不良反应
加巴喷丁	疲劳、共济失调、眼球震颤、外周水肿、恶心、呕吐
托吡酯	疲劳、嗜睡、头晕、认知障碍、感觉异常、情绪障碍、食欲减退、体重减轻
阿米替林	嗜睡、头晕、头痛、视物模糊、便秘、口干、体重增加
度洛西汀	疲劳、嗜睡、失眠、头晕、头痛、发汗、口干、恶心、呕吐、腹泻、便秘、高血压
美洛昔康	头晕、头痛、腹痛、消化不良、恶心、呕吐、便秘、腹泻
巴氯芬	疲劳、头晕、嗜睡、头痛、虚弱、低血压、恶心、呕吐、便秘
氯胺酮输注	幻觉、真实的梦、噩梦、困惑、躁动、焦虑、闪回、烦躁、失眠、定向障碍、精神病发作、高血压、心动过速、眼球震颤、复视、恶心、呕吐、便秘、厌食、唾液分泌过多、肝功能异常、膀胱炎

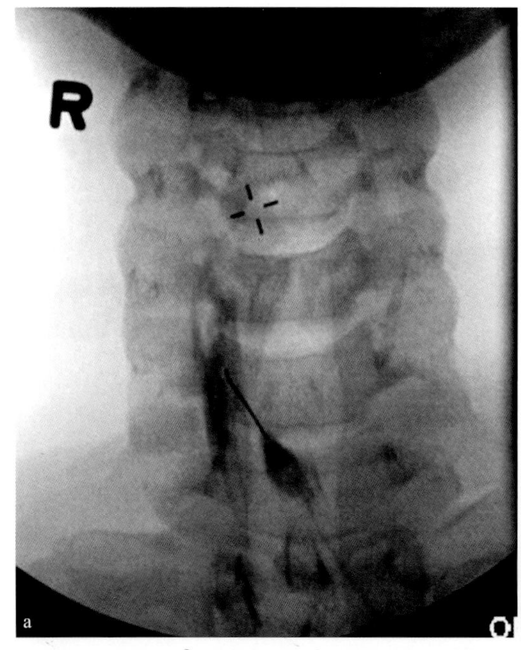

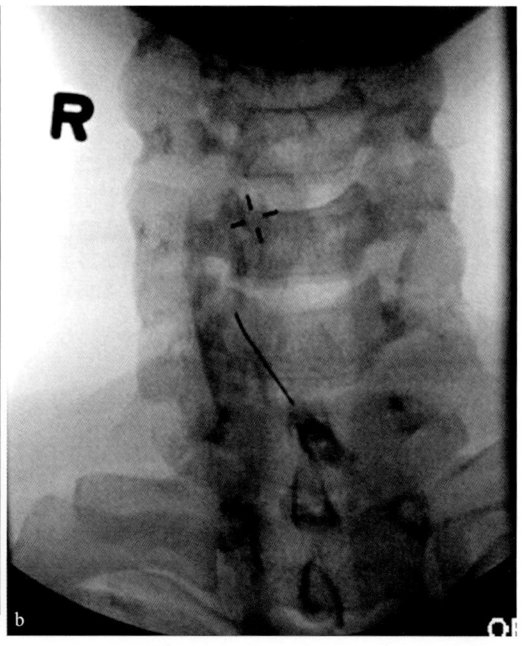

图15-1 透视引导下右侧C6星状神经节阻滞
（a）造影剂注射后，（b）药物注射后

4周后，患者首次接受SGB治疗，反馈双氯芬酸凝胶对疼痛缓解有一定作用，加巴喷丁已达到预定的剂量，但作用较小，没有不良反应。患者被告知将加巴喷丁剂量增加至每天3次，每次1200 mg（表15-2）。患者第1次SGB治疗用1%利多卡因10 ml，操作很成功，5天内症状缓解了60%～70%。在这段时间里，患者右手感到温暖而有力，他能够更多地使用右手，并能忍受轻触，之后治疗效果逐渐减轻，疼痛也恢复到初始水平。

当进行第2次SGB治疗时，患者反馈每天3次每次1200 mg加巴喷丁并没有缓解他的疼痛，由此，患者被告知要继续当前治疗更长时间，并将阿米替林添加到他的治疗方案中。患者在睡前增加阿米替林每天1次，1次50 mg（QHS）（表15-2）。在第2次阻滞中，在1%利多卡因10 ml中加入50 μg可乐定，希望能更好更持久地缓解疼痛症状。

两周后，患者来进行第3次SGB治疗并反馈：现在每天睡前服用50 mg阿米替林有助于缓解疼痛改善睡眠，但会导致无法忍受的口干（表15-3）。之后停用阿米替林，开始服用度洛西汀并增加至60 mg，QHS（表15-2）。他表示第2次SGB治疗后的1.5周内疼痛和功能改善了70%，无不良反应。对于第3次SGB，添加了100 μg可乐定。治疗后与之前的治疗相似，患者的右上肢温度显著升高，疼痛也即刻明显缓解。计划让患者在4周后返回诊所复查并探讨进一步的治疗方案。

在诊所，患者反馈在第3次阻滞后的1周内，疼痛减轻了约70%，每天睡前服用60 mg度洛西汀，有助于缓解疼痛和改善情绪。患者继续进行物理治疗，右手的活动度有所改善，但肌肉抽动和紧张仍然存在。由于担心药物依赖，患者停用了羟考酮/对乙酰氨基酚并认为加巴喷丁没有任何效果。与患者交流后，继续锻炼计划和口服度洛西汀，并添加巴氯芬（表15-2）治疗肌肉抽动，接下来每3天减少300 mg/d，直至停止服用加巴喷丁。在停用加巴喷丁几天后，患者开始服用托吡酯并增加到1天两次、每次100 mg（bid）（表15-2），同时进行了疼痛心理的相关治疗。医师提出了氯胺酮输注和脊髓电刺激（spinal cord stimulation，SCS）这两种疗法，患者对此仍犹豫不决。

在随访中，患者因托吡酯引发手足难以忍受的刺痛而停用（表15-3），巴氯芬因无不良反应，且能很好地缓解肌肉抽动和紧张而继续使用。患者的VAS评分为8分，患者决定使用氯胺酮输注治疗。

经心理评估后，患者被送入普通病房连续静脉输注低剂量氯胺酮（表15-2）6天，输注治疗3天后，患者的疼痛和其他症状消失。他能用手吃饭、梳头、穿衣服等，有时他的手对触摸仍然有点敏感，他在治疗3个月时症状几乎完全缓解，之后疼痛和其他症状再次出现，并在治疗4个月后恢复到初始的水平。随后，他接受了氯胺酮重复输注治疗，此次症状缓解只持续了1个月。

在后续随访中，医师再次提出了SCS，患者决定接受该治疗，通过心理评估后，患者接受了永久SCS试验（图15-2）。在为期7天的试验中，患者的疼痛减轻了80%～90%，功能显著改善。随后，患者植入了永久脊髓电刺激器，疼痛得到明显缓解。在接下来的两次随访中，进一步优化调整了SCS程序，他的疼痛和其他症状几乎完全缓解了，他继续服用度洛西汀、巴氯芬并进行家庭锻炼，在可耐受药物的情况下慢慢减少/停用药物。4个月后，患者的疼痛几乎完全缓解，功能恢复到正常水平，患者彻底停用了这两种药物，对疗效非常满意。

六、预后

CRPS的治疗最终结局不一。桑德瑞（Sandroni）等人报告说，74%的CRPS患者的病情通常会自行缓解[28]。然而，迪莫斯（DeMos）等人[29]的一项研究结果是：自发病以来平均6年（2.1至10.8年），只有30%的CRPS患者认为自己已经康复，54%的患者维持，16%的患者仍主诉病情严重

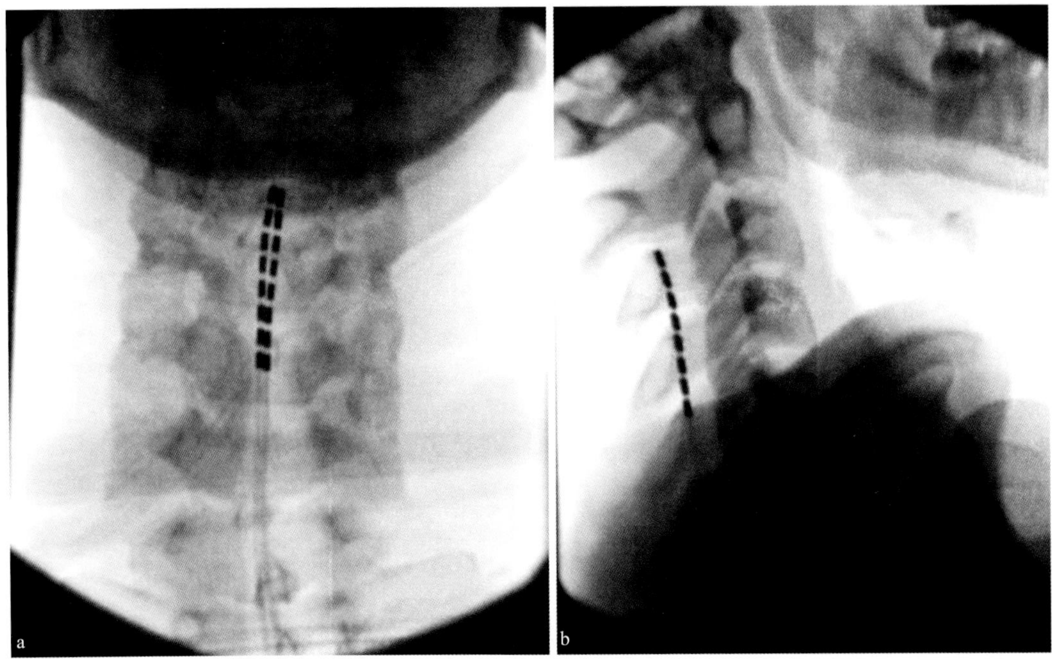

图15-2 透视引导下的脊髓刺激器放置。两个“8”接触式导联进入T3～T4间隙，刺激器尖端位于C2，影像前后视图（a）和侧视图（b）

且有进展。该疾病还严重影响了患者的工作能力，31%的患者永久无法工作，28%的患者需要调整工作。上肢受累、除骨折外的急性损伤和冷型CRPS患者的预后更差。如果病情控制不当，CRPS会随着时间的推移进展并累及更大的区域。关于CRPS进展的最大系统研究显示，185名CRPS患者中有48%的患者累及至第2个肢体或以上，49%的患者进展至对侧，30%的患者在同侧的病情进展，14%的患者进展至对侧，37%～91%的患者因额外创伤引起病情进展。最近的一项对CRPS Ⅰ型患者结局的回顾性研究表明，许多CRPS患者在6～13个月内康复，但一部分患者会残留一些症状持续不缓解，一部分患者遭受慢性疼痛和残疾[31]。

七、讨论

（一）发病率

近年来开展的CRPS流行病学数项研究结果各不相同，桑德瑞等人研究显示，CRPS Ⅰ型的总发病率为每年5.46/100000（0.55%）[28]。随后迪莫斯等人的研究报告称，荷兰CRPS的总发病率为每年26.2/100000人（2.62%）[32]。最近，Elsharydah等人对2007年～2011年的住院患者数据库进行了全国范围的回顾性分析，结果显示CRPS Ⅰ型的总发病率为0.07%[33]。所有研究证明：CRPS患者中女性比男性更常见，上肢比下肢更常见[28,32,33]。多项研究表明，四肢骨折和手术是CRPS Ⅰ型的常见诱因，7%的腕或踝关节骨折患者进展为CRPS Ⅰ型[34]；桡骨远端骨折闭合复位和石膏固定后，32.2%的患者出现CRPS[35]，4.36%的患者在足踝手术后出现CRPS Ⅰ型[36]，8.3%的患者在腕管松解术后出现CRPS Ⅰ型[37]；所有研究都是在2011年或2011年之前进行，其中的CRPS患者都是根据IASP标准诊断的而非更严格的布达佩斯标准，表明这些研究的结果可能偏大。

（二）鉴别诊断

鉴别诊断包括关节炎、莱姆病、全身性肌肉疾病、深静脉血栓形成、雷诺病（雷诺现象）、神经损伤、感染或神经病变。

（三）CRPS诊断标准的预测价值

CRPS的诊断依赖于临床表现，所以诊断具有挑战性。最初的国际疼痛学会CRPS诊断标准能够识别大多数CRPS病例，其敏感性为0.99，但特异性较差，导致过度诊断[38]。改进后的布达佩斯CRPS标准敏感性仍为0.99，特异性为0.79，而IASP标准的特异性为0.41[1]。目前还没有能够确诊CRPS的检测或影像学检查手段。

（四）不同治疗方式的证据强度

尽管CRPS的症状可能会有时缓解，但不应延误治疗，应积极治疗，因为症状的逐渐加重与不良预后相关。CRPS是一种对其了解尚不足、表现多样的疾病，CRPS的治疗非常具有挑战性，需要多模式的综合治疗，包括物理治疗、心理治疗、药物治疗和介入程序（表15-4和表15-5）。由于专门针对CRPS的药物治疗的研究很少，CRPS的药物治疗目前主要是基于神经病理性疼痛的治疗策略。

表15-4　治疗方式的风险和并发症

治疗方式	风险和并发症
星状神经节阻滞	感染、血肿、颈动脉、椎动脉和颈内静脉损伤、迷走神经和臂丛神经根损伤、气胸、血胸、乳糜胸、食管穿孔、血管内注射、硬膜外和鞘内注射、臂丛神经阻滞、喉返神经和膈神经阻滞
脊髓电刺激	感染、出血、硬膜穿刺、神经损伤、脊髓损伤、电极故障、电极移位、电极断裂、电池故障、电池部位不适
背根神经节刺激	感染、出血、硬膜穿刺、神经损伤、临时运动刺激、电极故障、电极移位、电极断裂、设备故障、电池部位不适
鞘内药物输注	感染、出血、神经损伤、脊髓损伤、导管断裂、泵故障、脑脊液漏、水囊瘤、肉芽肿（鞘内阿片类药物所致）

表15-5　不同疗法的证据强度

治疗方法	循证等级
物理治疗	低质量的证据表明物理治疗在多模式综合治疗CRPS中有益[42]
抗惊厥药	有中度证据表明加巴喷丁治疗CRPS患者的疼痛有效[43]
抗抑郁药	TCA和SNRI已用于治疗神经病理性疼痛，但尚未进行旨在治疗CRPS的临床试验[44,45]
抗炎药	糖皮质激素治疗CRPS的有效性证据不足[43]
α-2肾上腺素能激动剂	弱证据表明α-2激动剂在治疗CRPS中的有益作用[46]
阿片类药物	没有足够的证据支持阿片类药物能有效治疗神经病理性疼痛[43]
维生素C	维生素C对预防桡骨远端骨折后的CRPS没有益处[47]
交感神经阻滞	有限的证据表明，交感神经阻滞可在短期内缓解CRPS疼痛[48]

续表

治疗方法	循证等级
免疫球蛋白	高质量的证据表明，低剂量免疫球蛋白治疗不能有效缓解CRPS患者的疼痛[49]
氯胺酮	中等质量的证据表明，低于麻醉剂量的氯胺酮在CRPS治疗中可能有效且安全[43,50]
脊髓电刺激	高质量的证据支持SCS在缓解疼痛和改善生活质量方面的作用[51]

（五）未来研究方向或正在进行的临床试验

以下治疗模式可能在将来用于上肢CRPS。有低质量的研究证据发现双磷酸盐治疗CRPS疼痛有效[39]。最近有一项关于双磷酸盐输注治疗CRPS的多中心临床试验，结果尚不清楚。有高质量的证据表明，背根神经节刺激与SCS相比能更好地缓解下肢CRPS的疼痛，其刺激更稳定、感觉异常的覆盖更精确[40]。DRG刺激尚未用于治疗上肢CRPS。鞘内药物输注已被用于治疗下肢的严重难治性CRPS，用于上肢很少，鞘内药物治疗的证据仅限于下肢CRPS的治疗。中等质量的研究证据证实鞘内注射巴氯芬可以减轻疼痛，改善肌张力障碍，提高生活质量[3]。有低质量的证据表明鞘内注射齐考诺肽可以缓解CRPS的疼痛和症状[40]。

八、总结

CRPS是一种病因复杂的致残性疾病，目前还未完全了解其机制。尽管近年来对CRPS的病理机制有了新的发现，使人们对该病有更好的了解，但该病的治疗仍然具有挑战性。临床上有多种方式已应用于治疗CRPS，但大多数治疗方法的证据等级都是低质量或极低质量，这使得临床医师治疗CRPS需采取验证这些治疗方法。我们需要更多的研究来加深对CRPS病理生理学的理解，需要精心设计和实施的随机对照试验来研究现有的和未来的CRPS治疗方法。

（商澜镨　译　朱薇　校）

原书参考文献

[1] Harden RN, Bruehl S, Perez RS, Birklein F, MarinusJ, Maihofner C, et al. Validation of proposed diagnosticcriteria (the "Budapest criteria") for complexregional pain syndrome. Pain. 2010; 150 (2): 268-74.

[2] Birklein F, Schlereth T. Complex regional painsyndrome-significantprogress in understanding. Pain. 2015; 156 (Suppl 1): S94-103.

[3] Urits I, Shen AH, Jones MR, Viswanath O, KayeAD. Complex regional pain syndrome, current conceptsand treatment options. Curr Pain HeadacheRep. 2018; 22 (2): 10. https: // doi. org/10. 1007/s11916-018-0667-7.

[4] Bruehl S, Maihofner C, Stanton-Hicks M, PerezRS, Vatine JJ, Brunner F, et al. Complex regionalpain syndrome: evidence for warm and cold subtypesin a large prospective clinical sample. Pain. 2016; 157 (8): 1674-81.

[5] Marinus J, Moseley GL, Birklein F, Baron R, Maihofner C, Kingery WS, et al. Clinical features andpathophysiology of complex regional pain syndrome. Lancet Neurol. 2011; 10 (7): 637-48.

[6] Shi X, Wang L, Li X, Sahbaie P, Kingery WS, Clark JD. Neuropeptides contribute to peripheralnociceptive sensitization by

regulating interleukin-1betaproduction in keratinocytes. Anesth Analg. 2011; 113 (1): 175-83.

[7] Parkitny L, McAuley JH, Di Pietro F, Stanton TR, O'Connell NE, Marinus J, et al. Inflammation in complexregional pain syndrome: a systematic review andmeta-analysis. Neurology. 2013; 80 (1): 106-17.

[8] Meacham K, Shepherd A, Mohapatra DP, HaroutounianS. Neuropathic pain: central vs. peripheral mechanisms. Curr Pain Headache Rep. 2017; 21 (6): 28. https: //doi. org/10. 1007/s11916-017-0629-5.

[9] Eisenberg E, Chistyakov AV, Yudashkin M, Kaplan B, Hafner H, Feinsod M. Evidence for cortical hyperexcitabilityof the affected limb representation area inCRPS: a psychophysical and transcranial magneticstimulation study. Pain. 2005; 113 (1-2): 99-105.

[10] Kohr D, Tschernatsch M, Schmitz K, Singh P, KapsM, Schafer KH, et al. Autoantibodies in complexregional pain syndrome bind to a differentiation-dependentneuronal surface autoantigen. Pain. 2009; 143 (3): 246-51.

[11] Goebel A, Blaes F. Complex regional pain syndrome, prototype of a novel kind of autoimmune disease. Autoimmun Rev. 2013; 12 (6): 682-6.

[12] Albrecht PJ, Hines S, Eisenberg E, Pud D, Finlay DR, Connolly MK, et al. Pathologic alterations of cutaneousinnervation and vasculature in affected limbsfrom patients with complex regional pain syndrome. Pain. 2006; 120 (3): 244-66.

[13] Oaklander AL, Rissmiller JG, Gelman LB, ZhengL, Chang Y, Gott R. Evidence of focal small-fiberaxonal degeneration in complex regional painsyndrome-I (reflex sympathetic dystrophy). Pain. 2006; 120 (3): 235-43.

[14] Bruehl S. An update on the pathophysiology ofcom-plex regional pain syndrome. Anesthesiology. 2010; 113 (3): 713-25.

[15] Harden RN, Duc TA, Williams TR, Coley D, Cate JC, Gracely RH. Norepinephrine and epinephrine levelsin affected versus unaffected limbs in sympatheticallymaintained pain. Clin J Pain. 1994; 10 (4): 324-30.

[16] Kurvers H, Daemen M, Slaaf D, Stassen F, van denWildenberg F, Kitslaar P, et al. Partial peripheral neuropathyand denervation induced adrenoceptor supersensitivity. Functional studies in an experimentalmodel. Acta Orthop Belg. 1998; 64 (1): 64-70.

[17] Schattschneider J, Hartung K, Stengel M, Lud-wigJ, Binder A, Wasner G, et al. Endothelial dysfunctionin cold type complex regional pain syndrome. Neurology. 2006; 67 (4): 673-5.

[18] Dayan L, Salman S, Norman D, Vatine JJ, Calif E, Jacob G. Exaggerated vasoconstriction in complexregional pain syndrome-1 is associated with impairedresistance artery endothelial function and local vascularreflexes. J Rheumatol. 2008; 35 (7): 1339-45.

[19] Koban M, Leis S, Schultze-Mosgau S, BirkleinF. Tissue hypoxia in complex regional pain syndrome. Pain. 2003; 104 (1-2): 149-57.

[20] Baron R, Schattschneider J, Binder A, Siebrecht D, Wasner G. Relation between sympathetic vasoconstrictoractivity and pain and hyperalgesia in complexregional pain syndromes: a case-control study. Lancet. 2002; 359 (9318): 1655-60.

[21] Reinersmann A, Maier C, Schwenkreis P, LenzM. Complex regional pain syndrome: more than aperipheral disease. Pain Manag. 2013; 3 (6): 495-502.

[22] Moseley GL. Distorted body image in complexreg-ional pain syndrome. Neurology. 2005; 65 (5): 773.

[23] Lewis JS, Kersten P, McCabe CS, McPherson KM, Blake DR. Body perception disturbance: a contributionto pain in complex regional pain syndrome (CRPS). Pain. 2007; 133 (1-3): 111-9.

[24] Azqueta-Gavaldon M, Schulte-Gocking H, Storz C, Azad S, Reiners A, Borsook D, et al. Basal gangliadysfunction in complex regional pain syndrome - avalid hypothesis? Eur J Pain. 2017; 21 (3): 415-24.

[25] Cappello ZJ, Kasdan ML, Louis DS. Meta-analysisof imaging techniques for the diagnosis of complexregional pain syndrome type I. J

Hand Surg Am. 2012; 37 (2): 288-96.

[26] Maihofner C, Handwerker HO, Neundorfer B, Birklein F. Patterns of cortical reorganization incomplex regional pain syndrome. Neurology. 2003; 61 (12): 1707-15.

[27] Pleger B, Tegenthoff M, Ragert P, Forster AF, DinseHR, Schwenkreis P, et al. Sensorimotor retuning [corrected]in complex regional pain syndrome parallelspain reduction. Ann Neurol. 2005; 57 (3): 425-9.

[28] Sandroni P, Benrud-Larson LM, McClelland RL, LowPA. Complex regional pain syndrome type I: incidenceand prevalence in Olmsted county, a population-basedstudy. Pain. 2003; 103 (1-2): 199-207.

[29] de Mos M, Huygen FJ, van der Hoeven-BorgmanM, Dieleman JP, Ch Stricker BH, SturkenboomMC. Outcome of the complex regional pain syndrome. Clin J Pain. 2009; 25 (7): 590-7.

[30] van Rijn MA, Marinus J, Putter H, Bosselaar SR, Moseley GL, van Hilten JJ. Spreading of complexregional pain syndrome: not a random process. JNeural Transm (Vienna). 2011; 118 (9): 1301-9.

[31] Bean DJ, Johnson MH, Kydd RR. The outcome ofcomplex regional pain syndrome type 1: a systematicreview. J Pain. 2014; 15 (7): 677-90.

[32] de Mos M, de Bruijn AG, Huygen FJ, Dieleman JP, Stricker BH, Sturkenboom MC. The incidence ofcomplex regional pain syndrome: a population-basedstudy. Pain. 2007; 129 (1-2): 12-20.

[33] Elsharydah A, Loo NH, Minhajuddin A, KandilES. Complex regional pain syndrome type 1 predictors- epidemiological perspective from a nationaldatabase analysis. J Clin Anesth. 2017; 39: 34-7.

[34] Beerthuizen A, Stronks DL, Van't Spijker A, YakshA, Hanraets BM, Klein J, et al. Demographic andmedical parameters in the development of complexregional pain syndrome type 1 (CRPS1): prospectivestudy on 596 patients with a fracture. Pain. 2012; 153 (6): 1187-92.

[35] Jellad A, Salah S, Ben Salah Frih Z. Complex regionalpain syndrome type I: incidence and risk factors inpatients with fracture of the distal radius. Arch PhysMed Rehabil. 2014; 95 (3): 487-92.

[36] Rewhorn MJ, Leung AH, Gillespie A, Moir JS, MillerR. Incidence of complex regional pain syndromeafter foot and ankle surgery. J Foot Ankle Surg. 2014; 53 (3): 256-8.

[37] da Costa VV, de Oliveira SB, Fernandes Mdo C, Saraiva RA. Incidence of regional pain syndromeafter carpal tunnel release. Is there a correlationwith the anesthetic technique? Rev Bras Anestesiol. 2011; 61 (4): 425-33.

[38] Bruehl S, Harden RN, Galer BS, Saltz S, BertramM, Backonja M, et al. External validation of IASPdiagnostic criteria for complex regional pain syndromeand proposed research diagnostic criteria. International Association for the Study of Pain. Pain. 1999; 81 (1-2): 147-54.

[39] Chevreau M, Romand X, Gaudin P, Juvin R, Baillet A. Bisphosphonates for treatment of complexregional pain syndrome type 1: a systematicliterature review and meta-analysis of randomizedcontrolled trials versus placebo. Joint Bone Spine. 2017; 84 (4): 393-9.

[40] Harrison C, Epton S, Bojanic S, Green AL, FitzGeraldJJ. The efficacy and safety of dorsal root ganglionstimulation as a treatment for neuropathic pain: a literaturereview. Neuromodulation. 2018; 21 (3): 225-33.

[41] Kapural L, Lokey K, Leong MS, Fiekowsky S, Stanton-HicksM, Sapienza-Crawford AJ, et al. Intrathecalziconotide for complex regional pain syndrome: sevencase reports. Pain Pract. 2009; 9 (4): 296-303.

[42] Smart KM, Wand BM, O'Connell NE. Physiothera-pyfor pain and disability in adults with complex regionalpain syndrome (CRPS) types I and II. CochraneDatabase Syst Rev. 2016; 2: CD010853.

[43] Zyluk A, Puchalski P. Effectiveness of complexreg-ional pain syndrome treatment: a systematicreview. Neurol Neurochir Pol. 2018; 52: 326.

[44] Duong S, Bravo D, Todd KJ, Finlayson RJ,

TranQ. Treatment of complex regional pain syndrome: anupdated systematic review and narrative synthesis. Can J Anaesth. 2018; 65: 658.

[45] Harden RN, Oaklander AL, Burton AW, Perez RS, Richardson K, Swan M, et al. Complex regional painsyndrome: practical diagnostic and treatment guidelines, 4th edition. Pain Med. 2013; 14 (2): 180-229.

[46] Goh EL, Chidambaram S, Ma D. Complex regionalpain syndrome: a recent update. Burns Trauma. 2017; 5: 2. https: //doi. org/10. 1186/ s41038-016-0066-4. eCollection 2017.

[47] Evaniew N, McCarthy C, Kleinlugtenbelt YV, GhertM, Bhandari M. Vitamin C to prevent complexregional pain syndrome in patients with distal radiusfractures: a meta-analysis of randomized controlledtrials. J Orthop Trauma. 2015; 29 (8): e235-41.

[48] Straube S, Derry S, Moore RA, Cole P. Cervico-thoracicor lumbar sympathectomy for neuropathic-pain and complex regional pain syndrome. CochraneDatabase Syst Rev. 2013; (9): CD002918.

[49] Goebel A, Bisla J, Carganillo R, Frank B, Gupta R, Kelly J, et al. Low-dose intravenous immunoglobulintreatment for long-standing complex regionalpain syndrome: a randomized trial. Ann Intern Med. 2017; 167 (7): 476-83.

[50] Connolly SB, Prager JP, Harden RN. A systemati-creview of ketamine for complex regional pain syndrome. Pain Med. 2015; 16 (5): 943-69.

[51] Visnjevac O, Costandi S, Patel BA, Azer G, Agar-walP, Bolash R, et al. A comprehensive outcome-specificreview of the use of spinal cord stimula-tionfor complex regional pain syndrome. Pain Pract. 2017; 17 (4): 533-45.

第十六节　右手握持无力1例　16

Evan Goodman and Tariq Malik

一、病例

患者，75岁女性，既往有高血压、高脂血症和骨关节炎病史，主诉右手有麻木/刺痛、握持无力6个月。患者不确定是什么原因导致了她的症状，患者右手拇指、示指和中指有时会有麻木。她描述在这段时间做“握持”动作时出现右手握持物品掉落的情况，这种症状在深夜或凌晨最为明显，有时会有书写困难。患者从不吸烟，晚上会喝点红酒。经询问病史，患者几年前担任行政助理时也出现过类似症状。体检发现：上肢肌力和反射正常对称，右手肌力略有下降。

二、初步诊断

根据患者的症状推断，右手可能出现神经卡压导致的神经病变，右手拇指、示指和中指的感觉异常说明是正中神经病变或C6或C7颈神经根病变。但由于缺乏神经根病的其他伴随特征，如从肩到手臂的放射痛、肌力下降及反射改变，因此暂不能确诊。正中神经可在肘部或肘部周围被旋前肌的肌腱或异常的纤维带卡压，腕骨关节炎或拇指的掌指骨关节炎也可表现为腕关节疼痛和无力，各种肌腱的肌腱炎或腱鞘炎也可有相似的表现。

在腕关节没有任何明显肿胀或局部压痛的情况下，症状仅限于腕部远端，腕部正中神经卡压（也称为腕管综合征，carpal tunnel syndrome，CTS）是最可能的诊断。

三、如何明确诊断

通过排除可能导致患者症状的其他疾病，以及通过查体和辅助检查中显示的阳性结果来确认诊断。

腕管综合征是一种简单的疾病，但在很大程度上仍被认为是一种临床诊断。根据美国骨科医师学会（American Academy of Orthopedic Surgeons）的临床指南和建议：CTS的病史和体检对诊断的证据级别仅为C级证据[1]。即便如此，临床问诊对于收集患者信息、病史、功能状态和职业信息至关重要。在CTS早期，正中神经分布区的感觉异常很常见（图16-1和图16-2）。患者表现为拇指、示指、中指和无名指桡侧的典型烧灼感、麻木感或刺痛感[2-5]，夜间这种症状可能更严重，与神经传导检查（NCS）相比，这些表现的敏感性（51%～96%）和

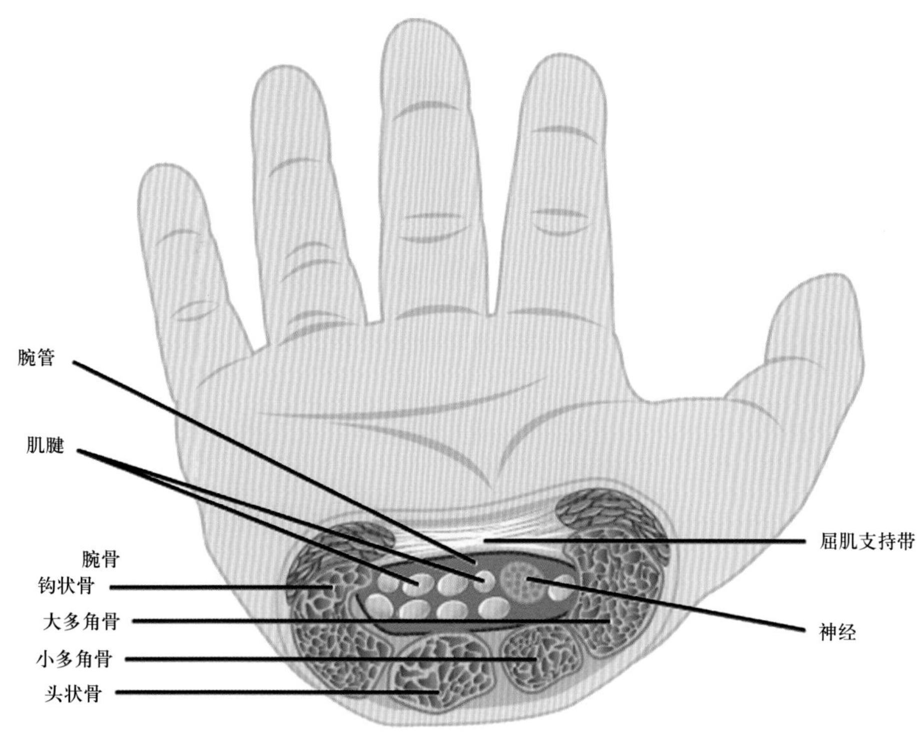

图16-1　手腕横截面（引自Gray[67]）

特异性（27%～68%）较差，症状表现多样[2-5]。

患者可能也会出现握持物品掉落的情况[6]。尽管患者可能会说整只手都不舒服，但患侧第5手指很少受累[7]。

仔细检查颈椎并评估是否存在神经根病或胸廓出口问题。检查肘关节及其周围区域是否存在正中神经（被旋前圆肌或Struther韧带）或桡神经的卡压。

正中神经卡压引起前臂所有肌肉肌力下降以及鱼际区感觉缺失，拇短展肌和拇对掌肌将受累，鱼际肌萎缩是诊断腕管综合征的有力证据[1,7]。在慢性腕管综合征中，当出现鱼际肌萎缩时已是正中神经卡压的晚期。由于正中神经卡压后拇外展肌常受累，因此建议检查拇外展肌的肌力，嘱患者患侧手心朝上，将拇指朝上，检查者在此基础上施加对抗力量进行测试。

医师应该了解已有多种方法用于臂和手的特殊检查，本章节并非特殊检查的详尽介绍，只介绍一些常见的测试方法，为了提高诊断的精确性，应将它们结合起来[7]。

蒂内尔征最初由蒂内尔（J.Tinel）博士于1915年提出，用于检查神经瘤，该试验是从远端腕横纹开始叩击正中神经走行区2～3 cm，诱发正中神经分布区的症状。这项测试并不精确，因为检查者不同、力度不同，检查结果也会有所不同。文献报道该检查的敏感性和特异性也有所不同（分别为23%～76%和55%～100%）[3,4,8-13]。

腕掌屈试验是患者双手腕屈曲，手背相对，该动作使腕横韧带下方的正中神经受压，在1分钟内重现沿正中神经分布区域的症状时，则为阳性。该检查敏感性

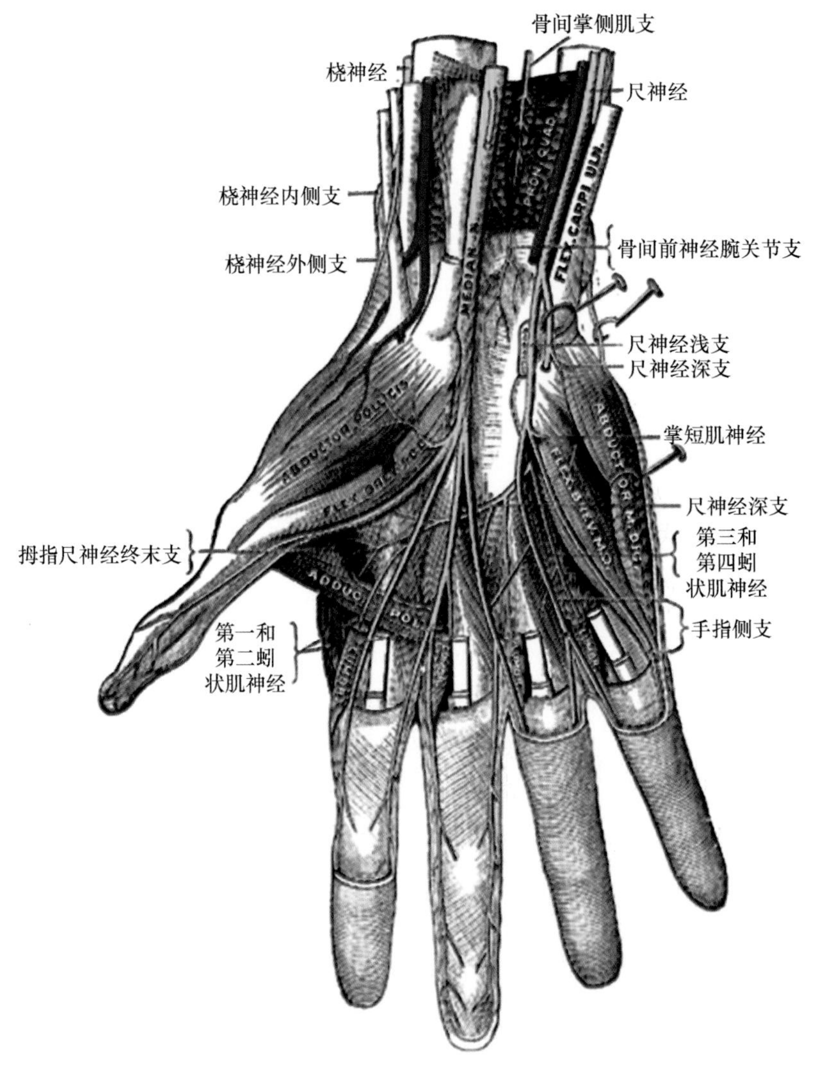

图16-2 手部神经（引自Sobotta[68]）

在70%左右，特异性为20%～80%。如上所述，这并不是一个特异性诊断的检查方法[3,4,10,11,14-16]。

腕背屈试验与腕掌屈试验相反，该检查通过手腕完全背屈1分钟使神经受压迫，敏感性较低约为43%，特异性约为74%。腕关节压迫试验：使用持续压力直接压迫腕正中神经1分钟。该试验的敏感性和特异性均在90%左右。

库尔曼（Kuhlman）将6种常见的查体表现（腕掌屈试验、蒂内尔征、示指麻木、拇短展肌无力、压迫试验、猿形手畸形）与肌电图/神经传导速度（electromyography/nerve conduction velocity，EMG/NCV）进行了比较，发现6种测试方法敏感性都不高，但特异性较高，发现猿形手畸形是敏感性最高的特征。

当怀疑患者为CTS时，可以补充NCS/EMG检查，目前关于CTS的诊断标准并不全面，NCS/EMG检查对于确定腕管综合征的严重程度和确定神经受压部位非常有帮助，检查可能会发现感觉神经先于运动神经受到影响，传导速度下降[7]。据报道，通过刺激掌腕部测量感觉潜伏期是一种敏感的检查方法[17]。

根据《肌肉和神经》2010的一项研究，"CSI"（综合感觉指数）可能具有较高的敏感性和特异性[18]。"CSI"是分析了3个部位的正中神经、尺神经和桡神经感觉潜伏期的差异后得出的综合指数。记录取自无名指（正中神经和尺神经）、拇指（正中神经和桡神经）和关节面（正中神经和尺神经）。即使有大量的检查可诊断CTS，据报道在轻度病例中仍有15%的假阴性[19]。

如果超声检查者经验丰富，掌腕部超声检查可能更有诊断价值，并且该检查使用也越来越广泛。一项荟萃分析纳入了28项临床试验（不到4,000例），确定腕管入口处正中神经的横截面积大于9 mm^{2}是一种重要的诊断方法，其优势比为40.4，敏感性为87.3%，特异性为83.3%[20]。

超声研究者试图量化轻度、中度和重度腕管综合征，其中一项研究使用超声测量了164名患者的腕管的入口和出口。他们发现在腕管入口和出口处8.5 mm^{2}是诊断腕管综合征的临界值[21]。值得注意的是，在这项研究中，患者是在进行NCS/EMG检查之前被筛选出来的[21]，然而，他们无法使用超声对轻度、中度或重度CTS进行正确分级[21]。Klauser等人的另一项研究表明，如果腕管和旋前方肌之间的正中神经横截面存在2 mm^{2}的差异，则诊断CTS的敏感性为99%，特异性为100%[22]。

腕关节MRI可显示神经肿胀/受压，目前鲜有该部位的血管研究证实因血管病变引起神经受压。

四、病理生理学机制

腕管综合征包括一系列继发于正中神经受压的症状，这些症状影响到第1～3指，有时影响到第4指的桡侧半部，相关的病理生理机制很复杂且仍在研究中。腕管的上界是屈肌支持带，下界是腕骨，4条浅屈肌肌腱、4条深屈肌肌腱、拇长屈肌肌腱和正中神经穿过该区域。症状是由腕管内正中神经被压迫和牵拉导致的，最终引起手腕处单发的正中神经病变[23]，正中神经受压被认为是继发于腕关节重复运动所致的屈肌滑膜纤维增生[23]。有趣的是，在20世纪80年代的一项腕部压力分析的小样本研究中，他们发现与对照组相比，有症状的患者在中立、屈曲和背伸时的腕部压力增加[24]，还发现在有症状的患者中，腕关节背伸时压力升高幅度最大[24]。另一方面，急性和慢性创伤所致的月骨脱位或半脱位也会导致正中神经受卡压[25]。正中神经通常受到压迫的两个区域，一个位于近侧屈肌支持带下方，该支持带因腕关节屈曲而加剧，另一个位于钩骨远端[23]。

随着正中神经被压迫和牵拉，神经内微循环会产生改变[23]。此外，髓鞘和轴突损伤可能导致神经和所支配组织的功能障碍[23]。

五、疼痛管理

CTS有多种治疗方法，从制动、替代疗法、口服药物、药物注射到外科干预，治疗方式的选择取决于病情的严重程度，对于轻中度CTS患者通常行保守治疗，对于保守治疗失败的患者或有急性神经功能损伤的严重CTS的患者，可以进行外科治疗[27]。

在阶梯治疗中，通常采用制动和（或）夹板固定，建议CTS的患者使用矫形器固定患侧，有强有力的证据表明采用制动后病情好转[6]。在一项针对汽车装配工人为期6周的研究中，与对照组相比，采用夜间夹板治疗的试验组腕部不适感显著减少，且疗效持续了一年[28]。有趣的是，无论患者本身病情程度如何，夹板治疗组病情都有所改善[28]。在另一项研究中，对2一项临床试验和884名受试者进行了循证综述，发现在使用支具仅4周后即可缓解疼痛[26]。对于夹板固定的位置而言，是采用中立位或轻度背伸位，目前还没有确切答案[29]。全天佩戴夹板制动对患者的益处似乎并不比仅夜间佩戴更大[26,29]。

除了作为最初干预措施的制动外，口服非处方镇痛药也被广泛使用：在CTS治疗中NSAID的应用高达50.8%[30]。但一项循证综述并未发现非甾体抗炎药对CTS患者有益处。关于其他口服药物，有中度证据表明，与单用夹板相比，口服泼尼松龙20 mg/d，持续2周，然后再口服10 mg/d，持续2周具有短期疗效[31]。但将上述泼尼松龙的口服方法与每天口服20 mg泼尼松龙连续2周，再口服安慰剂2周进行比较时，在12个月的长期随访中没有统计学差异[32]；而且可以看出，在短期内，口服2周糖皮质激素与4周一样有效[32]。必须认真考虑口服糖皮质激素的不良反应。

关于人工干预，有小样本证据表明，腕部按摩3周后症状显著改善[26]。有限的证据表明肌腱和神经的滑动训练也有效果[29]。

药物注射治疗对缓解患者症状也有益处，根据循证综述与注射安慰剂相比，局部注射糖皮质激素在1个月时症状缓解更好[33]。进一步发现，与口服糖皮质激素相比，局部注射糖皮质激素在3个月内疗效更佳[33]，但是，在注射糖皮质激素治疗2个月后，与口服抗炎药物联合夹板固定相比，疗效并没有显著区别[33]，且重复进行药物注射疗效没有增加[33]。重要的是要记住，局部使用糖皮质激素存在正中神经损伤和萎缩的风险，以及诱发皮质醇增多症的风险[34]。

最近，再生医学疗法越来越受欢迎。有研究表明在实验室和临床中，富血小板血浆对神经病变都有治疗作用[35-39]。

在过去的几年中，开展了一项针对14名轻度CTS患者在超声引导下单次注射PRP1～2 ml的研究[40]，1个月随访，8名患者VAS评分示疼痛“完全”或“几乎完全”缓解，3名患者有“很明显”改善[40]；3个月随访，3名患者的疼痛没有明显改善[40]。

对于证实有正中神经失神经支配的严重CTS患者，有强有力的证据表明需要手术治疗[27]，有些中度CTS患者也可能需要手术。目前尚不清楚是否应在病程早期进行手术治疗[40]。但在选择手术入路时，开放手术与内镜手术在长期内可能没有显著差异[7]。Huissted等人2010年的一项系统性回顾指出，随着时间的推移，手术治疗可能比“长期”保守治疗更有效[40]。一些研究表明，与糖皮质激素注射和夹板固定相比，手术有更好的治疗效果[42,43]；手术前糖皮质激素注射效果好的患者似乎手术的效果也会较好[44]。与许多外科手术一样，该手术存在出血和感染的风险。关于不同手术入路的风险，内镜手术引起神经功能障碍、感觉异常等可能较高[45]，而采用开放手术则有可能出现伤口不愈合或延迟愈合[45]。

六、预后

鉴于CTS是一种非常常见的神经疾病，在临床神经疾病中占比高达90%，因此了解该疾病的预后至关重要[7]。伯顿（Burton）等人分析了16项队列研究，尝试得出经过保守治疗与未进行治疗的CTS患者的预后因素[46]。

在9项保守治疗患者的研究中，他们发现，研究中一部分（23%～89%）患者在3年后治疗结果不佳[46-55]。各项研究对负面结局的定义不同，包括症状加重、需要手术或无法工作[46-55]。4项研究表明，在6个月至3年的随访期内，保守治疗后有57%～66%需要外科干预[50,56-58]。有3个或更多的队列研究达成了共识，即症状持续时间、腕掌屈试验阳性和大鱼际肌萎缩与保守治疗效果不佳相关，但许多研究受到各种形式的偏倚的影响，需要进一步研究[46]。然而，他们无法证实NCS/EMG的严重程度是保守治疗失败的负面预测因素[46,49,54,55,57,59]。

关于不进行治疗干预，两项对未经治疗的CTS患者的研究发现，1年时32%～58%出现负面结局[48,49]。有趣的是，对未经治疗的患者进行的4项研究显示，在未经治疗的情况下，28%～62%的患者病情稳定或获得了改善[59-62]，他们的分析显示CTS的病程和预后是多变的[46]。

七、讨论

CTS可能是上肢最常见的神经卡压相关性神经疾病[63]。根据定义，5.3%的女性和2.1%的男性罹患CTS，女性是男性的3倍[64,65]。据估计，每年每100人中有1～3例发病[63]。CTS与包括糖尿病、甲状腺疾病和妊娠等相关，即使临床诊断似乎很明确，也必须注意其他可能有类似症状的诊断，这些诊断包括：旋前圆肌综合征、胸廓出口综合征和骨间前神经卡压综合征。检查者应注意可能存在神经的双重卡压现象，包括CTS可能合并其他相似的病理学改变（表16-1）。

表16-1　CTS的鉴别诊断

肌腱炎	肌腱疼痛和肿胀
腕关节炎	关节压痛，X线异常
拇指腕掌关节炎	关节处压痛、关节运动时的骨擦音、X线表现
桡骨茎突狭窄性腱鞘炎	腕关节桡侧的压痛和肿胀
腱鞘囊肿	可触及包块，MRI
瓦滕贝格征	前臂中部桡神经浅支卡压导致手腕疼痛，手尺侧偏斜

CTS在病程初期表现为感觉异常，通常在夜间最明显[2]，在更严重的病例中，患者可能会主诉无力，甚至可能出现鱼际肌萎缩[1,7]。为了提高检查的敏感性和特异性，检查者应将多项特殊检查与查体结合起来。EMG/NCS是一种很好的补充诊断工具，特别是可对CTS的严重程度进行分级（表16-2）。谨记如果临床诊断考虑CTS，

表16-2　诊断方法

体格检查	蒂内尔征、压迫试验、腕掌屈试验、腕背屈试验、拇短展肌无力
诊断性阻滞	压迫部位注射
MRI	神经肿胀
超声波	肿胀、压迫、也有助于诊断性阻滞
EMG/NCV	传导缓慢，轴突缺失
X线	腕关节炎、拇指腕掌关节炎
动脉造影术	血管畸形、动脉瘤

则需要测试“CSI”。尽管如此，据报道假阴性率也高达15%[19]，但对于保守治疗，使用NCS/EMG作为治疗结果的预后因素仍然没有定论[46]。

对于有症状的CTS，在一组未经治疗的研究中，有许多患者症状稳定或改善[18-21]，确定哪些患者在没有干预的情况下会有所改善仍然很困难[46]，但无论如何，4～6周的制动对患者是有益的[26-28]。注射糖皮质激素类药物对于短期的症状控制是有作用的[33]，如果患者对激素注射治疗的反应良好，并且继续进行手术治疗，他们可能会有更好的治疗效果[44]。不幸的是，之前的研究表明即使采用保守治疗，患者最终也可能进行手术，到3年时手术率为57%～66%[50,56-58]。对于严重CTS和长期保守治疗无效的患者，建议进行手术治疗[27]。一项高质量的随机对照试验显示，手术治疗与夹板固定的保守治疗效果相比，在3个月、6个月到1年的时间内有显著的统计学意义，手术治疗效果更佳[41,66]。

很多临床医师认为诊断腕管综合征很容易，但选择正确的治疗方法仍然有挑战性。为什么某些患者在没有干预或采取保守治疗的情况下会有所改善，这点仍有待观察。在采取保守治疗后，仍有相当一部分人可能需要手术治疗，这也会引起医师和患者对治疗效果的失望。随着新技术的出现，各种手术方法仍在研究中，也许其中一种治疗方法最终会脱颖而出。还有研究和探索的另一个方面，即手术时机，可能在治疗中也具有重要意义，尤其是对于中等程度的患者手术时机的选择。对于使用PRP/干细胞的再生医学疗法的研究会继续，需要对其有效性和安全性进行研究，可能有一天会在CTS的治疗中发挥作用。

八、总结

CTS是一种容易误诊的常见疾病，每一个病例都应仔细评估。轻度病例可保守治疗，注射糖皮质激素药物只能短期缓解症状；如果存在肌力下降，疼痛剧烈，或NCV/EMG显示失神经现象，则应选择手术治疗。

（商澜镨　译　朱薇　校）

原书参考文献

[1] American Academy of Orthopaedic Surgeons (AAOS). Clinical practice guideline on the treatmentof carpal tunnel syndrome. Rosemont: AmericanAcademy of Orthopaedic Surgeons (AAOS); 2008. p. 76.

[2] Szabo RM, Slater RR Jr, Farver TB, StantonDB, Sharman WK. The value of diagnostic testingin carpal tunnel syndrome. J Hand Surg [Am]. 1999; 24 (4): 704-14.

[3] Buch-Jaeger N, Foucher G. Correlation of clinicalsigns with nerve conduction tests in the diagnosisof carpal tunnel syndrome. J Hand Surg (Br). 1994; 19 (6): 720-4.

[4] Katz JN, Larson MG, Sabra A, Krarup C, Stirrat CR, Sethi R, et al. The carpal tunnel syndrome: diagnosticutility of the history and physical examination findings. Ann Intern Med. 1990; 112 (5): 321-7.

[5] Gupta SK, Benstead TJ. Symptoms experienced bypatients with carpal tunnel syndrome. Can J NeurolSci. 1997; 24 (4): 338-42.

[6] American Academy of Orthopaedic Surgeons (AAOS). American Academy of OrthopaedicSurgeons clinical practice guideline on managementof carpal tunnel

syndrome. Rosemont: AmericanAcademy of Orthopaedic Surgeons (AAOS); 2016. p. 983.

[7] Aroori S, Spence RAJ. Carpal tunnel syndrome. Ulster Med J. 2008; 77 (1): 6-17.

[8] Kuhlman KA, Hennessey WJ. Sensitivity and specificityof carpal tunnel syndrome signs. Am J PhysMed Rehabil. 1997; 76 (6): 451-7.

[9] Kuschner SH, Ebramzadeh E, Johnson D, Brien WW, Sherman R. Tinel's sign and Phalen's test in carpal tunnelsyndrome. Orthopedics. 1992; 15 (11): 1297-302.

[10] Gerr F, Letz R, Harris-Abbott D, HopkinsLC. Sensiti-vity and specificity of vibrometry fordetection of carpal tunnel syndrome. J Occup EnvironMed. 1995; 37 (9): 1108-15.

[11] Golding DN, Rose DM, Selvarajah K. Clinical testsfor carpal tunnel syndrome: an evaluation. Br JRheumatol. 1986; 25 (4): 388-90.

[12] Heller L, Ring H, Costeff H, Solzi P. Evaluation ofTinel's and Phalen's signs in diagnosis of the carpaltunnel syndrome. Eur Neurol. 1986; 25 (1): 40-2.

[13] Mondelli M, Passero S, Giannini F. Provocative testsin different stages of carpal tunnel syndrome. ClinNeurol Neurosurg. 2001; 103 (3): 178-83.

[14] De Smet L, Steenwerckx A, Van den Bogaert G, Cnudde P, Fabry G. Value of clinical provocativet-ests in carpal tunnel syndrome. Acta Orthop Belg. 1995; 61 (3): 177-82.

[15] Kaufman MA. Differential diagnosis and pitfalls inelectrodiagnostic studies and special tests for diagnosingcompressive neuropathies. Orthop Clin NorthAm. 1996; 27 (2): 245-52.

[16] Bruske J, Bednarski M, Grzelec H, Zyluk A. Theusefulness of the Phalen test and the Hoffmann-Tinelsign in the diagnosis of carpal tunnel syndrome. ActaOrthop Belg. 2002; 68 (2): 141-5.

[17] Huang JH, Zager EL. Mini-open carpal tunnel decompression. Neurosurgery. 2004; 54: 397-9.

[18] Malladi N, Micklesen PJ, Hou J, RobinsonLR. Correlation between the combined sensory indexand clinical outcome after carpal tunnel decompression: a retrospective review. Muscle Nerve. 2010; 41 (4): 453-7.

[19] American Association of Electrodiagnostic Medicine, American Academy of Neurology, AmericanAcademy of Physical Medicine and Rehabilitation. Practice parameter for electrodiagnostic studies incarpal tunnel syndrome: summary statement. MuscleNerve. 2009; 25: 918-22.

[20] Tai T-W, Wu C-Y, Su F-C, Chern T-C, JouI-M. Ultrasonography for diagnosing carpal tunnelsyn-drome: a meta-analysis of diagnostic test accuracy. Ultrasound Med Biol. 2012; 38 (7): 1121-8.

[21] Mohammadi A, Afshar A, Etemadi A, Masoudi S, Baghizadeh A. Diagnostic value of cross-sectionalarea of median nerve in grading severity of carpal tunnelsyndrome. Arch Iran Med. 2010; 13 (6): 516-21.

[22] Klauser AS, Halpern EJ, De Zordo T, et al. Carpaltunnel syndrome assessment with US: value ofadditional cross-sectional area measurements of themedian nerve in patients versus healthy volunteers. Radiology. 2009; 250 (1): 171-7.

[23] Aboonq MS. Pathophysiology of carpal tunnel syndrome. Neurosciences (Riyadh). 2015; 20 (1): 4-9.

[24] Gelberman RH, Hergenroeder PT, Hargens AR, Lundborg GN, Akeson WH. The carpal tunnel syndrome: a study of carpal canal pressures. J Bone JointSurg. 1981; 63 (2): 380-3.

[25] Moore KL, Dalley AF, Agur AMR. Clinically orientedanatomy. Baltimore: Lippincott Williams & Wilkins; 2010.

[26] O'Connor D, Marshall S, Massy-Westropp N. Non-surgicaltreatment (other than steroid injection) forcarpal tunnel syndrome. Cochrane Database Syst Rev. 2003; (1): CD003219.

[27] Page MJ, Massy-Westropp N, O'Connor D, PittV. Splinting for carpal tunnel syndrome. CochraneDatabase Syst Rev. 2012; 7: CD0-10003.

[28] Werner R, et al. Randomized controlled trial of nocturnalsplinting for active workers with symptom-sof carpal tunnel syndrome. Arch Phys Med Rehabil. 2005; 86 (1): 1-7.

[29] Huisstede BM, Hoogvliet P, Randsdorp MS,

GlerumS, Middelkoop MV, Koes BW. Carpal tunnel syndrome. Part I: effectiveness of nonsurgical treatments-a systematic review. Arch Phys Med Rehabil. 2010; 91 (7): 981-1004.

[30] Miller RS, Iverson DC, Fried RA, Green LA, Nutting-PA. Carpal tunnel syndrome in primary care: a reportfrom ASPN. Ambulatory Sentinel Practice Network. JFam Pract. 1994; 38: 337-44.

[31] Mishra S, Prabhakar S, Lal V, Modi M, Das CP, Khurana D. Efficacy of splinting and oral steroids inthe treatment of carpal tunnel syndrome: a prospectiverandomized clinical and electrophysiologicalstudy. Neurol India. 2006; 54: 286-90.

[32] Chang MH, Ger LP, Hsieh PF, Huang SY. A randomisedclinical trial of oral steroids in the treatmentof carpal tunnel syndrome: a long term follow up. JNeurol Neurosurg Psychiatry. 2002; 73: 710-4.

[33] Marshall SC, Tardif G, Ashworth NL. Local corticosteroidinjection for carpal tunnel syndrome. Cochrane Database Syst Rev. 2007; (2): CD001554.

[34] Lambru G, Lagrata S, Matharu MS. Cutaneousa-trophy and alopecia after greater occipitalnerve injection using triamcinolone. Headache. 2012; 52: 1596-9.

[35] Allampallam K, Chakraborty J, Robinson J. Effect ofascorbic acid and growth factors on collagen metabolismof flexor retinaculum cells from individuals withand without carpal tunnel syndrome. J Occup EnvironMed. 2000; 42: 251-9.

[36] Farrag TY, Lehar M, Verhaegen P, Carson KA, Byrne PJ. Effect of platelet rich plasma and fibrinsealant on facial nerve regeneration in a rat model. Laryngoscope. 2007; 117: 157-65.

[37] Cho HH, Jang S, Lee SC, Jeong HS, Park JS, HanJY, Lee KH, Cho YB. Effect of neural-induced mesenchymalstem cells and platelet-rich plasma on facialnerve regeneration in an acute nerve injury model. Laryngoscope. 2010; 120: 907-13.

[38] Anjayani S, Wirohadidjojo YW, Adam AM, SuwandiD, Seweng A, Amiruddin MD. Sensory improvementof leprosy peripheral neuropathy in patients treatedwith perineural injection of platelet-rich plasma. Int JDermatol. 2014; 53: 109-13.

[39] Park GY, Kwon DR. Platelet-rich plasma limits thenerve injury caused by 10% dextrose in the rabbitmedian nerve. Muscle Nerve. 2014; 49: 56-60.

[40] Nikolaou V, Malahias M, Johnson E, Babis G. Singleinjection of platelet-rich plasma as a novel treatmentof carpal tunnel syndrome. Neural Regen Res. 2015; 10 (11): 1856-9.

[41] Huisstede BM, et al. Carpal tunnel syndrome. PartII: effectiveness of surgical treatments—a systematicreview. Arch Phys Med Rehabil. 2010; 91 (7): 1005-24. https: //doi. org/10. 1016/j. apmr. 2010. 03. 023.

[42] Gerritsen AA, de Vet HC, Scholten RJ, et al. Splinting vs surgery in the treatment of carpal tunnelsyndrome: a randomized controlled trial. JAMA. 2002; 288: 1245-51.

[43] Hui AC, Wong S, Leung CH, et al. A randomized controlledtrial of surgery vs steroid injection for carpaltunnel syndrome. Neurology. 2005; 64: 2074-8.

[44] Edgell SE, McCabe SJ, Breidenbach WC. Predictingthe outcome of carpal tunnel release. J Hand Surg Am. 2003; 28: 255-61.

[45] Toussaint CP, Ali ZS, Zager EL. Distal entrapmentsyn-dromes: carpal tunnel, cubital tunnel, peroneal, and tarsal tunnel. In: Youmans and Winn neurologicalsurgery. 7th ed. Philadelphia: Elsevier; 2017. p. 2019-2031e. 4.

[46] Burton CL, Chesterton LS, Chen Y, WindtDAVD. Clinical course and prognostic factors inconservatively managed carpal tunnel syndrome: a systematic review. Arch Phys Med Rehabil. 2016; 97 (5): 836-852e. 1.

[47] DeStefano F, Nordstrom DL, Vierkant RA. Long-termsymptom outcomes of carpal tunnel syndrome and itstreatment. J Hand Surg [Am]. 1997; 22: 200-10.

[48] Lian BT, Urkude R, Verma KK. Clinical profile, electrodiagnosisand outcome in patients

with carpal tunnelsyndrome: a Singapore perspective. Singap Med J. 2006; 47: 1049-52.
[49] Kiylioglu N, Bicerol B, Ozkul A, Akyol A. Naturalcourse and treatment efficacy: one-year observationin diabetic and idiopathic carpal tunnel syndrome. JClin Neurophysiol. 2009; 26: 446-54.
[50] Kaplan SJ, Glickel SZ, Eaton RG. Predictive factorsin the non-surgical treatment of carpal tunnel syndrome. J Hand Surg (Br). 1990; 15: 106-8.
[51] Muhlau G, Both R, Kunath H. Carpal tunnelsyn-drome—course and prognosis. J Neurol. 1984; 231: 83-6.
[52] Katz JN, Lew RA, Bessette L, et al. Prevalence andpredictors of long-term work disability due to carpaltunnel syndrome. Am J Ind Med. 1998; 33: 543-50.
[53] Katz JN, Keller RB, Simmons BP, et al. Maine carpaltunnel study: outcomes of operative and nonoperativetherapy for carpal tunnel syndrome in a community-basedcohort. J Hand Surg [Am]. 1998; 23: 697-710.
[54] Goodwill CJ. The carpal tunnel syndrome. Long-termfollow-up showing relation of latency measurementsto response to treatment. Ann Phys Med. 1965; 8: 12-21.
[55] Kouyoumdjian JA, Morita MP, Molina AF, et al. Long-term outcomes of symptomatic electrodiagnosedcarpal tunnel syndrome. Arq Neuropsiquiatr. 2003; 61: 194-8.
[56] Boyd KU, Gan BS, Ross DC, Richards RS, RothJH, MacDermid JC. Outcomes in carpal tunnelsyndrome: symptom severity, conservative managementand progression to surgery. Clin Invest Med. 2005; 28: 254-61.
[57] Duckworth AD, Jenkins PJ, Roddam P, Watts AC, Ring D, McEachan JE. Pain and carpal tunnel syndrome. J Hand Surg [Am]. 2013; 38: 1540-6.
[58] Miranda BH, Asaad K, Cerovac S. Carpal tunnel syndromestudy: local corticosteroids, conversion to surgeryand NHS implications. J Plast Reconstr AesthetSurg. 2013; 66: 1432-3.
[59] Padua L, Padua R, Aprile I, Pasqualetti P, TonaliP. Multiperspective follow-up of untreated carpaltunnel syndrome: a multicenter study. Neurology. 2001; 56: 1459-67.
[60] Padua L, Padua R, Lo Monaco M, et al. Naturalhis-tory of carpal tunnel syndrome according to theneurophysiological classification. Ital J Neurol Sci. 1998; 19: 357-61.
[61] Ortiz-Corredor F, Enriquez F, Diaz RJ, CalambasN. Natural evolution of carpal tunnel syndromein untreated patients. Clin Neurophysiol. 2008; 119: 1373-8.
[62] Resende LA, Tahara A, Fonseca RG, SardenbergT. The natural history of carpal tunnel syndrome: astudy of 20 hands evaluated 4 to 9 years after initialdiagnosis. Electromyogr Clin Neurophysiol. 2003; 43: 301-4.
[63] Bickel KD. Carpal tunnel syndrome. J Hand Surg Am. 2010; 35: 147-52.
[64] Shiri R, Miranda H, Heliovaara M, Viikari-JunturaE. Physical work load factors and carpal tunnel syndrome: a population-based study. Occup EnvironMed. 2009; 66: 368-73.
[65] Stevens J, Sun S, Beard C. Carpal tunnel syndromein Rochester, Minnesota, 1961 to 1980. Neurology. 1988; 38: 134-8.
[66] Gerritsen AA, de Vet HC, Scholten RJ, Bertels-mannFW, de Krom MC, Bouter LM. Splinting vs surgeryin the treatment of carpal tunnel syndrome: a randomizedcontrolled trial. JAMA. 2002; 288: 1245-51.
[67] Gray H. Anatomy of the human body (See "book"section below). Bartleby. com: Gray's Anatomy, Plate422; 1918.
[68] Sobotta J. Atlas and text-book of human anatomy, volume III, vascular system, lymphatic system, nervoussystem and sense organs. Philadelphia: W. B. Saunders; 1908.

第十七节　小指疼痛麻木1例　17

Tariq Malik

一、病例

患者，55岁女性，因左手疼痛6个月就诊。患者日常工作以伏案和用计算机工作为主，左手疼痛症状在早晨最为严重，并会持续一整天，且无明显诱因。患者有糖尿病与高血压病史，血压和血糖控制良好。基层医师曾对患者左腕部及肘部夹板外固定1个月，但症状没有好转，故转诊到疼痛门诊进行进一步评估和治疗。

仔细问诊后，患者的疼痛局限在无名指和小指，有时也会涉及整只手。患者否认乏力等现象，但打字或写字时会疲劳感，同时患者在长时间开车时，左手会有不适，曾经采用非处方药治疗，但疼痛没有缓解。患者睡眠情况尚可，偶尔会在醒来时感到手指麻木或僵硬。

二、初步诊断

患者的症状提示是卡压性神经病变所致，常见的神经卡压部位多在肘部、腕部及其周围，正中神经、尺神经、桡神经及其分支经常被卡压。诊断神经卡压需要确定受累神经的位置、卡压部位、神经功能受损程度以及神经卡压的病理机制。

病史和查体在确定病变部位、受累神经和神经功能障碍的程度方面非常重要，神经走行以及神经支配的解剖学知识有助于临床的诊断。正中神经在上臂没有运动分支或感觉分支，主要支配前臂屈肌和旋前肌（尺神经支配的尺侧腕屈肌和部分指深屈肌除外）、鱼际肌群和手的两个外侧蚓状肌，感觉纤维分布在手掌桡侧，指侧皮支分布于手掌前（掌）面和桡侧三个半手指掌面。桡神经分布于前臂后侧大部分皮肤、手掌外侧背侧面以及桡侧三个半手指背侧面，支配肱三头肌和前臂伸肌。尺神经在上臂没有感觉或运动分支，但是当它在肘内上髁后面进入前臂时，会发出并支配尺侧腕屈肌的两个肌腱。尺神经支配指深屈肌内侧半段及手部大部分小肌肉，也是手背尺侧的感觉神经。

本例患者的症状局限于左无名指和小指，患者否认腕屈肌的任何问题，当患者打字或者长距离开车时会感到疲劳，提示病变产生在肘部或肘部以下尺神经功能损伤，在前臂肌肉的分支离开了神经主干之后的可能性更大。

三、如何明确诊断

患者的病史高度提示尺神经受损，查体应集中于前臂和手部的主要神经。如果是尺神经受损，重点应检查尺侧腕屈肌、小鱼际肌、手指的内收外展功能，以及小鱼际和尺侧两个手指的感觉。根据神经受损的程度，查体结果可能是阳性，也有可能是阴性。评估神经压迫的特殊检查包括蒂内尔征和拇示指捏夹试验。拇示指捏夹试验是对拇指内收肌功能的检查；拇示指捏夹试验阳性的表现为了补偿该肌肉功能丧失而导致拇指指间关节的屈曲，当患者被要求用拇指和示指捏纸时，就会引发这种反应。敲击尺神经受压部位可引起神经感觉异常或刺痛感。

临床上还要重点排除潜在病因，通过查体鉴别风湿、骨关节相关疾病、神经系统疾病、胸廓出口综合征和颈椎椎间孔造成的神经根病，以及任何其他刺激臂丛（如肿瘤）而类似尺神经卡压的疾病。同时，确保患者没有共存的神经卡压或类似尺神经痛。

四、辅助检查

尺神经卡压是一种临床诊断，评估的目的是寻找卡压的诱因、确认卡压的准确位置、记录神经功能障碍的程度以评估预后及恢复情况，以及一切导致或者加重卡压问题的潜在疾病，例如，物理损伤、感染、肿瘤、骨畸形或免疫性疾病。

查体包括：完整的上肢检查，颈椎活动度、肩关节、肘关节和手部检查，查体对排除其他疾病有帮助，但无法准确判断疾病的程度。肘关节X线检查可排除一些骨性问题。除非怀疑有全身疾病，否则不需要血液检查，即使确有必要，最好由风湿科医师安排。

肌电图及神经传导速度（EMG/NCV）检查有助于确定神经卡压定位以及损伤类型（脱髓鞘或轴突损失），如果症状轻微（以感觉症状为主，很少或没有运动功能障碍/肌力下降），则不需要进行肌电图检查。在症状严重和准备手术的情况下，EMG/NCV有助于设计神经减压的位置和范围，确定神经卡压的位置。如果诊断证据不足，在不能明确排除臂丛神经疾病或者其他神经问题时，就需进行EMG/NCV检查，不仅可避免无效手术，也可为患者选择最恰当的治疗方法，这项检查也有助于跟踪手术后的神经恢复情况。因此，术前检查对术后对比很有帮助，术前检查中的严重异常是预后不良的标志。

对受损神经进行超声检查对诊断有帮助，但超声检查依赖于操作者的水平和经验，并且证据有限，沿神经走行的超声检查可确定神经是否肿胀或畸形，其敏感性优于EMG/NCV检查。

磁共振（MRI）检查也用来评估神经和除外其他疾病，T2序列可用于检查神经肿胀或畸形。据报道，MRI有极强的敏感性，可以发现其他疾病在神经周围所导致的问题。

五、病理生理学机制

神经常因压迫、牵拉而受损，牵拉似乎是神经损伤最常见的机制。肘部的神经走行曲折，当肘关节从完全伸展位到完全屈曲位时，神经从静止时的基础上牵拉约30%。如果在骨折、脱位、关节炎或外翻畸形后伴有肘关节病变，这种牵张力可能会更强，这种牵拉可能会减少神经血供，造成脱髓鞘或轴突损伤。肘关节的伸展到屈曲活动可导致尺神经沟内的神经脱位，引起结构性损伤，肘关节活动还会导致内上髁和鹰嘴之间的间隙变窄，该空间有尺侧腕屈肌和尺神经走行。在前臂完全屈曲或肌肉等距收缩时，测量肌肉下神经周围的压力为26.67 kPa（200 mmHg）。当神经也暴露在后上髁区域时，日常工作容易遭受直接创伤或重复性微创伤。

六、疼痛管理

对受损神经的处理取决于治疗的根本目的。通常情况下，尺神经卡压没有合并其他疾病，最常见的尺神经功能障碍与职业相关（工作或运动），对肘部生物力学的评估和避免肘部过度屈曲非常重要。一般来说，对患者尝试使用对乙酰氨基酚和非甾体抗炎药物治疗疼痛，但是没有证据表明它们对慢性神经卡压有帮助。细胞膜稳定剂对慢性神经卡压也没有在任何研究中进行验证，夹板外固定在一些特殊情况下对患者有帮助，佩戴肘夹板可提醒和防止肘部过度屈曲，尤其是可避免睡觉或工作时肘关节长时间屈曲。

七、注射治疗

对受损神经进行注射治疗（神经阻滞）的作用尚不清楚。总的来说，在少数几个评估研究中表明它并不是很有效，注射定位在压迫部位确实有诊断价值。注射糖皮质激素的作用是使神经压迫加重的炎症减轻，如果神经阻滞后患者的症状显著缓解且很长一段时间没有加重的前提下，可重复治疗。通常情况下，神经阻滞对缓解疼痛的效果是短暂的，并且针刺神经会加重神经损伤，虽然超声引导对神经阻滞有帮助，但不能保证并发症不会发生。

八、何时手术

当患者保守治疗3～6个月症状没有缓解时，应根据疾病的严重程度考虑手术，尤其在患者出现肌力下降时，手术宜早不宜迟。如果在最初的评估中发现轴突损伤的迹象，应该立刻评估患者的手术指征，早期手术效果更好。手术前最重要的措施是确定神经卡压部位，在错误部位实施神经减压对患者没有意义，而广泛的减压会破坏血供而危害到神经功能。此外，如果没有神经卡压病理改变，手术也没有意义。

九、讨论

尺神经病是常见的卡压性神经病变[1]。在一项意大利人群的研究中，尺神经病发病率为20.9%，男性比女性多见[2]。尺神经从肘部到腕部走行曲折，许多部位都有可能受到卡压，尺神经发自臂丛下干，其纤维来自C8和T1神经根。该神经在上臂肱动脉内侧穿行时与正中神经相伴，不支配上臂的任何结构，在肱二头肌内侧头和内侧肌间隔之间走行至肱骨内上髁。靠近肘部时，它穿过肱骨内上髁和鹰嘴之间的尺神经沟。接着，它穿过肱尺腱膜弓（humeroulnar aponeurotic arcade，HUA），亦称为Osborne韧带，是尺侧腕屈肌（flexor carpi ulnaris，FCU）附着肌腱之间的致密腱膜，Osborne韧带下面的区域被称为肘管。然后尺神经穿过尺侧腕屈肌，穿出旋前圆肌腱膜，神经支配前臂的尺侧腕屈肌和指深屈肌（flexor digitorum profundus，FDP）。在前臂远端，尺神经掌皮支（palmar ulnar cutaneous，PUC）和尺神经背皮支（dorsal ulnar cutaneous，DUC）在腕部Guyon管之前从主干分离。尺神经接着在腕部远侧折痕处通过Guyon管进入。屈肌支持带和小鱼际肌构成了Guyon管底部，而顶部则是掌侧腕韧带组成。外侧（桡侧）边界由钩骨界定，而豌豆骨、豌钩韧带和小指外展肌腹构成内侧（尺侧）边界。尺神经与尺动脉一起穿过Guyon管。

在Guyon管中，神经分成浅感觉支和掌深运动支。浅感觉支提供第4和第5指内侧、掌侧的感觉神经支配；在神经穿过豆钩间隙之前，掌深运动支分离出运动纤维来支配小鱼际肌肉（小指展肌、小指屈肌、小指对掌肌和掌短肌），掌深支则支配拇内收肌、拇短屈肌深头、第三和第四蚓状肌，以及三指掌侧和四指背侧的骨间肌[3]。

解剖因素使得尺神经在走行过程中存在损伤的风险。它在肘管较浅表，容易受到创伤，而在内侧肌间隔、尺神经沟、肘管和屈肌旋前圆肌腱膜处受到卡压。在所有受压点中，肘管是尺侧卡压最常见的部位[4]。

当肘关节伸展到屈曲位时，肘管内的压力增加[5]，并且尺神经需要拉长以适应距离的增加。Osborne韧带的几种解剖变异可能会导致尺神经受压。连接肱骨内上髁和尺骨鹰嘴的Osborne韧带可因增生而压迫神经，也可能因缺失而导致肘关节屈曲时神经从凹槽半脱位[6]。5%～30%的人群会发生尺神经移位或脱位，并且会伴随神经损伤[7]，单侧尺神经脱位也会导致明显的临床症状。Osborne韧带可能被滑车上肘肌所取代（大体标本研究有5%～30%），被认为在某些病例中会引起尺神经病[8]。

尺神经卡压的临床表现为沿尺神经支配区域分布的间歇性麻木和刺痛，当诱因是创伤时也会表现为急性加重，症状通常与肘部屈曲有关，尤其是在夜间。疼痛不是就诊的主要原因，但患者可能会主诉因过度使用前臂屈肌而造成的疼痛，如果卡压逐渐加重，症状就会持续；神经卡压的自然病程尚不明确。通常来讲，只有尺神经卡压感觉症状的患者在100个月的随访里不会有进展也不会需要手术[9]。在尺神经卡压运动症状出现后，肌力下降会影响拇指屈曲、手指的灵巧度以及抓握动作的力度；由于存在桡侧腕屈肌，尺神经受损对腕屈曲无明显影响。查体可以在尺神经支配区域分布上检查出感觉异常，肌力下降可表现为拇示指捏夹试验阳性（拇内收肌无力）和掌指关节伸展困难导致的爪形手，以及指间关节屈曲困难。在患者外展小指时，小鱼际隆起处皮肤起皱，意味着掌短皱征阳性；类似正中神经的压迫试验和腕掌屈试验，可通过肘关节屈曲并持续压迫尺神经各点来检查，这两项检查在诊断尺神经卡压时有很高的敏感性（91%）[10]。尺神经卡压患者的早期体征是第三掌骨间肌无力导致小指外展的姿势，也被称作瓦滕贝格征。手腕处神经卡压可以导致多种症状，从纯感觉症状到混合运动和感觉体征，再到纯运动体征。腕部尺神经病变最常见的类型是掌深支受压，腕、手尺神经病变分为3种类型：Ⅰ型病变累及尺神经深部和浅表分支，位于Guyon管近端或管内，这会导致混合运动和感觉缺陷以及手部无力。Ⅱ型是由累及深支的病变引起的单纯运动障碍。Ⅲ型病变局限于浅支，造成第5指和第4指掌侧内侧半的感觉缺失。Ⅰ型和Ⅲ型病变的感觉丧失不影响手和手指的背侧以及小鱼际[11]。

尺神经卡压是一种临床诊断，但症状并不可靠，解剖结构的变化可能会使任何症状或体征都成为伪证。单纯依靠体征的诊断准确率比较低[2]，所以一般需要电生理学检查。这项检查有很多目的，它可以记录单神经病变的存在，定位卡压部位，确定损伤类型（脱髓鞘和轴突损失）以及排除其他疾病，如运动神经元疾病。电生理学检查的灵敏度从37%～90%不等，特异性约为95%[13]。轻症敏感性低，重症敏感性高。大多数肘部尺神经病变的研究经常引用美国神经肌肉和电诊断医学会（American Association of Neuromuscular and Electrodiagnostic Medicine，AANEM） 指南。肘部尺神经病变的AANEM指南[14]建议对小指展肌进行尺侧感觉和运动神经传导检查，测试过程中应记录下来肘部的位置（建议屈曲在70°～90°），并需适当保暖，肘上和肘下的刺激部位之间至少要有10 cm的距离。当通过肘部的传导速度慢于肘下至腕部节段，且差值大于等于10 m/s时，可作出肘部尺神经病变的诊断。其他支持诊断的发现包括肘部复合肌肉动作电位（compound muscle action potential，CMAP）振幅下降超过20%。以2 cm为间隔探查肘关节上下10 cm处可以提高灵敏度。针肌电图检查不如速度传导检查灵敏，但通过显示非尺神经支配肌肉的正常活动，有助于确定尺神经病变。最近正在研究超声检查在尺侧卡压诊断中的作用，超声扩大焦区被用来诊断神经病理学改变，目前最主要的事情在于找到诊断的临界值。Beekman等人提出的横截面积为10 mm²，并且以直径2.4 mm为正常上限，根据这些标准，超声具有与EMG/NCV检查相似的敏感性（80%）。Volpes等人发现病变神经的CSA为14.6 mm²±5 mm，而正常受试者为7.1 mm²±2 mm；他们还发现，神经表面积和神经功能障碍的严重程度之间存在相关性，如同在电生理学研究上所见：神经越大，卡压越严重。超声检查在神经传导速度检查假阴性的病例中也非常有用。在检查前绘制神经分布图可以诊断出尺神经脱位，有助于在进行神经传导速度检查时测量神经的确切长度，否则会由于神经半脱位造成它不合逻辑的快速传导速度[15]。MRI也是一种有用的成像方式[16]，T2序列在神经功能受损部位为高信号，神经粗细的测量比超声测量更为可靠，MRI的敏感度在83%～85%。当肌电图无法准确定位病变部位时，MRI可以帮助定位；当肌电图检查呈阴性时，MRI也可以帮助评估轻度病变，同时也可以发现肌电图假阳性。目前的趋势是用超声或MRI代替EMG/NCV检查，但即使这些检查很有希望，目前也不能用这些成像方式来替代EMG/NCV检查。

一些评分系统用来评估尺神经卡压的严重程度，麦高恩（McGowan）在1950年设计的评分系统至今仍被广泛使用（表17-1）。德朗（Dellon）提出尺神经卡压的10分评分系统，利用客观指标对神经卡压程度进行评估，这些尺神经卡压分级系统也被用于评估患者治疗后的效果。

表17-1 肘部尺神经病的McGowan分级

分级	感觉	运动体征
I	轻度感觉异常或感觉丧失	无肌力下降
2A	中度感觉丧失	轻度肌力下降，无肌萎缩
2B	中度感觉丧失	中度肌力下降，肌力3/5级
3	重度感觉异常或感觉丧失	严重肌力下降，肌萎缩

引自Goldberg et al[23]

治疗神经卡压病变的基本原则：减轻腕部压力或者对神经减压。在神经卡压患者没有出现严重症状的情况下可以保守治疗，包括对患者的健康教育和如何减轻肘部尺神经压力的生物力学，比如在阅读或打电话时尽量避免肘关节极端屈曲或长时间屈曲的姿势；帮助患者调整工作环境，优化工作台面高度以及优化肘关节和前臂位置；睡觉时可用夹板固定肘部，来防止长时间屈曲。目前没有证据表明糖皮质激素注射对治疗神经卡压病变有帮助[17-19]。在适当的卡压部位进行手术松解是解决神经卡压的有效方法：从原位松解到内侧松解、到前移位以及使用了各种外科技术的上髁切除术。尽管有大量的文献，但肘部尺神经减压的首选入路仍然不明确，虽然多种技术的治疗结果可比较，但神经转位减压术比单纯的神经减压术会造成更多的感染风险[20]。单纯减压术切口小，手术时间短，术中对神经的操作少，神经损伤的风险低。坎贝尔等人通过准确定位神经卡压的位置，强调了正确手术入路的重要性[21]。

大多数相关文献的结果很乐观，表明80%～90%的患者通过各种方法进行减压，取得满意的改善或完全恢复。手术前卡压症状持续时间是手术成功的重要预测指标。肘关节外伤史、肌萎缩和神经外膜纤维化与预后不良相关[22]。

十、总结

尺神经由于其独特的解剖位置，易发生神经损伤，是一种常见的神经病变。如果进行了适当的查体，很容易诊断，然而，由于尺神经解剖结构的变异，容易混淆诊断。大多数神经卡压病变病例可通过保守措施解决，如果神经卡压症状严重或计划进行手术，应进行EMG/NCV检查来找到确切的神经卡压病变部位，MRI和超声检查可用于寻找神经卡压病变部位。研究证明糖皮质激素注射对治疗神经卡压病变没有效果。手术松解神经卡压病变的效果取决于术前准确地定位，否则将会失败，手术结果取决于手术前神经卡压症状的持续时间和严重程度。

（李赓 译 朱薇 校）

原书参考文献

[1] Miller RG. Ulnar nerve lesions. In: Brown WF, BoltonCF, editors. Clinical electromyography. Stoneham: Butterworths; 1987. p. 99-116.

[2] Chang KV, Wu WT, Han DS, Özçakar L. Ulnarnerve cross-sectional area for the diagnosis of cubitaltunnel syndrome: a metaanalysis of ultrasonographicmeasurements. Arch Phys Med Rehabil. 2018; 99 (4): 743-57.

[3] Depukat P, Mizia E, Klosinski M, et al. Anatomyof Guyon's canal-a systematic review. Folia MedCracov. 2014; 54 (2): 81-6.

[4] Palmer BA, Hughes TB. Cubital tunnel syndrome. JHand Surg Am. 2010; 35 (1): 153-6.

[5] Werner CO, Ohlin P, Elmqvist D. Pressure

recorded inneuropathy. Acta Orthop Scan. 1985; 56: 404-6.

[6] ODriscoll SW, Horii E, Carmichael SW, et al. Thecubital tunnel and ulnar neuropathy. J Bone JointSurg. 1991; 73B: 613-7.

[7] Childress HM. Recurrent ulnar nerve dislocation atthe elbow. Clin Orthop. 1975; 108: 168-73.

[8] Masear VR, Hill JJ, Cohen SM. Ulnar compress-ionneuropathy secondary to the anconeus epitro-chlearismuscle. J Hand Surg Am. 1988; 13A: 720-4.

[9] Dellon AL, Hament W, Gittelshon A. Non-operative-management of cubital tunnel syndrome: an eightyear prospective study. Neurology. 1993; 43: 1673-7.

[10] Novak CB, Lee GW, MacKinnon SE, et al. Provoca-tivetesting for cubital tunnel syndrome. J Hand Surg Am. 1994; 19A: 817-20.

[11] Robertson C, Saratsiotis J. A review of compressi-veulnar neuropathy at the elbow. J Manip Physiol Ther. 2005; 28 (5): 345.

[12] Beekman R, Schreuder AH, Rozeman CA, Koehler-PJ, Uitdehaag BM. The diagnostic value of provocativeclinical tests in ulnar neuropathy at theelbow is marginal. J Neurol Neurosurg Psychiatry. 2009; 80: 1369-74.

[13] Werner RA. Electrodiagnostic evaluation of carpal-tunnel syndrome and ulnar neuropathies. PMR. 2013; 5 (5 Suppl): S14-21.

[14] Thibault MW, Robinson LR, Franklin G, Fulton-KehoeD. Use of the AAEM guidelines in electrodiagnosisof ulnar neuropathy at the elbow. Am J PhysMed Rehabil. 2005; 84 (4): 267Y273.

[15] Campbell WW, Carroll DJ, Greenberg MK, et al. Literature review of the usefulness of nerve conductionstudies and electromyography in the evaluationof the patients with ulnar neuropathy at the elbow. Muscle Nerve. 1999; 22 (Suppl 8): S175-205.

[16] Vucic S, Cordato DJ, Yiannikas C, et al. Utility of magneticresonance imaging in diagnosing ulnar neuropathyat the elbow. Clin Neurophysiol. 2006; 117: 590-5.

[17] Hong C, Long H, Kanakamedala V, et al. Splinting andlocal steroid injection for the treatment of ulnar neuropathyat the elbow: clinical and electrophysiologicalevaluation. Arch Phys Med Rehabil. 1996; 77: 573-7.

[18] vanVeen KE, Alblas KC, Alons IM, Kerklaan JP, Siegersma MC, Wesstein M, Visser LH, VankasteelV, Jellema K. Corticosteroid injection in patientswith ulnar neuropathy at the elbow: a randomized, double-blind, placebo-controlled trial. Muscle Nerve. 2015; 52 (3): 380-5.

[19] Podnar S, Omejec G. Why do local corticosteroidin-jections work in carpal tunnel syndrome, but notin ulnar neuropathy at the elbow? Muscle Nerve. 2016; 53 (4): 662-3.

[20] Khedr EM, Fawi G, Allah Abbas MA, El-Fetoh-NA, Zaki AF, Gamea A. Prevalence of common-types of compression neuropathies in QenaGover-norate/Egypt: a population-based survey. Neuroepi-demiology. 2016; 46 (4): 253-60.

[21] Campbell WW, Pridgeon RM, Sahni KS. Shortseg-ment incremental studies in the evaluation ofulnar neuropathy at the elbow. Muscle Nerve. 1992; 15: 1050-4.

[22] Chan RC, Paine KWE, Varughese G. Ulnar neuro-pathyat the elbow: comparison of simple decom-pressionand anterior transposition. Neurosurgery. 1980; 7: 7545-50.

[23] Goldberg BJ, Light TR, Blair SJ. Ulnar neuropathy atthe elbow: results of medial epicondylectomy. J HandSurg Am. 1989; 14 (2 Pt 1): 182-8.

第十八节　慢性腕关节疼痛1例　18

Evan Goodman, Tariq Malik

一、病例

患者，68岁男性，主诉右腕关节疼痛5年，且活动受限。在过去的5年里，患者右腕关节疼痛逐渐加重，最终导致患者从汽车行业装配线上退休。患者右腕关节疼痛为持续性，程度为6/10，随着活动而加剧，曾用非甾体抗炎药治疗疼痛。患者为右利手，其工作性质要求双手操作，否认右腕外伤史。查体显示，右手背侧触诊有明显压痛，伴有轻微肿胀、关节屈伸和旋转活动受限。

二、初步诊断

如果患者病史中没有任何危险信号，如体重减轻、发热、肿胀、皮肤变色或重大创伤，则慢性右腕关节疼痛最有可能是由于关节磨损造成。该患者的初步诊断包括特发性或创伤后腕关节或拇指关节炎。特发性原因包括腕骨缺血性坏死、腕关节的先天性畸形导致腕骨的异常负荷，以及局限性舟骨或大小多角骨关节炎。创伤后骨关节炎是手腕韧带和骨骼受损的结果，最终导致腕骨负荷不稳定，造成可以分期描述的退行性关节病[1-3]。

三、如何明确诊断

首先要全面了解病史，重点关注患者的年龄、优势手、症状持续时间、爱好和职业以及症状加剧的活动或特定动作。随后进行查体，检查的重点是活动范围受限、肌力下降、重现症状的动作和触痛部位的触诊、捻发音、红斑、肿胀等。查体的重点应该是查明引起患者症状的具体关节，排除其他诊断。特殊检查包括：评估舟、月骨进行性塌陷（scapholunate advanced collapse，SLAC），舟、月骨不稳定性的舟骨漂浮试验，鼻咽窝压痛以及伴有与舟骨不愈合进行性塌陷（scaphoid non-union advanced collapse，SNAC）相关的旋前和旋后疼痛。在详细的病史和查体之后，X线检查对确定腕骨关节炎的病因以及确定关节受累和受累程度起着重要作用[4]，临床很少进行CT或MRI检查，但在少数病例拟行腕关节融合术之前，CT关节造影可用于评估关节间隙以及待融合骨头的质量；MRI仅用于评估拟行腕关节近端切除术腕关节缺血性坏死的患者[4]。此外，局部麻醉/糖皮质激素关节注射可以帮助确定涉及的特定关节，在诊断中发挥作用。

四、病理生理学机制

腕关节是复杂关节，由7块腕骨和30多条韧带组成，腕骨和韧带排列成近端和远端两排，分别与桡骨远端和尺骨相连。虽然影响各关节间隙的骨关节炎具有相同的病理机制，但病因不同。腕骨关节炎可分为特发性或创伤性，特发性疾病包括导致月骨缺血性坏死和导致关节运动学改变的先天性腕骨畸形；腕骨或相关韧带的任何创伤都可能导致腕骨运动学和负荷条件发生改变，从而促进腕骨关节炎的发生。沃森（Watson）等描述了创伤性骨关节炎的进程，开始由慢性舟骨撕裂引起的，称为舟、月骨进行性塌陷，始于桡骨茎突和舟骨交界处，然后累及多个骨关节[1]。此外，舟骨骨折和骨不连也是导致腕骨关节炎的原因之一，称为舟骨不愈合进行性塌陷。不管是什么诱因，骨关节炎的病理机制是相同的。

骨关节炎始于关节软骨病理改变。随着机械应力和损伤，软骨细胞的基因表达发生改变，产生更多的炎性细胞因子，包括IL-1B和TNF-α以及基质降解酶，如胶原酶和ADAMTS-5，它们破坏软骨表面。随着胶原蛋白片段的释放，炎症过程发生时会出现更多的细胞因子和趋化因子，从而继续促进软骨分解代谢。骨关节炎的早期特征是软骨表面的异常，随着疾病的发展，这会导致软骨侵蚀，侵蚀可以一直发展到软骨下骨，软骨下骨被激活并变厚；骨赘也生长在关节间隙的边缘并可以在X线图像上看到。这些新软骨最终由来自骨骼的神经血管入侵而骨化[5]。

五、疼痛管理

治疗腕骨关节炎的目的是缓解疼痛和改善功能。大多数患者受到疼痛的困扰，少数患者会出现活动受限和功能丧失。治疗的关键点是评估腕关节疼痛对患者生活的影响，有多种干预措施可用，但都不能逆转潜在的病理机制，大多数干预措施只治疗症状。腕骨关节炎的阶梯治疗始于非手术干预，如活动矫正、物理治疗、职业治疗以及夹板外固定。如美国风湿病学会和美国国家卫生与保健卓越研究所推荐：外用和口服非甾体抗炎药是处理疼痛的一线药物，这些药物包括双氯芬酸、吲哚美辛、布洛芬和萘普生。虽然荟萃分析支持口服非甾体抗炎药的疗效，其效应大小为0.29（95%置信区间0.22～0.35）[6]，但长期服用该类药物会出现胃肠道、心血管和肾毒性等不良反应。患者服用这些药物时，需要特别注意，消化性溃疡病史患者可受益于选择性COX-2抑制剂，而心血管疾病患者可受益于非选择性COX抑制剂，因为选择性COX-2抑制剂与心肌梗死、卒中的死亡率上升相关。欧洲骨质疏松和骨关节炎临床经济学会（European Society for Clinical and Economic Aspects of Osteoporosis and Osteoarthritis，ESCEO）设计一种治疗流程图（图18-1），用于协助为骨关节炎患者使用适当的非甾体抗炎药，并且在为有风险因素的患者开具非甾体抗炎药时，它可以成为一个辅助工具[7]。考虑到口服非甾体抗炎药治疗的相关风险，非甾体抗炎药的局部制剂目前在骨关节炎的治疗中发挥着更大的作用，因为它们的风险状况不如口服制剂显著，并且Zhang

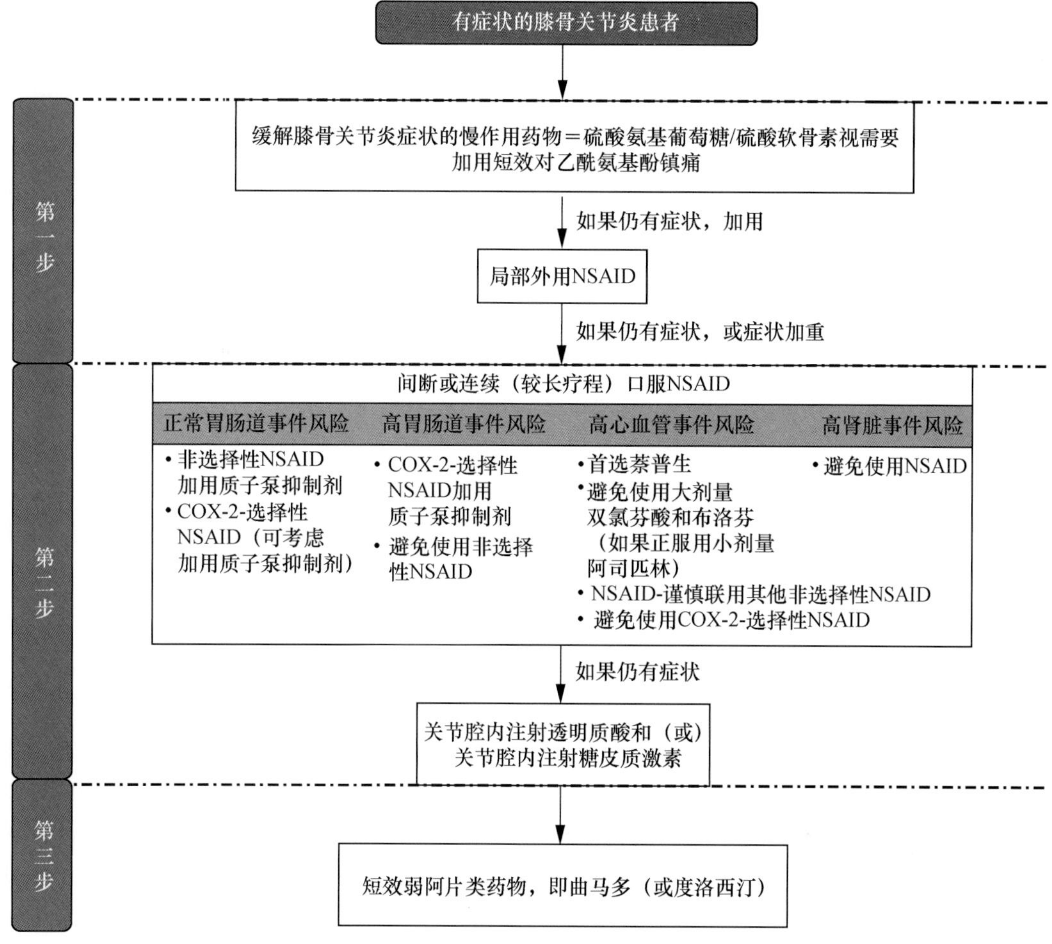

图18.1　欧洲骨质疏松和骨关节炎临床经济学会的治疗流程图（引自Bruyèreetal.[7]）

等人发表的荟萃分析得出的综合效应更大，为0.44（95%置信区间0.27，0.62）。

骨关节炎的下一阶梯治疗是局部麻醉剂和糖皮质激素关节腔内注射。关节腔内注射在诊断和治疗方面起一定的作用，如果注射到真实病变的关节腔，患者的疼痛症状立即缓解，并从长效糖皮质激素中持久获益。大多数支持关节腔注射治疗腕骨关节炎疗效的证据都不确切。Meenagh等人的一项随机对照研究显示，与安慰剂注射相比，在第一掌腕关节腔内注射糖皮质激素对中、重度骨关节炎的患者没有临床益处[8]。有趣的是，尽管两组患者的VAS评分均未降低，但两组患者均观察到对患者总体幸福感的有益影响。虽然这项研究的重点是第一掌腕关节的注射，但可以在超声引导下注射其他的关节包括桡腕关节、桡尺远侧关节和腕关节。缓解的程度以及时间因人而异，注射的目的是提供一段时间的缓解期，以增加受累关节的活动性，并允许患者继续参与物理治疗和职业治疗，以加强受影响关节周围的支撑肌肉和韧带。每3个月可重复注射1次，然而，即使关节内注射和保守治疗可以提供最小的缓解，患者也可能需要手术干预。关节内和关节周围注射相关的并发症包括出血、感染、疼痛、皮肤营养改变以及治疗无效。

如果骨关节炎的保守治疗和关节注射不能缓解患者的症状，下一阶梯的治疗就是手术干预。手术的目的是在减轻疼痛的同时，尽可能保持关节的灵活性。所涉及的手术术式是根据疾病进展、患者年龄、当前关节活动度和患者功能需求决定的。保留活动性的手术术式包括全腕关节置换术、近端腕关节切除术、部分融合术和腕关节神经损毁术；不保留活动度的术式是全腕部融合技术，可用于重症患者[9]。虽然保留手腕的灵活性很重要，但Laulan等人的一项研究表明，59%的患者愿意牺牲灵活性来缓解疼痛，手术后持续的疼痛是对手术不满的主要原因[10]。

六、预后

腕骨关节炎是一种进行性疾病的过程，患者早期可能无症状，直到后期出现严重关节损伤或多个关节受累时才会出现疼痛。早期的保守治疗通常只是暂时的，因为受影响的关节持续磨损，口服和局部镇痛药以及局部麻醉剂/糖皮质激素注射的效果较差。外科干预成为下一种治疗方法，然而，这些治疗方法也只是治标不治本。使用植入式假体的活动度久而久之也会开始出现下降，最终需要患者进行全腕融合术或腕关节神经损毁术治疗。

七、讨论

（一）发病率

由于骨关节炎病程的渐进性，患者早期可能无症状或可耐受，同时因年龄和职业而异，因此很难确定患病率。在体力劳动者中，腕关节疼痛和腰背痛都是最常见的主诉，一项对4,000张放射照片的系统回顾发现患病率为5%[1]，而一项全国的随机横断面患病率调查发现职业人群的终生患病率为3.58%[2]。

（二）鉴别诊断

腕部是一个复杂的关节，由桡骨远端、尺骨远端、多个韧带附着的腕骨以及5块掌骨的底部组成，它还组成包含正中神经的腕管。常见的疼痛源包括腕骨和掌骨的多个关节面及其相关韧带、正中神经以及大拇指的肌腱和肌肉附件。考虑到关节的复杂性及其不同的结构内容，患者腕关节疼痛的病因可能相互关联。除了骨关节炎，手腕内的多个关节面也易患类风湿关节炎，很少有痛风和假性痛风。类风湿关节炎是一种炎症，通常累及两个腕关节，也可能导致关节畸形。痛风性关节炎和假性痛风虽然罕见，但会影响腕关节[11]，这是尿酸和焦磷酸钙晶体分别沉积在关节间隙中的结果，症状包括急性单关节炎，伴有明显的关节疼痛、红斑和肿胀。

腕骨本身及其相关韧带也容易受到创伤或代谢过程继发的损伤（如Keinbock病），从而导致月骨缺血性坏死。腕部疼痛的另一常见原因是第一腕掌关节过度使用损伤，这可能导致影响拇长伸肌和拇短伸肌肌腱的骨关节炎/桡骨茎突狭窄性腱鞘炎。正中神经卡压在腕管内是手腕疼痛和拇指外展无力的另一个原因。最后，腱鞘囊肿是发生在腕关节滑膜囊表面的变性滑膜或间质细胞的充满液体的集合，是对重复性轻微损伤的反应，也应与腕痛其他疾病进行鉴别[12]。

（三）不同临床特点（病史和查体）、实验室和影像学检查的诊断价值

诊断腕骨关节炎的因素包括年龄、性别（男性或女性）、既往损伤、惯用手、需要重复运动的职业或爱好以及出现症状的时间；查体结果，如特定关节间隙的运动或触诊疼痛、关节活动度受限或关节红斑和（或）肿胀，也可以成为诊断依据；关节改变的影像学表现，包括关节间隙缩小和骨赘的存在，也是骨关节炎诊断的依据。

（四）不同治疗方式的证据强度

目前，骨关节炎的治疗从保守治疗开始，包括口服和外用NSAID的药物治疗、职业治疗、物理治疗以及夹板固定。由于持续疼痛和关节活动受限，治疗的下一步包括关节内注射。考虑到腕部骨关节炎的进展性，这些治疗方式往往随着时间的推移变得不太有效，因此需要外科干预，包括全腕关节置换术、近端腕关节切除术、腕关节部分融合术和腕关节神经损毁术。目前，没有文献比较保守治疗、关节注射和手术治疗腕骨关节炎的有效性。大多数证据都不确切，是从涉及膝关节和肩关节等主要关节的骨关节炎的研究中推断而来。

（五）未来研究方向或正在进行的临床试验

如前所述，关节内糖皮质激素注射治疗骨关节炎的证据是不确切的。Meenagh等人发表的一项随机对照报道，研究了关节内注射糖皮质激素对第一掌腕关节的影响，该研究因招募问题而提前结束，并未发现糖皮质激素注射比安慰剂有任何益处[9]。关节内糖皮质激素注射以及其他可注射物质的治疗，如高渗葡萄糖增生疗法和富含血小板血浆，这些疗法目前正在引起人们对骨关节炎治疗的兴趣，未来有必要进行相关的临床试验。20世纪40年代，乔治·哈克特（George Hackett）介绍了高渗葡萄糖疗法，将葡萄糖注射到受累关节周围的韧带和肌腱中，以刺激纤维组织和骨细胞的发育，从而治疗关节病[13]。豪泽（Hauser）等人的一项回顾性非对照观察研究31名接受放射治疗的慢性腕关节疼痛患者，发现90%的患者在最后1次治疗后在22个月的时间内缓解了50%以上，88%的患者感到关节僵硬有所改善，未来此疗法也需要进行随机临床试验[12]。富含血小板血浆疗法是将浓缩的自体血小板溶液注射到关节间隙，目的是缓解炎症，并改变受累关节间隙中合成代谢和分解代谢的平衡[14]。Loibl等人的一项非对照初步研究发现，10名接受富含血小板血浆治疗的大多角骨掌骨关节炎患者在6个月的随访中，VAS评分从6.2±1.6降至5.4±2.2，具有统计学意义（$P<0.05$），梅奥腕关节评分也从46.5±18.6提高到67.5±19.0。这再次表明，未来有必要进行另一种注射疗法的临床试验，这种疗法可以在保持或改善活动度的同时提供镇痛作用。

八、总结

腕骨关节炎是一种非炎症过程，会导致受累关节的软骨破坏，最终导致结构性疼痛、肌力降低和活动度缩小。腕骨关节炎的病因可分为创伤性和特发性两种。诊断应从全面的病史开始，特别注意优势手、职业风险因素、功能要求和疼痛的进展，以及关节活动度的限制。下一步包括对产生疼痛的关节进行各种检查，但X线

检查仅用于检查退行性改变的位置和程度。治疗从保守治疗开始，如物理和职业防护、夹板固定和口服镇痛药。虽然关节内糖皮质激素＋局部麻醉剂注射治疗的大多数证据都不确切，但该疗法在暂时保留功能的同时，缓解患者的疼痛。随着疾病的进展，通常需要明确的外科干预措施，这是根据所涉及的关节、患者年龄和功能要求来决定的。研究关节内注射的疗效和其他可注射药物，如高渗葡萄糖增生疗法和透明质酸等物质是腕骨关节炎治疗的未来研究方向，其目的是减轻疼痛的同时保持功能。

（李赓 译 朱薇 校）

原书参考文献

［1］ Watson HK, Ballet FL. The SLAC wrist: scapholunate advanced collapse pattern of degenerative arthritis. J Hand Surg Am. 1984; 9A: 358-65.

［2］ Dillon C, et al. Self-reported hand and wrist arthritis and occupation: data from the U. S. National Health Interview Survey-Occupational Health Supplement. Am J Ind Med. 2002; 42 (4): 318-27. https: //doi. org/10. 1002/ajim. 10117.

［3］ Weiss KE, Rodner CM. Osteoarthritis of the wrist. J Hand Surg Am. 2007; 32 (5): 725-46. https: //doi. org/10. 1016/j. jhsa. 2007. 02. 003.

［4］ Laulan J, et al. Wrist osteoarthritis. Orthop Traumatol Surg Res. 2015; 101 (1): S1-10. https: //doi. org/10. 1016/j. otsr. 2014. 06. 025.

［5］ Felson DT. Osteoarthritis. In: Harrison's principles of internal medicine, vol. 2. 19th ed. New York, NY: McGraw-Hill; 2015. p. 2226-33.

［6］ Zhang W, et al. OARSI recommendations for the management of hip and knee osteoarthritis part III: changes in evidence following systematic cumulative update of research published through January 2009. Osteoarthr Cartil. 2010; 18: 476-99. https: //doi. org/10. 1016/j. joca. 2010. 01. 013.

［7］ Bruyère O, et al. A consensus statement on the European Society for Clinical and Economic Aspects of Osteoporosis and Osteoarthritis (ESCEO) algorithm for the management of knee osteoarthritis—from evidence-based medicine to the real-life setting. Semin Arthritis Rheum. 2016; 45 (4): S3. https: //doi. org/10. 1016/j. semarthrit. 2015. 11. 010.

［8］ Meenagh GK. A randomised controlled trial of intra-articular corticosteroid injection of the carpometacarpal joint of the thumb in osteoarthritis. Ann Rheum Dis. 2004; 63 (10): 1260-3. https: //doi. org/10. 1136/ard. 2003. 015438.

［9］ Talwalkar SC, et al. Wrist osteoarthritis. Scand J Surg. 2008; 97 (4): 305-9. https: //doi. org/10. 1177/145749690809700406.

［10］ Laulan J, Bacle G, de Bodman C, et al. The arthritic wrist. II-the degenerative wrist: indications for different surgical treatments. Orthop Traumatol Surg Res. 2011; 97: S37-41.

［11］ Jacobs CL, Stern PJ. An unusual case of gout in the wrist: the importance of monitoring medication dosage and interaction. A case report. Chiropr Osteopat. 2007; 15 (1): 16. https: //doi. org/10. 1186/1756-1340-15-16.

［12］ Minotti P, Taras JS. Ganglion cysts of the wrist. J Am Soc Surg Hand. 2002; 2 (2): 102-7. https: //doi. org/10. 1053/jssh. 2002. 33318.

［13］ Hauser R, et al. Dextrose prolotherapy for unresolved wrist pain. Pract Pain Manag. 2009; 9 (9): 72-89.

［14］ Loibl M, Lang S, Dendel LM, et al. Leukocyte-reduced platelet-rich plasma treatment of basal thumb arthritis: a pilot study. Biomed Res Int. 2016; 2016: 9262909.

第十九节　慢性胸壁疼痛1例　19

Daneel M.Patoli, Tariq Malik

一、病例

患者，45岁男性，主诉胸壁顽固性疼痛，因常规治疗无效而被转诊至疼痛门诊。患者否认既往疾病史，否认胸壁手术或创伤史。患者将疼痛描述为一种模糊、迟钝的感觉，从右后背开始，一直延伸到胸壁；任何体力活动都会加剧疼痛，没有缓解因素；局部皮肤无异常，心、肺、腹的体检无异常体征；既往睡眠尚可，但最近的胸壁顽固性疼痛使他无法入睡，并因为疼痛而减少运动量。

二、初步诊断

详细的病史和查体是治疗任何慢性疼痛的基石，重要的是要排除可能需要紧急医疗或外科治疗的严重情况，慢性胸痛患者尤其如此。由于从心肌梗死到肋软骨炎的多种鉴别诊断，病史应通过询问关键问题重点排除急症，包括劳累时呼吸困难、发热、盗汗、体重意外减轻和既往心脏/肺病史；询问和寻找其他关节的病变来考虑风湿性疾病亦很重要。接下来，我们的目标应该是试图找出任何可能导致这种疼痛开始的诱因，即任何创伤，包括轻微跌倒、打架、发热或流感样症状史。此外，应详细确定患者的日常活动，包括锻炼和工作性质，确定任何导致疼痛加重或缓解的因素。一般来说，如果疼痛本质上是结构性的，即随着活动而加剧，那么疼痛往往来自肌肉骨骼系统；皮肤疾患疼痛的分布往往指向各种病理引起的神经根刺激，即使在患者年轻且没有皮疹的情况下，也有可能患有带状疱疹后神经痛。

体检应寻找导致神经功能障碍的因素（疼痛的原因），比如感觉丧失、痛觉超敏、痛觉过敏等支持神经病理性疼痛的体征。肋间区、肋软骨交界处、肋骨或椎旁区出现压痛则支持肌肉骨骼系统作为疼痛来源。如果没有任何神经根或肌肉骨骼症状，以模糊的背部和胸壁疼痛为主，则可初步诊断为胸椎间盘源性疼痛综合征，而非神经病理性疼痛。

三、如何明确诊断

循环、呼吸和消化系统问题应在专科医师的帮助下排除。进行胸部X线或CT检查可排除肋骨骨折或胸腔内恶性肿瘤，有风湿病病史的患者应到风湿科就诊，以排除风湿病导致的疼痛。实验室检查可能包括红细胞沉降率、C反应蛋白以及检测多种免疫标记物，如抗核抗体。一旦除外循环、呼吸、感染、肿瘤和免疫性疾病，最可能是椎间盘或肌肉骨骼系统的退行性疾病。需要对胸椎进行MRI检查以确认诊断，通常结果提示一个或多个椎间盘轻度至中度突出，侵犯通向肋间神经的神经根（图19-1）。

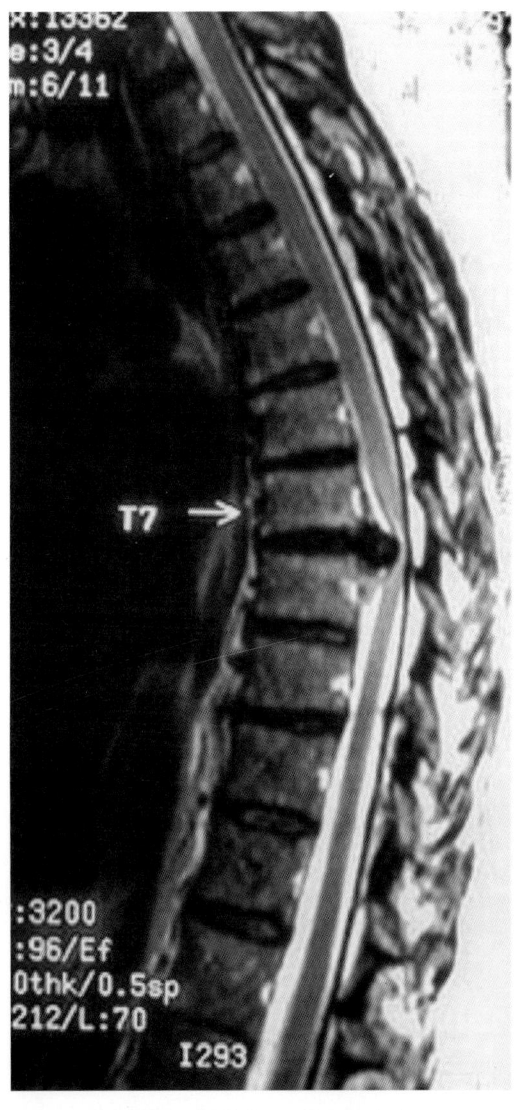

图19-1 胸椎MRI矢状位$T_{7/8}$椎间盘突出

四、病理生理学机制

虽然胸椎间盘突出症比腰椎间盘突出症和颈椎间盘突出症罕见，但可能是慢性胸壁疼痛的根本原因。普遍认为，无论是体力活动还是创伤，当胸椎受到压力时，椎间盘的外圈即纤维环，都会从椎体后方突出进入椎管，突出可能导致支配肋间神经的神经根受到压迫，但慢性胸痛的病理机制并非总是如此，由于支配纤维环的感觉神经由伤害性神经纤维组成，即使没有明确的椎间盘突出物压迫神经根产生的疼痛，也表现为背部模糊、隐匿的疼痛感，也可能会向胸壁放射，本例患者就是如此。如果患者的胸间盘突出持续存在并肿胀，支配肋间神经的神经根可能受到压迫，而导致典型的神经根疼痛。

五、疼痛管理

治疗慢性疼痛通常有两种方法，保守治疗和侵入性治疗（介入及手术），非根性胸椎间盘源性疼痛综合征患者也是如此。

（一）保守治疗

1．识别和消除加重疼痛的因素

对于胸椎间盘源性疼痛，通常会有可识别的加重疼痛的因素，这些因素包括但不限于不良姿势、错误的锻炼方式以及过重的体力劳动。识别这些因素，然后采取措施避免，是防止疼痛进一步进展的基础。

2．物理治疗

椎间盘突出症患者无论其是否有神经压迫症状，病变都有一定的自限性，但疼痛往往会导致日常活动受限，应该对这些患者进行物理治疗来缓解痛苦，治疗方案包括背部伸展和核心肌群训练，以改善和稳定背部结构。电刺激只能在早期使用，如果长时间使用，会破坏背部结构功能的正常恢复。

3．抗炎药物治疗

椎间盘突出症患者经常会因疼痛而感到虚弱，不能参加日常活动和物理治疗，建议使用低至中剂量的抗炎药物，如布洛芬来缓解疼痛并维持日常活动。值得注意的是，如果使用抗炎药物6周后疼痛仍未缓解，长期使用抗炎药物的风险（如胃肠道出血）不断增加，应停止使用该类药物，并选用其他治疗方案。

4．热敷或冰敷

椎间盘突出后作为机体反射保护机制，椎旁肌会痉挛，热敷或冰敷有助于椎旁肌的放松。

5．阿片类药物和肌肉松弛剂：羟考酮、氢可酮、曲马多和环苯扎普利等药物，只能少量使用，用于常规药物无法控制的疼痛，但阿片类药物有很高的药物依赖风险。

（二）侵入性治疗

如果椎间盘突出症患者经过保守治疗不能缓解疼痛，应采取侵入性治疗。在开始侵入性治疗之前，应与患者进行仔细沟通，讨论所有术式的风险和获益，并了解这些治疗的效果。应该让患者认识到，大多数手术都会失败，如果疼痛可以忍受，就应该继续保守治疗，而不是进行侵入性治疗。如果选择侵入性治疗，就要了解目前可供选择的术式，尽管这些手术的证据级别都较弱。

1．胸段硬膜外糖皮质激素注射

通常由有资质的疼痛科医师在透视引导下操作，胸段硬膜外注射是快速操作，将针头穿刺到硬膜外腔，并注入含有长效糖皮质激素和短效局部麻醉剂的混合剂来进行诊断和治疗，症状立即缓解表明该诊断正确。

2．肋间神经阻滞

对受累的肋间神经进行阻滞，这样是诊断，也是治疗，注射后疼痛明显减轻，证明诊断正确。该手术定位受累肋骨的下缘，并沿下缘注射局部麻醉剂以阻滞肋间神经，也可以定位椎间孔处的神经根（支配肋间神经），并在那里进行神经阻滞。

3．显微镜椎间盘切除术

通常在手术室进行，显微镜椎间盘切除术是在透视引导下进行的一种微创手术，将部分受损的胸椎间盘切除以减轻神经压迫，从而缓解症状。

4．脊髓电刺激

通过向脊髓发送持续的刺激信息来阻断（导致患者感到胸痛的）疼痛传导通路。首先，将刺激器置于中度镇痛状态下，并进行1～4周的试验，如果症状得到很好的缓解，患者能够恢复正常的日常活动，则可以在透视引导下放置永久性刺激器。

5．射频（冷冻）治疗

在手术室或疼痛门诊进行，术式包括使用射频消融受损神经根。同样，冷冻利用了极冷的概念（−51.1℃）在其起源水平上破坏受损神经根。

6．椎板切除术

主要用于严重难治性胸椎间盘源性疼痛综合征，该术式是切除胸椎椎板以减压椎管并解除神经压迫。胸椎的解剖结构复杂，狭窄的椎管、较小的硬膜外间隙和较厚的脊髓，导致该术式有很高的脊髓损伤风险。典型的手术入路包括经胸骨或胸廓前入路、横肋切除侧入路、经椎弓根后外侧入路和经关节突关节保留椎弓根入路[1]。

六、预后

相对于颈椎突出症和腰椎间盘突出症，胸椎间盘突出症的发病率非常小，因此关于该疾病长期预后的数据有限。目前的大多数研究数据表明，患者的预后差异很大。年轻的创伤性胸椎间盘突出症患者可能在日后发展为脊髓病，就整体预后而言，年轻患者预后较好，中老年患者往往继发于椎间盘退行性病变，其病程更长并逐渐加重。尽管手术不能保证症状完全缓解，但这些患者仍需要手术治疗。总的来说，大多数没有脊髓压迫症状的患者应该接受保守治疗，经过物理治疗和非甾体抗炎药，大约80%的患者可恢复到之前的活动水平。

七、讨论

（一）发病率

胸椎间盘突出症明显比颈椎间盘突出症和腰椎间盘突出症少见，有趣的是，大多数胸椎间盘突出是在MRI检查中偶然发现的。根据马兰格（Malanga）的研究，尸检发现7%～15%的受检者出现无症状椎间盘突出，而伍德（Wood）在MRI检查中发现高达37%的椎间盘突出患者无症状[2,3]。有症状的椎间盘突出不常见，根据Fogwe的研究，大约占所有纤维环破裂的0.25%～0.75%[4]。在这些患者中，80%为30～40岁[5]。相比较颈椎间盘切除术和腰椎间盘切除术，对胸椎间盘突出的手术干预也不常见，美国只有0.2%～0.4%的椎间盘切除术为胸椎间盘切除术。

（二）鉴别诊断

胸壁疼痛综合征患者的鉴别诊断必须包括胸壁及相关神经血管疾病，以及可能导致胸痛的非胸壁疾患。全面的鉴别诊断应包括但不限于以下内容[6]。

1. 心脏：急性心肌梗死、心绞痛、主动脉瓣反流、二尖瓣脱垂、肥厚型梗阻性心肌病、心包炎、镰状细胞危象、胸主动脉夹层（动脉瘤）。
2. 肺：气管支气管炎、支气管扩张、肺栓塞、肺炎、气胸、胸膜炎、肺脓肿、肺不张、肺癌。
3. 胃肠道：食管炎、胃食管反流病、奥迪括约肌功能障碍（导致胸痛）、食管撕裂伤、食管癌、胃癌、食管裂孔疝、食管运动功能障碍、消化性溃疡、溃疡穿孔、胆绞痛、胆囊炎、胰腺炎。
4. 神经系统：髓内/髓外病变、硬膜外脊髓压迫、带状疱疹感染/带状疱疹后神经痛、神经压迫/神经根病、神经源性肿瘤、复杂性区域疼痛综合征、肋间神经痛。
5. 骨骼：肋骨/胸骨骨折、肿瘤、关节炎、强直性脊柱炎、肋软骨炎、痛性非化脓性肋软骨肿胀、不明炎症性疾病、肋骨滑脱综合征。
6. 肌肉：肌筋膜疼痛综合征、肌痉挛、挛缩、皮肌炎、多发性肌炎。
7. 皮肤：烧伤、术后疼痛、乳痛、乳房切除术后综合征、开胸术后综合征、硬皮病、银屑病关节炎。

8. 精神疾病：焦虑、抑郁、疑病症。

9. 胸外疾患：胸椎间盘突出（后外侧、前外侧、后侧）、骨关节炎、胸廓出口综合征、肺上沟瘤、二氧化碳潴留、放疗后胸痛、膈下脓肿。

（三）不同临床特点（病史和查体）、实验室和影像学检查的诊断价值

由于有症状的胸椎间盘源性疼痛综合征发病率非常低，并且症状与各种潜在诊断之间存在广泛关联，因此每项检查并不能确定其诊断价值，其敏感性和特异性也不完全明确。然而，诊断应该在包括病史、查体、相关实验室检查和影像学检查后进行。

1. 病史和查体

疼痛是胸椎间盘源性疼痛综合征患者的常见症状，约60%的患者出现疼痛。胸部皮肤病的神经根性疼痛症状与伴有神经根压迫的椎间盘突出症高度类似，脊髓病患者可有反射亢进、肌无力和下肢感觉丧失，当胸部皮肤病区域界限清楚，应高度怀疑继发于脊髓压迫的脊髓病。此外，由于纤维环撕裂可能导致神经根受到压迫，纤维环撕裂的患者可能有根性疼痛，根据舒尔海斯（Schellhas）的研究，纤维环前部撕裂可导致肋骨、胸壁、胸骨或内脏结构疼痛，而纤维环侧方撕裂可导致内脏结构的疼痛，纤维环后方撕裂可导致局部或弥漫性腰背痛[7,8]。特殊查体有助于排除胸壁疼痛的其他病因，并更多地指向胸椎间盘源性疼痛综合征[7]，如椎间孔挤压试验（颈椎压缩、伸展和同侧旋转）排除颈神经根病、直腿抬高试验排除腰骶神经根病。

2. 实验室检查

目前还没有专门的实验室检查来判定是否存在胸椎间盘源性疼痛综合征，但仍应该安排相关化验来排除胸痛的其他原因，这些化验包括但不限于全血计数、综合代谢指标，包括肝功能、肌钙蛋白测定、脂肪酶、淀粉酶、红细胞沉降率和C反应蛋白，还可以行血液、尿液和痰培养，以排除感染疾病。

3. 影像学检查

诊断胸椎间盘突出症的金标准是胸椎MRI，这是一种非常敏感的检测方法，在寻找椎间盘异常时，阴性MRI基本上排除了胸椎间盘突出症。然而，MRI检查的一个常见问题是过度解读胸椎间盘突出的程度。布朗（Brown）的一项研究评估了55名胸椎MRI显示椎间盘突出的患者，结果显示其中40名患者在简单的保守治疗下效果良好，只有15名患者需要手术治疗[9]。其他的影像学检查包括胸部X线检查，用于查看胸椎中特定的椎间隙变窄和骨赘形成情况，CT脊髓造影检查脊髓受压情况以及胸部椎间盘造影。

（四）不同治疗方式的证据强度

简而言之，由于有症状的胸椎间盘突出症罕见，缺乏相应研究支持，很难衡量不同治疗方式的证据强度。例如，只有一项研究观察了胸部硬膜外糖皮质激素注射治疗胸部椎间盘源性疼痛综合征的疗效。曼奇坎蒂（Manchikanti）等人的研究更多地关注了单独硬膜外局部麻醉剂注射与糖皮质激素加局部麻醉剂的疗效对比[10]。虽然研究表明两组患者的疼痛缓解率均大于50%，但该研究并不是为了描述治疗本身的效果。更具侵袭性的治疗选择，如椎板切除术和椎间盘切除术，显示出更大的前景，但由于手术的危险性，如脊髓损伤、胸部

心血管和肺结构损伤的风险，这些治疗选择也未成主流。Haufe等人在研究中将经皮激光椎间盘减压术视为治疗胸椎间盘突出症的一种微创技术，希望避免主要的手术并发症[2]。研究结论未见气胸、椎间盘炎和神经损伤等不良事件，10名患者中有6名在18～31个月时疼痛显著缓解。如在颈痛和腰痛中的应用那样，脊髓电刺激亦作为一种干预措施，以缓解胸椎神经根病引起的疼痛，但目前仍在进行研究。

（五）未来研究方向或正在进行的临床试验

未来的目标是找到一种合适的、微创的、低风险的手术来缓解胸椎间盘源性疼痛。脊髓电刺激和经皮激光椎间盘减压术等新兴的手术方法提供了有希望的治疗选择，但必须进行进一步的研究，以真正量化这些手术的疗效。这当然受到有症状的胸椎间盘突出症患者罕见的限制，故最终可以在荟萃分析中回顾既往进行的小研究，以获得足够有说服力的数据，从而将这些治疗方案推向最前沿。

八、总结

总之，继发于椎间盘突出症的胸椎间盘源性疼痛综合征比腰椎间盘突出症和颈椎间盘突出症更为罕见，因此，解释疾病过程和衡量某些治疗方案疗效的研究尚处于起步阶段。继发于胸椎间盘源性疼痛综合征的胸壁疼痛的标准治疗方法应逐步进行，应首先排除更严重的心脏、肺和胃肠道疾病；影像学检查，如胸片、CT和MRI检查，可以帮助诊断胸椎间盘突出症；初始治疗方案应侧重于非侵入性治疗，如物理治疗、抗炎药物、热敷或冷敷，以及避免使用肌肉松弛剂和阿片类药物。如果疼痛持续存在，则可以考虑更具侵入性的治疗措施。尽管有关胸段硬膜外糖皮质激素注射、脊髓电刺激和椎间盘切除术（椎板切除术）等干预措施的疗效数据仍在研究中，但仍有一些小规模的研究支持这些干预措施的应用，并且可以在个案基础上加以考虑。

（李赓　译　朱薇　校）

原书参考文献

［1］ Quint U, Bordon G, Preissl I, Sanner C, Rosenthal D. Thoracoscopic treatment for single level symptomatic thoracic disc herniation: a prospective followed cohort study in a group of 167 consecutive cases. Eur Spine J. 2011; 21 (4): 637-45.

［2］ Haufe SM, Mork AR, Pyne M, Baker RA. Percutan-eous laser disc decompression for thoracic disc disease: report of 10 cases. Int J Med Sci. 2010; 7: 155-9.

［3］ Wood KB, Schellhas KP, Garvey TA, Aeppli D. Thoracic discography in healthy individuals. Spine. 1999; 24 (15): 1548.

［4］ Sari H, Misirlioglu TO, Palamar D. Regression of a symptomatic thoracic disc herniation with a calcified intervertebral disc component. Acta Orthop Traumatol Turc. 2016; 50 (6): 698-701.

［5］ Göçmen S, Çolak A, Mutlu B, Asan A. Is back pain a diagnostic problem in clinical practices? A rare case report. Agri. 2015; 27 (3): 163-5.

［6］ Oken JE, Hanyu-Deutmeyer A. Chest wall pain syndrome [Internet]. PMR KnowledgeNow. [cited 15 Apr 2019]. Available from: https: // now. aapmr. org/chest-wall-pain-syndrome/.

［7］ Malanga GA, Alladin I, Tai Q, Talavera F,

White RD. Thoracic discogenic pain syndrome [Internet]. In: Ho S, editor. Background, epidemiology, functional anatomy; 2018. [cited 15 Apr 2019]. Available from: https: // emedicine. medscape. com/article/96284-overview.

[8] Schellhas KP, Pollei SR, Dorwart RH. Thoracic discography. Spine. 1994; 19 (18): 2103-8.

[9] Brown CW, Deffer PA, Akmakjian J, Donaldson DH, Brugman JL. The natural history of thoracic disc herniation. Spine. 1992; 17 (Suppl): S97.

[10] Manchikanti L, Cash KA, McManus CD, Pampati V, Benyamin RM. Thoracic interlaminar epidural injections in managing chronic thoracic pain: a randomized, double-blind, controlled trial with a 2-year follow-up. Pain Physician. 2014; 17: E327-38.

第二十节　乳腺切除术后持续疼痛1例

20

Arjun Ramesh, Jonathan Church, Adam C. Young, Tariq Malik

一、病例

患者，38岁女性，因乳腺癌进行了乳腺切除术，并进行了淋巴结清扫术和一期乳房重建，术后总体恢复良好，但出现疼痛，患者在外科和肿瘤科进行诊疗，因手术部位的疼痛无缓解，外科医师最终将她转诊至疼痛门诊。在疼痛门诊，患者将疼痛描述为手术部位及腋窝的持续性烧灼感伴麻木，左臂因疼痛导致梳头等活动受限；患者有广泛性焦虑症病史和20年吸烟史。查体：手术区皮肤愈合良好无色泽改变，但出现痛觉超敏和痛觉过敏并伴有腋窝皮肤麻木。患者因疼痛肩部运动受限，左臂的运动会加剧疼痛，主诉手臂力量和感觉完好，疼痛最严重的情况下评分可达到10/10，目前缓解疼痛的措施包括左臂制动并冰敷，服用阿米替林。

二、初步诊断

患者为年轻女性，围手术期无任何疼痛控制不佳情况，但伴有焦虑症。患者术后恢复可，无并发症且组织愈合良好，查体发现躯体感觉神经功能障碍体征，无任何组织损伤（肿瘤复发、感染、肋骨损伤等），诊断为慢性术后疼痛综合征，这是一种神经病理性疼痛。

三、如何明确诊断

大多数慢性疼痛都是临床诊断，没有任何实验室检查或影像学检查可以确定诊断。对于肿瘤患者，必须在肿瘤科医师的帮助下排除肿瘤复发，在相关检查证明无肿瘤复发、无感染的情况下，可确诊为乳腺切除术后慢性疼痛。数十年来，与神经病理性疼痛相关的临床症状和体征一直在研究中，患者报告的常见症状包括：疼痛（灼痛、锐痛、电击样疼痛）、感觉障碍（针刺感、麻木）和触觉过敏。在一项500名患者的研究中，最常见的症状是烧灼痛（65%）、阵发性锐痛（57%）和触摸痛（55%）。

四、相关检验或检查

所有神经病理性疼痛疾病均为临床诊断，详细的病史和查体是确定诊断的关键。根据神经病理性疼痛特别兴趣小组的说法，如果病史和查体可以证实与神经损伤相关，就可确定是神经病理性疼痛。可以使用基于症状的问卷来筛查和诊断神经病理性疼痛（Leeds神经症状和体征评估、神经病理性疼痛问卷、疼痛检测）。影像学检查、神经生理学检查、穿刺活检和定量感觉测试（quantitative sensory testing，QST）均是重要的研究工具，或有助于确诊，但无法解释疼痛的原因，也无法帮助制订治疗计划或预测预后。影像学检查可以排除其他诊断（肋骨骨折、肿瘤复发、感染），电生理检查可以通过检查大神经来评估病情，定量感觉测试可以通过触觉和痛觉阈值来客观评估小神经的功能，穿刺活检则可以发现小神经的损伤情况。

五、病理生理学机制

乳腺切除术后疼痛综合征（post mastectomy pain syndrome，PMPS）是一种神经病理性疼痛，确切病因尚不清楚。术后即刻疼痛控制不当可导致周围神经因神经可塑性而致敏，从而导致慢性疼痛；手术过程中对神经的损伤，如肋间神经，可造成周围神经纤维的缺损，形成“去传入”的病理过程，导致周围神经与脊髓产生新的连接，因此产生痛觉过敏、痛觉超敏以及麻木；神经损伤亦可发展为神经瘤，导致持续疼痛；幻乳痛则是一种中枢痛。一般来说，每个患者的疼痛病理机制各不相同，并可能随着时间的推移而变化。

六、疼痛管理

乳腺切除术后疼痛综合征最好的治疗方案是多学科综合治疗，最重要的干预措施是对患者进行健康教育及建立良好的医患信任关系，重点则是恢复患者的功能状态。当患者就诊于疼痛科时，他们已经尝试非甾体抗炎药（泰诺）和其他各种镇痛药物，询问病史的重点是编制一份患者已经尝试过但失败的治疗清单，并从中找出失败的原因（不良反应或剂量不当）。

多学科综合治疗包括改善肩部功能的作业疗法，按摩、经皮神经电刺激疗法、冲击波疗法、针灸及其他物理治疗帮助上肢恢复功能，但这些治疗缺乏随机对照研究来支持。对灾难化疼痛患者应寻求疼痛心理专家进行认知行为治疗。

国际疼痛学会、加拿大疼痛学会和欧洲神经联合会（European Federation of Neurologi-cal Societies，EFNS）都发布了基于研究证据的神经病理性疼痛药物治疗指南，这些指南大体上相似（表20-1、表20-2和表20-3）。

表20-1　国际疼痛学会神经病理性疼痛药物治疗指南

一线药物	三环类抗抑郁剂（阿米替林） 5-羟色胺和去甲肾上腺素再摄取抑制剂（文拉法辛、度洛西汀） 抗惊厥药（加巴喷丁、普瑞巴林） 5%利多卡因外用制剂
二线药物	曲马多 阿片类药物（小剂量）
三线药物	安非他酮、帕罗西汀、西酞普兰 卡马西平、拉莫三嗪 奥卡西平 托吡酯、丙戊酸 局部低浓度辣椒素 右美沙芬、美金刚 美西律

表 20-2 加拿大疼痛学会神经病理性疼痛药物治疗指南

一线药物	抗抑郁剂（三环类） 抗惊厥药（加巴喷丁、普瑞巴林）。
二线药物	5-羟色胺和去甲肾上腺素再摄取抑制剂（文拉法辛、度洛西汀） 5%利多卡因外用制剂。
三线药物	曲马多 长效阿片类药物。
四线药物	大麻类药物 美沙酮 拉莫三嗪、奥卡西平 托吡酯、丙戊酸。

局部注射疗法在治疗神经病理性疼痛中的作用尚不明确。国际疼痛学会对疼痛科医师常用的干预措施（神经阻滞、硬膜外糖皮质激素注射、神经调控治疗、鞘内治疗）进行了回顾，发现这些干预措施得到了低质量证据的支持，但没有一项得到国际疼痛学会的强烈推荐。医师试图用脊髓刺激等神经调控疗法治疗乳腺切除术后疼痛综合征，但目前缺乏有效证据，只有一例使用背根神经节射频技术成功治疗该病的病例报告。

表 20-3 神经病理性疼痛的阶梯疗法

第一阶梯 1. 建立诊断。 2. 识别外部和内部压力。 3. 识别合并症。 4. 对患者的健康教育。
第二阶梯 1. 治疗加剧或导致神经病理性疼痛的潜在疾病。 2. 开始一线药物治疗（三环类抗抑郁剂、5-羟色胺和去甲肾上腺素再摄取抑制剂、加巴喷丁、普瑞巴林）。 3. 若症状局限在局部可使用利多卡因外用制剂。 4. 开始非药物治疗（作业疗法、认知行为疗法等）。
第三阶梯 1. 经常重新评估疼痛和功能改善情况。 2. 如果疼痛明显缓解（例如，平均疼痛减轻至≤3/10）且可耐受不良反应，继续治疗；如果疼痛部分缓解（例如，平均疼痛仍然存在≥5/10）调整一线药物的剂量。 3. 如果在充分调整后，目标剂量下疼痛无明显缓解（例如，减少<30%），则改用其他一线药物。 4. 如果单独使用一线药物全部失败，则改为一线药物联合用药。
第四阶梯 1. 如果一线药物单独或联合用药均失败，可尝试二线药物，然后再尝试三线药物。 2. 疼痛介入治疗/注射疗法。

七、讨论

乳腺癌是女性最常见的恶性肿瘤，通常需要手术治疗[1,2]。乳腺癌手术方式包括根治性乳腺切除术、改良根治性乳腺切除术等，还可能进行前哨淋巴结活检或腋窝淋巴结清扫[2,3]。手术虽然提高了患者的生存率，但乳腺切除术后疼痛综合征等术后并发症会大大降低患者的生活质量，乳腺切除术后疼痛综合征导致的慢性神经病理性疼痛发病率在25%～60%[4]。与其他神经病理性疼痛一样，乳腺切除术后疼痛综合征表现为灼痛、刺痛或电击样疼痛[2]，疼痛局限于胸壁、腋窝和术侧上肢，通常与肋间臂神经（intercostobrachial nerve，ICBN）损伤有关，也与胸内侧神经、胸外侧神经、胸背神经和胸长神经损伤有关[5]。疼痛最常见的部位是臂内侧，发生率为70%，其次是肩部和前胸壁，发生率分别为55%和52%。疼痛程度多为中重度，对活动和生活质量有负面影响[7]。诊断乳腺切除术后疼痛综合征的首要条件是疼痛必须持续3个月以上。如果治疗不当，患者可能会因上肢活动受限而发展为同侧肩部淋巴水肿或粘连性肩关节炎。

乳腺切除术后疼痛综合征的治病因素众多且复杂，相关因素可在术前、术中和术后阶段确定。术前因素包括年轻（＜50岁）[8]、肥胖，术前乳房疼痛及合并其他慢性疼痛。术中重要的环节也是导致疼痛的主要因素是进行腋窝淋巴结清扫[9]，手术操作中会出现肋间臂神经的牵拉、结扎或切割，理论上，这些操作将导致易感患者最终发展为乳腺切除术后疼痛综合征[10]。在术后阶段，未控制的急性术后疼痛、肿瘤复发、局部转移、淋巴水肿、植入物相关疼痛和肌痉挛被认为是危险因素；辅助放疗可导致神经丛病变、神经炎或局部坏死/肌炎，辅助化疗可导致神经损伤的发展；手术并发症亦存在影响，因为感染或血肿可导致肌肉和筋膜平面的炎症或刺激，而产生躯体症状；心理因素，包括焦虑、抑郁和灾难化情绪，被认为会加剧乳腺切除术后疼痛综合征的进程[2,8]。

鉴别诊断

乳腺切除术后疼痛综合征的鉴别诊断很多，包括其他任何可能导致肩部或胸壁疼痛的损伤。由于乳腺切除术后疼痛综合征是一种排除性诊断，因此在作出诊断之前，必须排除其他疾患（需鉴别的其他疼痛原因）。

1. 肩部肌肉骨骼疾病，如滑囊炎、粘连性关节炎、肌腱炎或肩袖损伤。
2. 颈神经根病。
3. 化学性神经病。
4. 带状疱疹。
5. 局部感染。
6. 乳腺癌骨转移淋巴水肿。
7. 肋骨坏死。
8. 上肢复杂区域疼痛综合征。
9. 腋窝血肿。
10. 乳腺癌复发（尽管因为疼痛不是常见症状不应该被提及）。

八、确诊

当患者主诉手术切口或手术部位出现神经病理性症状：锐痛、刺痛、灼痛或痛觉过敏时，应考虑乳腺切除术后疼痛综合征的诊断。有学者建议，诊断的必要条件是：在满分10分的疼痛量表上，疼痛评分至少为4分，并且至少持续3个月；疼痛累及术侧的胸壁、手臂、腋窝，并且至少持续50%的时间[10]。患者亦会诉睡眠不良和日常活动困难，应进行彻底的体格检查，以排除该区域的其他原因疼痛。检查手术部位可以了解局部感染或肿瘤复发的迹象，瘢痕处应检查是否有神经瘤；应注意肩关节查体，因为肩峰下滑囊炎、粘连性关节炎和肩袖损伤可模拟乳腺切除术后疼痛综合征的疼痛。查体对于排除肩部病变非常有用，查体也应用于除外前述相关神经的特定损伤。虽然乳腺切除术后疼痛综合征引起的疼痛通常表现为沿肋间臂神经分布的症状（腋窝和上肢近端内侧），但也必须排除其他神经损伤：胸长神经（C5、C6、C7）支配前锯肌，其损伤可通过翼状肩胛体征识别，翼状肩胛体征可以通过对抗患者手臂向前伸展来查体；胸外侧神经（C5、C6、C7）和胸内侧神经（C8、T1）支配胸大肌和胸小肌，胸神经损伤可表现为胸肌萎缩和无力；胸背神经（C6、C7、C8）支配背阔肌，损伤可能表现为肌肉萎缩和无力。如果怀疑肩袖损伤或颈神经根病，MRI或肌电图检查将准确地描述和定位损伤部位[11]；胸片和（或）肩关节平片可显示肋骨或肩关节损伤和骨折；CT检查可提示肿瘤复发或转移；MRI神经造影可提示臂丛损伤；超声可提示腋窝脓肿或血肿等积液。在除外其他疼痛疾病的情况下，可以对乳腺切除术后疼痛综合征进行诊断。

九、治疗

物理治疗（physical therapy，PT）是治疗乳腺切除术后疼痛综合征的一个重要方面。物理治疗的目标是维持同侧肩关节的活动范围，增加肌肉力量，并将活动受限降到最低。物理治疗可预防乳腺切除术后疼痛综合征，应在手术后立即开始，但开始物理治疗的确切时间仍有争议。早期的物理治疗可能导致伤口引流增加和血肿形成，这也会挤压肋间臂神经引发疼痛，但在继发于淋巴水肿的疼痛患者中，早期物理治疗已被证明可以改善疼痛。恰当合适的物理治疗应始于被动活动增加活动范围，引流管拔除后建议患者开始主动训练。术后开始物理治疗有助于预防滑囊炎和粘连性关节炎，这些疾病可能会使乳腺切除术后疼痛综合征诊断复杂化[2]。

对乳腺切除术后疼痛综合征应采取多模式综合治疗，并侧重于神经病理性疼痛药物治疗。抗惊厥药，如加巴喷丁或普瑞巴林，应从低剂量起始并逐渐加量，直到症状得到较好的控制，或不能耐受不良反应，建议加巴喷丁的起始剂量为300 mg/d，普瑞巴林的起始剂量为75 mg/d。三环类抗抑郁药、5-羟色胺和去甲肾上腺素再摄取抑制剂的治疗已被证明可缓解患者的疼痛，应从低剂量起始，在可耐受不良反应的范围内增加。研究表明，阿米替林每日25 mg可改善疼痛，4周后增至每日100 mg，合用文拉法辛18.75 mg/d[4]。非甾体抗炎药以及对乙酰氨基酚可增加到治疗计划中，因为它们可能有助于缓解肩部肌肉的炎症性疼痛。外用利多卡因或辣椒素可用于治疗痛觉超敏或感觉过敏等浅表症状，但可能对更深或更复杂的症状几乎没有作用。

乳腺切除术后疼痛综合征是一种神经系统疾病，因此会对多个靶点进行神经阻滞，虽然缺乏大型、正式、设计良好的试验来支持任何一种特定的治疗措施，但有几份关于周围神经阻滞的病例报告显示可帮助这些患者缓解疼痛。由于肋间臂神经损伤被认为是乳腺切除术后疼痛综合征的病因，临床上经常进行该神经阻滞。肋间臂神经阻滞可使用超声定位，在一项6名患者的肋间臂神经阻滞研究中，一半的患者疼痛减轻了50%以上。虽然预计只会有短期效果，但本研究中的3名患者即使在注射后1周，疼痛也比基线有所改善[13]。如果肋间臂神经阻滞对患者有疗效，那么神经射频消融术或冷冻术可提供持续缓解，但除了个别报道外，该疗法缺乏明确证据支持。最近一种新的治疗方法，前锯肌平面阻滞（serratus plane blocks，SPB）作为治疗乳腺切除术后疼痛综合征形成新的热点。前锯肌平面阻滞的靶点位于2～6肋间神经的皮支，因为它们穿过前锯肌，覆盖了构成肋间臂神经的T2支[14]。佐卡（Zocca）

等人发现：8名患者使用前锯肌平面阻滞治疗乳腺切除术后疼痛，随访2天～12周，得到25%的完全缓解。虽然预计前锯肌平面阻滞持续时间很短，但其中许多患者声称他们的疼痛比基线时有所改善，或者减少了爆发性疼痛次数和需使用药物；该研究还发现，前锯肌平面阻滞对于乳房重建植入物相关的慢性疼痛患者效果特别好。他们将研究中效应大小的不一致归因于放疗在靶神经平面上留下的瘢痕[15]。有学者认为，前锯肌平面内的神经松解术在姑息治疗时可能有用，但在其他情况下的作用有限，因为损伤胸长神经可能导致肩胛翼[14,15]。支持应用肋间神经阻滞的证据有限[16]，针对患者疼痛区域的肋间阻滞似乎是一种合理的策略，而不是针对第一和第二肋间神经（由于肋间臂神经）。在关于肋间神经阻滞治疗乳腺切除术后疼痛综合征的4个病例报告中，有一半的患者仅使用局部麻醉剂即可完全缓解疼痛[16]。如果疼痛复发，考虑肋间神经射频损毁或冷冻是合理的；如果患者有双侧乳腺切除术后疼痛，强烈建议尝试更大容量（如8 ml）的胸段硬膜外注射治疗，而不是双侧肋间神经阻滞，以实现多节段水平的双侧肋间阻滞；如果患者产生气胸，后者可能会导致严重的情况。一项关于椎旁阻滞（paravertebral block，PVB）的研究未能完成，但在所包含的10名患者中，有2名患者的乳腺切除术后疼痛症状得到完全缓解。瘢痕神经瘤注射可以很容易地在门诊进行，并且有可能改善仅局限于切口瘢痕的疼痛。

由于乳腺切除术后疼痛综合征引起的疼痛至少有一部分是由交感神经系统介导，因此星状神经节阻滞（stellate ganglion Block，SGB）可用于该病的诊断和治疗[16,17]，但目前没有足够令人信服的证据在这些患者的治疗中常规使用SGB。如果患者确实因诊断性SGB而缓解，则可以考虑重复阻滞以延长疼痛缓解时间。值得注意的是，在两项已发表的关于星状神经节阻滞治疗乳腺切除术后疼痛综合征的研究中，加巴喷丁的缓解效果优于星状神经节阻滞。

其他有希望的治疗方法包括针灸和脉冲激光治疗。肉毒毒素对胸肌的局部浸润也是如此，据一份病例报告描述，肉毒毒素可以减轻疼痛，增加肩部和手臂的活动度，但尚未进行大规模试验来进一步支持此治疗[18]；手术脂肪移植一直是乳腺切除术后疼痛综合征治疗的研究课题，已经证明，它可以改善瘢痕的柔软度，并改善其他神经介导的疼痛，至于在乳腺切除术后疼痛综合征的应用，已经证明它可以显著缓解疼痛，但其机制尚不清楚；据推测，注入间质干细胞可以促进松散结缔组织再生，随后减轻神经压迫，减少放疗导致的炎症，从而有助于疼痛控制[2]；理论上，采用SCS进行神经调控可以为乳腺切除术后疼痛患者提供持久缓解的机会，已被批准用于治疗经过保守治疗无效的慢性神经病理性疼痛，包括乳腺切除术后疼痛综合征。

使用阿片类药物治疗乳腺切除术后疼痛仍有争议。虽然阿片类药物在控制乳腺手术后的急性疼痛方面显示出了效用，但常规和长期使用阿片类药物并没有显示出显著的益处[2、7、19]。此外，鉴于目前对阿片类药物滥用的担忧，在进行长期阿片类药物治疗时应谨慎，阿片类药物用于慢性非癌症疼痛的治疗益处应权衡长期使用后药物依赖和滥用的风险。

所有慢性疼痛都有心理因素参与，正规的心理健康评估有助于乳腺切除术后疼痛的管理。已证明，以自我管理训练为重点的认知行为疗法对该患者群体有益；自我管理训练侧重于帮助患者建立解决问题和管理疼痛的技能，同时建立自信；最终目标是让患者以一种有益的方式管理和解决疼痛，而无须医务人员帮助。这些治疗可以一对一进行，也可以在心理健康专业人员组建的治疗环境中进行[2]。

（李赓 译 朱薇 刘凯茜 校）

原书参考文献

[1] Fam BN, El-Sayed GGE, Reyad RM, Mansour I. Efficacy and safety of pulsed radiofrequency and steroid injection for intercostobrachial neuralgia in postmastectomy pain syndrome - a clinical trial. Saudi J Anaesth. 2018; 12 (2): 227-34.

[2] Tait RC, Zoberi K, Ferguson M, Levenhagen K, Luebbert RA, Rowland K, et al. Persistent post-mastectomy pain: current status and future directions. J Pain. 2018; 19: 1367.

[3] Ebid AA, El-Sodany AM. Long-term effect of pulsed high-intensity laser therapy in the treatment of post-mastectomy pain syndrome: a double blind, placebo-control, randomized study. Lasers Med Sci. 2015; 30 (6): 1747-55.

[4] Larsson IM, Ahm Sorensen J, Bille C. The post-mastectomy pain syndrome-a systematic review of the treatment modalities. Breast J. 2017; 23 (3): 338-43.

[5] Brackstone M. A review of the literature and discussion: establishing a consensus for the definition of post-mastectomy pain syndrome to provide a standardized clinical and research approach. Can J Surg. 2016; 59 (5): 294-5.

[6] Couceiro TC, Valenca MM, Raposo MC, Orange FA, Amorim MM. Prevalence of post-mastectomy pain syndrome and associated risk factors: a cross-sectional cohort study. Pain Manag Nurs. 2014; 15 (4): 731-7.

[7] Steyaert A, Forget P, Dubois V, Lavand'homme P, De Kock M. Does the perioperative analgesic/anesthetic regimen influence the prevalence of long-term chronic pain after mastectomy? J Clin Anesth. 2016; 33: 20-5.

[8] Alves Nogueira Fabro E, Bergmann A, do Amaral ESB, Padula Ribeiro AC, de Souza Abrahao K, da Costa Leite Ferreira MG, et al. Post-mastectomy pain syndrome: incidence and risks. Breast. 2012; 21 (3): 321-5.

[9] Couceiro TC, Menezes TC, Valenca MM. Post-mastectomy pain syndrome: the magnitude of the problem. Rev Bras Anestesiol. 2009; 59 (3): 358-65.

[10] Waltho D, Rockwell G. Post-breast surgery pain syndrome: establishing a consensus for the definition of post-mastectomy pain syndrome to provide a standardized clinical and research approach-a review of the literature and discussion. Can J Surg. 2016; 59 (5): 342-50.

[11] Woodward TW, Best TM. The painful shoulder: part I. Clinical evaluation. Am Fam Physician. 2000; 61 (10): 3079-88.

[12] Amr YM, Yousef AA. Evaluation of efficacy of the perioperative administration of Venlafaxine or gabapentin on acute and chronic postmastectomy pain. Clin J Pain. 2010; 26 (5): 381-5.

[13] Wijayasinghe N, Duriaud HM, Kehlet H, Andersen KG. Ultrasound guided intercostobrachial nerve blockade in patients with persistent pain after breast cancer surgery: a pilot study. Pain Physician. 2016; 19 (2): E309-18.

[14] Takimoto K, Nishijima K, Ono M. Serratus plane block for persistent pain after partial mastectomy and axillary node dissection. Pain Physician. 2016; 19 (3): E481-6.

[15] Zocca JA, Chen GH, Puttanniah VG, Hung JC, Gulati A. Ultrasound-guided serratus plane block for treatment of postmastectomy pain syndromes in breast cancer patients: a case series. Pain Pract. 2017; 17 (1): 141-6.

[16] Wijayasinghe N, Andersen K, Kehlet H.

Neural blockade for persistent pain after breast cancer surgery. Reg Anesth Pain Med. 2014; 39: 272-8.

[17] Nabil Abbas D, Abd El Ghafar EM, Ibrahim WA, Omran AF. Fluoroscopic stellate ganglion block for postmastectomy pain: a comparison of the classicanterior approach and the oblique approach. Clin J Pain. 2011; 27 (3): 207-13.

[18] Dessy LA, Maruccia M, Mazzocchi M, Scuderi N. Treatment of post mastectomy pain syndrome after mastopexy with botulinum toxin. J Plast Reconstr Aesthet Surg. 2014; 67 (6): 873-4.

[19] Hojan K, Wojtysiak M, Huber J, Molinska-Glura M, Wiertel-Krawczuk A, Milecki P. Clinical and neurophysiological evaluation of persistent sensory disturbances in breast cancer women after mastectomy with or without radiotherapy. Eur J Oncol Nurs. 2016; 23: 8-14.

第二十一节　慢性疼痛和带状疱疹后神经痛1例

21

Beth VanderWielen, Alaa Abd-Elsayed

一、病例

患者，75岁女性，主诉胸痛8个月。8个月前患者胸部出现皮疹并伴疼痛，皮疹持续了几个星期，医师诊断为带状疱疹，并采用抗病毒药物治疗。患者皮疹痊愈后疼痛没有消失，疼痛较剧烈，呈持续性，直接影响睡眠；患者胸部皮肤对碰触很敏感，衣物触碰后疼痛加剧，被转诊到疼痛门诊进行治疗。

二、初步诊断

患者最有可能的诊断是带状疱疹后神经痛。带状疱疹后神经痛常见于50岁以上患者，确诊依据是明确的带状疱疹病史及之后仍然存在的疼痛。排除其他疾患非常重要，其他疾患包括：肋骨骨折、潜在的胸壁肿瘤，或其他任何刺激神经根引起的神经根性疼痛。排除其他疾病的关键是病史和查体，必要时包括影像学检查。

三、如何明确诊断

带状疱疹后神经痛的诊断基于病史和临床表现。由于带状疱疹实际上是水痘-带状疱疹病毒（varicella zoster virus，VZV）的复发，儿童时期的带状疱疹表现为水痘，讨论第一次感染对诊断很重要，有助于带状疱疹后神经痛的诊断。

水痘的诊断基于临床症状，表现为弥漫性、瘙痒性、充满液体的水泡疹，5～7天后结痂。直接接触含有水痘-带状疱疹病毒的囊泡液或感染者的鼻咽分泌物有传染风险[1]，因此从皮疹出现前48小时开始，到皮损完全结痂为止，视为患者有传染性。已知的水痘感染并发症包括病变部位细菌感染、脑炎或瑞氏综合征[1]。

全身性感染消退（或初次感染）后数年，水痘-带状疱疹病毒感染的症状再次出现，包括疼痛、发热和身体不适，随后出现疼痛性或瘙痒性皮肤损伤，此现象称为带状疱疹的皮肤病变，以红斑丘疹或斑点开始，从水泡发展为脓疱，然后在感染14～21天后出现结痂[2]。带状疱疹是重新激活水痘-带状疱疹病毒所致，与最初感染后形成的水痘不同，带状疱疹可累及全身，出现在单个或两个皮节区，一般不穿过中线。

带状疱疹后神经痛是水痘-带状疱疹病毒感染最常见的后遗症，约20%的带状疱疹患者在皮损消退后1～3个月仍有疼痛[2-4]，临床表现因受累神经而异（表21-1）[2,5]。影响带状疱疹后神经痛严重程度的因素包括皮疹严重程度、年龄、免疫抑制和炎症[2]。

表21-1　脑神经感染水痘-带状疱疹病毒后特异性体征

脑神经	综合征	症状
三叉神经眼支（V1支）	眼带状疱疹	视觉缺损；可在鼻尖或鼻翼侧出现小泡，称为哈钦森（Hutchinson）征
面神经*	拉姆齐-亨特综合征（Ramsay-Hunt）	面神经麻痹、耳痛、耳郭水泡疹
听神经*		眩晕、感音神经性耳聋、耳鸣

*由于距离较近，经常同时发生

带状疱疹后神经痛的疼痛程度较重，严重影响患者的日常活动和睡眠，并可能引发抑郁症[2]。并发的细菌（包括金黄色葡萄球菌或化脓性链球菌）感染也会加重疼痛[2]。

四、病理生理学机制

虽然带状疱疹后神经痛的发生机制尚未完全了解，但初次感染水痘-带状疱疹病毒会导致水痘，而水痘-带状疱疹病毒的重新激活是形成带状疱疹的病因[3]。最初的水痘消退后，水痘-带状疱疹病毒可隐藏在背根神经节内，从而避免免疫攻击。在健康、免疫能力强的个体中，在最初感染期间T淋巴细胞被激活并形成“记忆”，保护人体免于病毒的复发[2]。随着时间的推移，这种“记忆”T淋巴细胞的激活、增殖和保护能力会减弱，导致30%的个体不幸再次感染病毒并出现症状[6]。此外，在免疫系统受抑制的情况下，如人类免疫缺陷病毒（human immunodeficiency virus，HIV）、合并免疫抑制疾病、肿瘤、炎症性肠病或使用免疫抑制药物时，潜伏的水痘-带状疱疹病毒可以逃离预警的T淋巴细胞，水痘-带状疱疹病毒沿着神经进入表皮，导致皮肤形成水疱，这些皮肤囊泡含有病毒颗粒，并在相互接触时可传染给他人。

最常发生水痘-带状疱疹病毒感染的皮肤部位是胸部，其次是腰部、颈部和骶骨，原因尚不清楚。重症水痘-带状疱疹病毒感染患者会累及重要器官，包括神经、心血管、胃肠和（或）呼吸系统，这种全身感染可能是致命的。

五、疼痛管理

虽然已经证明抗病毒药物有助于治疗水痘-带状疱疹病毒感染并减少相关症状，但在预防疱疹后神经痛方面的效果仍不明确，建议在初次感染后72小时内及时使用抗病毒药物，以缩短皮疹的持续时间和感染期（表21-2）[7-10]。如果对阿昔洛韦产生耐药性，可以使用二线抗病毒药物，包括膦甲酸钠和西多福韦[2]。

表21-2 抗水痘-带状疱疹病毒药物（对于肾功能不全患者，所有药物都需要调整剂量）

抗病毒药物	用量	发生率≥5%的常见不良反应
阿昔洛韦	口服：800 mg，每天5次，持续7～10天 静脉：10 mg/kg，q8 h，8天	口服：全身不适、恶心 静脉：恶心/呕吐、静脉炎、血尿素氮/肌酐升高
泛昔洛韦	500 mg，q8 h，7天	头痛、恶心/呕吐、乏力、腹泻、痛经
伐昔洛韦	1000 mg，q8 h，7天	头痛、恶心/呕吐、腹痛、转氨酶升高、鼻咽炎、乏力、抑郁、皮疹、痛经、关节痛

资料来源于参考文献[6-10]

临床证明：在拉姆齐-亨特综合征（Ramsay-Hunt）患者中联合应用糖皮质激素与抗病毒药物可有效缩短疼痛持续的时间、恢复听力障碍和改善面神经功能[2]，但全身应用糖皮质激素在预防带状疱疹后神经痛方面没有显示出有效性[11]。

在多模式药物镇痛中，其他有助于控制带状疱疹后神经痛疼痛的药物见表21-3[12-24]。

表21-3 治疗带状疱疹后神经痛的药物

治疗药物	推荐剂量	常见不良反应	证据
加巴喷丁	即释类：300～1800 mg，qd 调整至生效，bid或tid 缓释类：300～1800 mg，qd 调整至生效	≥10%发生率：头晕、嗜睡、共济失调、乏力	Lexicomp® Online[12]； Rauck等[13] Fan等[14]
普瑞巴林	即释类：150～600 mg，qd 调整至生效，bid或tid 缓释：165～600 mg，qd 调整至生效	≥10%发生率：周围性水肿、头晕、嗜睡、头痛、乏力、体重增加、口干、视野丧失、视物模糊	Lexicomp® Online[15]
阿米替林*	10～25 mg，qhs或bid； 每2～7天增加剂量10～25 mg； 最大剂量200 mg/d	发生率不明：心律失常、中枢神经系统功能障碍、皮疹、糖尿病、抗利尿激素分泌失调综合征、肝炎、乏力、震颤、抗精神病药物恶性综合征、5-羟色胺综合征	Lexicomp® Online[16]
去甲替林*	10～20 mg qhs； 每3～5天增加剂量1次，每天增加10 mg； 最大剂量160 mg/d	发生率不明：心律失常、心悸、焦虑、头晕、嗜睡、抗利尿激素分泌失调综合征、体重变化、肠梗阻、血小板减少、粒细胞缺乏、肝功能异常、震颤、视力变化	Lexicomp® Online[17]
去郁敏*	12.5～25 mg qd或bid，每2～7天增加1次剂量，最多150 mg/d	发生率不明：心律失常、卒中、共济失调、意识混乱、乏力、发汗、皮疹、抗利尿激素分泌失调综合征、体重变化、尿潴留、便秘或腹泻、血小板减少、粒细胞缺乏、肝功能异常、震颤、视力变化	Lexicomp® Online[18]
8%辣椒素贴片（Qutenza®）	将贴片贴在疼痛部位60分钟（最多4块贴片覆盖）；疗程≥3个月	≥10%发生率：局部红斑、局部疼痛	Lexicomp® Online[19]

续表

治疗药物	推荐剂量	常见不良反应	证据
5%利多卡因贴片	将贴片贴在最疼痛的部位，24小时内最多使用12小时；1次最多可使用3个贴片	≥10%发生率：红斑、瘀点	Lexicomp® Online[20]
钴胺素#	1.00 mg/2 ml局部皮下注射，28天	注射部位出血/擦伤	Xu等[21]
抗坏血酸#（Pascorbin®）	静脉：7.5 g/50 ml；2～4次/周，2周	注射部位瘙痒/灼痛、感觉异常、荨麻疹	Schencking等[22]
硫酸锌#	静脉：10～20 mg qd 或每周3次，每次35 mg，3周；然后口服元素锌10～20 mg/d，2个月	病例报告中无明显不良反应；但据报道有头晕、头痛、恶心、呕吐，发生率不明	Lexicomp® Online[23] Lin等[24]

*超说明书或实验性使用

#神经调控剂和抗病毒药物的辅助治疗＋超说明书使用

介入治疗仍处于试验阶段，对带状疱疹后神经痛的治疗效果有限（表21-4）。由于证据有限且并发症风险较高，一般认为介入治疗是最后的治疗手段[25-30]。

表21-4　带状疱疹后神经痛的介入治疗

介入治疗	纳入人群	结果	常见风险	证据
鞘内和硬膜外注射				
2 mg咪达唑仑（鞘内*）＋60 mg甲泼尼龙（硬膜外）单次注射	持续性痛觉超敏3～6个月的患者	镇痛效果≤1个月	镇静、硬膜穿刺后头痛	Dureja等[25]
80 mg醋酸甲泼尼龙＋10 mg丁哌卡因（硬膜外）单次注射	急性带状疱疹（皮疹<7天）	镇痛效果≤1个月；未能预防带状疱疹后神经痛	头晕、脸红、头痛、腰背痛	Van Wijck等[4]
静脉注射阿昔洛韦10 mg/kg，tid×9天＋泼尼松龙60 mg，QD，每周减量，共21天；VS.硬膜外导管给药：6～12 ml 0.25%丁哌卡因q6～8 h或q12 h＋甲基泼尼松龙40 mg，3～4天1次，共7～21天	急性带状疱疹（皮疹<7天）	阿昔洛韦＋糖皮质激素治疗1年后疼痛发生率为22.2%，而硬膜外＋糖皮质激素治疗1年后疼痛发生率为1.6%	阿昔洛韦＋糖皮质激素：恶心、呕吐、腹泻、消化不良；糖皮质激素＋硬膜外：出汗、晕厥、颈部疼痛、轻瘫、少尿	Pasqualuccci等[26]
神经阻滞和硬膜外注射				
椎旁阻滞VS.星状神经节阻滞VS.单次硬膜外糖皮质激素注射VS.持续硬膜外注射	异质性混合；荟萃分析	椎旁阻滞、连续或重复硬膜外用药可减少疼痛持续时间以及3、6、12个月时带状疱疹后神经痛的发生率；星状神经节阻滞或单次硬膜外注射对疼痛无改善	头晕、头痛、腰背痛、硬膜穿刺后头痛	Kim等[27]

续表

介入治疗	纳入人群	结果	常见风险	证据
冷冻疗法：每周对受影响的皮肤进行30秒液氮喷雾，共计1～20次治疗	异质性混合；带状疱疹后神经痛1周至1个月	75%的患者疼痛减轻≥70%，疼痛缓解的持续时间不明确	未提及	Calandria[28]
脊髓电刺激	带状疱疹后神经痛>2年	82%的患者获得长期疼痛缓解（9～38.5个月，中位数29个月）	电极放置失败、移位、感染、疼痛、伤口破裂[29]	Harke等[30]

*说明书外使用，无防腐剂盐酸溶液

疫苗接种

带状疱疹疫苗的出现为预防带状疱疹后神经痛而非治疗提供了机会。疾控中心建议对所有年龄12个月及以上的缺乏水痘-带状疱疹病毒免疫力的儿童接种疫苗。需要注意的是，接种水痘-带状疱疹病毒疫苗的儿童仍然有患带状疱疹的风险，尽管风险明显低于那些最终感染的儿童[3]。根据疾病控制和预防中心的数据，1978年之前出生的人中99.5%感染了野生型（或非疫苗获得的）水痘-带状疱疹病毒[3]。据估计，33%的美国人口在其一生中患上带状疱疹，每年约有100万新增病例[6]。根据疾控中心的数据，美国带状疱疹的发病率正在不明原因地上升[3]。

为了主动预防带状疱疹感染，50岁及以上的成年人应每隔2～6个月注射两剂带状疱疹疫苗（Shingrix®）。Shingrix®是2017年FDA批准的新疫苗配方，即使患者已接种过之前的Zostavax®减毒活疫苗，也推荐使用。Shingrix®的有效率为90%，而Zostavax的有效率为51%[3,29]；Shingrix在一段时间内具有持续的疗效，而Zostavax在80岁以上的人群中的疗效下降至18%[3,31]。此外，Shingrix®含有一种称为AS01B的佐剂成分，有助于增强免疫系统，延长免疫保护有效期[32]。

六、预后

众所周知，带状疱疹后神经痛会导致身体衰弱性疼痛，且持续时间多变[2,3,5]。带状疱疹感染的永久性并发症各不相同，这与受累皮肤的位置和症状出现时接受医疗处理的类型有关。据估计，6%的眼睛受累病例会导致永久性视力丧失[33]，眼睛受累的其他常见并发症包括结膜炎、角膜炎、巩膜炎、葡萄膜炎/虹膜睫状体炎和前葡萄膜炎[34]；累及面神经的带状疱疹可能导致50%的患者永久性面瘫；多达30%的患者继发细菌感染[34]；带状疱疹的其他几种已知并发症包括但不限于肌炎、格林-巴利综合征、肢体轻瘫、足下垂、排尿功能障碍、卒中和颌骨骨坏死[34]。带状疱疹的病死率为每年0.017～0.465/10万[33]。

七、讨论

（一）发病率

带状疱疹极为常见，1/3的人在其一生中感染，20%的患者会发展为带状疱疹后神经痛[2,3]。

（二）鉴别诊断

带状疱疹的鉴别诊断包括脓疱病、接触性皮炎、毛囊炎、疥疮、昆虫咬伤、丘疹性荨麻疹、念珠菌感染、疱疹样皮炎、药疹、柯萨奇病毒或埃可病毒引起的水泡疹。带状疱疹也常与单纯疱疹病毒（herpes simplex virus，HSV）皮疹以及疱疹性湿疹相混淆[6,35]。

（三）不同临床特征（病史和查体）、实验室和影像学检查的诊断价值

带状疱疹是一种基于症状和水疱疹的临床诊断，虽然电子显微镜和Tzanck涂片等技术可以确认疱疹病毒感染的诊断，但由于成本和可操作性，这些技术很少用于临床。Tzanck涂片的灵敏度≥80%，特异度≥90%，阳性预测值≥0.88，阴性预测值≥0.82。然而，该方法无法区分单纯疱疹病毒和水痘-带状疱疹病毒[2,35]。

临床上更常用于传染性疾病的其他确诊检查包括聚合酶链反应（polymerase chain reaction，PCR）、直接免疫荧光分析、皮肤活检和病毒培养[2]。在病毒DNA的检测方面，PCR具有很高的灵敏度（95%）和特异度（100%），如果临床诊断有疑问，可进行该检查[6]。

（四）不同治疗方式的证据强度

8%辣椒素贴片、加巴喷丁、普瑞巴林、阿米替林、去甲替林和地昔帕明的临床应用证据一致性较高，且具有高质量患者导向证据，也被美国家庭医师学会（American Academy of Family Physicians，AAFP）确定为A级。阿昔洛韦、伐昔洛韦和泛昔洛韦等抗病毒药物在降低带状疱疹后神经痛相关症状的持续时间和疼痛严重程度方面存在差异或只有有限的患者导向证据，证据级别为B级[6]。

1. 交感神经阻滞的作用

交感神经阻滞在预防或治疗带状疱疹后神经痛方面没有确切作用，也没有随机研究支持，仅有很少的结局研究或回顾性报告，证据级别为2C级。

2. 神经调控的作用

Kurklinksy等人的综述回顾了20项研究报告，包含309名接受脊髓电刺激治疗的带状疱疹后神经痛患者；有16项研究，共255名患者永久性植入了脊髓电刺激器，其中120名患者疼痛长期缓解；有6项关于皮下外周神经电刺激术（胸部）治疗带状疱疹后神经痛的报告，其中4项提供了成功率数据，所有的5名患者疼痛完全缓解；也有病例报道发现，在背根神经节水平进行脉冲射频也是一种有效的干预手段。总体上，神经调控疗法的证据强度是2C级。

（五）未来研究方向或正在进行的临床试验

未来的研究主题包括研究疫苗的有效持续时间，特别是最新的Shingrix疫苗。此外，带状疱疹感染的诱发因素很大程度上仍不清楚。虽然我们知道年龄与带状疱疹病毒感染有着明显的关联，但目前尚不清楚，是否建议在特定的年轻群体中进行早期疫苗接种。免疫功能低下是带状疱疹感染的明确高危因素，但健康人群发生带状疱疹的原因目前尚不清楚。

尽管有大量药物可用于治疗带状疱疹后神经痛，但其中许多药物都有明显的不良反应，因此部分人群无法使用。截至2018年5月，已有146项研究疱疹后神经痛新疗法的试验在ClinicalTrials.gov注册。其中6项临床试验正在积极招募患者，3项正

在研究药物治疗，3项正在研究有创性治疗方式。药物治疗包括血管紧张素Ⅱ受体的竞争性拮抗剂EMA401、含有低浓度铜的3VM100乳膏以及影响神经调控的ABX-1431。正在接受研究评估的有创技术包括经颅磁模拟与单纯疱疹病毒侵犯三叉神经相关的面部疼痛、透视下腰椎交感神经阻滞，以及电针治疗顽固性神经病理性疼痛的有效性[37]。

八、总结

带状疱疹是一种常见病，严重影响老年人和免疫抑制患者，会影响视力和神经功能，并导致严重的疼痛，从而显著影响生活质量。虽然新技术和疫苗接种的可行性不断提高，但全球仍有许多人无法获得这些药物治疗，或者这些药物的成本依然很高，即使在能够获得治疗的感染者中，药物的不良反应也会导致使用受限。目前仍需进一步研究探索更有利、更易耐受的治疗方法，关于新型带状疱疹疫苗的长期效果尚不清楚。

（李赓　译　谢卫东　赵自芳　校）

原书参考文献

[1] Albrecht M. Clinical features of varicella-zoster virus infection: chickenpox. In: UpToDate, Post TW (editors). UpToDate. Waltham. Accessed on 09 May 2018.

[2] Koshy E, Mengting L, Kumar H, Jianbo W. Epidemiology, treatment and prevention of herpes zoster: a comprehensive review. Indian J Dermatol Venereol Leprol. 2018; 84: 251-62.

[3] CDC. gov. Shingles (Herpes Zoster): for health care professionals. CDC. [Internet] 2018. [Accessed 25 May 2018.] Available from: https: //www. cdc. gov/shingles/hcp/clinical-overview. html.

[4] Van Wijck A, Opstelten W, Moons K, Van Essen G, Stolker R, Kalkman C, Verheij T. The PINE study of epidural steroids and local anaesthetics to prevent postherpetic neuralgia: a randomized controlled trial. Lancet. 2006; 367 (9506): 219-24.

[5] Shailesh G, Parikh V, Parikh R. Herpes zoster oticus: a rare clinical entity. Contemp Clin Dent. 2010; 12 (2): 127-9.

[6] Saguil A, Kane S, Mercado M. Herpes zoster and postherpetic neuralgia: prevention and management. Am Fam Physician. 2017; 96 (10): 656-63.

[7] Harpaz R, Ortega-Sanchez I, Seward J. CDC: prevention of herpes zoster: recommendations of the advisory committee on immunization practices (ACIP). MMWR Recomm Rep. 2008; 57 (05): 1-30.

[8] Lexicomp® Online. Acyclovir (systemic): drug information. Hudson: Lexi-Comp, Inc; 2018.

[9] Lexicomp® Online. Famciclovir: drug information. Hudson: Lexi-Comp, Inc; 2018.

[10] Lexicomp® Online. Valacyclovir (systemic): drug information. Hudson: Lexi-Comp, Inc; 2018.

[11] Han Y, Zhang J, Chen N, He L, Zhou M, Zhu C. Corticosteroids for prevention postherpetic neuralgia. Cochrane Database Syst Rev. 2013; 3: 1-31.

[12] Lexicomp® Online. Gabapentin: drug information. Hudson: Lexi-Comp, Inc; 2018.

[13] Rauck R, Irving G, Wallace M, Vanhove G, Sweeney M. Once-daily gastroretentive gabapentin for postherpetic neuralgia: integrated efficacy, time to onset of pain relief and safety analyses of data from two phase 3, multicenter, randomized, double-blind placebo-controlled studies. J Pain Symptom Manag. 2013; 46 (2): 219-28.

[14] Fan H, Yu W, Zhang Q, Cao H, Li J, Wang J, Shao Y, Hu X. Efficacy and safety of

gabapentin 1800 mg treatment for post-herpetic neuralgia: a meta-analysis of randomized controlled trials. J Clin Pharm Ther. 2014; 39 (4): 334-42.

[15] Lexicomp® Online. Pregabalin: drug information. Hudson: Lexi-Comp, Inc; 2018.

[16] Lexicomp® Online. Amitriptyline: drug information. Hudson: Lexi-Comp, Inc; 2018.

[17] Lexicomp® Online. Nortriptyline: drug information. Hudson: Lexi-Comp, Inc; 2018.

[18] Lexicomp® Online. Desipramine: drug information. Hudson: Lexi-Comp, Inc; 2018.

[19] Lexicomp® Online. Capsiacin: drug information. Hudson: Lexi-Comp, Inc; 2018.

[20] Lexicomp® Online. Lidocaine (topical): drug information. Hudson: Lexi-Comp, Inc; 2018.

[21] Xu G, Zhong-Wei L, Feng Y, Tang W, Xu G. A single-center randomized controlled trial of local methylcobalamin injection for subacute herpetic neuralgia. Pain Med. 2013; 14: 884-94.

[22] Schencking M, Vollbracht C, Weiss G, Lebert J, Biller A, Goyvaerts B, Kraft K. Intravenous vitamin C in the treatment of shingles: results of a multicenter prospective cohort study. Med Sci Monit. 2012; 18 (4): 215-24.

[23] Lexicomp® Online. Zinc sulfate: drug information. Hudson: Lexi-Comp, Inc; 2018.

[24] Lin Y, Lan K, Want L, Chen J. Treatment of postherpetic neuralgia with intravenous administration of zinc sulfate: a case report. A A Pract. 2018; 11 (1): 8-10.

[25] Dureja G, Usmani H, Khan M, Tahseen M, Jamal A. Efficacy of intrathecal midazolam with or without epidural methylprednisolone for management of post-herpetic neuralgia involving lumbosacral dermatomes. Pain Physician. 2010; 13 (3): 213-21.

[26] Pasqualucci A, Pasqualucci V, Galla F, De Angelis V, Marzocchi V, Coulssi R, et al. Prevention of post-herpetic neuralgia: acyclovir and prednisolone versus epidural local anesthetic and methylprednisolone. Acta Anaesthesiol Scand. 2000; 44: 910-8.

[27] Kim H, Ahn H, Lee J, Choi S, Cheong Y, Kwon K, Yoon S, Leem J. Effects of applying nerve blocks to prevent postherpetic neuralgia in patients with acute herpes zoster: a systemic review and meta-analysis. Korean J Pain. 2017; 30 (1): 3-17.

[28] Calandria L. Cryoanalgesia for post-herpetic neu-ralgia: a new treatment. Int J Dermatol. 2011; 50 (6): 746-50.

[29] Eldabe S, Buschser E, Duarte R. Complications of spinal cord stimulation and peripheral nerve stimulation techniques: a review of the literature. Pain Med. 2016; 17 (2): 325-36.

[30] Harke H, Gretenkort P, Ladleif H, Koester P, Rah-man S. Spinal cord stimulation in postherpetic neuralgia and in acute herpes zoster pain. Anesth Analg. 2002; 94 (3): 694-700.

[31] Merck. [Internet]. Merck. com. 2018 [cited 11 May 2018]. Available from: https: // www. merck. com/product/usa/pi_circulars/z/zostavax/zostavax_pi2. pdf.

[32] Drug and device news. P T. 2017; 42 (12): 726-63.

[33] Kawai K, Gebremeskel B, Acosta C. Systematic rev-iews of incidence and complications of herpes zoster: towards a global perspective. BMH Open. 2014; 4 (6): E 004833.

[34] Chen L, Arai H, Chen L, Chou M, Djauzi S, Dong B, et al. Looking back to move forward: a twenty-year audit of herpes zoster in Asia-Pacific. BMC Infect Dis. 2017; 17 (213): 2-39.

[35] Oranje A, Folkers E. The Tzanck Smear: old, but still of inestimable value. Pediatr Dermatol. 1988; 5 (2): 127-9.

[36] Kurklinsky S, Palmer SC, Arroliga MJ, Ghazi SM. Neuromodulation in postherpetic neuralgia: case reports and review of the literature. Pain Med. 2018; 19 (6): 1237-44.

[37] National Institute of health: US. National Library of Medicine. [Internet] 2018. ClinicalTrials. gov. [Accessed 01 May 2018]. Available from: https: //www. clinicaltrials. gov/ct2/results? cond=Postherpetic+Neuralgia &term=&cntry=&state=&city=&dist=.

第二十二节　慢性腹痛（功能性腹痛）1例　22

Tariq Malik

一、病例

患者，18岁女性，因反复腹痛1年就诊。患者腹痛位于腹中央区，持续几分钟到几小时，无放射痛，疼痛呈痉挛样，伴有恶心但没有呕吐，进食会加重疼痛；疼痛严重时各种干预措施效果不佳，患者经常通过静脉给予镇痛药治疗腹痛，最近因腹痛而频繁就诊，疼痛呈隐匿性并持续存在，与食物种类或排便习惯改变无关；腹部超声和血液实验室检查未发现明显异常，曾转诊消化科进行上消化道镜检查，无异常病变。患者无食物过敏史，没有长期用药史，否认既往感染、手术或创伤病史。多年来，患者在不同地方的各种检查结果均为阴性；患者是一名高中生，其他方面都很健康，一直担心腹痛会影响其大学录取和职业的选择影响其生活质量。

二、初步诊断

该患者多次就诊多个科室的化验和影像学检查均为阴性，没有减肥史，也没有发热、便血或盗汗等全身症状，患者的症状与肠道动力障碍和功能性肠道疾病一致，初步诊断功能性腹痛（functional abdominal pain，FAP），也称为中枢性腹痛综合征（centrally mediated abdominal pain syndrome）。腹痛的病因和临床表现可能有很大差异，但无明确病因且与应激相关的反复腹痛很可能是功能性腹痛。FAP是指腹痛持续6个月以上，且没有组织结构异常或代谢性疾病的证据，与进食、月经、排便等无关并干扰日常生活[1]，疼痛呈持续性或频繁复发，常与精神疾病合并出现，甚至符合躯体化障碍的诊断标准[2]。

三、如何明确诊断

应在就诊时采集详细的病史，包括疼痛部位、性质、频率、持续时间和加重（缓解）因素。查体应关注生命体征（注意心动过速、发热），并进行详细的腹部检查（注意腹膜刺激症状）。FAP通常不伴有器质性疾病相关腹痛的体征，例如发热、黄疸、腹部肿块、便血等。

（一）疼痛描述

FAP患者经常用情感术语描述其疼痛[2]，

疼痛区域位于腹部大部分区域但没有确切的位置，呈持续性或频繁发作，与任何生理过程（进食、排便）无关，通常疼痛程度严重并影响日常功能，患者偶尔也有肠道以外的其他疼痛。

（二）症状（行为）

FAP患者可能会出现一些典型的临床表现，但其临床表现的敏感性和特异性均较差，诊断价值有限，包括急性发作的严重症状、心理社会弱化因素的潜在作用、频繁就医、要求使用麻醉剂、希望症状完全缓解、要求明确诊断以及承担责任等[2]。

（三）社会心理特征和评估

评估社会心理状态并识别应激源（死亡、离婚或创伤/虐待）对诊断有所帮助。患者可能伴有焦虑、抑郁或躯体化障碍的表现，但与具有这些症状的原发疾病不同，FAP患者通常不愿意接受社会心理干预，虽然这些干预有助于预防疼痛[2]。

此外，罗马Ⅳ标准可用于诊断FAP（表22-1），值得注意的是，2016年发布的最新版罗马标准将FAP称为“中枢介导的腹痛综合征（centrally mediated abdominal pain syndrome，CAPS）”，以强调其明显的中枢成分以及缺乏腹部的组织结构性、机械性、代谢性疾病的证据[3]。罗马Ⅳ标准可对FAP和其相关功能性疾病（肠易激综合征、功能性消化不良、腹型偏头痛）作出临床诊断。与罗马Ⅲ标准不同，FAP可以根据症状诊断，“经过适当的医学评估，症状不能归因于另一种疾病”，而非之前的“没有器质性疾病的证据”[4]。

表22-1　基于罗马Ⅳ的FAP诊断标准

罗马Ⅳ标准
①持续或近乎持续的腹痛；②疼痛与生理行为（即进食、排便或月经）无关或偶尔有关；③日常活动能力部分丧失；④疼痛不是伪装的；⑤疼痛不能用其他结构性或功能性胃肠道疾病或医疗状况来解释。⑥必须同时满足以上所有内容；症状持续至少6个月且最近3个月的表现符合上述标准才能作出诊断。

也可以进行诊断性检查以排除器质性和生理性因素，但没有明显的症状时可能并不十分必要，超声、CT或内镜等影像学检查或实验室检查（血液常规、肝脏功能、脂肪酶、尿液分析）有助于明确是否存在潜在的腹部病变（表22-2）。

表22-2　慢性腹痛的分析

1. 排便后疼痛会改善吗？患者大便连续性或频率是否改变？
如果是，肠易激综合征
如果不是，转到下一个问题
2. 上腹部疼痛是否伴进食后饱腹感、腹胀或心脏区烧灼感
是，功能性消化不良
不是，下一个问题
3. 腹痛呈持续或频繁发作、定位模糊或痉挛，且没有装病的迹象
是，功能性腹痛
不是，进一步检查
4. 腹壁肌肉收缩或触诊时疼痛加剧（Carnett征）
是，肌壁肌肉病变/躯体痛
不是，下一步检查
5. 阿片类药物会增加疼痛
是，麻醉剂性肠综合征

四、病理生理学机制

与许多慢性疼痛疾病类似，FAP的病因和病理生理机制尚不清楚[2]，但目前学术界认为，该病与中枢性伤害感受功能损害导致的内脏痛觉过敏相关，可以使用生物-心理-社会模型来解释这种情况，某些事件可能会诱发超敏反应，随后持续存在。神经末梢的轻度炎症、食物（胆汁酸分解产物）的反复化学刺激，或反复肠膨胀均可能导致痛觉敏化；敏感性升高会导致脊髓背角神经元持续性感觉传入，同时伴有持续性的NMDA受体激活等多种因素，脊髓背角神经元产生异常兴奋和痛觉过敏[1]；内源性疼痛调节系统可能会出现障碍，包括下行痛觉调节系统和皮质疼痛调节回路的功能障碍[2]。无论是何种机制，出现痛觉敏化会导致患者出现疼痛、腹胀或消化不良和（或）排便频率改变等症状[4]。肠神经丛的作用不容忽视，正常肠道中嗜铬细胞释放的5-羟色胺可以激活蠕动反射，迷走神经和脊髓传入神经也参与调节肠蠕动，肠反射有兴奋性（乙酰胆碱、速激肽）或抑制性神经递质（血管活性肠肽、一氧化氮）参与调节，这些神经递质的调节失衡，如5-羟色胺能功能障碍或食物刺激导致的神经环路递质释放，都可能导致功能性腹痛的症状。FAP患者的信仰和应激（压力）机制也可能对边缘系统和疼痛调节环路中的大脑皮质网络（包括前额叶和顶叶皮质区域）产生影响，年幼时的生活压力（失去父母、身体或言语虐待）或成年后的生活心理压力（离婚、丧亲之痛）都会影响脑-肠轴，降低下行抑制通路的活动和传入信息增多，最终导致肠道高敏感性[2]。没有证据表明心理特征与FAP发生存在因果关系，但这些患者的心理特征可能与临床症状、受迫害的认知以及频繁就医等行为相关。

腹部反复损伤会导致腹部神经感受器的过度敏感，经历过多次腹部手术、治疗或外源的伤害（例如感染）的患者，可能之后会经历与预期不成比例的更严重疼痛。

心理因素也会导致疼痛信号放大、对低强度疼痛刺激的感知以及疼痛刺激结束后疼痛的持续存在，死亡、离婚或虐待等压力源会诱发其发作，而且压力源的频率增加会导致症状加重。此外，疼痛本身也可能成为压力源，导致疾病恶性循环。

具有诊断意义的检查比较有限，在没有明显症状的情况下，器质性病变的漏诊风险低于5%。血液检查（蛋白质-谷氨酰胺-γ谷氨酰胺基转移酶抗体）或十二指肠黏膜活检有助于排除腹腔疾病。与一般人群相比，FAP患者的腹腔疾病更为罕见，C反应蛋白水平或粪便钙结合蛋白水平低且伴有功能性症状的患者，发生炎症性肠病可能性较低（小于1%）；如果没有明显的体重减轻、便血等症状，一般不太可能考虑结直肠癌。

五、疼痛管理

治疗FAP通常比较困难，且疗效欠佳，因为其所有化验检查几乎都在正常范围内，大多数患者可能会选择多处就诊以求明确诊断。目前FAP缺乏根治性的方法，但是部分治疗可以缓解症状。FAP的管理需要相互信任的医患关系，药物治疗也很重要[2]（表22-3），最好通过多模式治疗，包括心理干预和药物治疗。对患者进行全面的疾病以及病理生理健康教育，须着重强调该疾病为良性疾病，鼓励患者写日记，以确定可能加重症状的诱因（情绪或情境）。

表22-3　功能性腹痛的治疗药物

药物	5羟色胺作用（5-HT）	组胺作用（H-1）	乙酰胆碱作用	初始剂量（mg）	剂量范围（mg）
阿米替林	++	++	++++	10	25～150
丙咪嗪	++	++	++++	10	25～150
地昔帕明	++++	++	+	10	25～150

心理干预措施包括认知行为疗法、心理治疗、放松治疗或催眠，此外，还有关于饮食调整、压力缓解和应对机制的教育。

药物主要是抗抑郁药，可每日给予低剂量的三环类抗抑郁药或SSRI/SNRI，有助于缓解慢性腹痛的症状[2]。其治疗FAP的机制尚不清楚[4]，目前认为的可能机制首先是5-羟色胺受体介导的胃肠道效应，可增加胃肠道活动；其次是TCA调节去甲肾上腺素受体系统降低疼痛敏感性，这与TCA治疗其他疼痛疾病有效的假说一致；第三种可能的机制是在胃肠道系统产生抗胆碱能效应[4]。在科克伦协作网的荟萃分析中，59%的患者经TCA治疗后症状得到改善，而对照组改善率为39%。阿米替林每日有效剂量为25～150 mg，可能需要4～6周才逐渐起效。如同时伴有精神疾病，抗抑郁药还有助于缓解可能导致疼痛的抑郁或焦虑，从而有效提高疗效。SSRI对腹痛症状的有效性一般，但与TCA相比，其有助于改善患者整体状态且不良反应更小；SRNIs（如文拉法辛/度洛西汀）有助于改善结肠球囊扩张的压力耐受性，但对腹痛没有影响，可用于难治性腹痛的患者；阿片类药物对FAP疗效欠佳，反而有药物依赖、依赖或麻醉剂性肠综合征等风险。

六、预后

如上所述，FAP无法治愈，治疗的目的主要是改善症状和患者的整体生活质量。FAP呈慢性病程，对患者的整体健康、人际关系、心理健康产生负面影响，可能导致精神疾病或与精神疾病共病，痛苦和失能是这类患者面临的问题。

七、讨论

（一）发病现状

目前很难确定FAP的流行病学情况，一般认为其发病率低于其他类型的功能性胃肠道疾病（如肠易激综合征或功能性消化不良）。北美报告的患病率数据为0.5%～2%[6]。FAP在儿童中很常见，预计在全世界范围内儿科人群的发病率为13.5%[4]。该病女性发病率高于男性，40岁以上群体的患病率高[2]。临床证据表明，FAP患者中，幼年不良生活事件和某些社会心理压力与疼痛的严重程度密切相关[2]。

此外，FAP导致巨大的医疗经济负担。在美国，FAP患者一年平均旷工11.8天，是没有腹部症状者的3倍。调查发现11.2%的患者认为“疾病导致自己不能正常上班”，是没有功能性胃肠道疾病者的3倍[4]。

（二）鉴别诊断

FAP是一种排除性诊断。鉴别诊断包括肠易激综合征（疼痛伴肠蠕动功能异常）、功能性消化不良（上腹部疼痛伴有消化不良症状）和腹型偏头痛（突然发作的剧烈疼痛伴有偏头痛样症状，如出汗、眩晕、光敏感）。FAP与IBS的区别在于其主要症状是疼痛，而不是肠蠕动异常；炎症相关的疼痛性质一般是绞痛，但往往持续时间更长和范围更广泛[5]。腹型偏头痛的疼痛一般呈周期性，而FAP为持续性或基本持续性。

（三）不同临床特点（病史和查体）、实验室和影像学检查的诊断价值

由于FAP是一种排除性诊断，因此详细的临床评估对明确诊断非常重要，最好根据罗马标准进行评估。分析患者的症状行为和心理社会特征对诊断可能会有所帮助，但诊断FAP的敏感性和特异性均较差。如果没有明显的症状，一般不需要进行实验室或影像学检查。

（四）不同治疗方式的证据强度

没有评估各种药物治疗有效性的随机对照试验，大多数研究是单中心、小样本且方法学差异较大，但大多数干预措施仍被证明优于安慰剂。一些系统评价和荟萃分析表明，TCA治疗腹痛的NNT（临床试验效果的评价指标，指需治疗人数）为5，而对整体状况改善的NNT为4。

目前尚没有专门针对非药物干预的研究，但在其他功能性肠道疾病的研究中有相关报道。认知行为治疗、催眠疗法和压力管理都有一定的疗效，这些干预措施可能不会影响疼痛的强度，但患者的整体评分会有所提高。

（五）未来研究方向或正在进行的临床试验

需要更多的研究来进一步阐明FAP的特征，制订特异性更高的诊断标准，并进一步了解参与其病理生理学改变的中枢机制。

八、总结

总之，FAP是一种中枢介导的疼痛疾病，可能会严重影响患者的生活质量。它是一种临床诊断和排除性诊断的疾病，需采用罗马Ⅳ标准进行详细的临床评估。FAP需要与其他非中枢性的功能性胃肠道疾病如IBS、功能性消化不良和腹型偏头痛进行鉴别。治疗手段主要包括药物治疗和心理干预，目标是改善症状和提高整体生活质量。

（朱薇　译　赵自芳　校）

原书参考文献

［1］ Greenberger NJ. Chronic abdominal pain and recurrent abdominal pain - gastrointestinal disorders [Internet]. Merck Manuals Professional Edition. Merck Manuals; 2018.

［2］ Clouse RE, Mayer EA, Aziz Q, Drossman DA, Dumitrascu DL, Mönnikes H, et al. Functional abdominal pain syndrome. Gastroenterology. 2006; 130 (5): 1492-7.

［3］ Schmulson MJ, Drossman DA. What is new in Rome IV. J Neurogastroenterol Motil. 2017; 23 (2): 151-63.

［4］ Drossman DA, Hasler WL. Rome IV—functional GI disorders: disorders of gut-brain interaction. Gastroenterology. 2016; 150 (6): 1257-61.

［5］ Keefer L, Drossman DA, Guthrie E, Simrén M, Tillisch K, Olden K, et al. Centrally mediated disorders of gastrointestinal pain. Gastroenterology. 2016; 150 (6): 1408-19.

第二十三节　慢性腹痛（慢性胰腺炎）1例

23

Sumit Jain; Dalia H. Elmofty

一、病例

患者，35岁男性，因慢性腹痛1年就诊。患者在1年前开始出现腹痛，疼痛位于上腹部，为不间断的持续性钝痛，可放射至背部，饭后约30分钟疼痛加重并伴有恶心。患者曾使用抗酸剂（如抗胃酸咀嚼片、奥美拉唑、雷尼替丁）和镇痛药（如泰诺、布洛芬、萘普生）来缓解症状，在身体前倾或坐直时症状可稍有缓解，其间患者体重减轻了约15.9 kg（35磅）。患者有酗酒史，否认近期有发热、寒战、排便习惯改变、腹泻、便秘、黑便、便血、排尿困难或多尿。

二、初步诊断

中上腹痛的鉴别诊断疾病相当多，因此必须收集完整的病史以缩小诊断范围。本病例介绍中有几个要素提示慢性胰腺炎（chronic Pancreatitis，CP）的潜在诊断。CP患者主诉以腹痛为主，发生率为81.7%[1]。酒精性CP患者腹痛有两种模式，第一种模式是间歇性疼痛发作，通常持续<10天，然后是无痛期，可持续超过1年[2]；第二种是伴有间歇性加重的慢性疼痛，随着疾病的进展，疼痛会从模式一变为模式二，部分患者随着疾病的发作和腺体的破坏，疼痛最终会停止[3]；疼痛位于上腹部，可放射到背部，饭后15～30分钟加重；尽管腹痛是最常见的主诉，但多达20%的患者可不出现腹痛[1,4]，这些患者可能出现内分泌功能障碍，但无腹痛。其他常见主诉包括体重减轻、消化不良、恶心、贫血和新发糖尿病[1]。

如以上CP案例所示，可追溯到的常见病因是饮酒。在男性中，饮酒是CP最常见的病因[1]，女性最常见的病因是胆道疾病[1]，整体而言，胆道疾病是CP的最常见原因（38.5%）[1]。

三、病理生理学机制

CP的主要特征是腺体萎缩、导管改变、纤维化和炎症反应[5]。关于CP病理生理机制有几种推测，经典的4种理论是氧化应激、毒性代谢、结石和管道梗阻及坏死-纤维化模型[5]。布拉甘萨（Braganza）提出的氧化应激模型认为，CP的根本原因是肝氧化酶的副产物过量导致胰腺氧化应激，进而导致炎症和组织损伤[6]。该理论的局限性在于没有证据表明氧化应激会引发疾病过程[5]。波达洛（Bordalo）等人提出的毒性代谢理论认为，酒精会直接损害腺泡细胞，导致细胞代谢发生改变[7]。但支持脂肪性胰腺炎是纤维化前驱表现的研究文献较有限[5,8]。萨利斯（Sarles）等人提出的结石和导管梗阻理论认为CP与急性胰腺炎不同[8]。CP的发病机制是酒精导致胰腺分泌功能增加[9]，反过来又会增加胰液的致结石性，引起结石和蛋白质栓的形成[5,9]，导致通道淤滞和梗阻，胰腺发生萎缩和纤维化[5,9]。这项研究的主要不足是在胰腺炎的早期阶段，不到一半的患者发现了轻度纤维化蛋白质栓[10]。此外，蛋白质栓与胰腺纤维化之间的因果关系尚未在文献中得到很好的证实。坏死-纤维化理论认为急性胰腺炎反复发作会引起炎症和坏死，导致小管内瘢痕形成、梗阻和结石[5]。

较新的理论包括Cavallini提出的初级导管假说，该理论认为胰腺纤维化和瘢痕引发的免疫攻击进而会损害导管[11]。酒精可能在调节导致这种自身免疫攻击的靶抗原中发挥作用[5,11]。惠特科姆（Whitcomb）等人的急性胰腺炎前驱事件（sentinel acute pancreatitis event，SAPE）假说，整合了先前几种理论（坏死-纤维化、毒性代谢、氧化应激），为CP提供一个完整的机制[5,12,13]，该理论认为前驱事件导致敏感组织发生急性胰腺炎。如果消除刺激因素，胰腺可以愈合，但如果胰腺炎反复发作，腺泡细胞会持续分泌细胞因子，导致炎症和胶原蛋白沉积，最终引起纤维化[12,13]。

目前，CP的发病涉及多种机制，各种病因通过不同机制均可导致CP[5]，例如，梗阻导致的CP与酒精引起的CP其发病机制不同。

四、如何明确诊断

（一）病史

早期诊断CP对治疗至关重要，晚期CP则预后不良，晚期CP死亡率是普通人群的两倍。从患者病史中获取关键信息可以指导医师明确诊断[14]，60%～80%的病例与饮酒有关，饮酒量通常在80～120 g/d之间[14-16]。流行病学研究表明，每日饮酒量与发生CP的风险之间也存在剂量反应关系[16]。吸烟在CP患者中的比率也更高，一项多中心研究报告称，近一半的CP患者有吸烟史[17]。其他危险因素包括慢性肾功能衰竭、高钙血症、高脂血症、常染色体疾病（如CFTR和SPINK突变）、复发性急性胰腺炎和奥迪括约肌疾病。

（二）实验室检查

没有单一的实验室检查可以诊断早期胰腺炎，在急性胰腺炎中，胰酶测定具有诊断意义，脂肪酶和淀粉酶的升高可能超过正常上限的3倍[18,19]。但在CP中，胰腺组织纤维化会导致分泌功能障碍，因此，这些酶的血清浓度可能正常或轻度升高[19]。其他有助于诊断CP的化验检查包括升高的总胆红素、碱性磷酸酶、肝转氨酶、空腹血糖、降低的粪弹性蛋白酶和胰蛋白酶原[20]，这些化验检查实用性较低，因其诊断的敏感性和特异性均不高。胰腺刺激试验是最敏感的检查，但目前并不常用[20]。尚无生物标志物可以很好地帮助诊断CP。

（三）影像学检查

内镜逆行胰胆管造影仍然是检测早期变化的金标准[21]。不过检查操作需要专业的胃肠专科医师完成，可用于评估胆管变化，但操作是有创的，因此，它通常用于诊断不确定的患者[21]。早期有诊断价值的检查是增强CT，可以发现主胰管扩张、胰腺萎缩、假性囊肿和胆管内钙化，研究表明，钙化程度与疾病持续时间成正比[22,23]。CT成像对晚期CP诊断的特异性是为80%～90%，敏感性74%～100%[24]。

其他有助于诊断CP的影像学检查包括磁共振胰胆管造影（magnetic resonance cholangiopancreatography，MRCP）和内镜超声检查（endoscopic ultrasound，EUS）。MRCP的优势是没有辐射暴露，能够检测腺体实质和管道变化[25]，结合促胰液素分泌试验，MRCP在诊断早期CP中有较高价值[26]（敏感性77%，特异性83%）；EUS在诊断早期胰腺炎方面具有优势，其敏感性为97%，特异性为60%[20]。此外，与内镜逆行胰胆管造影（endoscopic retrograde cholangiopancreatography，ERCP）相比，EUS的并发症发生率更低[20]。EUS的不足是存在观察者差异[27]。

五、疼痛管理

CP管理包括生活方式、内科治疗、内镜、介入性疼痛治疗和手术治疗。CP管理的重点是让患者改变生活方式，包括戒酒、戒烟、低脂饮食、补充维生素和抗氧化剂[28]。社会支持也很重要，CP患者经常会因为疾病与社会脱节[29]。

（一）内科管理

CP的内科管理侧重于困扰患者的慢性致残性疼痛。研究表明，超过85%的患者在病程中有疼痛主诉[29]。越来越多的证据表明，CP的疼痛继发于外周和中枢敏化。慢性炎症和纤维化激活伤害性刺激传入感受器，并随着时间推移逐渐进展[30]。胰酶补充剂可用于治疗与胰腺负反馈调节相关的疼痛，并能降低胰腺刺激和CCK水平[30]。既往研究认为CP继发疼痛的患者中CCK水平较高[30]，然而，在最近的系统评价中，胰酶补充剂的使用受到质疑。一项纳入5个试验的荟萃分析发现，与安慰剂相比，补充胰酶并不能缓解腹痛[31]。科克伦协作网的研究也没有发现接受胰酶补充剂对患者的生活质量、疼痛或脂溢有益处[32]。这些药物最常见的胃肠道（gastrointestinal，GI）症状，包括腹泻、胀气、恶心和便秘。

CP患者体内常缺乏硒、维生素A、维生素E、β-胡萝卜素和黄嘌呤等微量元素，所以对抗氧化剂治疗CP的效果也进行了评估[33]。抗氧化剂缺乏会增强氧化应激反应，可能会导致症状加重。几项关于抗氧化剂治疗CP的疗效的系统评价结论并不一致。一项纳入573名患者的荟萃分析发现，抗氧化剂能显著缓解疼痛并减少镇痛药的需求[34]。一项循证综述发现，接受抗氧化剂治疗的患者疼痛控制略有改善[35]，而其他荟萃分析则认为与安慰剂相比，使用抗氧化剂并不能明显减轻疼痛[36,37]。抗氧化剂的主要缺点是其不良反应较多，近1/6的患者会发生轻微的不良反应[35]（如头痛、胃肠道症状），这些不良反应足以让患者停止药物使用[35]。目前，关于抗氧化剂使用仍缺乏充分的文献证据支持。

CP的另一种治疗药物是非阿片类镇痛剂，与世界卫生组织于1986年为癌症疼痛建立的镇痛阶梯相一致，该阶梯也可用于CP患者[38]。阶梯的第一步建议使用包括对乙酰氨基酚在内的非甾体抗炎药（NSAID）。CP中常见的是内脏疼痛，而非甾体抗炎药更适合控制肌肉骨骼疼痛。此外，长期使用非甾体抗炎药的不良反应与胃肠道并发症有关[39]，这主要是由于抑制了胃肠道中的COX-1[39]。此外，除阿司匹林外，其他非NSAID存在心血管事件增加的风险[39]。第一梯队药物的主要问题是通常不能完全控制CP患者的疼痛。

阿片类镇痛剂也常用于CP患者疼痛的治疗。鉴于安全性和微弱的μ-OR激动剂活性，CP疼痛的首选药物一般选用25～50 mg的曲马多[30]。此外，已证实曲马多具有SNRI特性，可减少脊髓水平的疼痛传递[30]。在使用更强的阿片类药物之前，医师应保持谨慎，目前没有研究表明，长期使用阿片类药物的CP患者疼痛控制得更好。阿片类药物治疗应尽可能选择最低剂量和最短疗程。

目前CP的药物治疗重点逐渐转移至中枢类药物。去甲替林和加巴喷丁等药物对神经病理性疼痛有较好的疗效，因此可能对CP患者有效。奥尔森等人对64名服用递增剂量普瑞巴林的患者进行了一项随机对照试验，发现治疗组在3周时疼痛的改善与对照组相比有统计学意义[40]。临床医师和患者在应用三环类抗抑郁药之前，都应该对其广泛的不良反应有所了解，包括抗胆碱能效应（精神状态改变、口干、瞳孔散大）、中枢神经系统（肌阵挛、晕厥）、心脏（心动过速、直立性低血压）和胃肠道（肠蠕动减弱）作用。其他治疗神经病理性疼痛有效但对CP没有特异性的药物，包括5-羟色胺和去甲肾上腺素再摄取抑制剂（如文拉法辛、米那普仑、度洛西汀）和去甲肾上腺素和多巴胺再摄取抑制剂[40]（norepinephrine and dopamine reuptake inhibitor，NDRI，即安非他酮）。选择性5-羟色胺再摄取抑制剂（如氟西汀、帕罗西汀、西酞普兰、依他普仑、舍曲林和氟伏沙明）等药物在治疗神经病理性疼痛方面的效果不如TCA[40]。

（二）内镜

当药物治疗失败时，可能需要采取侵入性的措施以充分缓解疼痛。ERCP的指征包括胆管狭窄、梗阻性结石和假性囊肿。然而，关于何时进行ERCP，目前没有指南规范，治疗时机还是基于主观判断，需考虑之前的治疗尝试和患者的个人因素[42]。ERCP导管减压联合括约肌切开术或支架置入可提供持续的疼痛缓解，在某些患者中疼痛持续缓解12年[43]。对于假性囊肿，内镜引流已被证明等同于手术干预[44]。伴或不伴ERCP的体外冲击波碎石治疗（extracorporeal shock wave lithotripsy，ESWL）也被证明对有大量梗阻性结石的患者有效[44]。

（三）介入性疼痛治疗

部分介入性疼痛治疗有助于控制CP患者的疼痛。对于继发于CP的慢性腹壁疼痛（chronic abdominal wall pain，CAWP），介入性疼痛治疗方法包括腹横肌平面（transverse abdominis plane，TAP）阻滞和激痛点注射（trigger point injections，TPI）。TPI注射局部麻醉剂（如丁哌卡因或罗哌卡因）和糖皮质激素。该组合能减轻局部炎症反应并消除腹肌痉挛[45]。TPI应在无菌环境中进行，通常在超声引导下采用25～27G穿刺针穿刺，有助于尽量减少穿入腹膜腔过深的风险。TPI通常是安全的，尤其是使用超声时，但并发症仍包括血管内注射导致局部麻醉药中毒、皮下（肌内）血肿、感染和脂肪营养不良[46]。局部麻醉剂注射在腹内斜肌和腹横肌之间，髂嵴上方和肋缘下腋前线水平，有助于缓解从肋缘向下延伸到腹股沟韧带前外侧区域腹壁的疼痛[46,47]。

腹腔神经丛阻滞（图23-1）是将穿刺针置于L1椎体前外侧，这是治疗CP疼痛的首选介入治疗[45,48,49]。在梁（Leung）等人的一项研究中，大约一半的患者在阻滞治疗后疼痛完全缓解，其平均缓解期为2个月[49]。注射药物为局部麻醉剂和糖皮质激素，通常在影像透视下进行，使用22G、长15.2～17.8 cm（6～7英寸）的穿刺针倾斜穿刺，并在前后位和侧位透视下进行[45]。也可以通过EUS进行操作，与透视相比疼痛控制效果类似[50]。腹腔神经丛阻滞中罕见的严重并发症包括气胸和腹泻[45]。也可以使用酒精或苯酚进行神经毁损治疗，可以延长缓解时间。

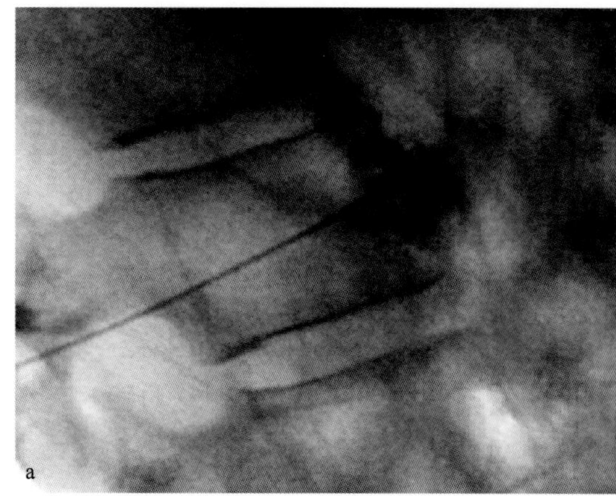

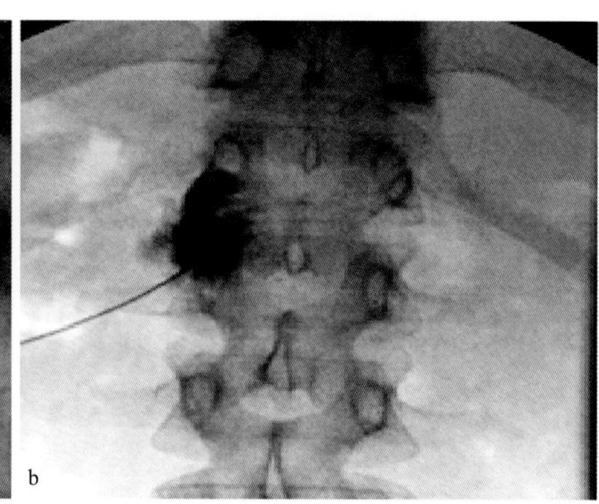

图23-1 （a，b）腹腔神经丛阻滞与侧位/AP透视显示L1椎骨外侧的造影剂扩散

与腹腔神经丛阻滞相比，双侧T11内脏神经阻滞可提供更持久的疼痛缓解（图23-2）[51]。如果阻滞治疗后患者疼痛不缓解，则可以选择射频治疗。在一项18例患者的研究中，内脏神经射频治疗后11名患者的疼痛缓解期明显延长，中位缓解时间超过3.5年[52]。T11内脏神经阻滞的主要并发症是气胸[52]。

有几项正在进行的临床试验探索更有效的CP治疗方案。荷兰一项针对胰管较大的CP患者的研究，以评估早期手术干预与内镜和药物治疗相结合的效果[53]。药物治疗为中枢作用药物，包括加巴喷丁和普瑞巴林[53]。也有研究在关注S-氯胺酮的有效性，它也是一种作用于中枢系统的药物，可作用于N-甲基-D-天冬氨酸（*N*-methyl-D-aspartate，NMDA）受体。一项针纳入9名患者的盲法交叉试验显示，接受S-氯胺酮治疗的患者的痛觉过敏有明显改善，因此正在进行一项更大规模的研究[54]。在介入性疼痛治疗中，未来正在研究SCS效果，SCS在过去被用于治疗多种疼痛综合征[45]。目前有几个病例报告探索了SCS用于治疗慢性内脏性腹痛[55,56]，尚无将SCS用于CP的随机试验，进一步的研究仍有待开展。从手术的角度来看，胰岛自体移植的使用仍

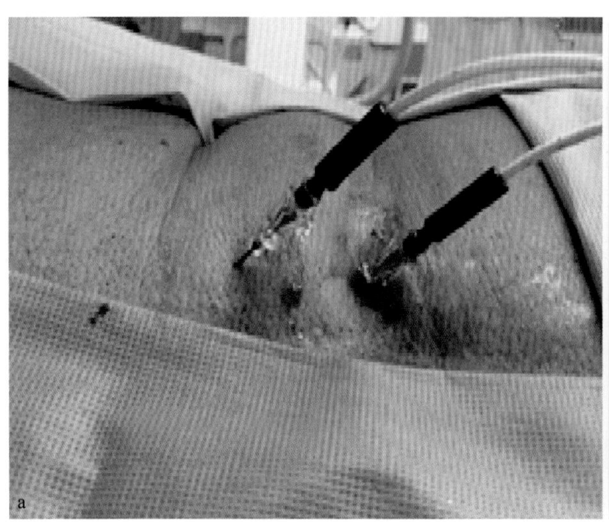

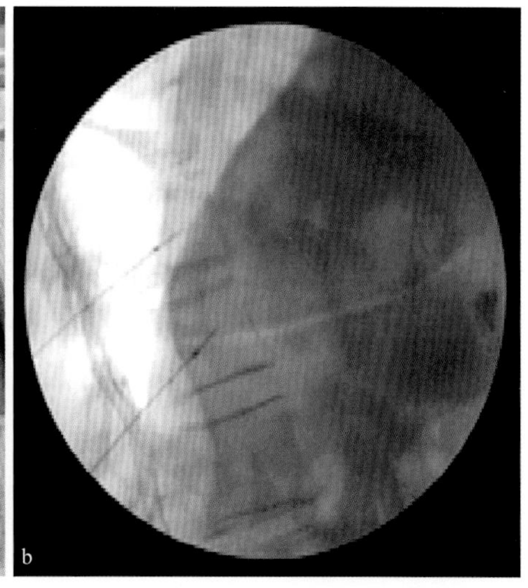

图23-2　（a）侧位透视图显示了放置在T11和T12（b）的两根针的位置以及相应的X射线（引自Kapural and Jolly[45]，经允许）

处于起步阶段，未来有可能成为革命性的治疗选择。

（四）手术治疗

临床上，有近一半的CP患者通过手术[53]解决腹痛，通过胆道、十二指肠或血管减压手术可以预防或治疗胰腺或其他器官损伤[54]。目前开展的手术主要有胰管引流和胰腺炎症组织的切除[54]。对于胰管疾病，最常见的手术是侧胰空肠造口术，已证明超过60%的患者可以缓解疼痛[55]。有关手术与内镜治疗疗效的比较研究较少，但两项小型随机对照研究发现，在疼痛控制方面，手术的长期效果优于内镜[56,57]。手术切除的主要部位是胰头，这也是梗阻性并发症的常见部位[54]（图23-3）。Whipple术式需切除十二指肠和胰腺，由于保留十二指肠的胰头切除术的应用，目前已较少使用旧术式[54]。对于终末期CP患者，建议采用保留十二指肠和脾脏的全胰腺切除术[54]。对于持续性剧烈疼痛的患者，最新的手术方式是全胰切除术联合胰岛自体移植[58]。全胰切除术后，从切除的胰腺组织中分离出胰岛并植入患者的肝脏中，这需要对外周血糖和胰岛素分泌的适宜性进行监测[58]。初步结果表明，与单独进行全胰腺切除术相比，大多数患者的生活质量和生存率得到改善[58]。

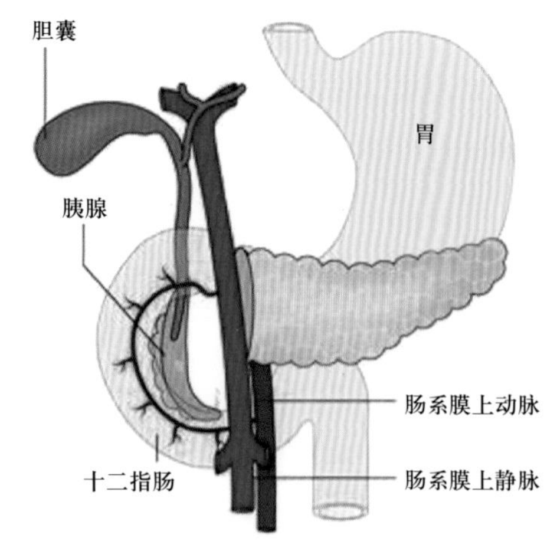

图23-3　Beger手术，切除胰头，保留十二指肠

六、讨论

CP的发病率为50～75/10万[59]。CP的

早期诊断较为困难，但有助于降低死亡率。CP的鉴别诊断范围很广，因为患者经常出现上腹痛。CP需要考虑的鉴别诊断包括慢性胃炎、消化性溃疡病、胆石症/胆囊炎、炎症性肠病、心肌梗死或肠系膜动脉缺血。

因此，医师必须收集详尽的病史，重点关注导致CP的风险因素，这可以通过TIGAR-O方式来完成。查体的作用有限，在识别CP方面缺乏敏感性或特异性。敏感性最高的实验室检查是促胰液素刺激试验，但阳性率较低[20]。影像学有助于明确CP诊断，CT、MRI和EUS均具有较高的灵敏度。ERCP的阳性预测值为77%，在影像学和胰酶检测不明确的情况可以使用[60]。

一旦确诊CP，需重点关注生活方式的改变，应积极建议患者尽可能减少可控的风险因素，尤其是戒烟和戒酒，即使停止了这些危险因素，一些患者仍然会有持续性疼痛。药物治疗主要是普瑞巴林等中枢作用药物，并尽可能避免使用阿片类药物。内科治疗基础上还应考虑介入性疼痛治疗和内镜手术，以控制疼痛症状。有或没有ESWL的导管支架置入内镜手术可以延长患者的疼痛缓解期，已证实可有效控制疼痛的介入性疼痛治疗包括腹腔神经丛和内脏神经阻滞。即使采用积极的管理，仍有50%的患者在疾病的某个阶段需要手术干预[53]。Beger术式（图23-3）等新技术的应用逐渐增多。

七、结论

CP的诊断时间可显著影响患者的死亡率。应全面获取患者的病史，重点关注长期的主诉、疼痛部位和发病高危因素，有助于缩小鉴别诊断的范围，以早期诊断CP。早期影像学研究，例如腹部增强CT有助于诊断及早期干预。治疗包括积极改变生活方式和应用非阿片类药物的多模式干预措施，如果这些干预措施无效，可考虑有效的内镜手术和（或）介入性疼痛治疗。采取了这些措施后患者可能还有症状，之后可以考虑进行手术干预。

（朱薇　译　赵自芳　校）

原书参考文献

[1] Chen WX, Zhang WF, Li B, et al. Clinical manifesta-tionsof patients with chronic pancreatitis. Hepato-biliary Pancreat Dis Int. 2006; 5 (1): 133-7.

[2] Ammann RW, Muellhaupt B. The natural his-toryof pain in alcoholic chronic pancreatitis. Gastroen-terology. 1999; 116 (5): 1132-40.

[3] Enweluzo C, Tlhabano L. Pain management inch-ronic pancreatitis: taming the beast. Clin ExpGas-troenterol. 2013; 6: 167-71.

[4] Layer P, Yamamoto H, Kalthoff L, Clain JE, Bakk-enLJ, Dimagno EP. The different courses of early- andlate-onset idiopathic and alcoholic chronic pancreatitis. Gastroenterology. 1994; 107 (5): 1481-7.

[5] Stevens T, Conwell DL, Zuccaro G. Pathogenesis ofchronic pancreatitis: an evidence-based review of pasttheories and recent developments. Am J Gastroenterol. 2004; 99 (11): 2256-70.

[6] Braganza JM. Pancreatic disease: a casualty of hepatic“detoxification”? Lancet. 1983; 2: 1000-2.

[7] Bordalo O, Goncalves D, Noronha M, et al. Newer-concept for the pathogenesis of chronic alcoholic pancreatitis. Am J Gastroenterol. 1977; 68: 278-85.

[8] Sarles H, Bernard JP, Johnson C. Pathogenesis andepidemiology of chronic pancreatitis. Ann Rev Med. 1989; 40: 453-68.

[9] Sarles H. Pathogenesis of chronic pancreatitis. Gut. 1990; 31: 629-32.

[10] Ammann RW, Heitz PU, Kloppe G. Course of alcoholicchronic pancreatitis: a prospective clinico-morphologicallong-term study. Gastroenterology. 1996; 111: 224-31.

[11] Cavallini G. Is chronic pancreatitis a primary diseaseof the pancreatic ducts? A new pathogenetic hypothesis. Ital J Gastroenterol. 1993; 25: 400-7.

[12] Whitcomb DC, Gorry MC, Preston RA, et al. Hereditary pancreatitis is caused by a mutation in thecationic trypsinogen gene. Nat Genet. 1996; 14: 141-5.

[13] Whitcomb DC, Schneider A. Hereditary pancreatitis: a model for inflammatory disease ofthe pancreas. Best Pract Res Clin Gastroenterol. 2002; 16: 347-63.

[14] Yamabe A, Irisawa A, Shibukawa G, et al. Earlydiagnosis of chronic pancreatitis: understandingthe factors associated with the developmentof chronic pancreatitis. Fukushima J Med Sci. 2017; 63 (1): 1-7.

[15] Talamini G, Bassi C, Falconi M, et al. Alcohol andsmoking as risk factors in chronic pancreatitis andpancreatic cancer. Dig Dis Sci. 1999; 44: 1303-11.

[16] Lin Y, Tamakoshi A, Hayakawa T, et al. Associationsof alcohol drinking and nutrient intake with chronicpancreatitis: findings from a case-control study inJapan. Am J Gastroenterol. 2001; 96: 2622-7.

[17] Yadav D, Hawes RH, Brand RE, et al. Alcohol consumption, cigarette smoking, and the risk of recurrentacute and chronic pancreatitis. Arch Intern Med. 2009; 169 (11): 1035-45.

[18] Etemad B, Whitcomb DC. Chronic pancreatitis: diagnosis, classification, and new genetic developments. Gastroenterology. 2001; 120: 682-707.

[19] Chase CW, Barker DE, Russell WL, Burns RP. Serumamylase and lipase in the evaluation of acute abdominalpain. Am Surg. 1996; 62: 1028-33.

[20] Nair RJ, Lawler L, Miller MR. Chronic pancreatitis. Am Fam Physician. 2007; 76 (11): 1679-88.

[21] Lew D, Afghani E, Pandol S. Chronic pancreatitis: current status and challenges for prevention and treatment. Dig Dis Sci. 62 (7): 1702-12.

[22] Sharma R Imaging in chronic pancreatitis. Pancreapedia; Exocrine Pancreas Knowledge Base. 2015.

[23] Dimagno MJ, Dimagno EP. Chronic pancreatitis. CurrOpin Gastroenterol. 2005; 21 (5): 544-54.

[24] Luetmer PH, Stephens DH, Ward EM. Chronic pancreatitis: reassessment with current CT. Radiology. 1989; 171 (2): 353-7.

[25] Balci NC, Alkaade S, Magas L, Momtahen AJ, BurtonFR. Suspected chronic pancreatitis with normalMRChronic pancreatitis: findings on MRI in correlationwith secretin MRChronic pancrea-titis. J MagnReson Imaging. 2008; 27 (1): 125-31.

[26] Conwell DL, Lee LS, Yadav D, et al. American pancreaticassociation practice guidelines in chronicpancreatitis: evidence-based report on diagnosticguidelines. Pancreas. 2014; 43 (8): 1143-62.

[27] Wallace MB, Hawes RH, Durkalski V, et al. Thereliability of EUS for the diagnosis of chronicpancreatitis: interobserver agreement among expe-rienced endosonographers. Gastrointest Endosc. 2001; 53 (3): 294-9.

[28] Goulden MR. The pain of chronic pancreatitis: a persistentclinical challenge. Br J Pain. 2013; 7 (1): 8-22.

[29] Ammann RW, Buehler H, Muench R, Frei-burghausAW, Siegenthaler W. Differences in the natural historyof idiopathic (nonalcoholic) and alcoholic chronicpancreatitis. A comparative long-term study of 287patients. Pancreas. 1987; 2 (4): 368-77.

[30] Singh VK, Drewes AM. Medical manag-ementof pain in chronic pancreatitis. Dig Dis Sci. 2017; 62 (7): 1721-8.

[31] Yaghoobi M, Mcnabb-baltar J, Bijarchi R, CottonPB. Pancreatic enzyme supplements are not effectivefor relieving abdominal pain in patients with chronic-pancreatitis: meta-analysis

and systematic review ofrandomized controlled trials. Can J Gastroen-terolHepatol. 2016; 2016: 8541839.

[32] Shafiq N, Rana S, Bhasin D, et al. Pancreatic enzy-mesfor chronic pancreatitis. Cochrane Database Syst Rev. 2009; (4): CD006302.

[33] Morris-stiff GJ, Bowrey DJ, Oleesky D, Davies M, Clark GW, Puntis MC. The antioxidant profiles ofpatients with recurrent acute and chronic pancreatitis. Am J Gastroenterol. 1999; 94 (8): 2135-40.

[34] Zhou D, Wang W, Cheng X, Wei J, ZhengS. Antioxi-dant therapy for patients with chronic pancreatitis: a systematic review and meta-analysis. ClinNutr. 2015; 34 (4): 627-34.

[35] Ahmed Ali U, Jens S, Busch OR, et al. Antioxi-dantsfor pain in chronic pancreatitis. Cochrane DatabaseSyst Rev. 2014; (8): CD008945.

[36] Talukdar R, Murthy HV, Reddy DN. Role of me-thioninecontaining antioxidant combination in themanagement of pain in chronic pancreatitis: a systematicreview and meta-analysis. Pancrea-tology. 2015; 15 (2): 136-44.

[37] Cai GH, Huang J, Zhao Y, et al. Antioxidant th-erapyfor pain relief in patients with chronic pan-creatitis: systematic review and meta-analysis. Pain Physician. 2013; 16 (6): 521-32.

[38] World Health Organization. Analgesic ladder. Gen-eva: World Health Organization; 1986.

[39] Brune K, Patrignani P. New insights into the use ofcurrently available non-steroidal anti-infla-mmatorydrugs. J Pain Res. 2015; 8: 105-18.

[40] Olesen SS, Bouwense SA, Wilder-smith OH, Van GoorH, Drewes AM. Pregabalin reduces pain in patientswith chronic pancreatitis in a randomized, controlledtrial. Gastroenterology. 2011; 141 (2): 536-43.

[41] Dworkin RH, O'Connor AB, Backonja M, et al. Pharmacologic management of neuropathicpain: evidence-based recommendations. Pain. 2007; 132: 237-51.

[42] Gachago C, Draganov PV. Pain managementin chronic pancreatitis. World J Gastroenterol. 2008; 14 (20): 3137-48.

[43] Rösch T, Daniel S, Scholz M, et al. Endoscopic treatment of chronic pancreatitis: a multicenter study of 1000 patients with long-term follow-up. Endoscopy. 2002; 34 (10): 765-71.

[44] Adler DG, Baron TH, Davila RE, Egan J, Hirota-WK, Leighton JA, et al. for the Standards of PracticeCommittee of American Society for GastrointestinalEndoscopy. ASGE guideline: the role of ERChronicpancreatitis in diseases of the biliary tract and the pancreas. Gastrointest Endosc. 2005; 62: 1-8.

[45] Kapural L, Jolly S. Interventional pain manage-mentapproaches for control of chronic pancreatic pain. Curr Treat Options Gastroenterol. 2016; 14 (3): 360-70.

[46] Narouze S. Chronic abdominal wall pain: diagnos-isand interventional treatment. In: Kapural L, editor. Chronic abdominal pain: an evidence-based, comprehensiveguide to clinical management. New York: Springer; 2015. p. 189-95.

[47] Soilman LM, Narouze S. Ultrasound-guidedtr-ansversus abdominus plan block for the manage-mentof abdominal pain: an alternative to diff-erentialepidural block. Tech Reg Anesth Pain Manag. 2009; 13: 117-20.

[48] Kapural L, Puyalert M, Walsh M, SweissG. Interdisciplinary treatment of the pain fromchronic pancreatitis. In: Hayek S, Shah BJ, DesaiMJ, Chelimsky TC, editors. Pain medicine, an interdisciplinarycase-based approach. New York: OxfordUniversity Press; 2015. p. 289-97.

[49] Leung JW, Bowen-wright M, Aveling W, Shor-vonPJ, Cotton PB. Coeliac plexus block for pain in pancreaticcancer and chronic pancreatitis. Br J Surg. 1983; 70 (12): 730-2.

[50] Gress F, Schmitt C, Sherman S, Ciaccia D, Iken-berryS, Lehman G. Endoscopic ultrasound-guided celiacplexus block for managing abdominal pain associatedwith chronic pancreatitis: a prospective single centerexperience. Am J Gastroenterol. 2001; 96 (2): 409-16.

[51] Badhey HS, Jolly S, Kapural L. Bilateral splanch-nicblock T11 provides longer pain relief than celiacplexus block from non-malignant abdominal pain. Miami: Abstracts

from the American Society ofRegional Anesthesia and Pain Medicine 14 annualpain medicine meeting; 2015. 11/21/2015; Abs 140.

[52] Verhaegh BP, van Kleef M, Geurts JW, et al. Percutaneous radiofrequency ablation of the splanchnicnerves in patients with chronic pancreatitis: resultsof single and repeated procedures in 11 patients. PainPract. 2013; 13: 621-6.

[53] Ahmed Ali U, Issa Y, Bruno MJ, et al. Early surgeryversus optimal current step-up practice for chronicpancreatitis (ESCAPE): design and rationale of a randomizedtrial. BMC Gastroenterol. 2013; 13: 49.

[54] Bouwense SA, Buscher HC, van Goor H, et al. S-ketamine modulates hyperalgesia in patients withchronic pancreatitis pain. Reg Anesth Pain Med. 2011; 36: 303-7.

[55] Khan I, Raza S, Khan E. Application of spinal cordstimulation for the treatment of abdominal visceralpain syndromes: case reports. Neuromo-dulation. 2005; 8: 14-27.

[56] Kapural L, Nagem H, Tlucek H, Sessler DI. Spin-alcord stimulation for chronic visceral abdominal pain. Pain Med. 2010; 11: 347-55.

[57] Steer ML, Waxman I, Freedman S. Chronic pan-creatitis. N Engl J Med. 1995; 332: 1482-90.

[58] Bellin MD, Freeman ML, Gelrud A, et al. Total pancreatectomyand islet autotransplantation in chronicpancreatitis: recommendations from PancreasFest. Pancreatology. 2014; 14 (1): 27-35.

[59] Kleeff J, Whitcomb DC, Shimosegawa T, et al. Chronicpancreatitis. Nat Rev Dis Primers. 2017; 3: 17060.

[60] Ahmad SA, Wray C, Rilo HL, Choe KA, Gelrud A, Howington JA, et al. Chronic pancreatitis: recentadvances and ongoing challenges. Curr Probl Surg. 2006; 43: 127-238.

第二十四节　盆腔痛1例　24

Naveed Mameghani, Tariq Malik

一、病例

患者，35岁女性，因慢性盆腔痛1年转诊至疼痛门诊。患者既往有多年的间歇性盆腔痛病史，但最近1年疼痛加重并持续存在，否认既往病史，包括创伤、感染、手术或社会心理压力，曾因盆腔痛就诊于社区诊所和妇科诊所，所有诊断检查结果都是阴性。患者尝试过非甾体抗炎药、对乙酰氨基酚，甚至大麻治疗，但没有任何缓解。疼痛剧烈影响患者工作并多次请病假，同时出现睡眠障碍和情绪低落。在过去的几个月里，患者出现了局部无放射性的腰痛，不伴有其他症状，也没有明确的加重或缓解因素，长时间行走或久坐后疼痛会加重，但与膀胱或肠道活动无关。有医师建议进行诊断性腹腔镜手术，但患者未能下定决心，因为医师告知她手术不一定有效果，甚至可能加重疼痛。

二、初步诊断

患者的疼痛位于下腹部和骨盆区，慢性疼痛持续了很长时间但没有任何恶性肿瘤、炎症或其他组织功能障碍的表现，提示疼痛来源于盆腔，且没有明确病变。由于检查结果均为阴性，妇科医师诊断患者为慢性盆腔疼痛综合征（chronic pelvic pain syndrome，CPPS）。

三、如何明确诊断

慢性盆腔疼痛综合征的精准诊断较为困难，因其潜在病因较多，且症状常和其他疾病症状类似[1]。慢性盆腔痛是指位于下腹部或盆腔，呈非周期性间断或持续性超过6个月的疼痛，不一定发生在月经期或性交前后。慢性盆腔痛的诊断基于详细的病史和查体，尤其是疼痛专家进行盆腔检查。如果患者有导致盆腔痛的潜在病因，则可以诊断该病因的慢性疼痛综合征，常见的慢性盆腔痛病因有肠易激综合征、间质性膀胱炎、子宫内膜异位症、盆腔粘连和炎性疾病[1]。慢性盆腔痛女性的痛经和性交痛的发生率高于其他女性[1]。

与其他慢性疼痛一样，慢性盆腔痛患者常伴有慢性应激、焦虑、睡眠障碍和抑郁等[1,2]。一般认为，多学科会诊有利于排除引起疼痛的器质性原因（如心理、环境和饮食原因），通过多学科专家联合诊疗，包括妇科医师、疼痛科医师、物理治疗师、心理医师和营养师。目前的诊疗方式更多关注躯体性诊断[3]。经过多学科联合治疗1年后，疗效对比发现，患者的疼痛缓解程度明显高于标准治疗组。病史和查体对于诊断该类疾病非常重要，应特别关注疼痛的部位、性质、强度、放射痛，以及既往妊娠情况、性传播疾病、性虐待或手术史。应注意是否存在性交或月经相关疼痛，以及抑郁、焦虑或生活质量下降的表现，抑郁是该患者群体疼痛严重程度的预测指标，并且可以作为疗效判断指标[4]。如果存在以下高危因素：性交后出血、绝经后出血、血尿、盆腔肿块或急性体重减轻，应考虑全身性疾病和恶性肿瘤[5]。记录包括月经周期的疼痛日记有助于发现疼痛加重和缓解的因素及关系[6]，应注意记录患者的基础功能状态和疼痛水平，以便观察疼痛是否随着时间变化而有所改善。查体时可通过触诊或定位来重现疼痛，并评估胃肠道、肌肉骨骼、生殖系统、泌尿系统和神经系统的功能[4]，体检应包括完整的腹部、盆腔、骶髂关节或耻骨联合并寻找激痛点，如果发现有原发疾病，则应进行评估和治疗。慢性盆腔痛的体检和实验室检验没有统一的标准，因为也可能没有阳性发现[4]，应根据病史和查体结果进行辅助检查，通过辅助检查可能会改变诊断或治疗[4]，常规实验室检查包括全血细胞计数和分类、红细胞沉降率、尿液分析、衣原体、淋病以及妊娠检查[5]。经阴道超声可用于查体中未能触及的盆腔肿块、子宫腺肌病和（盆腔炎的指标）输卵管积液[5]。MRI虽然费用高，可用于明确超声发现的异常（如子宫腺肌瘤），但对诊断子宫内膜异位症的证据有限。对于有剧烈疼痛且诊断不明确的患者常需要进行腹腔镜探查。过去认为是“金标准”的检查，但现在已成为二线检查，仅用于其他措施无效时[6]。最常见的诊断包括子宫内膜异位症和盆腔粘连[5]。如果怀疑子宫内膜异位症是疼痛的病因，则无须腹腔镜检查确认即应开始药物治疗，具体见后文所述[7]。需要记住，腹腔镜检查阴性并不意味着患者没有活动性的疾病或疼痛病变[4]。疼痛定位图（pain mapping）是一种在局部麻醉下进行腹腔镜检查并通过手术器械牵拉组织进行探查，同时询问患者是否重现疼痛的技术[5]，这样做是为了确定特定器官或组织的疼痛来源，在一些特殊情况下该技术非常有效[8]。众所周知，通过患者咨询其关注的问题，有助于改善医患关系并提高诊疗的依从性[6]。

四、病理生理学机制

慢性盆腔疼痛综合征确切的病理生理学机制尚不清楚，目前认为该病是一种功能性疼痛，与神经的可塑性变化、外周传入信号以及中枢信号处理功能改变相关。存在功能障碍性疾病的患者对内脏刺激的阈值降低，正常脏器功能敏感性增加，并且在躯体牵涉痛的区域也会有压痛。非伤害性机械感受器的敏化、静息状态伤害性感受器的激活以及脊髓、中脑和边缘系统的中枢敏化，可能是导致上述表现的原因。实验研究中可以看到上述现象，但在临床中很难发现确切证据，导致这些现象的原因尚不清楚，但它可能由微小伤害性事件触发。

伤害性疼痛、神经性病理性疼痛和炎性疼痛都可能导致慢性盆腔痛[9]。研究表明，子宫内膜异位症患者的神经纤维增生，包括感觉和交感神经纤维，这证实了伤害性感受的作用[9]。炎症性疼痛会导致交叉性致敏，其中一个器官反复的疼痛信号刺激可能引起同一个背根神经节支配的另一个器官出现假性疼痛[9]，这种现象有助于解释慢性盆腔痛与肠易激综合征和膀胱疼痛综合征之间的联系。肿瘤坏死因子（tumor necrosis factor，TNF）是一种与慢性盆腔痛有关的炎症介质，已证明其在子宫内膜异位症患者的腹膜液中具有较高水平，并且使用英夫利昔单抗（抗TNF的单克隆抗体，具有感染和结核病再激活的药物不良反应）治疗后患者的疼痛有所改善[9]。前列腺素E2和F2直接介导炎症反应和其他炎性介质（如组胺、5-羟色胺和神经生长因子）水平升高。研究表明，子宫内膜异位症女性的COX2水平较高，后者是一种参与前列腺素合成的酶[9]。雌激素也会增加COX2活性，有研究认为雌激素拮抗剂可以降低前列腺素水平。神经生长因子（nerve growth factor，NGF）可增强疼痛感受器、交感神经节、小神经纤维和P物质的释放发挥作用[9]。子宫内膜异位症患者中也观察到高NGF水平[9]。肥大细胞储存炎症介质，这些因子释放后可引起疼痛，并且它们在子宫内膜异位症的组织中有增加[9]。有研究表明，肠易激综合征和间质性膀胱炎患者的肥大细胞水平较高，这可能是这些疾病与肥大细胞介导的慢性盆腔痛之间的另一个联系，并可能成为开发相关治疗新药的潜在靶点[9]。神经性病理性疼痛可能与中枢或周围神经系统的损伤有关，神经发生中枢敏化后，即使疼痛的原因解除，中枢神经系统仍能继续接收到疼痛信号，并且可以表现为痛觉过敏和异常性疼痛，这在慢性盆腔痛患者中非常常见[9]。

五、疼痛管理

慢性盆腔痛应采用多学科综合治疗的方法，与任何其他慢性疾病一样，每位患者都应积极参与其疼痛管理[6]。

治疗目标包括提高患者生活质量并让患者参与疼痛管理。治疗慢性盆腔痛的循证证据尚不足，研究者大多关注的是改善症状。即使治疗并发症，也不一定能解决患者正在经历的疼痛[5]，但如果患者存在并发症，应积极治疗，例如，患者合并肠易激综合征，伴有胀气、腹胀和腹痛，则需要使用抗痉挛药。如果疼痛的原因仍然未知，可以使用对乙酰氨基酚（CNS COX活性抑制剂，高剂量时会导致肝毒性药物不良反应）或非甾体抗炎药（COX抑制剂具有胃肠道出血和肾功能不全的药物不良反应）。如果上述干预措施无效且疼痛呈周期性发作，则应尝试使用口服避孕药、长效甲羟孕酮或促性腺激素释放激素激动剂治疗子宫内膜异位症患者的疼痛。

如果考虑患者存在神经病理性疼痛且没有潜在的情绪障碍，则可以使用抗惊厥类药物（如加巴喷丁或普瑞巴林，可减少钙离子内流，其不良反应是镇静作用）、三环类抗抑郁药（阻断5-羟色胺和去甲肾上腺素受体，从而增加递质的水平，其不良反应是体重减轻、性功能障碍、口干、嗜睡、心动过速和心律失常）或5-羟色胺去甲肾上腺素再摄取抑制剂（阻断5-羟色胺和去甲肾上腺素的再摄取，从而增加递质水平，其药物不良反应是体重减轻、性功能障碍和嗜睡）。目前没有确切证据表明药物在治疗慢性盆腔痛的有效性，但可以用抗惊厥药和抗抑郁药治疗慢性神经病理性疼痛。

在一项小型随机对照研究中，加巴喷丁与安慰剂相比，可减轻疼痛并改善情绪，疗效在6个月的随访中持续存在。在另一项比较阿米替林与加巴喷丁的研究中，服用加巴喷丁（单独或与阿米替林联合）的患者疼痛缓解效果更好，VAS评分更低，仅使用加巴喷丁的实验组其药物不良反应最低。选择性5-羟色胺再摄取抑制剂适用于有潜在情绪障碍的患者，因为它们对这类适应证比神经病理性疼痛更有效[5]。阿片类药物对治疗慢性盆腔痛效果不理想，尽量避免使用。手术通常是治疗盆腔痛最后的措施，但患者获益有限，而且许多患者手术后疼痛缓解有限[5,10]。注射局部麻醉剂和糖皮质激素混合剂可用于周围神经疾病的诊断和治疗。基于病例报告或观察性研究报道了多种注射技术，但没有文献充足的证据。上腹下神经丛和神经节的阻滞可能对少数或特殊的盆腔痛患者有效。如果患者有骶神经损伤，可以通过用神经调控来治疗，神经调控在治疗慢性盆腔痛的作用仍在研究中[5]。慢性盆腔痛的常见非药物干预措施包括盆底物理疗法、饮食调节、TENS、针灸、认知行为疗法和正念训练，缺乏关于如何选择治疗方法以及患者咨询的研究证据。

经过连续10周、每周1次的物理治疗和心理治疗后，患者在疼痛控制和工作能力恢复方面呈现出显著且长期的改善[7]，针灸和心理治疗的体感刺激可缓解子宫内膜异位症患者的疼痛[11]。

六、预后

慢性盆腔痛患者的预后差异很大，如果有明确的盆腔痛病因，并且该疾病得到适当的治疗，疼痛或许缓解。除此之外，盆腔痛与多种疾病有关，要对各种诱发因素进行评估，对盆腔痛患者的治疗通常很难治愈[4]。目前尚不清楚为何部分患者会导致慢性疼痛，而另一些患者则通过基本治疗就痊愈，没有出现慢性疼痛。中枢敏化和心理社会因素确实对慢性盆腔痛患者的预后起主要作用。

七、讨论

（一）发病率

慢性盆腔痛的实际发病率超出大多数人的想象，多达1/6的女性患有该病[6]。美国的人群调查显示慢性盆腔痛患病率为12%，终生发病率为33%。据报道，全球慢性盆腔痛患病率为2%～24%，占妇科门诊转诊患者的10%、腹腔镜检查的33%和子宫切除患者的12%～16%，其患病率与偏头痛和腰背痛相当。在超过一半的病例报告中，慢性盆腔痛的病因复杂，有很大的心理社会因素，大约一半的患者还存在性、身体或情感因素的创伤，约1/3的患者有创伤后应激障碍的表现[5,12]。与没有创伤史的其他患者相比，创伤后应激障碍患者有很严重的疼痛，即使并没有医学依据证明疼痛的感知水平存在差异[13]。据估计，美国每年用于慢性盆腔痛的医疗费用为28亿美元，总的损失为150亿美元[14]。

（二）鉴别诊断

慢性盆腔痛需要与众多疾病进行鉴别诊断，对大多数患者来说，慢性盆腔痛的病因复杂，非单一疾病引起，也难以诊断和治疗。一些常见病也会导致慢性盆腔痛，肠易激综合征（IBS）是慢性盆腔痛的常见病因之一，高达30%的慢性盆腔痛患者合并IBS，并且该亚组中有40%未得到诊断[15]。IBS的腹痛症状与患者正常排便行为的改变有关，可以按照罗马标准进行诊断鉴别，患者可出现便秘、腹泻或二者皆有，其具体原因尚不清楚，仅在没有其他可疑症状（如体重减轻、便血、炎症性肠病个人或家族史）或出现症状时超过50岁的情况才考虑该诊断。虽然无法治愈，但IBS可通过饮食调节增加纤维摄入量、缓泻剂治疗便秘、洛哌丁胺（大肠肌间丛水平的阿片受体激动剂，其不良反应有痉挛、恶心和头晕）治疗腹泻，以及益生菌和心理治疗。子宫内膜异位症即子宫内膜在子宫腔外组织的增生，是慢性盆腔痛的另一个常见原因，该病的诊断依靠组织病理学，约33%慢性盆腔痛患者合并子宫内膜异位症；许多偶然发现的子宫内膜异位症患者并没有盆腔痛，但一种称为深部浸润性的子宫内膜异位症，其腹膜穿透深度超过5 mm，与盆腔痛的相关度最高[9]；与此相关的疼痛通常存在性交困难、排尿困难、痛经或排便困难。经阴道超声是最佳的诊断方法，比MRI更具经济效益。子宫腺肌瘤是子宫肌层中存在子宫内膜腺体，与子宫内膜异位症相似但为独立的疾病，它可以是局部的，也可以扩散到整个子宫，发生扩散后会导致子宫体积变大和重量增加，该病可通过经阴道超声、MRI或组织病理学明确诊断。腹膜内粘连是慢性盆腔痛的另一个常见原因，常需要通过腹腔镜检查明确诊断，既往腹部或盆腔手术、盆腔炎或子宫内膜异位症可使患者盆腔组织发生粘连。手术创伤会破坏肥大细胞，造成组胺和激肽释放，血管通透性增加，进而纤维蛋白沉积物形成，如果未被吸收或纤维蛋白酶溶解，则会逐渐形成纤维细胞和血管[16]，通常纤维蛋白渗出物会被分解，但手术创伤会导致腹膜纤维蛋白溶解减少，从而导致粘连形成[16]，粘连会降低器官的活动性而引起内脏疼痛[17]。大多数情况下，与保守治疗相比，手术松解粘连并不能显著减轻疼痛[9]，由于安慰剂效应和降低手术并发症的风险，单纯腹腔镜检查在减少粘连方面优于粘连松解术[18]。盆腔炎与子宫、卵巢和输卵管的感染相关，是慢性盆腔痛的另一个原因，细菌通过阴道和子宫颈扩散，最常见的是衣原体或淋病奈瑟菌，患者可能出现发热、子宫或附件压痛和阴道分泌物，可以通过超声、MRI、实验室检查（如核酸扩增试验或酶联免疫吸附试验以检测所涉及的病原体）、组织病理学或腹腔镜检查以明确诊断。盆腔炎可能通过粘连的形成导致慢性盆腔痛。间质性膀胱炎是一种没有任何器质性病变的原发性疼痛疾病，目前对该疾病还知之甚少，其病因仍不明确，患者通常有尿频、尿急和性交困难以及膀胱疼痛的症状。间质性膀胱炎是排除性诊断，临床无法治愈，一般通过改变生活方式（如减轻压力和改变饮食习惯）以及使用药物进行治疗，如非甾体抗炎药、神经病理性疼痛治疗药物（如阿米替林）；这些患者通常同时存在心理社会问题，并且更容易认为他们的社会支持低于对照组，提示可给予这些患者咨询和密切支持的干预措施[19]。文献证明：肌筋膜物理疗法，包括对腹部、臀部和盆底的内部和外部肌肉和结缔组织给予干预，对间质性膀胱炎患者人群有效[20]。最后，慢性盆腔痛还可能存在肌肉骨骼疾病，例如激痛点、盆腔肌痉挛、神经卡压或腰椎间盘退行性疾病[21,22]。

（三）不同临床特点（病史和查体）、实验室和影像学检查的诊断价值

鉴于慢性盆腔痛的病因复杂，病史和查体中有些临床特征可用于鉴别诊断。根据患者的病史，痉挛性腹痛可能与IBS或炎症性肠病有关；随月经周期波动的盆腔痛可由子宫内膜异位症或子宫腺肌病导致，而与月经周期无关的盆腔痛可能是由于粘连、间质性膀胱炎、IBS或肌肉骨骼原因导致的；尿急疼痛可能提示间质性膀胱炎，性交后或绝经后出血和意外体重减轻可能是恶性肿瘤的表现；既往腹部或盆腔手术或感染史更容易发生粘连。查体发现增大的子宫有触痛可能提示子宫腺肌病，双合诊时子宫活动欠缺提示可能是粘连或子宫内膜异位症，盆底肌肉压痛是间质性膀胱炎的征兆，附件或子宫肿块提示恶性肿瘤。实验室检查例如全血细胞计数和分类、红细胞沉降率和尿液分析虽不具有特异性，但可以提示潜在的异常，盆腔炎患者中可有衣原体或淋病试验阳性。超声可用于检测肿块和子宫腺肌瘤，并具有良好的鉴别诊断价值。腹腔镜检查虽然常用于严重和顽固性疼痛的诊断性治疗，但在发现粘连或子宫内膜异位症时也具有较好的诊断价值。

（四）不同治疗方式的证据强度

虽然慢性盆腔痛有许多不同的治疗方法，但它们的证据等级不同。对乙酰氨基酚治疗肌肉骨骼疼痛具有A级和1A级证据[23]，研究证据显示支持加巴喷丁和普瑞巴林治疗神经病理性疼痛的证据级别为1A级和A级，但其对慢性盆腔痛治疗的研究证据有限[23]。已经表明，加巴喷丁与阿米替林联合使用比单独使用阿米替林更有效[24]。在慢性盆腔痛中使用三环类抗抑郁药和SNRI主要是基于神经病理性疼痛的证据，并且研究仅限于将它们用于慢性盆腔痛，其在神经病理性疼痛具有1A级和A级证据[23]。SSRI已被证明对抑郁症有效，但对疼痛无效，因此不推荐其作为疼痛的一线治疗[5]。口服避孕药、孕激素和促性腺激素释放激素激动剂已对子宫内膜异位症和周期性盆腔痛有效[25]。服用戈舍瑞林（GnRH激动剂）患者一年后的疼痛评分优于服用孕激素组[25]。科克伦协作网的研究证实：NSAID治疗痛经等炎症疾病的证据为1A级和A级证据，但对治疗子宫内膜异位症疗效欠佳[23,26]。与“继续观察”策略相比，接受过超声确诊性检查并接受医疗咨询的女性患者通常会报告疼痛有所改善[25]。阿片类药物用于治疗慢性非癌症疼痛仍有争议，不推荐该病患者广泛使用阿片类药[27]。经皮神经电刺激治疗慢性非癌症疼痛的证据级别为1B和B级，没有充分证据支持或反对其使用[23]。盆腔痛的神经调控治疗证据目前为3级和C级，其作用机制目前还需要进一步研究[23]。神经阻滞也有3级和C级证据，可以作为诊疗计划的一部分[23]。手术适用于经过保守和药物治疗后仍有严重疼痛的女性患者。局部切除子宫内膜异位症病变有良好的短期结果，但从长期来看，再手术率很高（2级证据）[28]。

（五）未来研究方向或正在进行的临床试验

大量的慢性盆腔痛患者有潜在致残风险，会严重影响患者的生活质量和自我价值感，并受心理社会因素影响，慢性盆腔痛患者的病因复杂并导致诊治困难。虽然很多治疗疼痛的方法有高等级证据，但大多数尚未专门针对慢性盆腔痛患者进行广

泛的研究，针对慢性盆腔痛患者的研究将有助于为患者选择最有效和最合适的疗法，神经调控治疗也会对该慢性盆腔痛患者有帮助。慢性盆腔痛需要多学科共同干预，医师也需要接受相关的培训以便认识该病并正确转诊。通过进一步的研究来认识该类疾病并进行疾病的健康教育，来提升慢性盆腔痛患者的生活质量。

八、总结

慢性盆腔痛患者群体超出大多数人的想象，同时又是一种很难明确病因的疾病，源于医师缺乏相关知识及该病的鉴别诊断范围广、涵盖多个系统。慢性盆腔痛患者因疾病遭受痛苦、生活质量下降并导致潜在的抑郁，根据疾病的特点，需要多学科共同干预，心理咨询、心理支持和鼓励有助于改善患者的症状，让患者了解并参与其治疗过程也可以提高疗效和患者的满意度。部分药物和介入疗法可用于治疗，但大多数尚未在患者群体中进行广泛研究，与单独使用这些干预方法相比，药物联合介入疗法与心理咨询、物理疗法和心理护理可能对患者最有益。对现有疗法的进一步研究和改进将有助于提高本病的诊断、治疗和预后。

（朱薇　译　赵自芳　校）

原书参考文献

[1] Zondervan KT, Yudkin PL, Vessey MP, Jenkinson CP, Dawes MG, Barlow DH, Kennedy SH. Chronic pelvic pain in the community—symptoms, investigations, and diagnoses. Am J Obstet Gynecol. 2001; 184 (6): 1149-55.

[2] Meissner K, Schweizer-Arau A, Limmer A, Preibisch C, Popovici RM, Lange I, de Oriol B, Beissner F. Psychotherapy with somatosensory stimulation for endometriosis-associated pain. Obstet Gynecol. 2016; 128 (5): 1134-42.

[3] Peters AA, Jellis B, Hermans J, Trimbos JB. A rando-mized clinical trial to compare two different approa-ches in women with chronic pelvic pain. Obstet Gynecol. 1991; 77 (5): 740-4.

[4] Howard FM. Chronic pelvic pain. Obstet Gynecol. 2003; 101 (3): 594-611.

[5] Zondervan KT, Yudkin PL, Vessey MP, Jenkinson CP, Dawes MG, Barlow DH, Kennedy SH. Chronic pelvic pain in the community-symptoms, investigations, and diagnoses. Am J Obstet Gynecol. 2001; 184: 1149-55.

[6] Speer LM, Mushkbar S, Erbele T. Chronic pelvic pain in women. Am Fam Physician. 2016; 93 (5): 380-7.

[7] Williams RE, Hartmann KE, Sandler RS, Miller WC, Savitz LA, Steege JF. Recognition and treatment of irritable bowel syndrome among women with chronic pelvic pain. Am J Obstet Gynecol. 2005; 192 (3): 761-7.

[8] Rapkin AJ, Kames LD, Darke LL, Stampler FM, Naliboff BD. History of physical and sexual abuse in women with chronic pelvic pain. Obstet Gynecol. 1990; 76 (1): 92-6.

[9] Yosef A, Ahmed AG, Al-Hussaini T, Abdellah MS, Cua G, Bedaiwy MA. Chronic pelvic pain: pathogenesis and validated assessment. Middle East Fertil Soc J. 2016; 21 (4): 205-21.

[10] Molegraaf MJ, Torensma B, Lange CP, Lange JF, Jeekel J, Swank DJ. Twelve-year outcomes of laparoscopic adhesiolysis in patients with chronic abdominal pain: a randomized clinical trial. Surgery. 2017; 161 (2): 415-21.

[11] Gyang A, Hartman M, Lamvu G. Musculoskeletal causes of chronic pelvic pain: what a gynecologist should know. Obstet Gynecol. 2013; 121 (3): 645-50.

[12] Stovall TG, Ling FW, Crawford DA. Hysterectomy for chronic pelvic pain of presumed uterine etiology. Obstet Gynecol. 1990; 75 (4):

676-9.

[13] Howard FM, El-Minawi AM, Sanchez RA. Consc-ious pain mapping by laparoscopy in women with chronic pelvic pain. Obstet Gynecol. 2000; 96 (6): 934-9.

[14] Shakiba K, Bena JF, McGill KM, Minger J, Falc-one T. Surgical treatment of endometriosis: a 7-year follow-up on the requirement for further surgery. Obstet Gynecol. 2008; 111 (6): 1285-92.

[15] Brown J, Crawford TJ, Allen C, Hopewell S, Pren-tice A. Nonsteroidal anti-inflammatory drugs for pain in women with endometriosis. Cochrane Database Syst Rev. 2017; (1): CD004753.

[16] Gambone JC, Mittman BS, Munro MG, Scialli AR, Winkel CA, Chronic Pelvic Pain/ Endometriosis Working Group. Consensus statement for the management of chronic pelvic pain and endometriosis: proceedings of an expert-panel consensus process. Fertil Steril. 2002; 78 (5): 961-72.

[17] Practice Committee of the American Society for Reproductive Medicine in Collaboration with the Society of Reproductive Surgeons. Pathogenesis, consequences, and control of peritoneal adhesions in gynecologic surgery. Fertil Steril. 2007; 88 (1): 21-6.

[18] Fitzgerald MP, Payne CK, Lukacz ES, Yang CC, Peters KM, Chai TC, Nickel JC, Hanno PM, Kreder KJ, Burks DA, Mayer R. Randomized multicenter clinical trial of myofascial physical therapy in women with interstitial cystitis/painful bladder syndrome and pelvic floor tenderness. J Urol. 2012; 187 (6): 2113-8.

[19] Duffy DM. Adhesion controversies: pelvic pain as a cause of adhesions, crystalloids in preventing them. J Reprod Med. 1996; 41 (1): 19-26.

[20] Nickel JC, Tripp DA, Pontari M, Moldwin R, Mayer R, Carr LK, Doggweiler R, Yang CC, Mishra N, Nordling J. Psychosocial phenotyping in women with interstitial cystitis/ painful bladder syndrome: a case control study. J Urol. 2010; 183 (1): 167-72.

[21] Royal College of Obstetricians and Gynacolo-gists. The initial management of chronic pelvic pain. Green top guideline 41. 2012. p. 1-18.

[22] Nolan TE, Metheny WP, Smith RP. Unrecog-nized association of sleep disorders and depress-ion with chronic pelvic pain. South Med J. 1992; 85 (12): 1181-3.

[23] Oikawa Y, Ohtori S, Koshi T, Takaso M, Inoue G, Orita S, Eguchi Y, Ochiai N, Kishida S, Kuniyoshi K, Nakamura J. Lumbar disc degeneration induces persistent groin pain. Spine. 2012; 37 (2): 114-8.

[24] Cheong YC, Smotra G, Williams ACDC. Non-surgical interventions for themanagement of chronic pelvic pain. Cochrane Database Syst Rev. 2014; 3: CD008797.

[25] Engeler D, Baranowski AP, Borovicka J, Cottrell A, Dinis-Oliveira P, Elneil S, Hughes J, Messelink EJ, Van Ophoven A, Reisman Y, de C Williams AC. EAU guidelines on chronic pelvic pain. EAU guidelines, edition presented at the 27th EAU Annual Congress, Paris; 2012.

[26] Sator-Katzenschlager SM, Scharbert G, Kress HG, Frickey N, Ellend A, Gleiss A, Kozek-Langenecker SA. Chronic pelvic pain treated with gabapentin and amitriptyline: a randomized controlled pilot study. Wien Klin Wochenschr. 2005; 117 (21-22): 761-8.

[27] Fall M, Baranowski AP, Elneil S, Engeler D, Hughes J, Messelink EJ, Oberpenning F, Williams AC. EAU guidelines on chronic pelvic pain. Eur Urol. 2010; 57 (1): 35-48.

[28] Meltzer-Brody S, Leserman J, Zolnoun D, Steege J, Green E, Teich A. Trauma and posttraumatic stress disorder in women with chronic pelvic pain. Obstet Gynecol. 2007; 109 (4): 902-8.

第二十五节　间质性膀胱炎1例　25

Paul K. Cheng, Tariq Malik

一、病例

患者，65岁男性，因盆腔痛6个月到疼痛诊所就诊，其疼痛症状在膀胱充盈并排出后加重。患者主诉排尿次数多，但尿液的外观没有变化，在社区诊所进行尿液和前列腺检查无任何异常，此前没有服用任何影响排尿的药物，既往有高血压、高脂血症和抑郁症病史。

二、初步诊断

初步诊断为间质性膀胱炎（interstitial cystitis, IC），也称为膀胱疼痛综合征（bladder pain syndrome，BPS），IC是一种慢性盆腔疼痛综合征，历史上一直难以定义，多个专业学会编写的指南，包括美国泌尿外科学会、美国国立卫生研究院糖尿病、消化和肾脏疾病以及欧洲泌尿外科学会出台了不同的诊断标准[1-5]。间质性膀胱炎通常包括与膀胱充盈相关的令人不快的感觉或慢性应激、不适或耻骨上疼痛，并伴有尿急、尿频或夜尿等泌尿系统症状[1]。BPS是一种慢性疾病，根据不同的指南，诊断标准中的症状持续时间范围从6周到6个月不等[2,3]。此外，它是一种排除性诊断，必须注意排除其他类似临床表现的疾病[1-4]。

三、如何明确诊断

诊断标准

不同的学术组织对IC或BPS的诊断标准不同。

（1）美国泌尿外科学会（American Urologic Association，AUA）：与膀胱有关的不愉快疼痛或压力感。它与超过6周的下尿路症状有关，临床上排除了尿路感染或其他已知引起膀胱疼痛的原因[4,5]，膀胱镜检查不一定需要但可以用于鉴别诊断。

（2）美国国立卫生研究院糖尿病、消化和肾脏疾病学会（National Institute of Diabetes and Digestive and Kidney Diseases，NIDDK）：除了与膀胱充盈或尿急相关的耻骨上疼痛或不适症状外，膀胱镜检查可见水扩张后出现的黏膜下出血（点状膀胱壁出血）或典型的洪纳病变（图25-1和图25-2）[6,7]，尤其是当膀胱充盈至压力80～100 cm水柱且持续1～2分钟后，至少在3个象限内且每个象限膀胱壁有10个黏膜下出血点[3,5]。

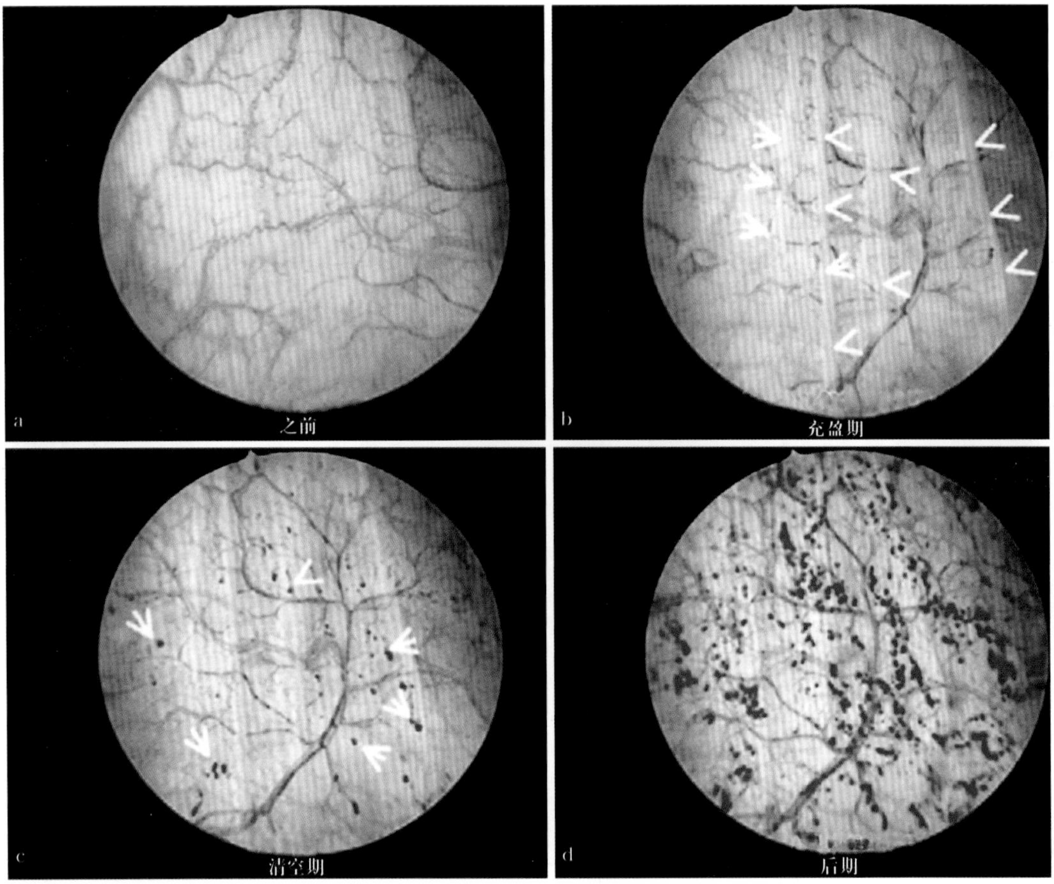

图25-1　膀胱镜下膀胱尿路上皮的黏膜下出血点

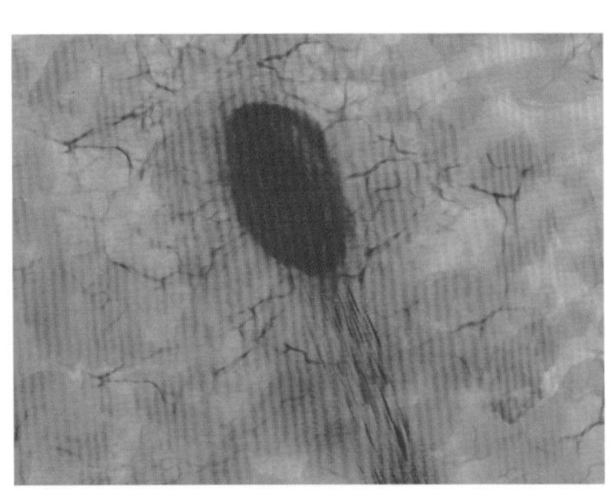

图25-2　膀胱尿路上皮内洪纳病变图示

该图显示了膀胱壁/尿路上皮在充盈扩张（a）之前、（b和c）期间以及（d）之后的外观。由远端毛细血管形成的瘀点即为黏膜下出血点，图d显示最清楚。

洪纳病变是膀胱黏膜浅表溃疡，且可见小血管以溃疡瘢痕为中心离散放射，溃疡周围有瀑布样出血[1,2,7,8]。

（3）国际膀胱疼痛综合征研究会：IC或BPS定义为慢性盆腔痛、压迫感或与膀胱相关的不适，至少伴有一种泌尿系统的其他症状（持续性尿急或尿频）。其他可能引起类似症状的疾病必须通过病史和查体、尿液分析、尿培养、尿流测定、排尿后残余量、膀胱镜检查和活检来排除[5]。

（4）欧洲泌尿外科学会（European Association of Urology，EAU）：EAU将IC和BPS分为两个不同疾病。BPS是指与膀胱

充盈相关的耻骨上疼痛综合征，持续6个月以上或反复发作，随着膀胱容量增加而症状加重，可通过排尿缓解。耻骨上疼痛有时会放射到腹股沟、阴道、直肠或骶骨，患者常有尿频和夜尿表现。"间质性膀胱炎"为BPS亚组，患者的膀胱镜检查水扩张相和膀胱活检时可见慢性炎症扩展至黏膜下层[5]。

尽管BPS常见于中年女性，尤其是社会经济地位较低的人群，但所有年龄段人群都有可能发病[3-5]。女性患者居多，女性与男性的比例为（5～10）：1[4]。BPS患者一般为30岁及以上，但也有大量30岁以下的患者，有趣的是，症状往往因年龄而异[3,4]。30岁以下与30岁及以上的患者相比，白天的尿频更多出现，而非排尿困难和尿急。此外，30岁以下患者更容易出现性交困难和外阴疼痛的主诉，而30～50岁的患者，夜尿比白天尿频和排尿困难更常见[4,5,8]。部分食物会加重症状，包括柑橘、番茄、维生素C、人造甜味剂、咖啡、茶、碳酸酒精饮料和辛辣食物[5]。一般是酸性高、含钾的和咖啡因的食物会加重BPS，碳酸氢钠和甘油磷酸钙可改善症状[3,8]。

四、病理生理学机制

与许多慢性疼痛疾病一样，BPS的病因尚不清楚[2,3]。200多年前，BPS首次在医学文献中出现；"间质性膀胱炎"一词于1876年由费城的一位外科医师塞缪尔·格罗斯（Samuel Gross）首次使用，他撰写了关于膀胱疾病的文章。1914年妇科医师盖伊·洪纳（Guy Hunner）首次描述膀胱上皮损伤和溃疡，现在称为洪纳病变[1,8]。

有许多因素被认为参与间质性膀胱炎的病理生理改变。

1．尿路上皮和上皮功能障碍[1,3,5,9]。

（1）膀胱尿路上皮有保护作用的糖胺聚糖（glycosaminoglycans，GAG）层，IC或PBS患者中GAG减少。

（2）GAG是一种多糖分子，与胶原蛋白、弹性蛋白、纤维连接蛋白和层粘连蛋白等成分一起形成细胞外基质的框架。

（3）GAG层充当膀胱壁中的水合凝胶缓冲层，有助于选择性滤过尿液中的某些电解质和非电解质。

（4）GAG层受损会导致尿贮存功能受损，导致尿频、尿量减少、膀胱疼痛和尿路上皮通透性增加。

（5）膀胱中最常见的GAG分子包括透明质酸盐、硫酸角蛋白、硫酸皮肤素、硫酸软骨素、肝素和硫酸肝素。

（6）支持这一理论的实证是膀胱镜检查发现黏膜下出血点和（或）洪纳病变，这是上皮功能障碍和损伤的表现。

2．T-H糖蛋白[5]

（1）T-H糖蛋白（tamm-Horsfall glycoprotein，THP）是一种在尿液中大量存在的阴离子蛋白，可与尿液中毒素结合并中和。

（2）THP可能参与BPS的病理生理学过程，表现为异常或减少。

3．肥大细胞活化[3,5,9]

（1）肥大细胞中的炎症介质如组胺、白三烯、5-羟色胺和细胞因子与尿频、疼痛和纤维化相关。

（2）膀胱壁活检显示BPS患者的肥大细胞数量增加且活化。

4．感染[3,5]

（1）许多BPS患者的疼痛症状始于急性尿路感染，但抗生素治疗并不能缓解症状。

（2）尿路感染的炎症反应会导致膀胱敏化，或者感染本身会导致GAG发生改变。

5. 抗增殖因子（anti-proliferative factor，APF）[5]

（1）抗增殖因子是一种糖肽，BPS患者尿液中APF明显升高。

（2）APF抑制正常膀胱上皮细胞的增殖并导致上皮变薄。

（3）APF可减少肝素结合表皮生长因子，后者具有促进细胞迁移并进行上皮修复的作用。

6. 遗传学[3,5]

（1）双胞胎研究表明，与异卵双胞胎相比，单卵双胞胎的IC一致性更高；因此，该疾病可能有遗传因素。

（2）此外，BPS患者的成年近亲发生IC的概率比非近亲者要高出17倍。

7. 脊髓中枢敏化或感觉异常[5]

（1）与大多数慢性疼痛状况一样，BPS也可能与脊髓中枢敏化或感觉异常有关。

（2）敏化可以解释IC患者中慢性盆腔痛综合征的发病率明显增加。

（3）其他非膀胱相关综合征可造成低位脊髓敏感，造成膀胱疼痛。

8. 神经内分泌改变[3]

（1）猫的BPS/IC病理模型中发现交感神经系统活跃。

（2）模型中还伴有肾上腺功能减低。

五、治疗

针对IC或BPS患者的治疗可分为4大类——非药物治疗、口服药物、膀胱内治疗和介入/手术治疗。

（一）非药物管理

首先对IC或BPS患者进行疾病健康教育，指导饮食调整，例如避免进食诱发本病的食物，并指导患者进行压力疏导训练。医师要注意排尿时的基础症状和疼痛程度，以衡量对比后续治疗的疗效。物理疗法、患者的应对能力提升和认知行为疗法对疾病管理也至关重要[2,4,8]，尤其要注意纠正患者的各种心理问题[2]。IC患者的非药物管理中有两个常见错误，一些患者喝蔓越莓汁，认为越莓汁有助于缓解细菌性膀胱炎导致的疼痛，然而，蔓越莓会酸化尿液导致BPS症状加重[1]。其次，有患者做凯格尔（Kegel）运动加强盆底肌肌力，认为可以缓解盆腔痛症状，但盆底肌的张力会加重BPS的疼痛，应该进行放松盆底肌的训练，称为蒂勒（Thiele）运动[1]。

（二）口服药物

多种口服药物可用于IC或BPS的治疗，包括经典的“三联疗法”，即阿米替林（三环类抗抑郁药）、羟嗪（抗组胺药）和西咪替丁（组胺H2受体拮抗剂）[2,8]。戊聚糖多硫酸盐是一种常用的肝素样碳水化合物衍生物口服制剂，可黏附在膀胱黏膜上，并作为缓冲液控制细胞通透性，以防止尿液中的刺激性溶质进入膀胱壁细胞[1,2]。环孢菌素是一种有效的免疫抑制剂，可干扰T细胞功能，在其他口服药物治疗无效后使用环孢菌素[1,4]。阿片类药物通常不推荐用于治疗IC，加巴喷丁类药物虽然对神经病理性疼痛有用，但对IC或BPS无效[2,8]。

（三）膀胱内治疗

在膀胱镜检查时进行膀胱内灌注治疗

是治疗IC或BPS的一种重要方法。常用药物包括肝素、利多卡因、透明质酸、硫酸软骨素、透明质酸和软骨素合剂以及二甲基亚砜[2,9]，将药物直接用于膀胱黏膜，可以增加局部药物浓度、减少药物不良反应以及药物间的相互作用，此外，一些药物可以直接修复尿路上皮受损。膀胱内治疗的风险包括：药物吸收后尿路上皮细胞的相对抗渗透性、作用持续时间短、需要频繁给药和感染风险[9,10]。值得注意的是，用水或无治疗作用的药液扩充膀胱，也是一种治疗方式[1]。

膀胱内灌注治疗所用的常见药物。

1. 肝素：类似GAG层，且具有抗炎特性，可抑制成纤维细胞增殖、血管形成和平滑肌细胞增殖[9,10]。
2. 利多卡因：局部麻醉剂，可直接缓解膀胱黏膜症状[9]。
3. 透明质酸：是GAG层的一种成分，有助于重建膀胱壁的结缔组织，还可以抑制白细胞的趋化和吞噬功能[8-10]。
4. 硫酸软骨素：GAG层的另一种成分[8-10]。
5. 戊聚糖多硫酸盐：一种肝素类似物，可增强GAG并减少尿路上皮损伤[9]。此外，戊聚糖多硫酸盐和肝素还可以中和尿液中可能导致尿路上皮损伤的有毒因子[5]。
6. 二甲基亚砜（dimethyl sulfoxide，DMSO）：一种抗炎药物，可作为细胞内羟基自由基的清除剂，阻断神经传递，使平滑肌松弛和抑制胶原蛋白合成，释放一氧化氮，使伤害感受通路脱敏[9,10]。
7. 曲安西龙：具有抗炎特性的合成糖皮质激素[1]。
8. 肉毒毒素A：由肉毒杆菌产生的强效神经毒素，可阻止神经肌肉接头突触前膜的神经传递，使逼尿肌松弛性麻痹以缓解膀胱的疼痛症状[8-11]。

（四）介入/手术治疗

如果患者经过保守治疗没有控制IC或BPS的症状，可以进行介入和手术治疗，通过膀胱镜对洪纳病变进行电灼（或损毁）治疗是有效的，一项研究发现损毁洪纳病变后可改善患者76%的症状[1,2]。已有研究证明，神经调控包括骶神经或阴部神经刺激，可以显著缓解盆腔痛，并改善白天排尿频次和夜尿的症状，尽管目前相关研究文献不多[8,12,13]。如果以上所有治疗措施都无效，可以考虑进行膀胱切除手术[2]。

六、指南

各专业学会编制的指南有关IC或BPS的治疗方法有所不同，总结如下。

1. 2014年，美国泌尿外科学会（American Urological Association，AUA）制定的指南[1,4]中推荐了6个递进级别的治疗。

1）患者教育、自我照护、行为改变、压力管理。

2）物理治疗和疼痛管理，口服药物治疗（阿米替林、西咪替丁、戊聚糖多硫酸盐、羟嗪），膀胱内灌注治疗（二甲基亚砜、肝素、利多卡因）。

3）内镜下膀胱水扩张（短时长/低压力）、洪纳病变的电灼，然后注射曲安西龙。

4）膀胱内应用肉毒毒素A或神经刺激试验有效后永久植入。

5）口服环孢素。

6）大型手术。包括或不包括膀胱切除手术的尿液改道术。

AUA不推荐以下治疗方法：盆底肌锻炼、长期应用抗生素、卡介苗（Bacille Calmette-Guerin，BCG）膀胱内治疗、口服糖皮质激素或高压力/长时程水扩张。总体而言，除了洪纳病变的电灼外，没有单一治疗可以使所有甚至大多数BPS患者受益。

2. 皇家妇产科和妇科医师学院（Royal College of Obstetricians and Gynaecologists，RCOG）/英国妇产科学会（British Society of Urogynaecology，BSUG）2016年指南推荐了4个递进级别的治疗[1]。

（1）应首先采取保守治疗，例如，进行患者教育、压力管理和疼痛管理。

（2）口服药物，首选阿米替林和西咪替丁。

（3）膀胱内治疗，当保守治疗和口服药物治疗无效时。证据级别最高的是利多卡因、肝素和肉毒毒素。

（4）在制订下一步治疗方案前，建议疼痛专科和多学科专家团队会诊共同制订治疗方案，包括洪纳病变电灼、神经调控、环孢素A、膀胱镜下水扩张和大型手术。

3. 欧洲泌尿外科学会（European Association of Urology，EAU）2017年指南[1]。

（1）该指南强调以患者为中心的整体干预方案，不具体规定治疗细则，而是提供一般指导原则。

（2）治疗初期优先考虑对患者进行健康教育，然后是物理治疗，包括经阴道的盆底肌肉手法治疗、肌筋膜治疗，最后是盆底肌激痛点注射治疗。

（3）对女性患者来说，早期转诊进行性咨询可能有益。

（4）以下疗效证据有限而不推荐的疗法：电磁、微波、体外冲击波疗法、经皮神经电刺激（TENS）、高压氧疗法。

（5）大多数患者的症状无法通过单一治疗得到控制，应该针对症状进行多模式综合治疗。

（6）口服药物推荐阿米替林，如果患者不能耐受该药物的不良反应，可选用去甲替林作为替代药物。

（7）口服戊聚糖多硫酸盐可以改善主观感受，该药的疗效随着治疗持续时间的延长和联合应用皮下肝素而增强。

（8）硫唑嘌呤可以减轻患者的疼痛和下尿路症状，而环孢素A和甲氨蝶呤可以减轻疼痛，但对患者的尿急和尿频没有帮助。

（9）不推荐口服应用糖皮质激素。

（10）患者经过口服药物治疗无效的情况下可进行膀胱内治疗，药物在膀胱内浓度高可最大限度地减少了药物的全身不良反应，但要考虑重复导尿后感染的风险以及较高的医疗费用。用于膀胱内治疗的推荐药物包括局部麻醉剂、透明质酸、硫酸软骨素和肝素。

（11）已证明：膀胱内联合应用利多卡因、碳酸氢钠和肝素是有效的，并可以持续缓解大部分患者的疼痛症状。

（12）局部使用透明质酸或硫酸软骨素的疗效相关证据有限。

（13）西咪替丁、前列腺素、L-精氨酸、奥昔布宁、度洛西汀、氯帕丁、DMSO、卡介苗等用于口服和（或）膀胱内治疗的药物证据有限。

（14）指南推荐：膀胱镜水扩张可作为一种诊断方法，而不是治疗方法，当用于治疗时，联合肉毒毒素使用有更好的疗效。

（15）经尿道切除、电灼或激光治疗洪纳病变总体上是有效的。

（16）大型手术应该是干预的最后手段。手术包括不含膀胱切除的尿流改道术、含膀胱扩大的三角区上膀胱切除术、三角区下膀胱切除术以及膀胱切除联合回肠代膀胱形成术。

七、预后

BPS或IC无法治愈，治疗目标为改善症状和提高生活质量[1]，然而，IC或BPS会对工作生活、心理健康、人际关系和整体健康产生负面影响[4]。患者经常出现抑郁、睡眠障碍、疼痛灾难化、焦虑、应激、社交功能障碍和性功能障碍[4,8]。

八、讨论

（一）发病情况

总体而言，由于临床定义的不同，BPS或IC患病率的差异较大。一项研究估计，在美国，女性患病率为45/100,000、男性8/100,000，总患病率为10.6/100,000[3]。另一项基于2006年美国人口普查数据（包括131,691名成年女性）的研究显示，根据自我报告的症状，女性特异性患病率2.7%～6.5%，相当于18岁及以上美国女性BPS患者为3.3万～790万。有趣的是，这些患者中只有9.7%被正式诊断为BPS或IC[5,9]。在过去的几十年中，该病的发病率被认为一直在上升，人口研究显示该病发病率在1975年为0.01%，在1987年为0.03%，到1994年为0.5%[5]。

美国以外地区进行患病率的人群研究很少，2018年Lee等人的一项研究发现，BPS在中国台湾地区的发病率为（21.8～40.2）/100000。值得注意的是，该人群的平均年龄为48岁，其中女性偏多，占78.7%[14]。

（二）鉴别诊断

BPS是一种排除性诊断，通过详细病史和各种检查（包括尿液试纸、泌尿系超声和膀胱镜检查）可以作出诊断[1,2,4]。鉴别诊断包括：恶性肿瘤、感染、膀胱过度活动症、放射或药物相关的膀胱炎、膀胱出口梗阻、肠易激综合征、憩室病、尿路结石、尿道憩室、盆腔器官脱垂、子宫内膜异位症和阴部神经卡压[2,4,8]。有趣的是，尿路感染是一种常见的疾病，许多尿路感染的患者发展为BPS，但应注意区分BPS症状和感染症状[2]。另一个鉴别诊断难点是区分BPS和膀胱过度活动症（overactive bladder syndrome，OAB），两者都会导致尿频。由于害怕失禁而导致的尿频通常是OAB，而由于膀胱充盈疼痛引起的尿频是BPS[1]。对于患者来说，记录膀胱日志或每日排尿频率、尿量、疼痛、性活动和镇痛剂使用情况可能会有助于诊断[1,2,8]。

BPS或IC患者通常可同时出现其他疼痛综合征，该类患者中有9%～12%的纤维肌痛、9.5%的慢性疲劳和7%～48%的肠易激综合征，以及各种妇科疼痛疾病如外阴痛、生殖器疼痛和子宫内膜异位症[3,5]。

（三）不同临床特点（病史和查体）、实验室和影像学检查的诊断价值

总体而言，100%的BPS患者有盆腔痛，并且尿频非常常见，占比为92%，尿急也很常见，占比为84%[4]。虽然BPS患者经常进行膀胱镜检查，尤其是为了排除其他诊断，但其检查本身并不能对疾病进行诊断，除非发现洪纳病变[1,2,8]。

为了帮助诊断，美国国家糖尿病、消化和肾脏疾病研究所（National Institute of

Diabetes and Digestive and Kidney Diseases，NIDDK）列出了IC或BPS诊断的排除标准，但由于IC/BPS症状的多样性，过度严格地使用这一排除标准，即使通过经验丰富的临床医师诊断为IC，其假阴性率也可能高达60%[5]。

NIDDK编制的IC或BPS诊断的排除标准。

1. 清醒时，使用气体或液体填充介质进行膀胱测量发现膀胱容量大于350 ml。

2. 在膀胱测压过程中，使用30～100 ml/min的速度填充，当膀胱充满100 ml气体或150 ml水时，没有强烈的排尿冲动。

3. 如前描述的填充率，在膀胱测压时出现阶段性非自主膀胱收缩。

4. 症状持续时间少于9个月。

5. 没有夜尿症。

6. 使用抗菌药物、尿激酶、抗胆碱能药物或抗痉挛药物可缓解症状。

7. 清醒时排尿频率少于每天8次。

8. 在3个月内诊断细菌性膀胱炎或前列腺炎。

9. 膀胱或输尿管结石。

10. 活动性生殖器疱疹。

11. 子宫癌、宫颈癌、阴道癌或尿道癌。

12. 尿道憩室。

13. 环磷酰胺或各种类型的化学性膀胱炎。

14. 结核性膀胱炎。

15. 放射性膀胱炎。

16. 良性或恶性膀胱肿瘤。

17. 阴道炎。

18. 年龄小于18岁。

（四）不同治疗方式的证据强度

表25-1根据AUA、EUA、RCOG/BSUG和CUA编制的指南总结了不同治疗方式的证据强度[1,2,4,5,15]。

表25-1 基于医学文献的治疗效果

IC或BPS治疗	EAU推荐等级	AUA推荐等级	RCOG/BSUG推荐等级
阿片类药物	NR	建议多学科干预（无等级）	NR
阿米替林	A	B	B
西咪替丁	NR	B	B
羟嗪	A	C	B
戊聚糖多硫酸盐	A	B	A
抗生素	NR	NR	NR
加巴喷丁类	NR	NR	NR
环孢素A	A	C	D
膀胱内肝素	NR	C	D
膀胱内透明质酸	B	NR	B
膀胱内利多卡因	NR	B	B
膀胱内DMSO	A	C	C
膀胱内肉毒毒素	NR	C	B
膀胱内硫酸软骨素	B	NR	D

续表

IC或BPS治疗	EAU推荐等级	AUA推荐等级	RCOG/BSUG推荐等级
膀胱内卡介苗	NR	NR	NR
水扩张	C	C	D
电灼	推荐用于洪纳病变（无等级）	C	推荐（无等级）
大手术	NP	C	D

数据来自[1,2,4,5,15]

此表列出了用于IC或BPS治疗以及各个专业学会对其的推荐等级：A＝良好的科学证据表明收益远大于风险，B＝至少是公平的科学证据表明收益大于风险，C＝至少是公平的科学证据表明存在益处，但益处和风险之间的平衡太接近而无法提出一般性建议，D＝至少是公平的科学证据表明临床治疗的风险大于潜在的收益，NR＝不推荐

（五）未来研究方向或正在进行的临床试验

1. 未来的口服治疗

目前正在研究的药物有针对炎症级联反应特定成分的药物，包括抗神经生长因子、抗肿瘤坏死因子和Toll样受体拮抗剂[16]。

2. 未来的膀胱内治疗

目前的大部分研究都关注膀胱内治疗新技术。一种让学者特别感兴趣的试剂是脂质体-内部包裹水分的同心磷脂双层物质。最近的研究表明，在IC或BPS大鼠模型中，膀胱内注射空脂质体可减少由硫酸鱼精蛋白、氯化钾或乙酸引起膀胱过度活跃，脂质体可机械地利用表面配体附着到受损的尿路上皮并协助修复[9,10,16]，脂质体还可以更有效地将药物运送到尿路上皮。最近的研究有脂质体介导的肉毒毒素、他克莫司、利多卡因和多硫酸戊聚糖作为膀胱内治疗[9,16]。

围绕免疫调节或细胞再生的其他膀胱内治疗相关研究。在一项案例报道中，膀胱注入富含血小板的自体血浆，随着尿IL-8和血管内皮生长因子的增加，疼痛显著改善。PRP可以促进尿路上皮伤口愈合，因为它是生长因子的来源之一，可以促进伤口的血管生成，增加血流量和氧合。它吸引巨噬细胞和中性粒细胞，诱导伤口神经敏化，进而转入抗炎状态，释放抗炎因子，修复尿路上皮并减轻疼痛[11]。PRP也被认为通过释放血小板和干细胞释放因子，引发一系列复杂的伤口愈合改变，包括启动伤口愈合、组织重塑和轴突再生，从而治疗神经病理性疼痛[11]。间充质干细胞膀胱内治疗也显示出前景，研究表明将脐血分化MCS注射到IC大鼠模型的膀胱可改善尿路上皮层。MSCs可分化为上皮细胞并刺激上皮生长因子信号级联反应[3]。

3. 未来的介入治疗

目前正在进行的主要是上腹下神经丛射频介入治疗，上腹下神经丛脉冲射频治疗对膀胱等盆腔脏器的大部分疼痛传入信号的神经丛进行非损毁性神经调控[17]。在透视引导下，将针穿刺到L5椎体前侧的上腹下神经丛，注射局部麻醉剂进行诊断性阻滞，然后进行射频治疗（图25-3a，b）。韩国的一项病例报告显示，一名35岁BPS女性患者，在常规的膀胱内软骨素和口服

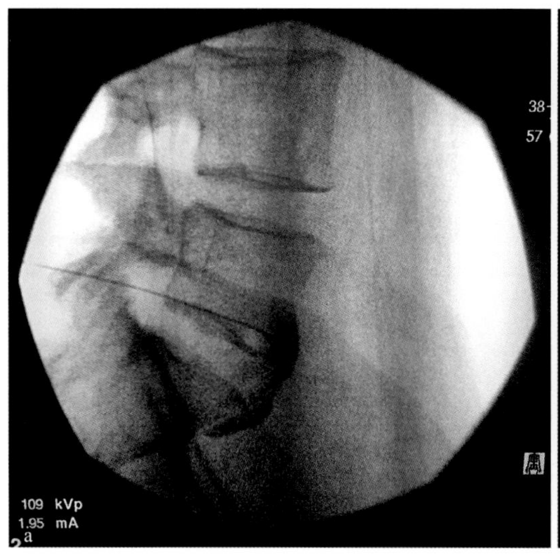

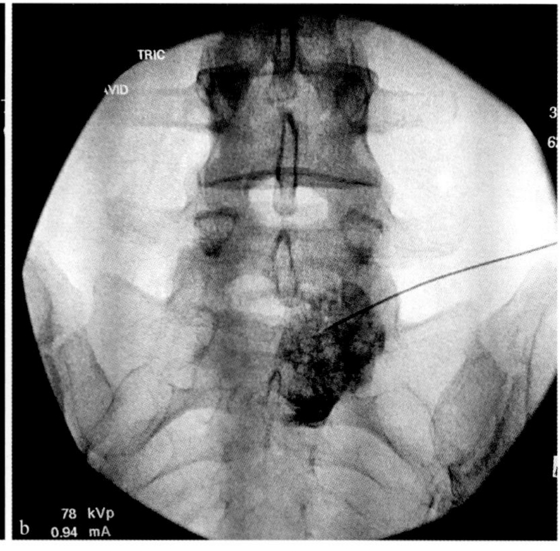

图25-3 上腹下神经丛的射频治疗

药物（加巴喷丁、多硫酸戊聚糖）治疗无效后，给予两次上腹下神经丛脉冲射频治疗后，症状改善时间为2.5年[17]。

图示为上腹下神经丛射频消融操作中透视下针的位置以及矢状面（a）和冠状面（b）中造影剂从右侧入路扩散到L5椎体前方。

（六）生物标志物

目前学者们都致力于寻找用于诊断BPS或IC的生物标志物，但没有一个生物标志物因足够的有效性而被纳入诊断指南。大量研究仍在进行中，其中最为广泛的研究为抗增殖因子（anti-proliferativefactor，APF），尿APF升高对诊断BPS或IC具有较高的特异度和敏感度，但在BPS或IC的早期阶段没有APF表达的证据[3,8]。BPS或IC常伴随炎症趋化因子和白介素增加，尤其是白细胞介素-6。研究表明，尿液中IL-6水平增加，其敏感性为70%，特异性为72.4%，阳性预测值为77.8%，阴性预测值为63.6%[3]。IC或BPS患者的尿液分析也显示高水平的EGF（表皮细胞生长因子）、胰岛素样生长因子-1、胰岛素样生长因子结合蛋白-3和尿路斑块蛋白III-delta4，同时肝素结合表皮生长因子水平显著降低。最后，一些动物研究发现BPS或IC的膀胱壁活检样本中，成纤维细胞生长因子-7和趋化因子配体-21等炎性标志物发生改变，且其mRNA水平与疾病严重程度相关。然而，需要做更多的研究来进一步评估这些生物标志物[3]。

九、总结

间质性膀胱炎或膀胱疼痛综合征是一种慢性盆腔痛，随膀胱扩张疼痛加剧并伴有下尿路症状，IC的诊断和治疗依赖于AUA、NIDDK、EAU、RCOG和BSUG等学会的指南，但存在较大差异。总体而言，IC或BPS仍然是一种临床诊断，目前正在进行相关研究寻找潜在的生物标志物以协助诊断。疾病管理包括非药物治疗（患者教育、生活方式改变、物理治疗）和口服（膀胱内）药物，以及更先进的干预措施，包括神经调控和膀胱手术，用于保守治疗无效的患者人群。期待通过进一步的研究开发出更多药物疗法和干预措施，以帮助治疗IC或BPS。

（朱薇　译　赵自芳　校）

原书参考文献

[1] Douglas-Moore JL, Goddard J. Current best practice in the management of cystitis and pelvic pain. Ther Adv Urol. 2018; 10 (1): 17-22.

[2] Goddard J. Cystitis and pelvic pain management: guidelines versus real-world practice. Urologia. 2017; 84 (Suppl 1): 1-4.

[3] Patnaik SS, Lagana AS, Vitale SG, Buttice S, Noventa M, Gizzo S, et al. Etiology, pathophysiology and biomarkers of interstitial cystitis/painful bladder syndrome. Arch Gynecol Obstet. 2017; 295 (6): 1341-59.

[4] Hanno PM, Burks DA, Clemens JQ, Dmochowski RR, Erickson D, Fitzgerald MP, et al. AUA guideline for the diagnosis and treatment of interstitial cystitis/bladder pain syndrome. J Urol. 2011; 185 (6): 2162-70.

[5] McLennan MT. Interstitial cystitis: epidemiology, pathophysiology, and clinical presentation. Obstet Gynecol Clin N Am. 2014; 41 (3): 385-95.

[6] Tamaki M, Saito R, Ogawa O, Yoshimura N, Ueda T. Possible mechanisms inducing glomerulations in interstitial cystitis: relationship between endoscopic findings and expression of angiogenic growth factors. J Urol. 2004; 172 (3): 945-8.

[7] Fall M, Logadottir Y, Peeker R. Interstitial cystitis is bladder pain syndrome with Hunner's lesion. Int J Urol. 2014; 21 Suppl 1: 79-82.

[8] Chrysanthopoulou EL, Doumouchtsis SK. Chall-enges and current evidence on the management of bladder pain syndrome. Neurourol Urodyn. 2014; 33 (8): 1193-201.

[9] Meng E, Hsu YC, Chuang YC. Advances in intra-vesical therapy for bladder pain syndrome (BPS)/interstitial cystitis (IC). Low Urin Tract Symptoms. 2018; 10 (1): 3-11.

[10] Ha T, Xu JH. Interstitial cystitis intravesical ther-apy. Transl Androl Urol. 2017; 6 (Suppl 2): S171-S9.

[11] Jhang JF, Wu SY, Lin TY, Kuo HC. Repeated in-travesical injections of platelet-rich plasma are effective in the treatment of interstitial cystitis: a case control pilot study. Low Urin Tract Symptoms. 2019; 11 (2): O42-7.

[12] Wang J, Chen Y, Chen J, Zhang G, Wu P. Sacral neuromodulation for refractory bladder pain syndrome/interstitial cystitis: a global systematic review and meta-analysis. Sci Rep. 2017; 7 (1): 11031.

[13] Tirlapur SA, Vlismas A, Ball E, Khan KS. Nerve stimulation for chronic pelvic pain and bladder pain syndrome: a systematic review. Acta Obstet Gynecol Scand. 2013; 92 (8): 881-7.

[14] Lee MH, Chang KM, Tsai WC. Morbidity rate and medical utilization in interstitial cystitis/painful bladder syndrome. Int Urogynecol J. 2018; 29 (7): 1045-50.

[15] Lusty A, Kavaler E, Zakariasen K, Tolls V, Nickel JC. Treatment effectiveness in interstitial cystitis/bladder pain syndrome: do patient perceptions align with efficacy-based guidelines? Can Urol Assoc J. 2018; 12 (1): E1-5.

[16] Andersson KE, Birder L. Current pharmacologic approaches in painful bladder research: an update. Int Neurourol J. 2017; 21 (4): 235-42.

[17] Kim JH, Kim E, Kim BI. Pulsed radiofrequency treatment of the superior hypogastric plexus in an interstitial cystitis patient with chronic pain and symptoms refractory to oral and intravesical medications and bladder hydrodistention: a case report. Medicine (Baltimore). 2016; 95 (49): e5549.

第二十六节　疝修补术后慢性疼痛1例

26

Nicholas Kirch, Maunak V. Rana

一、病例

患者，35岁男性，因“腹股沟斜疝手术3个月后腹股沟疼痛”就诊。患者3个月前在全身麻醉下行腹股沟斜疝手术，术后2周恢复良好，但之后在切口区出现灼烧痛并向下放射到同侧睾丸[1-4]，活动时疼痛加重，疼痛评分为8/10。患者由主刀医师复诊并被告知手术效果良好，患者曾通过休息、服用对乙酰氨基酚和氢可酮来解决疼痛问题，但没有效果。

查体显示：患者发育良好、营养正常，由于左侧腹股沟区疼痛，坐位时患者感到不适，走路时表现为防痛步态。腹股沟区可见愈合后的1～2 cm斜向手术切口，有轻度触痛，该区域没有硬结、温度升高或红斑，没有疝或可触及的肿块，切口周围有明显的不适区，且疼痛放射到腹股沟和睾丸，耻骨结节触诊无压痛，髂前上棘无压痛。生殖器检查显示正常的双侧睾丸下降。

二、初步诊断

腹股沟疝修补术后慢性疼痛在临床非常常见，因手术区域有3个神经（髂腹股沟神经、髂腹下神经和生殖股神经）导致腹股沟疝修补术成为临床最常见的慢性术后疼痛。患者的病史符合国际疼痛学会制定的慢性术后疼痛标准，慢性术后疼痛是指术后疼痛持续存在超过3个月，病史和查体明确提示出现神经性病理性疼痛。患者无明显局部病理改变，且切口愈合良好，无其他可解释其疼痛的临床疾病。神经病理性疼痛的性质通常被患者描述为尖锐、射击样、针刺样或灼烧痛。查体可能会发现痛觉异常、痛觉过敏或感觉减退。查体提示疼痛分布或感觉障碍可能符合特定的神经支配区域，有助于将疼痛缩小到某根神经。排除疼痛的非神经病理性因素很重要，包括疝、肿瘤、肌筋膜疼痛或肠嵌顿。

患者最可能的诊断是神经病理性疼痛，最有可能与髂腹股沟神经相关。

三、如何明确诊断

腹股沟疝修补术后慢性疼痛（chronic postoperative inguinal pain，CPIP）的诊断基于临床病史、疼痛部位以及排除其他病因，髂腹股沟神经痛常发生于腹部、盆腔或腹股沟疝手术后。查体可以鉴别潜在的疼痛来源，可检查出患者的感觉异常，一般难以引出触发痛。患者腹股沟区的切口瘢痕处出现疼痛，可能是瘢痕组织、结缔组织或缝线造成的神经瘤或神经卡压；耻骨结节区无压痛有助于排除生殖股神经痛；髂前上棘区域无异常叩击痛可排除股外侧皮神经病。

如上所述，CPIP须排除其他可能的病因。腹股沟疝复发虽然罕见，但是也有可能；切口处组织瘢痕增生会导致疼痛，但不遵循特定的神经分布；局部因素与补片可能导致补片瘤（meshoma）甚至与周围组织（如肠或精索）粘连，成为疼痛的来源。

超声技术（ultrasound，US）是一种有效的无创检查，可诊断隐匿性疝（图26-1），有助于区分血肿/感染或疝复发引起的积液形成的肿胀，但检查过程会导致疼痛，检查结果受超声操作者经验的限制。超声可用于局部解剖异常、其他类型的疝或神经瘤的检查，超声对切口邻近的神经周围可发现特征性表现，可以很容易评估[5]。CT对该区域的解剖结构评估方面比US更敏感，并且较少依赖操作者，可以区分血肿和感染。MRI是评估解剖结构异常最敏感的影像学检查，在评估术后瘢痕增生方面具有优势，还可以评估补片和手术修复的状态。

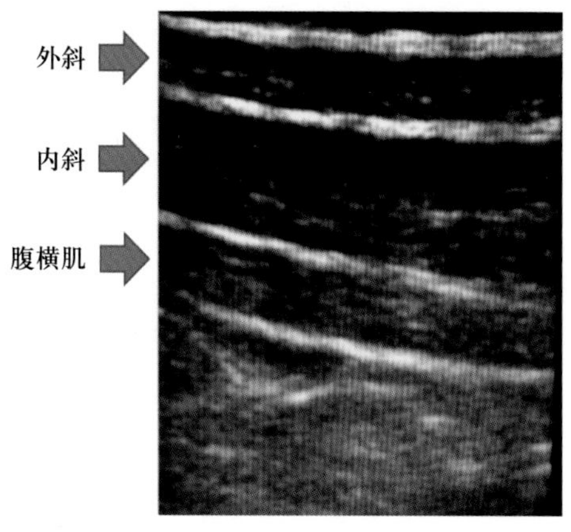

图26-1 腹壁肌层超声

通常影像学检查主要用于排除感染、修复失败、瘢痕过多或复发腹股沟疝等病变，而不是为了排除神经病理性疼痛。归根结底是临床诊断和排除诊断。

如果无法确定其他疼痛原因，则可以对神经进行诊断性和治疗性阻滞，但注射主要是为了确定哪根神经最有可能是神经病理性疼痛的来源。

四、病理生理学机制

腹股沟疝修补术后慢性疼痛的病因是多因素的，潜在机制与其他慢性术后疼痛相同。神经纤维损伤或延迟激活导致外周/中枢敏化，通常涉及神经元的转录变化，导致离子通道受体表达和神经递质释放改变。持续NMDA活化会导致细胞凋亡，细胞凋亡导致正常神经纤维的传导功能产生改变，导致感觉异常和痛觉过敏的发生；活化的星形胶质细胞和小胶质细胞释放趋化因子、ATP、NO、细胞因子来维持超敏状态，已发生的神经病变和糖尿病神经病变也会导致痛觉敏化；手术相关的炎症反应形成痛觉超敏启动可能是部分患者发生慢性术后疼痛的原因。多因素分析发现：术前疼痛、疼痛类型、麻醉类型以及补片的各种因素都可能与术后疼痛的发展相关[6]。研究确定的其他风险因素包括年轻和女性（表26-1）[7]。

表26-1 疝修补术后发生慢性疼痛的危险因素

危险因素
年轻
女性
术前慢性疼痛
复发疝手术
外科医师经验不足

续表

补片重量较大
补片固定
术后并发症（感染、血肿、神经瘤）
术后早期剧烈疼痛

此外，医源性因素包括解剖结构异常、神经损伤或卡压造成的组织损伤，如文献所述，神经损伤可能会导致慢性疼痛[8-11]。根据神经损伤理论，神经瘤的发生是一个慢性疼痛因素，有学者提出神经调控甚至针对性切除髂腹股沟神经可减轻术后疼痛，也是治疗顽固性慢性疼痛的一种方法[12]。

五、治疗

腹股沟疝修补术后慢性疼痛需通过多模式和多学科方法进行管理，治疗初期应注意评估疼痛相关的心理应激状态，在各种慢性疼痛管理中，最重要的干预措施是对患者进行健康教育。

由于缺乏高质量随机对照试验，腹股沟疝修补术后慢性疼痛的药物和介入治疗是基于小型研究、个案报道以及根据其他神经病理性疼痛的证据推断而来。多个疼痛学会推出神经病理性疼痛的诊疗指南，但没有针对疝修补术后疼痛的治疗指南。这些疼痛学会将钙通道调节剂（加巴喷丁/普瑞巴林）、外用利多卡因、三环类抗抑郁药（阿米替林、去甲替林、地昔帕明）和SSRI（度洛西汀、文拉法辛）列为一线治疗用药。

上述药物在非处方镇痛药（NSAID和对乙酰氨基酚）没有效果后开始使用，每种药物的使用应根据特定患者的并发症或关注点，以及对药物不良反应的耐受性进行评估。加巴喷丁有效剂量为600～1200 mg，每天3次，普瑞巴林的剂量范围为50～200 mg，每天3次，两种药物都需要根据肾脏功能进行调整。利多卡因乳膏或贴剂可有效控制痛觉异常，阿米替林的有效剂量为每天25～150 mg；度洛西汀的起始剂量为每天30 mg，如果需要，剂量可增加至每天120 mg；曲马多是一种弱μ受体阿片类药物，具有SSRI和弱NMDA拮抗剂特性，对许多神经病理性疼痛有效。对这些药物无反应的患者可以尝试使用其他通道阻滞剂（拉莫三嗪、托吡酯、卡马西平、奥卡西平和美西律）或抗抑郁药（安非他酮、西酞普兰和帕罗西汀），已发现它们在治疗多种神经病理性疼痛中具有不同的效果。

经过保守治疗无效的疼痛患者，可以使用包括神经阻滞在内的有创介入技术。虽然传统方法类似于区域阻滞，但经皮刺激器以及通过超声直接识别组织平面和神经血管结构，已极大提高了技术的准确率和成功率。一项3盲、安慰剂对照试验评估了腹股沟疝修补术前给予神经阻滞以减少术后疼痛发生的影响，但发现术中局部麻醉剂的局部浸润对术后疼痛没有影响[13]。术后神经阻滞可作为诊断和短期治疗干预措施[14]。

在成功通过神经阻滞明确导致疾病的神经后，应用神经松解术、神经冷冻术、射频治疗或化学毁损术可以获得更长时间的疼痛控制[15,16]。

随着神经调控治疗适应证的不断扩大，周围神经电刺激和脊髓电刺激越来越多地用于治疗顽固性疼痛，虽然没有针对CPIP的大型研究文献，但已有病例报告和研究证实其前景[17,18]。对于这些技术，患者的选择与治疗成功密切相关，应选择精神心理评估结果呈现高度积极性的患者。神经调控的另一个优势是其本质上是临时性的，但可降低长期并发症的发生率。

手术相关文献报道的神经切除术有效性存在差异，对部分患者的术后疼痛有益，而另一些患者则仍有疼痛或出现新发显著疼痛[19]。由于腹股沟的解剖学差异和复杂的神经走行，通常难以分离单个神经以减轻疼痛，所以在移除补片或固定装置之外，还采用三联神经切除术，即切除髂腹下神经、髂腹股沟神经以及生殖股神经生殖支[20]。一些外科医师主张再次进行开放手术，以便在手术中处理上述结构（图26-2）[21]。

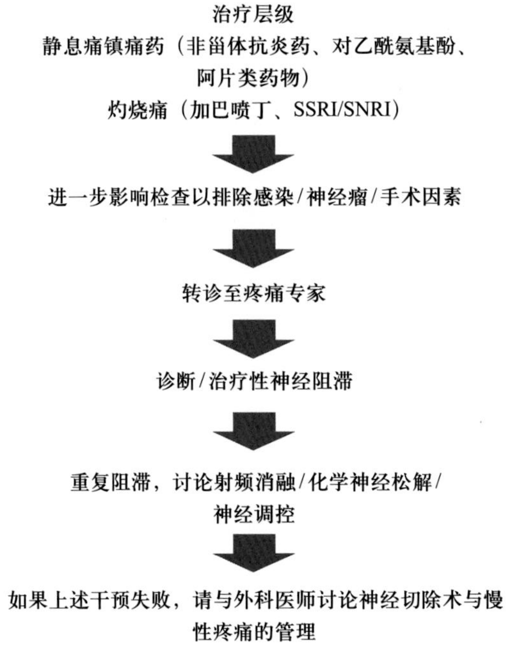

治疗层级

静息痛镇痛药（非甾体抗炎药、对乙酰氨基酚、阿片类药物）

灼烧痛（加巴喷丁、SSRI/SNRI）

进一步影响检查以排除感染/神经瘤/手术因素

转诊至疼痛专家

诊断/治疗性神经阻滞

重复阻滞，讨论射频消融/化学神经松解/神经调控

如果上述干预失败，请与外科医师讨论神经切除术与慢性疼痛的管理

图26-2　治疗分级

六、预后

术前和术后即刻疼痛对预后分析很重要。早期具有较高术后疼痛评分的手术患者可能更容易出现慢性疼痛[21,22]，此外，术前疼痛患者其术后疼痛的风险增加了1.5倍[23]，术前没有疼痛的患者发生慢性疼痛的比例为26.9%，而术前疼痛患者比例为76.7%[6]。在另一项研究中，88%的术前疼痛患者在手术后发展为慢性疼痛[24]。因此，重要的是让慢性疼痛患者在手术前认识到他们存在风险，并积极治疗疝修补术后的疼痛[25]。

腹股沟疝修补术后慢性疼痛患者的生活质量显著降低，直接和间接的社会经济负担增加，罹患相关情感障碍（如焦虑和抑郁）的可能性明显升高[21,22,25]。

七、讨论

（一）发病现状

全球范围内每年完成的腹股沟疝修补术超过2,000万次，仅美国就完成800,000次，腹股沟疝修补术后慢性疼痛的治疗已越来越受关注。研究显示，慢性术后疼痛的患病率为8%～16%，部分研究中低至0.2%[1,3,6,22]。结果差异与术后疼痛持续时间的定义（3～6个月）、慢性疼痛的内涵（疼痛对患者生活的影响程度）以及研究方法的不同有关。根据美国的数据，每年有6.4万～12.8万名患者，即使根据最保守的数据，每年也有1600名患者会受到不同程度的影响。

（二）鉴别诊断

腹股沟疝修补术后疼痛的鉴别诊断包括瘢痕组织、神经瘤、复发性腹股沟疝、肌痛/激痛点和神经痛。

（三）不同临床特征（病史和查体）、实验室和影像学检查的诊断价值

手术前存在慢性疼痛，则腹股沟疝手术后产生慢性疼痛的可能性会增加[23]。不

过，没有特异性的检验/影像学检查来预测哪些人群更容易产生腹股沟疝修补术后疼痛。患者年龄和发生腹股沟疝手术后慢性疼痛的相关文献报道并不一致，部分研究认为年龄没有影响，一些研究则认为年龄是手术后慢性疼痛产生的危险因素[1,6,18]。尚无明确证据表明，超前镇痛会减少影响腹股沟疝手术后的慢性疼痛[23]。此外，术中手术部位注射局部麻醉剂并不能减轻术后前几天日的疼痛[24]。结合多项研究结果，仍不清楚疝修复类型（开放或内镜手术）是否与术后疼痛相关。外科学会中许多人推测手术中使用的补片和固定装置会减少慢性疼痛的发生；但相关研究目前尚无定论。

（四）不同治疗方式的证据强度

如上所述，局部麻醉对慢性疼痛发生和持续的影响并无定论，神经阻滞治疗慢性疼痛疗效也不一致，评估神经阻滞治疗腹股沟疝修补术后疼痛的随机对照试验较少。

此外，尽管外科医师提倡再次手术治疗，但其疗效并不确切。研究发现[21]，即使重新探查手术部位，纳入40名患者中仍有6名疼痛无改变。

镇痛药的使用效果也很难分析，因为文献报道的疼痛类型变化较大。对于神经病理性疼痛，膜稳定剂是一线选择，目前没有研究来比较不同类别镇痛剂对慢性腹股沟术后疼痛的疗效。

（五）未来研究方向或正在进行的临床试验

降低CPIP发病率的关键在于手术技术的提升，随着手术创伤越来越小，理论上可以降低CPIP发病率。此外，也有研究最佳补片类型来减少疝修补术后疼痛。疝修补术后慢性疼痛的治疗随着神经调控技术和神经毁损技术的不断发展，还需要更多研究明确外周刺激的最佳效果。在一些欧洲国家，CPIP由专门的疝疾病中心进行治疗，疼痛管理专家采用统一模式干预体系，从保守治疗到神经毁损和最终的手术进行干预，既可以为这些患者提供早期的标准治疗，也可以为进一步的研究收集数据[4]。

八、总结

腹股沟疝修补术后慢性疼痛管理应从全面的查体开始，并通过影像学检查排除其他疼痛原因以及疝复发的可能，一旦排除其他原因，本病主要的初始治疗包括休息和使用镇痛药。如果保守治疗无效，则需要进行有创性治疗，如神经阻滞、神经毁损、周围神经刺激和最终的神经切除术。疝修补术前有慢性疼痛的患者更容易出现术后慢性疼痛，而早期出现严重术后疼痛患者更有可能从急性疼痛转变为慢性疼痛。目前缺乏有效的检查来用于预测慢性疼痛，也没有术前治疗来降低术后发生长期疼痛的可能性，有必要由专门的疝病中心专家进行研究，以制订未来最佳手术的实践指南，并为目前治疗无效的患者继续探索新的治疗方案。

（朱薇　译　赵自芳　校）

原书参考文献

[1] Donati M, Brancato G, Giglio A, Biondi A, Basile F, Donati A. Incidence of pain after inguinal hernia repair in the elderly. A retrospective historical cohort evaluation of 18-years' experience with a mesh & plug

inguinal hernia repair method on about 3000 patients. BMC Surg. 2013; 13 (Suppl 2): S19.
[2] Condon RE. Groin pain after hernia repair. Ann Surg. 2001; 233 (1): 8.
[3] Callesen T, Bech K, Kehlet H. Prospective study of chronic pain after groin hernia repair. Br J Surg. 1999; 86 (12): 1528-31.
[4] Andresen K, Rosenberg J. Management of chronic pain after hernia repair. J Pain Res. 2018; 11: 675-81.
[5] Lawande AD, Warrier SS, Joshi MS. Role of ultrasound in evaluation of peripheral nerves. Indian J Radiol Imaging. 2014; 24 (3): 254-8.
[6] Manangi M, Shivshankar S, Vijayakumar A. Chronic pain after inguinal hernia repair. Int Sch Res Notices. 2014; 2014: 839681. https://doi.org/10.1155/2014/839681.eCollection 2014.
[7] Bay-Nielsen M, Perkins FM, Kehlet H. Pain and functional impairment 1 year after inguinal herniorrhaphy: a nationwide questionnaire study. Ann Surg. 2001; 233: 1-7.
[8] Bjurstrom MF, et al. Pain control following inguinal herniorrhaphy: current perspectives. J Pain Res. 2018; 7 (2014): 277-90. *PMC*. Web.
[9] Reinpold WM, Nehls J, Eggert A. Nerve management and chronic pain after open inguinal hernia repair: a prospective two phase study. Ann Surg. 2011; 254 (1): 163-8.
[10] Hakeem A, Shanmugam V. Inguinodynia following Lichtenstein tension-free hernia repair: a review. World J Gastroenterol. 2011; 17 (14): 1791-6.
[11] Emekisz S, Ozden H, Guven G. Effects of variable courses of inguinal nerves on pain in patients undergoing Lichtenstein repair for inguinal hernia: preliminary results. Acta Chir Belg. 2013; 113 (3): 196-202.
[12] Johner A, Fauldis J, Wiseman SM. Planned ilioinguinal nerve excision for prevention of chronic pain after inguinal hernia repair: a meta-analysis. Surgery. 2011 Sep; 150 (3): 534-41.
[13] Kurmann A, Fischer H, Dell-Kuster S, Rosenthal R, Audige L, Schupfer G, Metzger J, Honigmann P. Effect of intraoperative infiltration with local anesthesia on the development of chronic pain after inguinal hernia repair: a randomized, triple-blinded, placebo controlled trial. Surgery. 2015; 157 (1): 144-54.
[14] Willschke H, Marhofer P, Bosenberg A, Johnston S, Wanzel O, Cox SG, Sitzwohl C, Kapral S. Ultrasonography for ilioinguinal/iliohypogastric nerve blocks in children. Br J Anaesth. August 2005; 95 (2): 226-30.
[15] Rozen D, Ahn J. Pulsed radiofrequency for the treatment of ilioinguinal neuralgia after inguinal herniorrhaphy. Mt Sinai J Med. 2006; 73: 716-8.
[16] Fine PG. Long-term consequences of chronic pain: mounting evidence for pain as a neurological disease and parallels with other chronic disease states. Pain Med. 2011; 12: 996-1004.
[17] Parsons B, Schaefer C, Mann R, et al. Economic and humanistic burden of post-trauma and post-surgical neuropathic pain among adults in the United States. J Pain Res. 2013; 6: 459-69.
[18] Aasvang EK, Gmaehle E, Hansen JB, et al. Predictive risk factors for persistent post herniotomy pain. Anesthesiology. 2010; 112 (4): 957-69.
[19] Andresen K, Burcharth J, Fonnes S, et al. Chronic pain after inguinal hernia repair with the ONSTEP versus the Lichtenstein technique, results of a double-blinded multicenter randomized clinical trial. Langenbeck' s Arch Surg. 2017; 402 (2): 213-8.
[20] Poobalan AS, Bruce J, Smith WC, King PM, Krukowski ZH, Chambers WA. A review of chronic pain after inguinal herniorrhaphy. Clin J Pain. 2003; 19: 48-54.
[21] Courtney CA, Duffy K, Serpell MG, O' Dwyer PJ. Outcome of patients with severe chronic pain following repair of groin hernia. Br J Surg. 2002; 89 (10): 1310-4.
[22] Bay-Nielsen M, Perkins FM, Kehlet H. Pain and functional impairment 1 year after inguinal herniorrhaphy: a nationwide questionnaire study. Ann Surg. 2001; 233 (1): 1-7.

[23] Dahl JB, Mathiesen O, Møniche S. ‘Protective premedication’: an option with gabapentin and related drugs? A review of gabapentin and pregabalin in the treatment of postoperative pain. Acta Anaesthesiol Scand. 2001; 48 (9): 1130-6.

[24] Cybulka B. Inguinal pain syndrome. The influence of intraoperative local administration of 0.5% bupivacaine on postoperative pain control following Lichtenstein hernioplasty. A prospective case-control study. Pol Przegl Chir. 2017 Apr 30; 89 (2): 11-25.

[25] Kalliomaki ML, Sandblom G, Gunnarsson U, Gordh T. Peristent pain after groin hernia surgery: a qualitative analysis of pain and its consequences for quality of life. Acta Anaesthesiol Scand. 2009; 53: 236-46.

第二十七节　慢性髋部疼痛1例　27

Khyrie Jones, Tariq Malik

一、病例

患者，65岁女性，肥胖，因单侧髋关节疼痛从当地诊所转诊。患者单侧髋关节疼痛多年并随着时间推移逐渐加重，性质为深痛、钝痛、酸痛，偶尔放射到腹股沟区，长时间站立、重复性运动和长距离行走等体力活动后症状加重，休息后症状缓解。患者手部短暂晨僵史（<30分钟）、膝部肿胀，患者工作长期处于坐位，从坐位站起时疼痛加剧。患者否认近期跌倒、关节发热或发红病史，既往无髋关节疼痛相关的内科疾病和手术史，家族史无相关疾病。查体：手指远端和近端指间关节骨性肿大畸形、膝关节弹响、同侧髋关节活动受限、髋关节屈曲和外旋受限，同时腹股沟区有疼痛感[8,10]。

二、初步诊断

临床病史和查体提示髋骨关节炎，特别是患者有相关的高危易感因素，某些生活方式（长期处于坐位、重体力劳动等）、既往关节损伤或创伤、家族关节病史也是骨关节炎的高危易感因素[3-5]。髋骨关节炎的症状还包括限制性髋关节疼痛（如步行距离缩短）和机械力学不稳定（如关节绞索或制动感、患肢短缩或步态异常）。髋骨关节炎疼痛通常会放射到腹股沟区，但直接压迫腹股沟并不增加疼痛；颈部疼痛的颈椎骨关节炎引起侧向旋转受限，腰椎骨关节炎可出现放射至臀部的腰痛，膝骨关节炎导致局限性膝痛。

三、如何明确诊断

根据临床和影像学证据诊断髋骨关节炎[2,6,7]。虽然骨关节炎是一种临床诊断，但推荐髋关节（骨盆）前后位平片来证实并评估疾病进展和严重程度，对平片要重点关注关节间隙狭窄、骨赘（骨重建导致的骨质增生）、关节鼠（脱落的关节软骨和形成游离体的软骨下骨）、软骨下硬化（骨质象牙化）或囊肿[3-5]。大多数骨关节炎患者无须磁共振检查[2]，除非怀疑有需手术的其他病变，在影像学显著改变（软骨缺损、骨髓病变）前，MRI可在疾病的早期阶段识别骨关节炎[8]。骨关节炎无相关的特定实验室指标异常，急性期反应指标如血清红细胞沉降率、C反应蛋白均正常。

四、病理生理学特点

骨关节炎会影响关节的所有结构，包括透明软骨、软骨下骨、韧带、关节囊、滑膜和关节周围肌肉（图27-1）。生物力学、炎症和代谢等多种因素导致关节结构破坏和疼痛，骨关节炎的病理生理机制尚未完全清楚，炎症作用是近年来才被认识和普遍接受的病理机制之一，其病理特征是关节表面软骨细胞的过度降解和修复不充分，随着骨关节病的进展，细胞外基质（Ⅱ型胶原紊乱，水含量增加，蛋白多糖减少）过度激活蛋白水解酶（例如，基质金属蛋白酶），以及炎性细胞因子（如IL-1，IL-6，IL-17，TNF-α，TGF-β）在滑膜中堆积[4,5]。骨关节炎是一种异质性疾病，涉及多种炎症通道，关节破坏导致结局相似。根据特定的病理进程分为许多亚型，包括炎症型、机械性负荷过重、代谢改变和细胞过早凋亡，但绝大多数患者综合了不同程度的各个亚型。

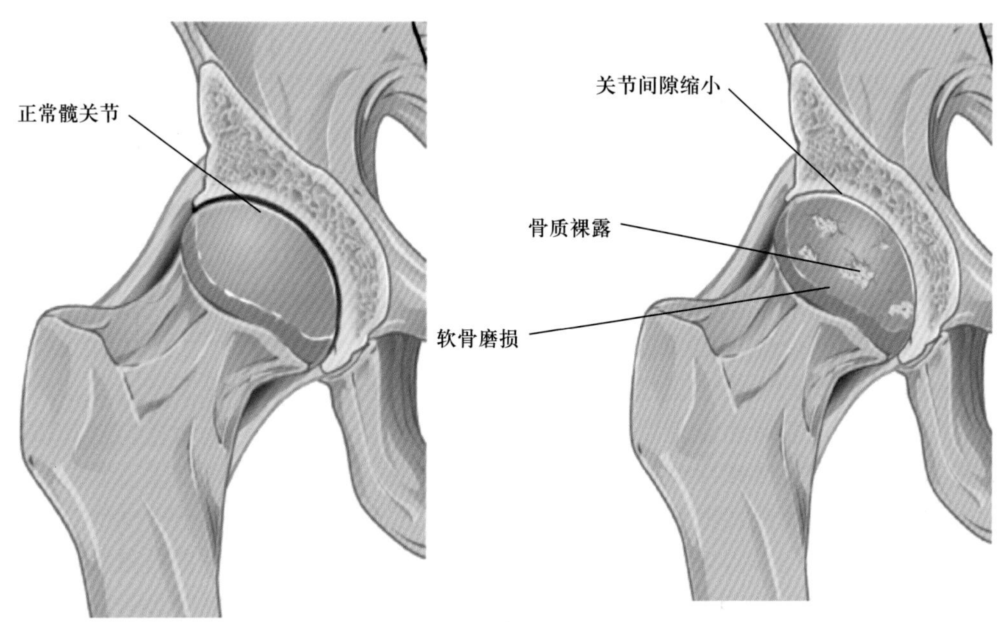

图27-1 （a，b）骨关节炎是由关节老化或长期磨损所致，覆盖于骨骼表面的软骨损伤导致关节僵硬和炎症疼痛

骨关节炎产生疼痛的机制包括骨膜隆起、骨内压增加导致的软骨下血管充血、滑膜炎、关节肌肉疲劳、关节整体挛缩、关节积液和关节囊受到拉伸、关节周围滑囊炎等[2]。外周伤害性机制难以解释许多骨关节炎患者的疼痛，从X线平片呈现的关节形态与患者所经历的疼痛强度不一致就可看出这一点。其原因可能是存在神经病理性疼痛因素，包括外周神经可塑性变化或中枢神经系统神经通路对疼痛感知的变化。通过定量感觉测试（quantitative sensory testing，QST）客观测量可发现骨关节炎患者存在痛觉超敏，且与疼痛强度和功能障碍相关。痛觉敏化的程度似乎与症状的严重程度相关，通过患者自我报告问卷发现，骨关节炎患者中神经病理性疼痛

的患病率为23%，痛觉敏化似乎与滑膜炎和关节积液相关。

五、骨关节炎的管理

骨关节炎的早期管理强调保守治疗，如有氧运动（平衡性、陆上、水上）、减重（BMI>25的患者），以及旨在缓解疼痛和改善功能状态的活动[2]。为减少患侧髋关节的反作用力，对侧手可使用拐杖或助步器[5]，患者可获益于物理和作业治疗的关节保护和节能技术[2]，为保持患者的持续获益，需要制订3～6个月的体育运动处方[11,12]。

镇痛剂如对乙酰氨基酚和非甾体抗炎药适用于保守治疗不佳的轻-中度骨关节炎疼痛患者[2]（表27-1）。尽管已证实非甾体抗炎药的镇痛效果优于对乙酰氨基酚[2,13,14]，但两者都不能改变骨关节炎的持续进展，使用两类药物时要注意：NSAID会增加胃肠道溃疡和出血风险、对乙酰氨基酚引起的肝脏损伤[2,8]。塞来昔布是一种可以降低胃肠道风险的选择性环氧合酶-2（COX-2）抑制剂，双氯芬酸是一种用于局部或局限性症状的外用非甾体抗炎药[2]，使用上述药物时可联合使用质子泵抑制剂。应慎用阿片类药物（如曲马多）治疗骨关节炎，由于其不良事件（恶心、头晕、嗜睡）风险较大且临床获益较小，通常不推荐阿片类药物作为对乙酰氨基酚和非甾体抗炎药的替代药物[15,16]。其他治疗骨关节炎的常用的处方药包括外用辣椒素和缓解疼痛的萘普生，以及骨骼肌松弛药（巴氯芬、替扎尼定、环苯扎林）。所有药物都建议使用最低有效量[2]，应该每3个月定期进行临床评估，评估其对症状、功能和身体状况的影响[17]。

表27-1　髋骨关节炎初始治疗的推荐用药

条件允许时，我们推荐髋骨关节炎患者使用下列药物其中之一：
对乙酰氨基酚
口服非甾体抗炎药
曲马多
关节腔内糖皮质激素注射
在某些情况下，我们推荐髋骨关节炎患者不要使用下列药物：
硫酸软骨素
氨基葡萄糖
对于下列药物，我们没有使用建议：
局部使用非甾体抗炎药
关节腔内注射透明质酸
度洛西汀
阿片类镇痛药

对髋骨关节炎的初始药物治疗，没有强有力的推荐。对于对初始药物治疗疗效不佳的患者，可采用介入治疗。

在超声或透视引导下，进行关节内注射糖皮质激素是一种短期缓解疼痛的治疗方法，适用于症状明显的中-重度髋骨关节炎患者（图27-2）。尽管与膝关节相比，这一方法的应用和研究比较少，但建议单侧髋骨关节内注射≤3次/年，每次注射后疗效维持4周～3个月[18-20]。频繁注射糖皮质激素与随后的软骨损伤（软骨退变）是否相关，尚存争议[2]。其他非手术疗法包括关节内注射透明质酸钠（补充黏弹剂）和富血小板血浆，研究表明其在缓解疼痛方面有益，但基于成本效益、证据有限和缺乏髋骨关节炎的临床疗效，目前不推荐[2,17,18,21-23]。间充质干细胞是一种试验性治疗膝骨关节炎的治疗方法，但FDA尚未批准其用于人类肌肉骨骼疾病的临床治疗[2,24]。

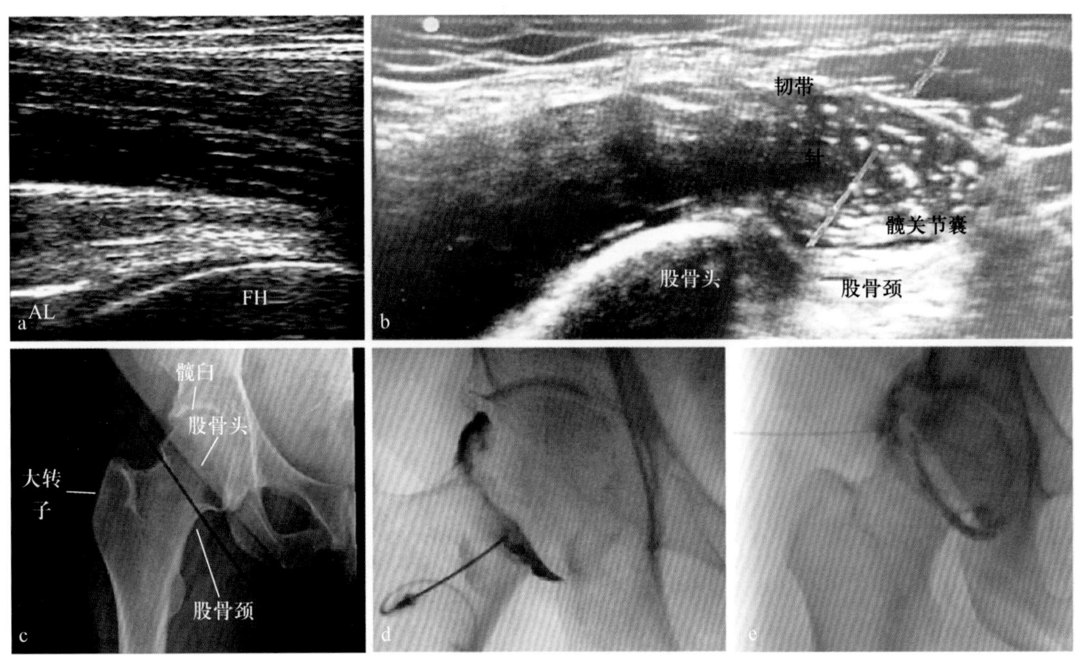

图27-2 超声（a）和透视（c）下的正常髋关节解剖；（b）超声引导髋关节内注射；透视引导下髋关节内注射：（d）前入路，（e）外侧入路[23]

对于保守、药物及介入治疗无效，且骨关节炎严重影响生活质量、重度晚期症状性患者，适用手术干预[2,8]。全髋关节置换术是老年患者髋关节结构明显改变的首选方案[2,4,5,8]。其他有价值的手术包括老年股骨颈骨折患者的半关节置换术，男性年轻患者的全髋关节表面置换，以及髋关节发育不良或撞击特定病例的髋关节（髋臼周围、股骨）截骨术[2,4,5,8]。

有关骨关节炎慢性疼痛的非手术治疗，专家推荐通过调节内源性疼痛抑制系统来减少中枢敏化；在其他镇痛药镇痛不足或禁用时，度洛西汀可调节内源性疼痛抑制通路，可广泛用于慢性肌肉骨骼疼痛和多骨关节炎的治疗[8,26]。股神经和闭孔神经关节支的射频消融（神经根离断术）是一种微创神经调控术，多个研究已证明该技术可有效缓解慢性髋关节疼痛[27-29]。

六、预后

骨关节炎患者的预后取决于受累关节损伤和病情的严重程度，关节置换虽然非常有效，但关节假体需要在10～15年后翻修[2]。术前严重疼痛、有并发症和抑郁以及其他关节存在疼痛，都是术后增加不良预后的风险因素[18,25]。骨关节炎的常见并发症包括疼痛、骨骼畸形和功能障碍[3,4]。

七、讨论

髋骨关节炎的患病率为1%～10%[17,30]，症状性髋骨关节炎的发病率为88例/10万[5]。美国疾病控制与预防中心报告：美国有5440万成年人患有关节炎，骨关节炎最常见的关节炎[1]。

基于临床表现和X线平片可诊断骨关节炎，鉴别诊断包括炎性关节炎（类风湿或脓毒性）、缺血性坏死（骨坏死）、转子滑膜囊炎、代谢性关节病（痛风或假性痛风）或创伤（骨折、脱位）。上述疾病根据临床表现和影像特点可与骨关节炎相鉴别。髋骨关节炎最早表现为受累侧肢体内旋受限，终末期典型表现为外旋受限[8]。骶髂关节分离试验（髋关节屈曲、外展、外旋）是对髋关节病变的检查，当骨关节炎时，外旋后腹股沟疼痛的敏感性为57%，特异性为71%，阳性似然比检验为1.9[32]。研究表明，髋关节疼痛程度（腹股沟区、大腿前部，无论是否内旋）与髋骨关节炎的影像学证据并不一致[31]。弗雷明汉（Framingham）有关骨关节炎研究证明：髋关节频繁疼痛患者的髋骨关节炎X线片的敏感性为15.6%，特异性为90.9%，阳性预测值为20.7%；而骨关节炎的另一项调查研究显示其诊断的敏感性为9.1%，特异性为94.3%，阳性预测值为23.8%[31]。骨关节炎最好使用慢性疾病的生物-心理-社会模式（即包括非药物、药物和介入治疗多模式）管理。

所有指南一致同意将教育和自我管理、运动、超重或肥胖时减重以及行走辅助设备等非药物手段作为一线治疗。

高质量研究已证明，运动疗法有助于缓解疼痛和改善关节功能，对髋骨关节炎和膝骨关节炎的效应量为0.4～0.5。相比髋关节炎，某种程度上，减重对膝关节炎更有效。对乙酰氨基酚虽用作一线治疗药物，但2017年的一项荟萃分析结论：与安慰剂相比，其效应量非常低（<0.2），因此几乎无效。与安慰剂相比，外用非甾体抗炎药能有效缓解骨关节炎的疼痛，（校正）平均效应量，疼痛为0.30，功能改善为0.35。若对乙酰氨基酚不足以缓解疼痛，非甾体抗炎药可能更有效。双氯芬酸和依托考昔（COX-2抑制剂）是缓解髋骨关节炎疼痛最有效的非甾体抗炎药，效果中等以上。局部外用剂疗效不佳，不推荐氨基葡萄糖或软骨素产品。关节内糖皮质激素注射仅4～6周的短期疗效，可作为辅助治疗，尤其在炎症时期；若在髋关节置换术前反复注射，可能会加速软骨侵蚀或增加感染风险；几乎没有髋关节内透明质酸注射的临床证据；度洛西汀是一种5-羟色胺和去甲肾上腺素再摄取抑制剂，具有抗抑郁、抑制中枢疼痛和抗焦虑的作用，推荐用于神经病理性疼痛的患者；神经病理性疼痛患者不推荐使用阿片类药物，因为风险大于获益。

许多研究显示，支配髋关节的神经进行射频消融也有疗效；Bhatia等对一项回顾研究发现，现有的证据大多基于观察性、非随机研究，对技术、神经阻滞的解剖标志和患者选择的描述存在差异。他们的结论认为射频消融是安全的，对于因并发症不适合手术或不愿意手术的患者，该疗法可能缓解疼痛。

髋关节镜手术可暂时缓解疼解，但较高比例的患者最终需要全髋关节置换术（9.5%～50%）。当所有治疗都失败时，全髋关节置换术证实有效且疗效持久，10年时，多达95%的假体仍能发挥作用。延迟手术会导致手术失败率升高，因此建议有适应证的患者尽早进行髋关节手术。髋关节表面置换术的适应证人群非常特殊，通常是有较大股骨头的年轻男性，在这类人群中，可替代人工全髋关节置换术，但对总体人群而言，不能完全替代髋关节置换术。

八、总结

骨关节炎可导致畸形、慢性疼痛和功能障碍，为降低致残率和预防并发症，治疗骨关节炎的最佳方案是药物和非药物干预的个体化、多学科联合诊治。但目前对于骨关节炎，任何修复病变或结构措施都未被证明有效[2]。治疗骨关节炎的最大困难是我们不知道骨关节炎的确切病因或潜在病因，虽然最近的研究确定了炎症在骨关节炎中的作用。关节内注射（透明质酸钠、富血小板血浆）、肌肉松弛药（巴氯芬、替扎尼定、环苯扎平）和营养药品（氨基葡萄糖、硫酸软骨素）的有效性，还需进一步研究确定。镇痛剂，尤其是阿片类药物（曲马多）的应用应谨慎和保守，但仍没有得到重视。未来的方向包括使用软骨保护药物（基质金属蛋白酶抑制剂和生长因子）和间充质干细胞治疗。

（邓立琴　译　赵自芳、刘岗　校）

原书参考文献

[1] Arthritis [Internet]. Osteoarthritis (OA). Centers for Disease Control and Prevention; 2019. Available from: https://www.cdc.gov/arthritis/basics/osteoarthritis.htm.

[2] Lozada C, Culpepper-Pace S. Osteoarthritis [Internet]. Overview. Medscape; 2019. Available from: https://emedicine.medscape.com/article/330487-overview.

[3] Dominguez M. Osteoarthritis [Internet]. Osteoarthritis. Medbullets; 2019. Available from: https://step1.medbullets.com/msk/112032/osteoarthritis.

[4] Dominguez M. Osteoarthritis [Internet]. Osteoarthritis. Medbullets; 2019. Available from: https://step2.medbullets.com/orthopedics/120529/osteoarthritis.

[5] Watts E, Karadsheh M, Incavo S. Hip osteoarthritis [Internet]. Hip Osteoarthritis. Orthobullets; 2019. Available from: https://www.orthobullets.com/recon/5005/hip-osteoarthritis.

[6] Jewell FM, Watt I, Doherty M. Plain radiographic features of osteoarthritis. In: Osteoarthritis. Oxford: Oxford University Press; 1998. p. 217-37.

[7] Hunter DJ. Advanced imaging in osteoarthritis. Bull NYU Hosp Jt Dis. 2008 Jan; 66 (3): 251.

[8] Doherty M, Abhishek A. Clinical manifestations and diagnosis of osteoarthritis [Internet]. Clinical manifestations and diagnosis of osteoarthritis. UpToDate; 2017. Available from: https://www.uptodate.com/contents/clinical-manifestations-and-diagnosis-of-osteoarthritis?topicRef=106097&source=see_link#H3222307137.

[9] OpenStax College. Anatomy & physiology-synovial joints [Internet]. Anatomy & physiology-synovial joints. OpenStax CNX; 2013. Available from: https://cnx.org/contents/FPtK1zmh@7.30:bFtYymxt@4/Synovial-Joints.

[10] Altman R, Alarcon G, Appelrouth D, Bloch D, Borenstein D, Brandt K, Brown C, Cooke TD, Daniel W, Feldman D, Greenwald R. The American College of Rheumatology criteria for the classification and reporting of osteoarthritis of the hip. Arthritis Rheum. 1991; 34 (5): 505-14.

[11] Fransen M, McConnell S, Hernandez-Molina G, Reichenbach S. Exercise for osteoarthritis of the hip. Cochrane Database Syst Rev. 2014; (4): CD007912.

[12] Osteoarthritis [Internet]. Cochrane complementary medicine. Cochrane; [cited 2009 Jun 10]. Available from: https://cam.cochrane.org/osteoarthritis.

[13] Chou R, McDonagh MS, Nakamoto E, Griffin J. Analgesics for osteoarthritis: an update of the 2006 comparative effectiveness review.

[14] Towheed T, Maxwell L, Judd M, Catton M, Hochberg MC, Wells GA. Acetaminophen for osteoarthritis. Cochrane Database Syst Rev. 2006; (1): CD004257.

[15] April KT, Bisaillon J, Welch V, Maxwell LJ,

Jüni P, Rutjes AW, Husni ME, Vincent J, El Hindi T, Wells GA, Tugwell P. Tramadol for osteoarthritis. Cochrane Database Syst Rev. 2019; (5): CD005522.

[16] da Costa BR, Nüesch E, Kasteler R, Husni E, Welch V, Rutjes AW, Jüni P. Oral or transdermal opioids for osteoarthritis of the knee or hip. Cochrane Database Syst Rev. 2014; (9): CD003115.

[17] Alle-Deveza L, Eyles J. Management of hip osteoarthritis-UpToDate [Internet]. Management of hip osteoarthritis. UpToDate; 2019. Available from: https://www.uptodate.com/contents/management-of-hip-osteoarthritis.

[18] Alle-Deveza L. Overview of the management of osteoarthritis-UpToDate [Internet]. Overview of the management of osteoarthritis. UpToDate; 2017. Available from: https://www.uptodate.com/contents/overview-of-the-management-of-osteoarthritis.

[19] McCabe PS, Maricar N, Parkes MJ, Felson DT, O'Neill TW. The efficacy of intra-articular steroids in hip osteoarthritis: a systematic review. Osteoarthr Cartil. 2016; 24 (9): 1509-17.

[20] Lambert RG, Hutchings EJ, Grace MG, Jhangri GS, Conner-Spady B, Maksymowych WP. Steroid injection for osteoarthritis of the hip: a randomized, double-blind, placebo-controlled trial. Arthritis Rheum. 2007; 56 (7): 2278-87.

[21] Hochberg MC, Altman RD, April KT, Benkhalti M, Guyatt G, McGowan J, Towheed T, Welch V, Wells G, Tugwell P. American College of Rheumatology 2012 recommendations for the use of nonpharmacologic and pharmacologic therapies in osteoarthritis of the hand, hip, and knee. Arthritis Care Res. 2012; 64 (4): 465-74.

[22] Zhang W, Nuki G, Moskowitz RW, Abramson S, Altman RD, Arden NK, Bierma-Zeinstra S, Brandt KD, Croft P, Doherty M, Dougados M. OARSI recommendations for the management of hip and knee osteoarthritis: part III: changes in evidence following systematic cumulative update of research published through January 2009. Osteoarthr Cartil. 2010; 18 (4): 476-99.

[23] Brown MN. Intra-articular joint injections [Internet]. Intra-articular injections of hip joint. Anesthesia Key; 2017. Available from: https://aneskey.com/intra-articular-joint-injections/.

[24] Chu CR, Rodeo S, Bhutani N, Goodrich LR, Huard J, Irrgang J, LaPrade RF, Lattermann C, Lu Y, Mandelbaum B, Mao J. Optimizing clinical use of biologics in orthopaedic surgery: consensus recommendations from the 2018 AAOS/NIH U-13 conference. J Am Acad Orthop Surg. 2019; 27 (2): e50.

[25] Hawker GA, Badley EM, Borkhoff CM, Croxford R, Davis AM, Dunn S, Gignac MA, Jaglal SB, Kreder HJ, Sale JE. Which patients are most likely to benefit from total joint arthroplasty? Arthritis Rheum. 2013 May; 65 (5): 1243-52.

[26] duloxetine (Rx) [Internet]. Dosing & uses-dosage forms & strengths. Medscape; 2019. Available from: https://reference.medscape.com/drug/cymbalta-irenka-duloxetine-342960.

[27] Vanaclocha-Vanaclocha V, Sáiz-Sapena N, Herrera JM. Percutaneous radiofrequency denervation in the treatment of hip pain secondary to osteoarthritis. EC Orthopaedics. 2016; 4 (6): 657-80.

[28] Chye CL, Liang CL, Lu K, Chen YW, Liliang PC. Pulsed radiofrequency treatment of articular branches of femoral and obturator nerves for chronic hip pain. Clin Interv Aging. 2015; 10: 569.

[29] Bhatia A, Hoydonckx Y, Peng P, Cohen SP. Radiofrequency procedures to relieve chronic hip pain: an evidence-based narrative review. Reg Anesth Pain Med. 2018; 43 (1): 72-83.

[30] Murphy NJ, Eyles JP, Hunter DJ. Hip osteoarthritis: etiopathogenesis and implications for management. Adv Ther. 2016; 33 (11): 1921-46.

[31] Kim C, Nevitt MC, Niu J, Clancy MM, Lane NE, Link TM, Vlad S, Tolstykh I, Jungmann PM, Felson DT, Guermazi A. Association of hip pain with radiographic evidence of hip osteoarthritis: diagnostic test study. BMJ. 2015; 351: h5983.

[32] Reiman MP, Goode AP, Hegedus EJ, Cook CE, Wright AA. Diagnostic accuracy of clinical tests of the hip: a systematic review with meta-analysis. Br J Sports Med. 2013; 47 (14): 893-902.

第二十八节　慢性膝关节疼痛1例　28

Tariq Malik

一、病例

患者，男性75岁，因右膝关节慢性疼痛转诊至疼痛门诊。疼痛局限于右膝，早晨重，行走时疼痛稍缓解，曾出现膝关节间歇性肿胀，但无皮肤颜色改变。患者在高中和大学时有运动爱好，热衷慢跑，无直接创伤或跌倒史，近年来因右膝疼痛和僵硬减少了跑步量，曾经用非处方药来缓解疼痛，但疗效不佳，既往有高血压病史，目前控制良好。

二、初步诊断

患者为老年男性，膝关节局部疼痛，疼痛的性质是机械痛，强烈提示疼痛与膝关节结构相关。经过检查患者无感染、创伤或肿瘤病史，在没有全身症状及其他危险信号（比如发热、体重减轻）的前提下，患者最有可能的诊断是膝关节退变性疾病[1]。临床上所有的滑膜关节都容易发生关节炎，患者很可能患有右膝骨关节炎[2]。骨关节炎（osteoarthritis，OA）的病因有：创伤、先天性或发育性障碍、二羟焦磷酸钙沉积病，其他骨骼和关节疾病（如骨坏死、类风湿关节炎、痛风性关节炎、脓毒性关节炎和畸形性骨炎）[3]；若找不到病因，则称为原发性OA。正确评估关节功能很重要，包括关节活动范围、关节线紧张测试、关节肿胀、神经肌肉完整性和关节摩擦音等（关节线紧张测试：屈膝90度，触诊股骨和胫骨最突出的地方，疼痛剧烈就提示半月板损伤）。没有任何单一的临床表现对诊断OA有绝对敏感或特异。

三、如何明确诊断

临床对骨关节炎的诊断基于临床表现和影像学检查，但美国风湿病学会认为临床医师可在无影像学证据的情况下确诊膝OA。虽然骨关节炎临床特征可能非常典型，但大多数学者认为：仍需影像学检查来证实并对骨关节炎进行分级，通过膝关节双切面X线片（正侧位）来评估和确诊OA，评估髌股关节炎时需拍摄髌骨轴位X片。临床认为：骨赘有诊断价值，关节间隙变窄提示患者存在关节软骨磨损的情况，可用于量化OA为轻、中或重度[5]，但关节间隙也受到半月板病变的影响，因此不能真实反映关节炎的严重程度。X线检查也有助于排除其他导致膝关节疼痛的病理因素，若既往有肿瘤史或怀疑有肿瘤，应及早进行影像学检查，因为骨是常见的肿瘤转移部位；如果发现任何不规则病变，可能需要CT或MRI检查后进行评估；MRI对病变非常敏感，可以评估膝关节的各个部分，包括骨髓、韧带和其他软组织结构。有时，骨扫描用于评估的骨代谢改变（骨赘形成、软骨下硬化、软骨下囊肿形成、骨髓病变）及滑膜炎的部位[6]。

血液化验（如血细胞计数、血沉、C反应蛋白、类风湿因子和滑液生化检查）在原发性骨关节炎患者中均为阴性，欧洲抗风湿病联盟建议选用3种症状（持续性疼痛、有限性晨僵和功能减退）和3种体征（摩擦音、活动受限和骨性增生）来诊断膝关节OA，症状和体征越多，诊断为骨关节炎的可能性就越大。当这6种体征和症状都出现时，在X线上看到骨关节炎改变的可能性为99%[7]。为标准化骨关节炎的诊断，美国风湿病学会1998年制定了骨关节炎的诊断标准，包括临床特征、实验室检查和影像学检查（表28-1）[8]。

表28-1　美国风湿病学会骨关节炎临床诊断标准[8]

临床特征	临床+影像	临床+实验室
上个月的大部分天数都有膝关节疼痛，此外至少有以下3种情况： 1. 摩擦音 2. 晨僵持续<30分钟 3. 年龄>50岁 4. 查体发现膝关节骨性隆起 5. 膝关节线紧张测试阳性 6. 触诊无发热	上个月的大部分天数都有膝关节疼痛，X线检查发现关节边缘有骨赘，此外还有下列1种情况： 1. 摩擦音 2. 晨僵持续<30分钟 3. 年龄>50岁	1. 摩擦音 2. 晨僵持续<30分钟 3. 年龄>50岁 4. 触诊有压痛 5. 关节增大 6. 局部触诊无发热 7. 血沉<40 mm/h 8. 类风湿因子滴度<1 ∶ 40 9. 滑液细胞计数/晶体检查阴性

四、病理生理学机制

骨关节炎的病理生理学机制尚不清楚。过去认为：骨关节炎是超负荷或过度使用关节而形成，主要是透明软骨病，其次是骨受累。但现在发现骨关节炎的病因要复杂得多，滑膜炎和促炎介质在骨关节炎中的作用日益受到重视[9,10]。滑膜炎在OA症状和结构退变中起关键作用[11]，与症状严重程度、软骨退变程度和骨赘相关[12,13]。许多炎症通路和免疫介质参与关节软骨退变、滑膜免疫病理和软骨下骨退变。这些细胞因子、活性氧类（reactive oxygen species，ROS）、一氧化氮、基质降解酶和生物应力相互作用最终导致了滑膜关节的骨关节炎。随着对骨关节炎中促进滑膜炎机制的深入了解，有助于发现用以控制症状和减缓结构破坏的治疗新靶点。在评估干预的有效性时，炎症标志物的测量也可能在未来作为疾病活动或进展的替代标志物[14]。

五、疼痛管理

骨关节炎是一种慢性疾病，大多数患者的潜在的病理机制难以确定，而且，病变程度和疼痛程度无相关性，骨关节炎的管理目标是改善关节功能[15]。评估疾病负担的程度也是临床评估的一部分，这可以使用WOMAC调查问卷完成。WOMAC调查问卷是衡量治疗后症状改善程度的重要工具，也是了解疾病随时间进展的重要工具。

治疗膝骨关节炎的基本原则与其他慢性疼痛情况相同：先物理治疗，然后是药物治疗、注射治疗，最后才是手术。

2013年，美国骨科医师学会（American Academy of Orthopedic Surgeons，AAOS）发布了第2版治疗膝骨关节炎的临床诊疗指南，指南相当全面，每项推荐都有证据等级。

膝关节疼痛患者需要综合管理，从改变生活方式开始，重点是调整可能加重骨关节炎的多种因素[16]。若患者超重（BMI>25），则推荐减重[17]，并进行低冲击运动（骑自行车、游泳）以提高膝关节肌肉力量[18]。大量证据表明，许多临床医师在治疗膝骨关节炎时未充分利用非药物干预[17]；尚无有力的证据表明经皮电刺激、按摩治疗、膝关节支具、足垫、口服软骨素或氨基葡萄糖对膝骨关节炎有帮助；对乙酰氨基酚治疗膝骨关节炎疼痛效果较差，而非甾体抗炎药（口服和外用）效果较好[19]；没有证据支持使用阿片类药物控制膝骨关节炎疼痛。

如果上述干预措施（特别是物理治疗和非甾体抗炎药）无效，则给予注射治疗，关节内注射糖皮质激素和透明质酸有多个证据表明有效，但膝骨关节炎注射富血小板血浆缺乏有效证据。当物理治疗和注射治疗膝骨关节炎后患者膝关节功能未改善时，需全膝关节置换[22]。

六、讨论

膝OA是常见的进展性关节疾病，全世界患者多达2.5亿人，65岁以上人群患病率33%[1]，女性患者多于男性，非裔美国人更有可能膝关节疼痛。肥胖和剧烈的体力活动（包括跪蹲或长时间站立）是骨关节炎的高风险因素[16]。膝OA不仅影响膝关节功能，也影响工作导致提前退休和关节置换等，增加社会成本。骨关节炎是临床开处方药的主要病种，每位患者每年花费约3000美元。

膝OA的疼痛为钝痛到锐痛，强度从轻微到剧痛不等，呈间歇性或持续性，伴或不伴肿胀。查体可能会发现膝关节活动范围变小、出现摩擦音、关节线紧张测试阳性、无力、行走困难（特别是上下楼时）。患者在夜间或长时间休息后出现关节僵硬和疼痛加剧，活动30分钟后缓解。欧洲抗风湿病联盟和美国风湿病学会都制定膝骨关节炎的诊断标准。Kellgren和Lawrence引入了最常见的影像学分级系统，各级特征为：1级为可疑关节间隙变窄（joint space narrowing，JSN）和可能骨赘；2级为正位负重X线片上明确的骨赘和可能的JSN；3级为多发性骨赘、明确的JSN、硬化和可能的骨畸形；4级为大骨赘、明显的JSN、严重的硬化和明显的骨畸形。

指南推荐减重和运动为一线治疗手段，然后是口服非阿片类镇痛药，包括对乙酰氨基酚和非甾体抗炎药。对膝OA患者来讲，应用乙酰氨基酚获益不大，塞来昔布的镇痛作用也很小，一般说来，相比对乙酰氨基酚和塞来昔布，其他非甾体抗炎药更有效。尽管关节内注射糖皮质激素在临床广泛使用，但因其疗效短暂且效果因患者而异，临床上仍有争议；关节腔内注射透明质酸对膝OA患者也有效，虽然AAOS不推荐，但它仍被其他学会推荐，透明质酸对轻中度膝OA患者效果最好，患者耐受性好，药物不良反应最小；与糖皮质激素或透明质酸相比，PRP在关节内注射有效，但相关研究很少，虽药物不良反应发生率很低但可能很严重[23-25]。有文献报道在膝关节内注射肉毒毒素，但研究质量较差，未被任何学会推荐[26,27]。总体而言，相比透明质酸关节内注射，糖皮质激素注射短期内镇痛效果比较好，但在3～6个月时，透明质酸镇痛效果更好，两者改善膝关节功能相当。

保守治疗无效且不适合全膝关节置换术或不希望手术的患者，可考虑膝关节感觉神经射频消融术[28,29]。目标靶神经共3条，其中内侧两条（股神经股内侧肌支的上关节支和隐神经髌下支），外侧一条（腓神经关节支）。这3条神经走行相对固定，并可在透视引导下可靠地定位和毁损，因其是纯感觉传入神经，毁损不会导致运动无力[30]。若患者在使用低容量局部麻醉剂进行诊断性阻断后缓解＞50%（最好＞70%），则患者选择此疗法后效果较好[31]。研究显示，与对照组相比，射频消融组3个月时镇痛效果更好。低温射频可调控神经，在一系列病例和试验中已证实，低温射频治疗的临床效果优于常规射频[32,33]。

七、各项共识或指南中治疗建议的评级

美国骨科医师学会发布了推荐治疗清单，并根据证据水平将推荐的治疗模式强度评级为强、中、有限、专家共识和不确定。

该学会强烈推荐体育运动，并推荐有症状的膝OA患者使用非甾体抗炎药；强烈推荐不要使用氨基葡萄糖和软骨素，因为缺乏高等级证据；推荐所有症状性骨关节炎患者减重，该推荐级别为中等。

膝关节支具、经皮电刺激或手法治疗疼痛的推荐级别为不确定，因为证据来自低质量研究。未证实使用对乙酰氨基酚对膝关节疼痛有益，也不建议使用，关节内注射糖皮质激素的证据尚不确定，该学会推荐不要在关节内注射黏弹性补充液，由于缺乏良好的证据，他们不推荐也不反对使用富血小板血浆或任何其他生长因子。该推荐清单件未包括对膝关节神经消融治疗慢性膝关节疼痛的任何评价，因为这些治疗是最近才出现的，在缓解膝关节疼痛方面，多项小规模研究表明射频或低温射频有益，但研究规模小，各研究间的方法学和评估不一致，随访时间通常只有3～6个月。

八、未来研究方向或正在进行的临床试验

老年人中普遍有膝关节疼痛，也是导致重大残疾的主要原因之一。现有的治疗不是很有效或持续缓解时间不长，全膝关节置换术并不能解决所有患者的问题，事实上，约20%的患者在置换术后仍存在棘手的慢性膝关节疼痛。目前尚无治疗置换手术后的慢性疼痛的循证指南。

无论是术前还是术后，慢性膝关节疼痛治疗无效的常见原因是对疼痛机制认识的不足；其他慢性疼痛也一样，也存在对疼痛机制的认识不足，各种病因混杂。也许慢性膝关节疼痛是一种综合征，而不是一种疾病，因此慢性膝关节疼痛发病机制多样，治疗方法多种，但许多患者疗效仍很差。

（邓立琴　译　易端、刘岗　校）

原书参考文献

[1] Lawrence RC, Felson DT, Helmick CG, et al.; National Arthritis Data Workgroup. Estimates of the prevalence of arthritis and other rheumatic conditions in the United States: part Ⅱ. Arthritis Rheum. 2008; 58 (1): 26-35. https://doi.org/10.1002/art.23176.

[2] Stitik T, Kim JH, Stiskal D, et al. Osteoarthritis. In: Delisa J, Frontera W, editors. Delisa's physical medicine and rehabilitation: principles and practices. 5th ed. Philadelphia: Lippincott Williams & Wilkins; 2010. p. 781-810.

[3] Kuyinu EL, Narayanan G, Nair LS, Laurencin CT. Animal models of osteoarthritis: classification, update, and measurement of outcomes. J Orthop Surg Res. 2016; 11: 19. https://doi.org/10.1186/s13018-016-0346-5.

[4] Goldberg C. A practical guide to clinical medicine. San Diego: University of California San Diego School of Medicine; updated 2015 Oct [cited 2017 Jul 12]. Available from: https://meded.ucsd.edu/clinicalmed/joints.htm.

[5] Sarwark MD. Arthritis of the knee. In: Sarwark JF, editor. Essentials of musculoskeletal care. 4th ed. Rosemont: American Academy of Orthopedic Surgeons; 2010. p. 650-6.

[6] Bureau NJ, Kaplan PA, Dussault RG. MRI of the knee: a simplified approach. Curr Probl Diagn Radiol. 1995; 24 (1): 1-49.

[7] Zhang W, Doherty M, Peat G, et al. EULAR evidence-based recommendations for the diagnosis of knee osteoarthritis. Ann Rheum Dis. 2010; 69 (3): 483-9. https://doi.org/10.1136/ard.2009.113100.

[8] Altman R, Asch E, Bloch D, et al. Development of criteria for the classification and reporting of osteoarthritis. Classification of osteoarthritis of the knee. Diagnostic and Therapeutic Criteria Committee of the American Rheumatism Association. Arthritis Rheum. 1986; 29 (8): 1039-49. https://doi.org/10.1002/art.1780290816.

[9] Berenbaum F. Osteoarthritis as an inflammatory disease (osteoarthritis is not osteoarthrosis!). Osteoarthr Cartil. 2013; 21 (1): 16-21.

[10] Sellam J, Berenbaum F. The role of synovitis in pathophysiology and clinical symptoms of osteoarthritis. Nat Rev Rheumatol. 2010; 6 (11): 625-35.

[11] Ayral X, Pickering EH, Woodworth TG, Mackillop N, Dougados M. Synovitis: a potential predictive factor of structural progression of medial tibiofemoral knee osteoarthritis--results of a 1 year longitudinal arthroscopic study in 422 patients. Osteoarthr Cartil. 2005; 13: 361-7.

[12] Hill CL, Hunter DJ, Niu J, Clancy M, Guermazi A, Genant H, Gale D, Grainger A, Conaghan P, Felson DT. Synovitis detected on magnetic resonance imaging and its relation to pain and cartilage loss in knee osteoarthritis. Ann Rheum Dis. 2007; 66: 1599-603.

[13] Torres L, Dunlop DD, Peterfy C, Guermazi A, Prasad P, Hayes KW, Song J, Cahue S, Chang A, Marshall M, Sharma L. The relationship between specific tissue lesions and pain severity in persons with knee osteoarthritis. Osteoarthr Cartil. 2006; 14: 1033-40.

[14] Scanzello CR, Goldring SR. The role of synovitis in osteoarthritis pathogenesis. Bone. 2012; 51 (2): 249-57.

[15] AAOS: American Academy of Orthopaedic Surgeons. Treatment of osteoarthritis of the knee: evidence-based guideline. 2nd ed [Internet]. Rosemont: American Academy of Orthopaedic Surgeons; 2013. Available from: www. aaos. org/research/guidelines/treatmentofosteoarthritisofthekneeguideline. pdf.

[16] Heidari B. Knee osteoarthritis prevalence, risk factors, pathogenesis and features: part I. Caspian J Intern Med. 2011 Spring; 2 (2): 205-1.

[17] Wluka AE, Lombard CB, Cicuttini FM. Tackling obesity in knee osteoarthritis. Nat Rev Rheumatol. 2013; 9 (4): 225-35. https://doi.org/10.1038/nrrheum.2012.224.

[18] Regnaux JP, Lefevre-Colau MM, Trinquart L, et al. High-intensity versus low-intensity physical activity or exercise in people with hip or knee osteoarthritis. Cochrane Database Syst Rev. 2015; (10): CD010203. https://doi.

org/10.1002/14651858.CD010203.pub2.

[19] da Costa BR, Reichenbach S, Keller N, et al. Effectiveness of non-steroidal anti-inflammatory drugs for the treatment of pain in knee and hip osteoarthritis: a network meta-analysis. Lancet. 2016; 387 (10033): 2093-105.

[20] Vickers AJ, Cronin AM, Maschino AC, et al. Acupuncture for chronic pain: individual patient data meta-analysis. Arch Intern Med. 2012; 172 (19): 1444-53.

[21] Hinman RS, McCrory P, Pirotta M, et al. Acupuncture for chronic knee pain: a randomized clinical trial. JAMA. 2014; 312 (13): 1313-22.

[22] Carr AJ, Robertsson O, Graves S, et al. Knee replacement. Lancet. 2012; 379 (9823): 1331-40.

[23] Nguyen C, Lefèvre-Colau MM, Poiraudeau S, Rannou F. Evidence and recommendations for use of intra-articular injections for knee osteoarthritis. Ann Phys Rehabil Med. 2016; 59 (3): 184-9.

[24] Xing D, Wang B, Zhang W, Yang Z, Hou Y, Chen Y, Lin J. Intra-articular platelet-rich plasma injections for knee osteoarthritis: an overview of systematic reviews and risk of bias considerations. Int J Rheum Dis. 2017; 20 (11): 1612-30.

[25] Lyon C, Spencer E, Spittler J, Desanto K. Clinical inquiries: how do hyaluronic acid and corticosteroid injections compare for knee OA relief? J Fam Pract. 2018; 67 (1): E13-4.

[26] Bao X, Tan JW, Flyzik M, Ma XC, Liu H, Liu HY. Effect of therapeutic exercise on knee osteoarthritis after intra-articular injection of botulinum toxin type a, hyaluronate or saline: a randomized controlled trial. J Rehabil Med. 2018; 50 (6): 534-41.

[27] Mahowald ML, Singh JA, Dykstra D. Long term effects of intra-articular botulinum toxin A for refractory joint pain. Neurotox Res. 2006; 9 (2-3): 179-88.

[28] Choi W-J, Hwang S-J, Song J-G, et al. Radiofrequency treatment relieves chronic knee osteoarthritis pain: a double-blind randomized controlled trial. Pain. 2011; 152: 481-7.

[29] El-Hakeim EH, Elawamy A, Kamel EZ, et al. Fluoroscopic guided radiofrequency of genicular nerves for pain alleviation in chronic knee osteoarthritis: a single-blind randomized controlled trial. Pain Physician. 2018; 21: 169-77.

[30] Kim SY, Le PU, Kosharskyy B, et al. Is Genicular nerve radiofrequency ablation safe? A literature review and anatomical study. Pain Physician. 2016; 19: E697-705.

[31] Jamison DE, Cohen SP. Radiofrequency techniques to treat chronic knee pain: a comprehensive review of anatomy, effectiveness, treatment parameters, and patient selection. J Pain Res. 2018; 11: 1879-88.

[32] McCormick ZL, Korn M, Reddy R, et al. Cooled radiofrequency ablation of the Genicular nerves for chronic pain due to knee osteoarthritis: six-month outcomes. Pain Med. 2017; 18: 1631-41.

[33] McCormick ZL, Reddy R, Korn M, et al. A prospective randomized trial of prognostic Genicular nerve blocks to determine the predictive value for the outcome of cooled radiofrequency ablation for chronic knee pain due to osteoarthritis. Pain Med. 2018; 19: 1628-38.

第二十九节　膝截肢痛1例

29

E. B. Braun, A. Sack, J. M. Foster, T. M. Sowder, and T. W. Khan

一、病例

患者，55岁男性，主诉右下肢疼痛就诊于疼痛门诊。患者3个月前因摩托车事故，右下肢创伤后出现疼痛，多次治疗失败后最终行膝上截肢术。出院后，患者在康复机构行假肢步态训练，因疼痛影响康复，为更好地控制疼痛就诊于疼痛门诊。患者回忆称，羟考酮能较好地控制疼痛，但一停药，右下肢就持续性疼痛，患者形容自己的残肢痛是间歇性的锐痛和钝痛。截肢1个月后，患者出现缺失肢体短缩感和疼痛性质为刺痛瘙痒的幻肢痛，幻肢痛随着情绪和天气的变化加重。患者自述：随着时间的推移，疼痛的特征产生了变化，他感觉到两种不同的疼痛，一种是截肢后持续的整个残肢的中强度间歇性锐痛与钝痛，伴残肢远端的异感和瘙痒；另一种是在切口中后方新发的重度局灶性、间歇性锐痛和烧灼痛，可放射数厘米。患者已经开始服用加巴喷丁，以求进一步处理转诊至疼痛门诊。

二、初步诊断

患者可诊断为截肢痛，截肢痛是指在截肢以后才出现的疼痛，需要排除感染、无法愈合的溃疡或骨刺引起的持续性疼痛，并详细询问病史和查体。截肢痛包括残端痛（residual limb pain，RLP）和幻肢痛（phantom limb pain，PLP）。

三、如何明确诊断

很多截肢者自诉截肢后仍感觉到失去的肢体存在，并经常将这种感觉描述为疼痛。这种情况16世纪初就有报道，塞拉斯·威尔·米切尔用“幻肢”一词来描述他在美国士兵身上观察到的这种症状[1]，截肢痛主要通过截肢病史伴缺失肢体的持续性痛觉来诊断。

RLP的诊断依赖查体和诊断流程，通过敲击已知的周围神经分布区域，引起疼痛/感觉异常（蒂内尔征），来确定疼痛敏感区域。在受累神经区域注射局麻药，若能在局麻药作用时间段缓解疼痛，有助于确诊。

四、病理生理学机制

幻痛是一种慢性神经病理性疼痛，确切

的机制尚不清楚，PLP的几种病理学机制认为，外周和中枢神经系统的形态学、生理学和生物化学的综合变化导致PLP。而RLP的发病机制认为是受损神经末梢异常生长（神经瘤），手术部位感染、伤口愈合不良，糖尿病或循环障碍增加了RLP的发生率[2]。

（一）外周机制

当神经轴突损伤时，炎症和释放的促伤害性因子（包括细胞因子、前列腺素和P物质）会降低痛阈并导致伤害性感受器产生动作电位[2]，受损神经元表现为钠通道被激活、下调钾通道、改变转导分子表达以及形成轴突间无功能连接[3,4]。交感神经的异常放电和血液循环的儿茶酚胺浓度增高也可导致自发性疼痛[5]。此外，皮肤可表现出儿茶酚胺敏感性，有研究表明，皮肤温度与幻肢痛的强度负相关[6]。

随后神经元开始再生，导致神经损伤端形成神经瘤，神经瘤可自发异位放电导致机械敏感性及儿茶酚胺敏感性上升，神经瘤与自发痛和诱发痛有关[7]。

机械刺激神经瘤可加重RLP和PLP，强化了外周机制在PLP中的作用[8]。此外，就像外科切除神经瘤可以减少或消除幻肢痛一样，在残端或神经瘤区域注射局部麻醉剂可减轻幻肢痛[9,10]。

背根神经节（DRG）在轴突损伤和神经阻滞后会发生显著变化，导致神经功能丧失和纤维化[11]。在没有抑制的情况下，背角神经元的自主活动和异位神经化学刺激增加，导致异位信号放大并增加疼痛感知[7,12,13]。与其他疼痛综合征一样，PLP常在情绪低落时加重[14]。

（二）脊髓机制

除了外周神经系统的作用外，大量证据表明，中枢在幻肢痛的发生过程中起主要作用。当C纤维和A_{δ}纤维传入增强脊髓神经元的突触反应性，就会导致中枢敏化[15]，该过程是由谷氨酸、P物质和神经激肽介导，这些神经递质降低了N-甲基-D-天冬氨酸（N-methyl-D-aspartate，NMDA）受体激活所需的阈值，并提高了神经元的兴奋性[17]，增加了NMDA受体控制的兴奋性传导通路的活性[16]。内源性脊髓神经元和初级传入神经末梢下调阿片受体兴奋性，导致下行抑制系统作用减弱[18]，导致去传入区域邻近的脊髓节段过度兴奋，表现为该区域的疼痛。

（三）脊髓上的机制

类似于脊髓重组理论，脑干、丘脑和大脑皮质发生了一种称为皮质重组的现象[19]。体感皮质地形图显示，PLP强度与体感模式的特定改变密切相关[20]。皮质重组的一个例子是，当患者触摸脸颊时，幻肢感到疼痛。

五、管理疼痛

幻肢痛的诊治管理相当困难，需要多模式策略，包括药物治疗、注射、神经调控、外科干预、补充和替代疗法以及预防性治疗。大多数用于治疗PLP的方法都是基于其他治疗神经病理性疼痛的证据。

（一）药物治疗

开始药物治疗时，循序渐进很重要，药物的选择应考虑主要的疼痛类型。世界卫生组织阶梯镇痛方案提供了一个有用的指南，推荐非阿片类镇痛药（如NSAID、对乙酰氨基酚）+/−辅助药物作为初始干预。在疼痛持续或加重时，可以添加弱阿片类药物（如曲马多、羟考酮），同时继续优化非阿片类镇痛药和辅助药物。最后，如果疼痛持续或加重，可尝试强阿片类药物（如芬太尼、吗啡）联合非阿片类镇痛药和辅助药物使用。每次治疗进阶都应评估药物治疗方案的疗效和不良反应，也可以考虑介入技术，由于阿片类药物的不良反应和滥用、耐受和依赖的多种可能，尽量减少阿片类药物用量[21]。

1. 抗惊厥药

有强有力的证据表明，抗惊厥药物可治疗截肢患者的神经病理性疼痛[22]。

抗惊厥药物通过多种机制治疗神经病理性疼痛。抗惊厥药物通过抑制NMDA受体的兴奋性传递，以及拮抗钠通道传导和抑制γ氨基丁酸（γaminobutyric acid，GABA）通路，从而发挥中枢和外周作用。在治疗神经病理性疼痛方面，加巴喷丁和普瑞巴林的耐受性和疗效与抗抑郁药相似[23]。

加巴喷丁可抑制传入神经元的电压门控钙离子通道，并作为中枢GABA受体激动剂[24]，多项研究表明加巴喷丁对截肢后PLP有效[25]。加巴喷丁常见用药方法是每晚300 mg开始，每隔7天增加1次，直到每天服药3次，每次300 mg，常见的最大有效剂量为每天3600 mg，若逐步调整，患者通常耐受性良好[26]。镇静、疲劳、恶心和体重增加是该药物最常见的不良反应。暂时中止增加剂量可将这些不良反应的慢性化降至最低。为避免药物超治疗水平，慢性肾功能不全患者需要根据肌酐清除率调整剂量。

普瑞巴林的作用机制与加巴喷丁相似，相对于加巴喷丁，某些患者对普瑞巴林的耐受性可能更好。关于治疗PLP，尚未见加巴喷丁和普瑞巴林的直接比较研究，但两者在治疗糖尿病周围神经病变和带状疱疹后神经痛方面疗效相似[27]。小型病例研究显示普瑞巴林治疗PLP有益[28,29]。

苯妥英钠，一种较老的抗惊厥药，通过抑制电压门控钠通道和谷氨酸释放可抑制神经异位放电[30]，很多指南认为苯妥英钠是治疗神经病理性疼痛的二线药物，但缺乏治疗其他神经病理性疾病方面的证据，再者，使用苯妥英钠需要监测血药浓度来避免不良反应，由于新的、更安全的药物的出现，已降低了苯妥英钠的临床应用[31,32]。

卡马西平是一种钠通道阻滞剂，临床证明在治疗神经病理性疼痛（包括带状疱疹后神经痛和糖尿病周围神经病变）方面的疗效优于安慰剂，治疗三叉神经痛疗效显著[30]，已证明卡马西平对治疗撕裂样PLP有益[33,34]，在治疗初期，可能会有低钠血症、再生障碍性贫血和白细胞减少等不良反应，应检查血液电解质基线数值，并在整个治疗过程期间定期复查[30]。奥卡西平，卡马西平的类似物，与卡马西平相比，其药物相互作用和不良反应更少[32]。

2. 抗抑郁药

抗抑郁药也常用于治疗RLP和PLP，这些药物抑制神经递质（如多巴胺、去甲肾上腺素/5-羟色胺）的再摄取。这些神经递质的增加可通过增强下行性脊髓抑制疼痛通路来减轻疼痛，首要的目的是治疗抑郁症，其次要考虑效果[31]。

三环类抗抑郁药，如阿米替林和去甲替林，具有多种作用机制，已成功用于治疗神经病理性疼痛。TCA具有多种潜在的不良反应，如抗胆碱能作用、心动过速、直立性低血压和视物模糊。对于有并发症的患者和此药高度的个体反应差异，需要谨慎地启动和调整三环类抗抑郁药。

治疗疼痛时，用选择性5-羟色胺再

摄取抑制剂（如氟西汀和西酞普兰）的疗效通常不如抑制去甲肾上腺素再摄取的药物[35,36]，但某些案例研究表明，氟西汀可以完全治疗PLP[37]。SNRI（如度洛西汀和文拉法辛）的不良反应似乎少于TCA，在治疗痛性多发性神经病时，已证明文拉法辛和度洛西汀接近TCA丙咪嗪的疗效，不良反应更少，是目前最常推荐用于治疗神经病理性疼痛的抗抑郁药之一[36,38,39]。

开始使用抗抑郁药物时，治疗者和患者都必须耐心。由于在达到治疗水平之前无效果或由于不良反应常会导致患者过早停用，而不良反应可能会通过渐进的滴定方式来解决[40]。应教育患者监测常见的不良反应（如嗜睡、唾液减少、嗜食、便秘和尿潴留）（表29-1）[30]。

表29-1　药物及其特性

药物	剂量和调整	作用机制	药代动力学	不良反应	监测
抗惊厥药					
加巴喷丁（即释剂）	初始剂量：100～300 mg每天睡前服用1次（QHS）逐渐加量至每日3次（tid） 调整：基于超过2周的疗效和耐受性的观察，剂量增加300～900 mg/d 最大剂量：3600 mg/d	拮抗电压门控Ca^{2+}通道	清除：肾清除 （最大剂量）：肌酐清除率30～59 ml/min：200～700 mg bid 肌酐清除率15～30 ml/min：200～700 mg/d	水肿、嗜睡、头晕、疲劳、体重增加	血清肌酐
普瑞巴林（即释剂）	初始剂量：150 mg/d，分2～3次服用 调整：如耐受，1周内可增加到300 mg/d；2～3周后可考虑进一步增加至600 mg/d 最大剂量：600 mg/d	拮抗电压门控Ca^{2+}通道（α-2-δ亚基）	消除：肾清除 （最大剂量）：肌酐清除率30～60 ml/min：300 mg/d 肌酐清除率15～30 ml/min：150 mg/d	体重增加、疲劳、水肿、嗜睡、头晕	血清肌酐
卡马西平	初始剂量：100 mg bid 调整：每周1次增量，每次最多200 mg/d 最大剂量：1200 mg/d	阻断Na^{+}和Ca^{2+}通道，调节下行抑制	代谢：肝脏 消除：肝脏 考虑在肝脏损伤时减少剂量	肝毒性、复视、眼球震颤、记忆力减退、嗜睡、恶心、胃肠道不适	全血细胞计数、血小板、肝功能、电解质、促甲状腺素
奥卡西平（即释剂）	初始剂量：300 mg/d 调整：3天后增加至300 mg bid，然后调整剂量时可以每5天增量300 mg 最大剂量：1800 mg/d	阻断Na^{+}通道	代谢：肝脏 消除：肝脏和肾脏 剂量减少： 肌酐清除率<30 ml/min-通常从起始剂量的50%开始，并缓慢调整	低钠血症、皮疹、镇静、胃肠道不适、复视	肝功能、电解质

续表

药物	剂量和调整	作用机制	药代动力学	不良反应	监测
托吡酯（50～600 mg/d）	初始剂量：25 mg每天睡前服用1次（QHS） 调整：每周增量1次，增量为25 mg/d 最大剂量：100 mg/d，分2剂	阻断Na^+和Ca^{2+}通道及谷氨酸增强GABA作用	代谢：肝脏 消除：肾脏 剂量减少： 肌酐清除率＜70 ml/min将剂量减少至常用剂量的50%，并缓慢调整	开角型青光眼、肾结石（1%～5%）、头晕、认知功能障碍、体重减轻、感觉异常	血清肌酐
5-羟色胺-去甲肾上腺素再摄取抑制剂					
度洛西汀	初始剂量：30 mg/d 调整：如耐受 1周后增加至60 mg/d 最大剂量：60 mg/d （120 mg/d未增加益处）	选择性抑制5-羟色胺和去甲肾上腺素的再摄取	代谢：肝脏 消除：肾脏和肝脏 肌酐清除率＜30 ml/min：则避免使用	恶心、嗜睡、便秘、口干、头晕、出汗、食欲下降	
文拉法辛（缓释剂）	初始剂量：37.5～75 mg/d 调整：每周增量75 mg 最大剂量：225 mg/d	选择性抑制5-羟色胺和去甲肾上腺素的再摄取	代谢：肝脏 消除：肾脏	失眠、性功能障碍、出汗、头痛、厌食、高血压	
三环类抗抑郁药					
阿米替林	初始剂量：25～50 mg QHS 调整：耐受时就可增量 最大剂量：150 mg/d	三环类抗抑郁药：抑制5-羟色胺、去甲肾上腺素和多巴胺的再摄取	代谢：肝脏 消除：肝脏和肾脏	尿潴留、口干、直立性低血压、视物模糊、体重增加、便秘、镇静	当较高剂量或代谢改变风险较高的人群（如老年人）中，可能需要监测血清水平
去甲替林	初始剂量：10～25 mg，每天睡前服用1次（QHS） 调整：如耐受，最多每3天增量1次 最大剂量：150 mg/d	三环类抗抑郁药：抑制5-羟色胺、去甲肾上腺素和多巴胺的再摄取	代谢：肝脏 消除：肾脏	焦虑、尿潴留、直立性低血压、体重增加、视物模糊、便秘、镇静，大多数不良反应不如阿米替林明显	高剂量水平时，可能需要监测血清药物水平
丙咪嗪	初始剂量：50 mg/d，分1～2剂 调整：耐受时逐渐加量 最大剂量：150 mg/d	三环类抗抑郁药：抑制5-羟色胺、去甲肾上腺素和多巴胺的再摄取	代谢：肝脏 消除：肝脏和肾脏	口干、心动过速、体位性低血压、体重增加、便秘、尿潴留、视物模糊和性功能障碍，大多数不良反应比阿米替林耐受性更好	

（二）介入技术

激痛点注射药物

激痛点是肌肉组织的孤立性痉挛点。肌肉痉挛会减少自身的血液供应，导致局部代谢紊乱。急性创伤或重复性微创伤可导致肌纤维应力紊乱形成激痛点，激痛点区域注射可通过减少肌痉挛、增加活动范围和改善血液循环来缓解肌筋膜疼痛，消除激痛点的目的是打破肌肉中的痉挛-疼痛-痉挛恶性循环。虽数据有限，但有文献报道，激痛点注射对PAP有益，一项对21名患者的研究发现，大多数截肢患者激痛点注射5周内显著改善了疼痛视觉模拟评分[41]。另一项研究比较了肉毒毒素组与利多卡因和醋酸甲泼尼松龙联合治疗组，发现两者都能立即改善RLP（不是PLP）和疼痛耐受性，并在常规治疗失败的截肢患者中疗效可持续6个月[42]。

腰交感神经阻滞

交感神经与神经病理性疼痛和内脏疼痛有关，腰交感神经链含骨盆和下肢的节前和节后纤维，主要位于L2～L4椎体的前外侧。用局部麻醉剂、神经毁损药物、神经消融技术和静脉局部麻醉技术阻断交感神经节有助于减轻截肢痛。在一项针对截肢痛患者的小型研究中，相比假手术组，在3个月的随访时，单次腰交感神经阻滞可减少残肢痛和幻肢痛，以及疼痛残疾指数中的感知残疾[43]。为了持久改善交感神经阻滞，应同时结合物理和行为疗法。神经调控外周神经刺激（peripheral nerve stimulation，PNS）通过放置在外周神经附近的电极阵列向外周神经传递电流，这会导致感觉异常而非疼痛。当疼痛局限于1～2条外围神经的分布区域时，该技术特别有效[44,45]。与外周神经刺激一样，脊髓电刺激也使用截肢痛，但电极放置在背柱浅层的硬膜外间隙，可能会覆盖更大范围的疼痛区域。最近发展起来的一种新的神经刺激技术可刺激背根神经节（DRG），导线放置于靠近DRG硬膜外腔，接收疼痛区域的输入，该方法可有效治疗复杂区域疼痛综合征（CRPS）和PLP，包括传统脊髓电刺激失败的病例[46,47]。

外科干预

对于保守治疗无效的疼痛患者，应考虑残端翻修或切除明显的病理性病变，如神经瘤和异位骨化。过去，PAP手术翻修的结果喜忧参半，某些患者报告短期缓解但最终神经瘤再生长[47-49]。最近研究显示，使用外科翻修术治疗PLP[50]和RLP[51-53]效果都很好。

（三）认知行为疗法、互补疗法和替代疗法

认知行为疗法

长期以来，认知行为疗法（CBT）一直是多学科治疗慢性疼痛策略的一部分。虽然已有报道CBT有助于治疗神经病理性疼痛[54]，但缺乏评估其在PAP中疗效的数据。一项小型随机对照研究发现，CBT联合镜像疗法并不优于一般心理治疗[55]。

镜像疗法

镜像疗法（mirror therapy，MT）是一种非药物疗法，需要在完整的肢体旁放置镜子，来创造一种截肢存在并可无痛移动的错觉。现认为MT通过影响皮质重组来治疗PAP，理由是因为大脑更喜欢视觉信息，而非体感反馈。对包括Medline、科克伦协作网数据库和Embase在内的文献进行荟萃分析，确定了20项检验MT疗效的研究。由于证据不足，不推荐MT作为PLP的一线治疗，但注意到有改善无痛幻肢运动的高

水平证据[56]。

预防

为预防慢性PAP，已广泛研究围手术期硬膜外镇痛，人们认为，在周围神经损伤后阻止伤害性输入可能会避免长期致敏。一项对65名截肢手术的患者进行的前瞻性研究显示，如果在术前48小时开始使用硬膜外或肠外镇痛来改善疼痛，6个月随访时，中位PAP(视觉模拟量表评分）显著改善[57]。

六、预后

相对于外周动脉疾病患者，因创伤导致肢体损伤而截肢的患者的死亡率较低。对退伍军人事务部（veterans Affairs，VA）系统中154名高于膝关节部位截肢患者的回顾性研究显示，1年总存活率为78%，3年时为55%[58]。残肢无血管损伤且年龄小于65岁，随着高于膝关节部位截肢后康复的进展，患者自主活动的机会显著提高[59]。

远期预后-完全治愈或复发/慢性持续性问题

仅约15%的患者RLP疼痛持续＞18个月，这些患者不太可能随时间改善[60]。相比之下，一项评估58名截肢手术患者的前瞻性研究发现，59%的患者在两年后仍有PLP[61]。一项荟萃分析显示，重返职场的比率为66%，需要改变职业的受试者比例很高[62]。

七、讨论

（一）发病率

截肢后，截肢痛患病率很高。美国约190万截肢者，预计到2050年全球截肢者将翻一番[63]，因血管病截肢占截肢病因的82%，其次是创伤，占16.4%[64]。一项对914名截肢患者研究发现，高达95%的患者有不同程度的PLP、RLP或幻觉[65]，这些幻觉可能是无痛的，从模糊的感觉到感知整个肢体大小和位置。文献报告的幻肢痛发生率差异很大，可能是由于缺乏幻肢痛的标准化定义和报告疼痛的方法[66]。

（二）鉴别诊断

虽然截肢痛主要是通过详细询问病史和查体作出的临床诊断，但也有一些检查可以帮助排除某些病因。对于截肢痛患者，必须考虑缺血损伤的可能，因为许多截肢患者的潜在病因是血管功能不全。若残肢的经皮氧分压＜2.67 kPa（20 mmHg），则表明缺血。感染（如骨髓炎）可引起截肢痛，可用血沉、C反应蛋白和白细胞计数进行评估。蒂内尔征阳性及注射局部麻醉剂后疼痛改善，可诊断为神经瘤。假肢相关的疼痛可能是由于相对于假肢模具形状，改变残肢引起，并可能损伤皮肤。由于形成病理性骨/异位骨化，也可能发生受压点和皮肤损伤，可用X线对这些类型的异常骨评估。相对普通人群，截肢患者的腰背痛患病率更高[67]，腰椎神经根病变、关节突关节病、骶髂炎和髋关节炎可表现为放射痛，而误认为是截肢痛[68]。用X线和MRI对解剖区域进行影像学评估，可以帮助排除是这些引起了疼痛。出现疼痛时，应始终考虑是否有PLP和CRPS，但难以检查[69]。

（三）不同治疗方式的证据强度

2016年科克伦协作网有关药物治疗PLP的综述显示，药物治疗PLP的数据总体上证据级别不高，该综述认为吗啡、加巴喷丁和氯胺酮短期镇痛效果良好，这些结论大多基于差异较大的小规模研究的结果，缺乏长期疗效评估和安全预后，因此，为指导临床实践，需要更多的随机对照研究来提出更有力的推荐证据。对于治疗广义上的神经病理性疼痛，确实有许多证据[70]。2015年，Finnerup等人使用GRADE分类，发现了加巴喷丁、加巴喷丁酯、普瑞巴林、SNRI和TCA的强有力证据；辣椒素贴片、利多卡因贴片、曲马多、A型肉毒毒素（皮下）和强阿片类药物的证据级别较弱。对于联合用药、辣椒素乳膏、卡马西平、可乐定外用、乳糖胺、拉莫三嗪、NMDA受体拮抗剂、奥卡西平、SSRI类抗抑郁药、他喷他多、托吡酯和唑尼沙胺，数据无定论。大麻素和丙戊酸盐的证据很弱，而左乙拉西坦和美西律的证据很强[71]。

神经调控等较新的技术也缺乏证据（图29-1），目前尚无任何随机临床研究，但已有使用周围神经电刺激（PNS）成功治疗截肢痛的病例报告。已证明脊髓电刺激在许多神经病理性疼痛治疗中有效，且对植入SCS治疗神经病理性疼痛和CRPS的证据进行了全面的审查，其缓解疼痛、降低疼痛评分、改善生活质量和患者满意度的证据等级为1B+[72]。对截肢痛这一特殊的神经病理性疼痛，SCS有效的证据不太有力，因为目前研究规模较小，且定义成功的标准也不同。在一项比较SCS和DRG刺激的随机对照研究中，DRG刺激在3个月和12个月成功率更高[73]。FDA认为截肢痛的运动皮质刺激尚处于研究阶段，但已有某些初步研究显示有前景。一项对155名行运动皮质刺激患者的荟萃分析显示，53%的PLP患者治疗成功[69,74]。

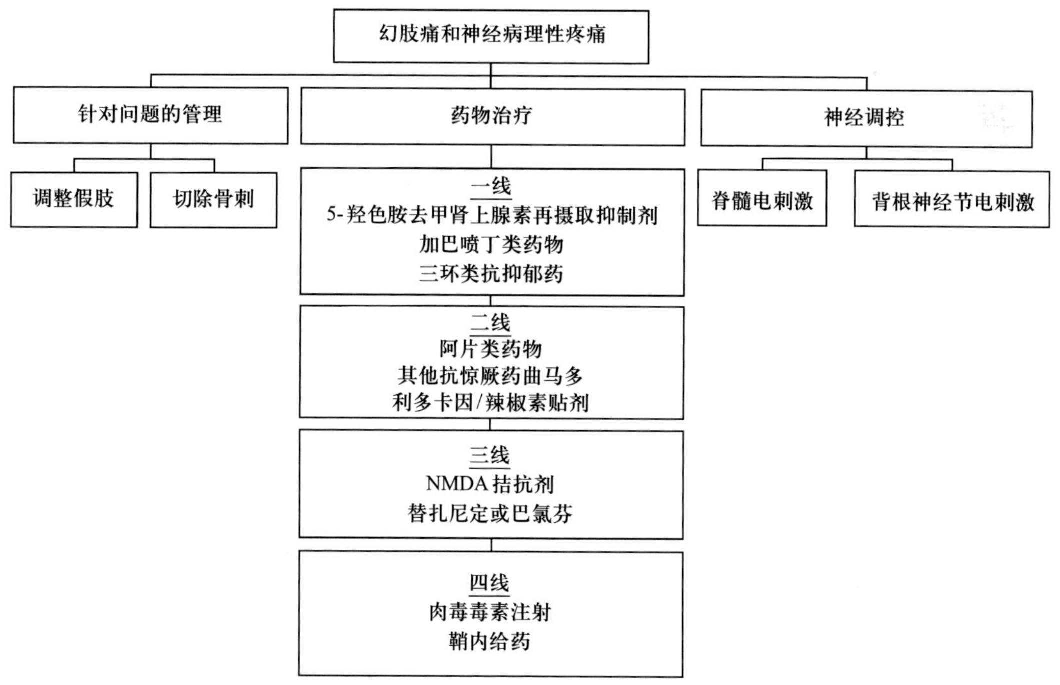

图29-1　幻肢痛的治疗选择

（四）未来研究方向或正在进行的临床研究

基于单克隆抗体在治疗炎性和肿瘤的确切疗效，也有助于截肢痛的治疗。在类风湿关节炎患者中，抗白细胞介素-6受体单抗能抑制炎症介质并改善关节功能[75]。

基因检测也能在疼痛治疗中发挥作用，未来应该会更普遍应用。在偏头痛的治疗中，已经确定了38个基因变异，现认为建立多基因风险评分可通过识别受试者对特定药物的反应，从而有助于个体化治疗偏头痛[76]。药物基因组测试显示，某些患者存在快速代谢丁丙诺啡的等位基因，在使用阿片类药物治疗疼痛时需要更大的剂量[77]。基因检测可作为临床决策支持工具，在截肢痛的药物治疗中可协助个体化治疗。

八、总结

截肢患者出现截肢痛的概率很高且治疗困难，多模式治疗为缓解疼痛和改善功能提供了最全面的方法。支持截肢痛治疗的许多证据都是从神经病理性疼痛的文献中推断出来的，进一步的对照研究应该侧重于多模式治疗和预防，有助于改善截肢痛的诊疗管理。

（邓立琴　译　易端、刘岗　校）

原书参考文献

[1] Nathanson M. Phantom limbs as reported by S. Weir Mitchell. Neurology. 1988; 38 (3): 504-5.

[2] Neil MJE. Pain after amputation. BJA Education. 2016; 16 (3): 107-12.

[3] Flor H, Nikolajsen L, Jensen TS. Phantom limb pain: a case of maladaptive CNS plasticity? Nat Rev Neurosci. 2006; 7 (11): 873-81.

[4] Devor M. Sodium channels and mechanisms of neuropathic pain. J Pain. 2006; Suppl 1: S3-S12.

[5] Bartels K, Cohen SP, Raja SN. Postamputation pain. In: Benzon H, Raja SN, Fishman SM, Liu SS, Cohen SP, editors. Essentials of pain medicine. 3rd ed. Philadelphia: Elsevier Health; 2011. p. 365-9.

[6] Sherman RA, Bruno GM. Concurrent variation of burning phantom limb and stump pain with near surface blood flow in the stump. Orthopedics. 1987; 10: 1395-402.

[7] Devor M. In: Koltzenburg M, McMahon SB, editors. Wall and Melzack's textbook of pain. Amsterdam: Elsevier; 2005. p. 905-27.

[8] Nyström B, Hagbarth KE. Microelectrode recordings from transected nerves in amputees with phantom limb pain. Neurosci Lett. 1981; 27: 211-6.

[9] Chabal C, Jacobson L, Russell LC, et al. Pain responses to perineuromal injection of normal saline, gallamine, and lidocaine in humans. Pain. 1989; 36: 321-5.

[10] Sehirlioglu A, Ozturk C, Yazicioglu K, et al. Painful neuroma requiring surgical excision after lower limb amputation caused by landmine explosions. Int Orthop. 2009; 33: 533-6.

[11] Liss AG, af Ekenstam FW, Wiberg M. Loss of neurons in the dorsal root ganglia after transection of a peripheral sensory nerve. Scand J Plast Reconstr Surg Hand Surg. 1996; 30: 1-6.

[12] Kajander KC, Wakisaka S, Bennett GJ. Spontaneous discharge originates in the dorsal root ganglion at the onset of a painful peripheral neuropathy in the rat. Neurosci Lett. 1992; 138: 225-8.

[13] Chen Y, Michaelis M, Jänig W, Devor M. Adrenoreceptor subtype mediating sympathetic-sensory coupling in injured sensory neurons. J Neurophysiol. 1996; 76: 3721-30.

[14] Woolf CJ. Dissecting out mechanisms responsible for peripheral neuropathic pain: implications for diagnosis and therapy. Life Sci. 2004; 74: 2605-1510.
[15] Woolf CJ, Salter MW. In: Koltzenburg M, McMahon SB, editors. Wall and Melzack's textbook of pain. Amsterdam: Elsevier; 2005. p. 91-105.
[16] Torsney C, MacDermott AB. Disinhibition opens the gate to pathological pain signaling in superficial neurokinin 1 receptor-expressing neurons in rat spinal cord. J Neurosci. 2006; 26: 1833-43.
[17] Woolf CJ, Salter MW. Neuronal plasticity: increasing the gain in pain. Science. 2000; 288: 1765-9.
[18] Wang S, et al. A rat model of unilateral hindpaw burn injury: slowly developing rightwards shift of the morphine dose-response curve. Pain. 2005; 116: 87-95.
[19] Grusser SM, Winter C, Muhlnickel W, et al. The relationship of perceptual phenomena and cortical reorganization in upper extremity amputees. Neuroscience. 2001; 102: 263-72.
[20] Flor H, et al. Phantom-limb pain as a perceptual correlate of cortical reorganization following arm amputation. Nature. 1995; 375: 482-4.
[21] Manchikanti L, Kaye AM, Knezevic NN, et al. Responsible, safe and effective prescription of opioids for chronic non-cancer pain: American society of interventional pain physicians (ASIPP) guidelines. Pain Physician. 2017; 20 (2S): S3-S92.
[22] Wiffen PJ, McQuay HJ, Edwards JE, Moore RA. Gabapentin for acute and chronic pain. Cochrane Database Syst Rev. 2005; (3): CD005452. https://doi.org/10.1002/14651858D005452.
[23] Backonja MM. Use of anticonvulsants for treatment of neuropathic pain. Neurology. 2002; 59: S14.
[24] Sarantopoulos C, McCallum B, Kwok WM, et al. Gabapentin decreases membrane calcium currents in injured as well as in control mammalian primary afferent neurons. Reg Anesth Pain Med. 2002; 27: 47.
[25] Bone M, Critchley P, Buggy DJ. Gabapentin in postamputation phantom limb pain: a randomized, double-blind, placebo-controlled, cross-over study. Reg Anesth Pain Med. 2002; 27 (5): 481-6.
[26] Backonja M, Glanzman RL. Gabapentin dosing for neuropathic pain: evidence from randomized, placebo-controlled clinical trials. Clin Ther. 2003; 25: 81.
[27] Dworkin RH, Corbin AE, Young JP Jr, et al. Pregabalin for the treatment of postherpetic neuralgia: a randomized, placebo-controlled trial. Neurology. 2003; 60: 1274.
[28] Spiegel DR, Lappinen E, Gottlieb M. A presumed case of phantom limb pain treated successfully with duloxetine and pregabalin. Gen Hosp Psychiatry. 2010; 32 (2): 2285-7.
[29] Wossner S, Weber K, Steinbeck A, Oberhauser M, Feuerecker M. Pregabalin as adjunct in a multimodal pain therapy after traumatic foot amputation-a case report of a 4-year-old girl. Scand J Pain. 2017; 9 (1): 146-9.
[30] Chen H, Lamer TJ, Rho RH, et al. Contemporary management of neuropathic pain for the primary care physician. Mayo Clin Proc. 2004; 79: 1533.
[31] Sawynok J, Esser MJ, Reid AR. Antidepressants as analgesics: an overview of central and peripheral mechanisms of action. J Psychiatry Neurosci. 2001; 26: 21.
[32] McLean MJ, Schmutz M, Wamil AW, et al. Oxcarbazepine: mechanisms of action. Epilepsia. 1994; 35 Suppl 3: S5.
[33] Elliott F, Little A, Milbrandt W. Carbamazepine for phantom-limb phenomena. N Engl J Med. 1976; 295: 678.
[34] Patterson JF. Carbamazepine in the treatment of phantom limb pain. South Med J. 1988; 81: 1100-2.
[35] Max MB, Lynch SA, Muir J, et al. Effects of desipramine, amitriptyline and fluoxetine on pain in diabetic neuropathy. N Engl J Med. 1992; 326: 1250.
[36] Sindrup SH, Gram LF, Brosen K, et al. The selective serotonin reuptake inhibitor

paroxetine is effective in the treatment of diabetic neuropathy symptoms. Pain. 1990; 42: 135.

[37] Power-Smith P, Turkington D. Fluoxetine in phantom limb pain. Br J Psychiatry. 1993; 163: 105-6.

[38] Sindrup SH, Bach FW, Madsen C, et al. Venlafaxine versus imipramine in painful polyneuropathy: a randomized, controlled trial. Neurology. 2003; 60: 284.

[39] Dworkin RH, O'Connor AB, Backonia M, et al. Pharmacologic management of neuropathic pain: evidence-based recommendations. Pain. 2007; 132: 237.

[40] McQuay HJ, Carroll D, Glynn CJ. Dose-response for analgesic effect of amitriptyline in chronic pain. Anaesthesia. 1993; 48: 281.

[41] Reiestad F, Kulkarni J. Role of myofascial trigger points in post-amputation pain: causation and management. Prosthetics Orthot Int. 2013; 37 (2): 120-3. https://doi.org/10.1177/0309364612447807.Epub 2012 Jun 20.

[42] Wu H, et al. A prospective randomized double-blinded pilot study to examine the effect of botulinum toxin Type A injection versus lidocaine/depomedrol injection on residual and phantom limb pain. Clin J Pain. 2012; 28 (2). https://doi.org/10.1097/AJP.0b013e3182264fe9.

[43] McCormick ZL, Hendrix A, Davanim D, Clay B, Kirsling A, Harden N. Lumbar sympathetic plexus block as a treatment for postamputation pain: methodology for a randomized controlled trial. Pain Med. 2018; 19 (12): 2496-503.

[44] Rauck RL, et al. Treatment of post-amputation pain with peripheral nerve stimulation. Neuromodulation. 2014; 17 (2): 188-97.

[45] Van Buyten JP, Smet I, Liem L, Russo M, Huygen F. Stimulation of the dorsal root ganglia for the management of complex regional pain syndrome: a prospective case series. Pain Pract. 2015; 15: 208-16.

[46] Goebel A, Lewis S, Phyillip R, Sharma M. Dorsal root ganglion stimulation for complex regional pain syndrome (CRPS) recurrence after amputation for CRPS, and failure of conventional spinal cord stimulation. Pain Pract. 2018; 18 (1): 104-8.

[47] Sturm V, Kroger M, Penzholz H. Problems of peripheral nerve surgery in amputation stump pain and phantom limbs. Chirurg. 1975; 46: 389-91.

[48] Dellon AL, Mackinnon SE. Treatment of the painful neuroma by neuroma resection and muscle implantation. Plast Reconstr Surg. 1986; 77: 427-38.

[49] Burchiel KJ, Johans TJ, Ochoa J. The surgical treatment of painful traumatic neuromas. J Neurosurg. 1993; 78: 714-9.

[50] Prantl L, Schreml S, Heine N, Eisenmann-Klein M, Angele P. Surgical treatment of chronic phantom limb sensation and limb pain after lower limb amputation. Plast Reconstr Surg. 2006; 118: 1562-72.

[51] Potter BK, Burns TC, Lacap AP, Granville RR, Grajewski DA. Heterotopic ossification following traumatic and combat-related amputations: prevalence, risk factors, and preliminary results of excision. J Bone Joint Surg. 2007; 89: 476-85.

[52] Ducic I, Mesbahi AN, Attinger CE, Graw K. The role of peripheral nerve surgery in the treatment of chronic pain associated with amputation stumps. Plast Reconstr Surg. 2008; 121: 908-14.

[53] Poppler LH, Parikh RP, Bichanich MJ, Rebehn K, Bettlach CR, Mackinnon SE, Moore AM. Surgical interventions for the treatment of painful neuroma: a comparative meta-analysis. Pain. 2018; 159 (2): 214-23. https://doi.org/10.1097/j.pain.0000000000001101.

[54] Wetering EJVD, Lemmens KMM, Nieboer AP, Huijsman R. Cognitive and behavioral interventions for the management of chronic neuropathic pain in adults—a systematic review. Eur J Pain. 2010; 14 (7): 670-81.

[55] McQuaid J, Peterzell D, Rutledge T, Cone R, Nance P, Velez D, Coeshott R, Ortega J, Van Duyn M, Otilingam P, Atkinson J. Integrated Cognitive-Behavioral Therapy (CBT) and Mirror Visual Feedback (MVF) for phantom limb pain: a randomized clinical trial. J Pain.

2014; 15 (4 Suppl): S108.

[56] Barbin J, Seetha V, Casillas JM, Paysant J, Perennou D. The effects of mirror therapy on pain and motor control of phantom limb in amputees: a systemic review. Ann Phys Rehabil Med. 2016; 59: 270-5.

[57] Karanikolas M, Aretha D, Tsolakis I, et al. Optimized perioperative analgesia reduces chronic phantom limb pain intensity, prevalence and frequency: a prospective, randomized, clinical trial. Anesthesiology. 2011; 114 (5): 1144-54.

[58] Nehler MR, Coll JR, Hiatt WR, et al. Functional outcome in a contemporary series of major lower extremity amputations. J Vasc Surg. 2003; 38: 7.

[59] Traballesi M, Brunelli S, Pratesi L, Pulcini M, Angioni C, Paolucci S. Prognostic factors in rehabilitation of above knee amputees for vascular diseases. Disabil Rehabil. 1998; 20 (10): 380-4.

[60] De Mos M, Huygen FJPM, van der Hoeven-Borgman M, Dieleman JP, Stricker BHC, Sturkenboom MCJM. Outcome of the complex regional pain syndrome. Clin J Pain. 2009; 25: 590-7.

[61] Jensen T, Krebs B, Nielson J, Rasmussen P. Immediate and long-term phantom limb pain in amputees: incidence, clinical characteristics and relationship to pre-amputation limb pain. Pain. 1985; 21: 267-78.

[62] Burger H, Marinek C. Return to work after lower limb amputation. Disabil Rehabil. 2007; 29 (17): 1323-9.

[63] Ziegler-Graham K, MacKenzie EJ, Ephraim PL, Travison TG, Brookmeyer R. Estimating the prevalence of limb loss in the United States: 2005 to 2050. Arch Phys Med Rehabil. 2008; 89 (3): 422-9.

[64] Dillingham T, Pezzin L, MacKenzie EJ. Limb amputation and limb deficiencies: epidemiology and recent trends in the United States. South Med J. 2002; 95: 875-83.

[65] Sherman RA, Sherman CJ. Prevalence and characteristics of chronic phantom limb pain among American veterans: results of a trial survey. Am J Phys Med. 1983; 62 (5): 227-8.

[66] Jensen T, Rasmussen P. Phantom pain and related phenomena after amputation. In: Wall P, Melzak R, editors. Textbook of pain. 2nd ed. Edinburgh: Churchill Livingstone; 1989. p. 159.

[67] Smith DG, Ehde DM, Legro MW, et al. Phantom limb, residual limb, and back pain after lower extremity amputations. Clin Orthop Relat Res. 1999; 361: 29-38. [PubMed].

[68] Cohen SP, Raja SN. Pathogenesis, diagnosis, and treatment of lumbar zygapophysial (facet) joint pain. Anesthesiology. 2007; 106: 591-614.

[69] Hsu E, Cohen S. Postamputation pain: epidemiology, mechanisms, and treatment. J Pain Res. 2013; 6: 121-36.

[70] Alviar MJM, Hale T, Lim-Dungca M. Pharmacologic interventions for treating phantom limb pain. Cochrane Database Syst Rev. 2016; (10): CD006380. https://doi.org/10.1002/14651858.CD006380.pub3.

[71] Finnerup NB, et al. Pharmacotherapy for neuropathic pain in adults: systematic review, meta-analysis and updated NeuPSIG recommendations. Lancet Neurol. 2015; 14 (2): 162-73. https://doi.org/10.1016/S1474-4422 (14) 70251-0.

[72] Visnjevac O, Costandi S, Patel B, Azer G, Bolash R, Mekhail NA. A comprehensive outcome-specific review of spinal cord stimulation for complex regional pain syndrome. Pain Pract. 2017; 17 (4): 533-45.

[73] Deer TR, et al. Dorsal root ganglion stimulation yielded higher treatment success rate for complex regional pain syndrome and causalgia at 3 and 12 months: a randomized comparative trial. Pain. 2017; 158 (4): 669-81.

[74] Nguyen JP, Lefaucheur JP, Raoul S, et al. Motor cortex stimulation for the treatment of neuropathic pain. In: Krames ES, Peckham PH, Rezai AR, editors. Neuromodulation. 1st ed. Amsterdam: Elsevier Science; 2009. p. 515-26.

[75] Strand V, Gossec L, Proudfoot CWJ, Chen CI, Reaney M, Guillonneau S, Kimura T, van Adelsberg J, Lin Y, Mangan EK, van

Hoogstraten H, Burmester GR. Patient-reported outcomes from a randomized phase Ⅲ trial of sarilumab monotherapy versus adalimumab monotherapy in patients with rheumatoid arthritis. Arthritis Res Ther. 2018; 20 (1): 129.

[76] Chalmer MA, Esserlind AL, Olesen J, Hansen TF. Polygenic risk score: use in migraine research. J Headache Pain. 2018; 19 (1): 29.

[77] Ettienne EB, Chapman E, Maneno M, Ofoegbu A, Wilson B, Settles-Reaves B, Clarke M, Dunston G, Rosenblatt K. Pharmacogenomics-guided policy in opioid use disorder (OUD) management: an ethnically diverse case-based approach. Addict Behav Rep. 2017; 6: 8-14.

第三十节　慢性足跟疼痛1例　30

Wyatt Kupperman, Tariq Malik

一、病例

患者，女性，45岁，主诉左足跟痛1年来疼痛门诊就诊。患者热衷马拉松运动，1年前无诱因出现左足跟痛，晨起和久坐后站立时疼痛加重。左足跟疼痛迫使患者退出了马拉松比赛，一直在用非处方镇痛药来控制疼痛，虽然药物有效但患者讨厌天天服药，曾尝试用矫形鞋和鞋垫，但无任何效果。患者在社区医院进行血液化验和足部X线检查，但无阳性发现，因此转诊到疼痛门诊。患者足部检查皮肤颜色正常、无肿胀或畸形，足跟有压痛、足踝背屈时也疼痛，足踝关节活动范围无异常，步态也正常。

二、初步诊断

患者无发热、体重下降、足部肿胀或严重创伤等症状，足背痛随着负重而加重，足跟部跖筋膜附着处有压痛，足背屈拉伸跖筋膜时疼痛；患者喜欢跑步，提示极有可能患跖筋膜炎（plantar fasciitis，PF）。

足跟痛可来自韧带或肌腱撕裂或断裂，往往发生在组织损伤后，常伴有肿胀和瘀血；跟骨在跑步过程中容易发生应力性骨折，在常规X线检查中容易漏诊；骨肿瘤无论是原发的（尤文氏肉瘤）还是继发（肺、胃、膀胱或子宫内膜），均需要排除，该患者长期无疼痛之外的其他症状，加上足部X线未见明显异常，因此不太考虑此类疾病诊断。足跟痛患者的X线片常常有跟骨骨刺，虽然骨刺可引起疼痛，但半数骨刺患者从未诉过足跟痛。足跟脂肪垫能有效减震，人类40岁后脂肪垫开始退化，随着增龄，肥胖和跑步会加速足跟脂肪垫的退化，足跟脂肪垫萎缩会导致疼痛，源于普通步行中，足跟承受的重量相当于体重的110%，而跑步时，足跟承受的重量为体重的250%。风湿性疾病（强直性脊柱炎、莱特尔综合征）也能引起足或足跟痛，但通常是双侧，身体的其他关节也会受累，通常血液化验呈阳性。卡压性神经病变（跗管综合征、内侧跟骨神经病变、巴克斯特神经卡压）也能引起疼痛，但常伴有刺痛和麻木。

三、如何明确诊断

跖筋膜炎是一种临床诊断，通常表现为沿下内侧足跟缓慢而渐进的疼痛不适[1-3]，疼痛也可以沿着跖筋膜从附着处向远端放射[4]，疼痛往往始于长时间静止后开始活动时，此时疼痛最明显，如晨起时疼痛感明显，下床活动行走之初，疼痛加剧[4,5]。

查体时，沿跟骨内侧结节的跖筋膜附着处可有急性压痛[5]，可用深触诊法检查跖筋膜，或者在足趾屈曲放松状态以及足趾伸展紧张状态下检查跖筋膜[5]。

医师查体时应评估足部和下肢生物力学链的运动、感觉和姿势，尤其小腿筋膜和足跟腱出现高张力状态时[6-8]，需要评估因足趾伸展和背屈的活动范围[6-8]。萨班和马萨拉威研究审计三种在办公室就可完成的基础测试（静态单腿站立30秒，重复半蹲10次，重复足跟抬高10次），该测试有助于跖筋膜炎的诊断[9]；若行步态评估，患者可能会出现镇痛步态，为避免足后跟着地，或者将患足保持在跖屈状态。

在跖筋膜炎的诊断中，影像学检查一直备受争议[4]。在一项研究中，莱维等人发现59.5%的跖筋膜炎患者有跟骨骨刺，46.5%的患者有跟腱骨刺，骨刺和治疗不相关[10]。艾哈迈德等人发现骨刺的大小或形状与患者症状没有相关性[11]。

影像发现骨刺只代表引起足部不适的其他情况（图30-1）[12]。无PF症状的患者

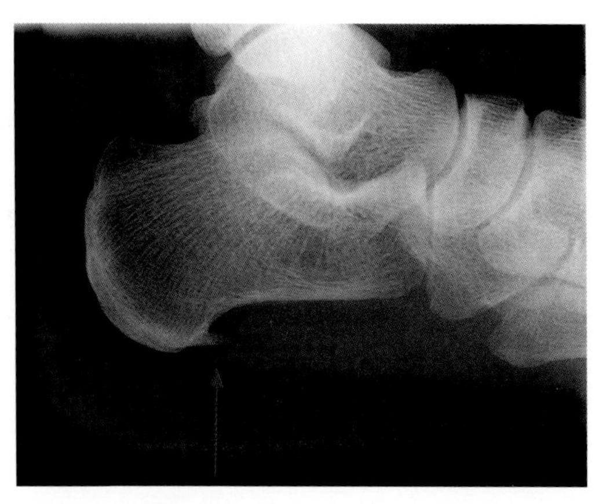

图30-1 跟骨骨刺

也能看到距下关节骨刺[13]。根据美国足踝外科医师学会的指南建议，确诊足跟痛通常不需要影像学检查[4]。

超声（ultrasound，US）检查在肌肉骨骼疾病的诊断和治疗方面越来越受欢迎。瑞赢等人发现US可有效评估筋膜结构，但效用有待确定[14]。尽管研究受到样本量的限制，费根等人发现US对跖筋膜厚度的诊断优于临床诊断[15]。在另一项研究中，超声检查诊断跖筋膜炎的敏感性和特异性分别为80.9%和85.7%[16]。AliMohseni-Bandpee等人的系统回顾中进一步证实，在诊断上US与MRI相当[17]。如果使用US进行筋膜评估，PF的近端厚度可能超过4 mm[13]。

虽然临床评估中可能会发现PF，但有经验医师的超声检查可对诊断有意义。根据损伤机制，如果怀疑有其他可影响足部骨骼和（或）软组织（包括肿瘤）的病变，则应考虑进一步进行影像学检查。

四、病理生理学机制

跖筋膜炎继发于跖筋膜的反复微撕裂，通常发生在跟骨内下方附着点附近[18]，病因有很多，主要包括体重增加、反复创伤、扁平或高弓足、衰老、久坐不动和爱运动的生活方式[18]。

有些学者认为跖筋膜炎本质上是慢性疾病，应该叫“跖筋膜病”，并认为它是爱运动或者久坐群体的一个慢性退行性病变过程[13,19]。

跖筋膜的重要性在于保持足稳定，特别是在步态周期中从足跟抬高到足趾离地间周期中（步态周期中的支撑末期）保持纵弓的稳定[20]。在步态周期的足跟抬高期，趾骨背屈反过来收紧跖筋膜，最明显

的是足内侧的跖筋膜[20]导致纵弓抬高[20]。由于足跟内侧附着的跖筋膜收缩，可以看到后足内翻，胫骨外旋[21]，这些调节有助于足的稳定和更有效的足离地过程[20,21]。

五、治疗

有多种治疗跖筋膜炎的报道，证据和益处不一，与许多其他肌肉骨骼疾病的治疗目标一样，治疗应循序渐进尽早进行。研究表明，90%的患者采取保守措施后会改善症状[19,22]，但症状的改善往往需要数月。

保守措施包括休息、非处方镇痛药、冰敷、按摩、为期6周的伸展锻炼[23,24]。

2013年美国国家卫生和健康调查（7.5万人）中，650名受访者表示在一个月内出现跖筋膜炎症状[25]，466名受访者报告使用非处方药[25]。然而，根据布罗茨曼和若苏埃的研究，支持使用非甾体抗炎药治疗跖筋膜炎的证据不足[23]。

针对跖筋膜和跟腱行伸展练习。乔万尼等人的前瞻性研究发现拉伸跖筋膜可显著改善症状，患者满意度高达92%[26]。若患者症状持续，可转诊至物理治疗师，为患者量身订制治疗方案，包括通过家庭练习计划和固有足部技术进行离心控制的运动训练[27]。理疗师可以进一步松动关节和软组织，这是美国物理治疗学会（American Physical Therapy Association，APTA）的A级推荐[28]。

足部和踝关节支具可能让患者进一步受益。根据McPoil等人的研究，定制足部矫形器可以改善跖功能和缓解疼痛约3个月[29]，此外，美国物理治疗学会（American Physical Therapy Association，APTA）建议短期（甚至可达1年）使用矫形器[28]。中等证据表明，症状持续6个月以上的患者，如果夜间睡眠时可耐受夹板，建议夜间使用1～3个月的夹板[28]。APTA推荐使用夜间夹板，特别对于那些早上第一步开始疼痛的患者[28]。

根据循证综述，矫形器的类型可能无关紧要，但使用夜间夹板矫形器有效[30]。

研究发现：对采取上述保守措施后仍有不适的患者，注射糖皮质激素对患者有益。已有文献报道在盲探下或超声引导下注射糖皮质激素，例如0.25%丁哌卡因2～3 ml加甲基强的松龙40～80 mg的混合液，注射风险与其他外周注射相似，包括出血和感染，但注射治疗还有跖筋膜撕裂和脂肪垫萎缩的风险[31]。Chen，Wu和Yu等学者的回顾性综述得出结论（包括科克伦协作网）在治疗的第1个月内，糖皮质激素注射的疗效优于PRP[32]，但6个月时，PRP治疗后的疼痛评分更低[32]。

用于整容手术和肌痉挛治疗的肉毒毒素也用于治疗跖筋膜炎。巴布科克等人的随机对照研究显示：肉毒毒素治疗后3周和8周时，症状和功能都有所改善[33]。

如果患者经过治疗后症状无明显好转，可用体外冲击波（extracorporeal shockwave therapy，ESWT）治疗慢性跖筋膜炎，尤其是经多种保守治疗6个月仍然无效的患者。Kudo等人在一项双盲、多中心、安慰剂对照研究中，对经过保守治疗6个月没有疗效的成年受试者进行了ESWT治疗研究，与安慰剂相比，他们发现治疗组在3个月时获益有统计学差异[34]。在手术干预前，奥格登等人推荐的体外冲击波治疗值得一试[35]。

跖筋膜炎手术只适用于经过6～12个月保守治疗无效且仍有中重度症状的难治性病例[5]。

该手术的并发症罕见，但像任何其他

手术一样，始终存在伤口感染和伤口裂开的风险[5]，也有手术后进一步损伤跖筋膜、内侧足弓缺失、足底外侧神经损伤，甚至发生CRPS的报道[5]。

手术总体有益，根据《DeLee和Drez运动医学》的相关章节《足跟痛和跖筋膜炎：后足疾病》中Kadkia的统计，不完全跖筋膜切开术后的复发率约为10%[5]。关于手术方法，如果考虑有神经卡压，特别是外侧跖神经第一支受压，可能必需切开探查[36]。但内镜手术，患者可提前4周恢复活动（6周VS. 10周）[37]。无论采用何种方法，通常不进行筋膜全切开，因为这可能导致外侧柱综合征[38]。（译者注：外侧柱综合征会表现为足外侧缘的疼痛。疼痛集中在由第四和第五跖骨以及相关的跗关节组成的区域，可能累及第四、五跖骨-骰骨关节的跟骰关节。疼痛可能在第五跖骨基底部/足部顶部。）

六、预后

跖筋膜炎的治疗预后相当好，保守治疗的治愈率为90%[31]，但有些患者的症状缓解可能需要几个月的时间。跖筋膜炎是一种慢性退行性疾病，多种治疗可缓解疼痛，为防止复发或影响健侧足，就需要长期纠正生活方式（如控制体重和日常锻炼）。

七、讨论

在美国，大约10%的个体会在人生的某个阶段患上跖筋膜炎[39]，40～60岁人群的发病率最高[40,41]，女性略高于男性，每年约有100万患者向医师咨询跖筋膜炎的治疗，治疗跖筋膜炎的总费用估计为每年3亿美元。跖筋膜是横跨足底的宽大纤维性腱膜，它起源于跟骨的内侧和前侧，并附着在近侧趾骨的基底部。当受到重要的弯曲力（推进），它充当横梁的作用，当足部吸收着地和步态站立期扩大的冲击力时，它起桁架的作用。跖筋膜炎是成人足部疼痛的常见原因，严重影响患者的生活质量。无论是男性和女性，职业运动员还是业余运动员，都会受到跖筋膜炎的影响。不同专业的医疗人员（足踝科医师、骨科医师、物理治疗师和脊椎按摩师）都参与治疗PF。

如上所述，许多不同的疾病都可导致足跟痛，但可以通过病史、体检、实验室检验或影像学检查来排除（表30-1和30-2）。

表30-1 跖筋膜炎的鉴别诊断

跟骨疼痛	肿瘤
	骨折
	囊肿
卡压综合征	跗管综合征
	跟骨内侧神经卡压
	巴克斯特神经卡压
	S1神经根病变
炎性	类风湿
	脊柱关节炎
	莱特尔综合征
软组织疼痛	足跟脂肪垫萎缩
	急性跖筋膜破裂
	跟腱滑囊炎
	跟腱炎

表30-2 跖筋膜炎的风险因素

解剖因素	下肢不等长
	足弓异常
	小腿肌肉紧张
	超重
	足跟脂肪垫萎缩
外在因素	过度使用
	劣质鞋
	不适当的训练

跖筋膜炎仅依据病史和查体结果即可诊断，X线片可用来排除骨结构的异常，但骨刺对于诊断跖筋膜炎的重要性仍有争议。US检查可以在门诊进行，US检查的敏感性和特异性分别为80.9%和85.7%，可与MRI媲美[16,17]，若有可疑的特定病史、损伤机制和查体，或者怀疑有应力性骨折或骨髓反应，采用MRI检查对患者更有益。

保守方法治疗跖筋膜炎非常有效，根据美国物理治疗学会，A级证据推荐拉伸跖筋膜和腓肠肌，推荐使用足部矫形器[28]，若效果不佳，可使用夜间夹板3个月来解决疼痛问题[28]。

对于上述保守治疗效果欠佳者，糖皮质激素注射已显示出良好的短期获益，而PRP注射可能获益更持久[32]。即使对体外冲击波治疗有不同的意见，手术前尝试进行体外冲击波治疗[34,35]。在保守治疗失败后，且症状持续6～12个月，应考虑转诊手术干预。

未来的研究应集中在PRP或干细胞注射、针对脂肪垫萎缩的硅胶植入、肉毒毒素注射等干预措施。

八、总结

足跟痛是一种常见的慢性疼痛疾病，其治疗涉及包括骨科手术和初级治疗在内的多个医学专业。足跟痛的绝大多数病例为跖筋膜炎，还有其他结构性、风湿性、神经性和感染性的病因，全面的病史和查体是正确诊断的关键。若无明确的病因，且疼痛治疗无效，则需要行磁共振、骨扫描和血液学化验。治疗的主要手段是拉伸跖筋膜、使用非甾体抗炎药、矫形器和糖皮质激素注射。只有经过保守治疗6个月无效后才可考虑手术干预。

（邓立琴　译　易端、刘岗　校）

原书参考文献

[1] Bordelon RL. Subcalcaneal pain: a method of evaluation and plan for treatment. Clin Orthop. 1983; 177: 49-53.

[2] Bordelon RL. Subcalcaneal pain: present status, evaluation, and management. Instr Course Lect. 1984; 33: 283-7.

[3] Bordelon RL. Surgical and conservative foot care. Slack: Thorofare; 1988.

[4] Schneider HP, Baca JM, Carpenter BB, Dayton PD, Fleischer AE, Sachs BD. American College of Foot and Ankle Surgeons Clinical Consensus Statement: diagnosis and treatment of adult acquired Infracalcaneal heel pain. J Foot Ankle Surg. 2018; 57 (2): 370-81.

[5] Kadakia AR. Heel pain and plantar fasciitis: hindfoot conditions. In: DeLee & Drez's orthopaedic sports medicine. 4th ed. Philadelphia: Saunders; 2015. p. 1442-52. e1.

[6] Buchbinder R. Plantar fasciitis. N Engl J Med. 2004; 350: 2159-66.

[7] Thomas JL, Christensen JC, Kravitz SR, Mendicino RW, Schuberth JM, Vanore JV, Weil LS Sr, Zlotoff HJ, Bouché R, Baker J. The diagnosis and treatment of heel pain: a clinical practice guideline—Revision 2010. J Foot Ankle Surg. 2010; 49: S1-S19.

[8] Young CC, Rutherford DS, Niedfeldt MW. Treatment of plantar fasciitis. Am Fam Physician. 2001; 63: 467-74.

[9] Saban B, Masharawi Y. Three single leg standing tests for clinical assessment of chronic plantar heel pain syndrome: static stance, half-squat and heel rise. Physiotherapy. 2017; 103 (2): 237-44.

[10] Levy JC, Mizel MS, Clifford PD, Temple HT. Value of radiographs in the initial evaluation of nontraumatic adult heel pain. Foot Ankle Int.

2006; 27: 427-30.
[11] Ahmad J, Karim A, Daniel JN. Relationship and classification of plantar heel spurs in patients with plantar fasciitis. Foot Ankle Int. 2016; 37: 994-1000.
[12] Moroney PJ, O'Neill BJ, Khan-Bhambro K, O'Flanagan SJ, Keogh P, Kenny PJ. The conundrum of calcaneal spurs: do they matter? Foot Ankle Spec. 2014; 7: 95-101.
[13] Karabay N, Toros T, Hurel C. Ultrasonographic evaluation in plantar fasciitis. J Foot Ankle Surg. 2007; 46: 442-6; McMillan AM, Landorf KB, Barrett JT, Menz HB, Bird AR. Diagnostic imaging for chronic plantar heel pain: a systematic review and meta-analysis. J Foot Ankle Res. 2009; 2: 32.
[14] Radwan A, Wyland M, Applequist L, Bolowsky E, Klingensmith H, Virag I. Ultrasonography, an effective tool in diagnosing plantar fasciitis: a systematic review of diagnostic trials. Int J Sports Phys Ther. 2016; 11: 663-71.
[15] Fagan R, Cuddy V, Ashton J, Clarke M, French H. Validity of clinical assessment compared with plantar fascia thickness on ultrasound for plantar fasciitis: a cross-sectional study. Manual Therapy. 2016; 25: e141.
[16] Sabir N, Demirlenk S, Yagci B, Karabulut N, Cubukcu S. Clinical utility of sonography in diagnosing plantar fasciitis. J Ultrasound Med. 2005; 24: 1041-8.
[17] Ali Mohseni-Bandpei M, Nakhaee M, Ebrahim Mousavi M, Shakourirad A, Reza Safari M, Vahab KR. Application of ultrasound in the assessment of plantar fascia in patients with plantar fasciitis: a systematic review. Ultrasound Med Biol. 2014; 40 (8): 1737-54.
[18] Reider B, Davies GJ, Provencher MT, undefined undefined undefined. Plantar fasciitis. In: Orthopaedic rehabilitation of the athlete: getting back in the game. Philadelphia: Elsevier/Saunders; 2015. p. 1511-30. https://www.clinicalkey.com/#!/content/book/3-s2.0-B9781455727803000421?scrollTo=%23hl0000446.
[19] Thomas JL, Christensen JC, Kravitz SR, American College of Foot and Ankle Surgeons Heel Pain Committee, et al. The diagnosis and treatment of heel pain: a clinical practice guideline-revision 2010. J Foot Ankle Surg. 2010; 49: S1-S19.
[20] Haskell A, Mann R. Biomechanics of the foot and ankle. In: Mann's surgery of the foot and ankle. 9th ed. Philadelphia: Elsevier; 2014. p. 3-36. https://www.clinicalkey.com/#!/content/book/3-s2.0-B9780323072427000012?scrollTo=%23hl0000669.
[21] Carlson RE, Fleming LL, Hutton WC. The biomechanical relationship between the tendoachilles, plantar fascia and metatarsophalangeal joint dorsiflexion angle. Foot Ankle Int. 2000; 21: 18-25.
[22] Donley BG, Moore T, Sferra J, Gozdanovic J, Smith R. The efficacy of oral nonsteroidal anti-inflammatory medication (NSAID) in the treatment of plantar fasciitis a randomized, prospective, placebo-controlled study. Foot Ankle Int. 2007; 28: 20-3.
[23] Giangarra CE, Manske RC, Brotzman BS, Jasko JJ. Inferior heel pain. In: Clinical orthopaedic rehabilitation: a team approach. 4th ed. Philadelphia: Elsevier; 2018. p. 281-289e. 1.
[24] Reider B, Davies GJ, Provencher MT. Plantar fasciitis. In: Orthopaedic rehabilitation of the athlete: getting back in the game. Philadelphia: Elsevier/Saunders; 2015. p. 1511-30.
[25] Nahin RL. Prevalence and pharmaceutical treatment of plantar fasciitis in United States adults. J Pain. 2018; 19: 885.
[26] Digiovanni BF, Nawoczenski DA, Malay DP, Graci PA, Williams TT, Wilding GE, Baumhauer JF. 1: chronic plantar fasciitis. A prospective clinical trial with two-year follow-up. J Bone Joint Surg Am. 2006; 88: 1775-81.
[27] Hyland MR, Webber-Gaffney A, Cohen L, Lichtman PT. Randomized controlled trial of calcaneal taping, sham taping, and plantar fascia stretching for the short-term management of plantar heel pain. J Orthop Sports Phys Ther. 2006; 36: 364-71.
[28] Martin RL, Davenport TE, Reischl SF, McPoil TG, Matheson JW, Wukich DK, McDonough

CM, American Physical Therapy Association. Heel pain-plantar fasciitis: revision 2014. J Orthop Sports Phys Ther. 2014; 44 (11): A1-33.

[29] McPoil TG, Martin RL, Cornwall MW, Wukich DK, Irrgang JJ, Godgess JJ. Heel pain—plantar fasciitis: clinical practice guidelines linked to the International Classification of Function, Disability, and Health from the Orthopaedic Section of the American Physical Therapy Association. J Orthop Sports Phys Ther. 2008; 38: A1-A18.

[30] Hawke F, Burns J, Radford JA, du Toit V. Custom-made foot orthoses for the treatment of foot pain. Cochrane Database Syst Rev. 2008; (undefined): CD006801.

[31] Miller MD, Hart JA, MacKnight JM, Khoon Tan C, Molloy A. Plantar fasciitis. In: Essential orthopaedics. Ⅳ. Philadelphia: Saunders/ Elsevier; 2010. p. 758-60.

[32] Chen YJ, Yi-Cheng W, Tung-Yang Y. Platelet-rich plasma or autologous blood VS corticosteroids for treatment of plantar fasciitis: a meta-analysis. Arch Phys Med Rehabil. 2017; 98 (10): e136-7.

[33] Babcock MS, Foster L, Pasquina P, Jabbari B. Treatment of pain attributed to plantar fasciitis with botulinum toxin A: a short-term, randomized, placebo-controlled, double-blind study. Am J Phys Med Rehabil. 2005; 84: 649-54.

[34] Kudo P. Randomized, placebo-controlled, double-blind clinical trial evaluating the treatment of plantar fasciitis with an extracorporeal shockwave therapy (ESWT) device: a North American confirmatory study. J Orthop Res. 2006; 24: 115-23.

[35] Ogden JA, Alvarez R, Levitt R, et al. Shock wave therapy for chronic proximal plantar fasciitis. Clin Orthop Relat Res. 2001; 387: 47-59.

[36] Baxter DE, Pfeffer GB. Treatment of chronic heel pain by surgical release of the first branch of the lateral plantar nerve. Clin Orthop Relat Res. 1992; 279: 229-36.

[37] Kinley S, Frascone S, Calderone D, et al. Endoscopic plantar fasciotomy versus traditional heel spur surgery: a prospective study. J Foot Ankle Surg. 1993; 32: 595-603.

[38] Myerson M. Foot and ankle disorders, vol. 2. Baltimore: W. B Saunders; 2000.

[39] Cole C, Seto C, Gazewood J. Plantar fasciitis: evidence-based review of diagnosis and therapy. Am Fam Physician. 2005; 72: 2237-42.

[40] Riddle DL, Schappert SM. Volume of ambulatory care visits and patterns of care for patients diagnosed with plantar fasciitis: a national study of medical doctors. Foot Ankle Int. 2004; 25: 303-10.

[41] Taunton JE, Ryan MB, Clement DB, McKenzie DC, Lloyd-Smith D. Plantar fasciitis: a retrospective analysis of 267 cases. Phys Ther Sport. 2002; 3: 57-65.

第三十一节　持续性腰背痛1例　31

Muhammad Zubair, Kenneth D. Candido, Nebojsa Nick Knezevic

一、病例

患者，男性，33岁，因腰背及双侧髋部慢性钝痛而就诊，疼痛位于双侧骶髂关节（sacroiliac，SI）区，无放射性，不伴有麻木和刺痛，疼痛起病隐匿，休息后加重，运动后缓解，有时伴运动乏力。患者既往有葡萄膜炎和银屑病病史，近期进行过开放性腹股沟疝修补术，报告有类似家族史。检查发现双侧骶髂关节有压痛，双侧髋关节外旋和外展受限。社区医师曾给予患者口服非甾体抗炎药（NSAID）镇痛治疗，疼痛有所缓解。因腰椎平片显示骶髂关节病变，且疼痛持续，患者因而转诊到疼痛门诊。在疼痛门诊评估后，患者进行了骨盆正位片检查，结果不明确，随后，进行了腰椎（症状最严重区域）MRI检查，显示为骶髂关节炎。

二、初步诊断

强直性脊柱炎（ankylosing spondylitis，AS）导致的骶髂关节炎。

三、如何明确诊断

强直性脊柱炎的诊断可分为两步：首先，详细询问病史并确认患者腰痛（lower back pain，LBP）持续＞3个月，发病年龄＜45岁，骨盆正位片显示骶髂炎并累及骶髂关节。其次，当影像学检查结果不明确时，临床医师需要观察11个相关临床特征（腰痛、足跟痛、非甾体抗炎药有效、葡萄膜炎、指关节炎、急性期血沉及CRP升高、银屑病、臀部交替疼痛、不对称的关节炎和炎症性肠病），如果患者出现11种临床特征的4个以上就可确诊强直性脊柱炎[1]。此病例患者的诊断依据：骨盆正位片上表现为骶髂关节炎，有葡萄膜炎、银屑病和使用非甾体抗炎药后疼痛改善等病史。

四、病理生理学机制

强直性脊柱炎的发病机制涉及多种因素，包括遗传因素及其与受累解剖结构、肠道微生物和先天免疫机制的相互作用，已证明IL-17、IL-17A和肿瘤坏死因子-α在强直性脊柱炎的发病过程中发挥重要作用[2]。

强直性脊柱炎的发病与人体白细胞抗原HLA-B27编码基因高度相关，但HLA-B27的检测阳性对该病诊断不是绝对的，因为有些强直性脊柱炎患者的HLA-B27正常。目前研究该疾病的学者还面临一些重大挑战，包括但不限于“同时发生病理性骨形成和骨吸收”，韧带成纤维细胞成骨分化最终形成骨赘，在极端情况下可导致脊柱强直。

以下是强直性脊柱炎的三种发病机制学说。

（一）遗传因素

HLA-B27重链同源二聚体导致强直性脊柱炎的假说近年来受到关注，已证明特定种族85%～95%以及6%的美国人口都有HLA-B27[3]。不同于其他HLA1分子，如HLA-B27第67位残基上半胱氨酸未配对，这种独特的构型允许人类白细胞抗原（human leukocyte antigen，HLA）形成自由链的同源二聚体和寡聚体，这就可能导致AS发病。HLA-B27作为一条巨大的松散链，以二聚体的形式存在并参与AS的发病，这些二聚体位于肠道和关节，参与抗原递呈细胞（antigen presenting cells，APCs）活动，可诱导IL-23表达，最终产生IL-17[4]，HLA-B27也参与自噬。

在非HLA区域同样存在AS的易感基因，非主要组织相容性复合体（MHC）致AS基因可分为几个功能类别：ERAP1和ERAP2、IL23/17、肿瘤坏死因子基因家族、T淋巴细胞。

（二）促炎介质

促炎介质的作用已在一些观察性研究中得到证实，环氧合酶、肿瘤坏死因子和白介素17成为目前治疗强直性脊柱炎的靶点。

（三）肠道黏膜、IL-23和微生物的作用

强直性脊柱炎患者的肠道黏膜病变始于肠道的微损伤，脊柱关节炎（spondyloarthritides，SpA）患者肠道特异性菌群激活IL-23受体（IL-23R）后，固有淋巴样细胞（innate lymphoid cells，ILC）产生IL-17（一种促炎细胞因子）和IL-22[5]（可激活破骨细胞），活化的ILC迁移到关节和需肿瘤坏死因子-α参与的炎症区域。

五、疼痛管理

文献已经阐明，强直性脊柱炎患者的治疗是全方位的，分为内科、介入和外科治疗。

（一）非药物治疗

AS引起的关节炎症和骶髂关节炎的非药物治疗仅限于1A级患者。作为强直性脊柱炎患者的基础治疗，运动康复计划和治疗应由相关专家指导，从拉伸训练到水疗，多种运动有助于增加患者的脊柱关节活动范围。

（二）药物治疗

药物治疗涉及多种药物：非甾体抗炎药、柳氮磺胺吡啶、肿瘤坏死因子-α抑制剂和糖皮质激素。吲哚美辛是最有效的非甾体抗炎药，常用剂量为25 mg，每日2～3次；缓释剂75 mg，每日1次，（或）1次最大剂量50 mg，每日最大剂量100 mg。治疗可每周递增25～50 mg。

对于持续性、活动性、症状性的强直

性脊柱炎患者应持续使用非甾体抗炎药来控制症状，此方法符合2010年国际脊椎炎评估学会（Assessment of SpondyloArthritis International Society，ASAS）和欧洲防治风湿病联盟（European League Against Rheumatism，EULAR）的指南建议[6]。包括阿片类药物在内的镇痛药很少应用，当需要使用时，避免肾功能衰竭、心肌梗死、胃溃疡、视力和皮肤变化等药物不良反应。

回顾性研究证明：小剂量糖皮质激素（每天5 mg）持续使用一周效果显著。小剂量缓控释（modifed-release，MR）泼尼松可显著降低SpA患者活动期的疲乏、晨僵和疼痛。

针对强直性脊柱炎或骶髂关节炎的疼痛管理大致分为以下几类：

1. 非药物治疗，包括由经过培训的治疗师制订的运动方案，例如，关节活动度练习和水疗。

2. 含上文强调的非甾体抗炎药在内的药物治疗。

3. 口服糖皮质激素。

4. 柳氮磺吡啶等改善病情的药物。

5. 骶髂关节注射。

（三）骶髂关节注射在治疗强直性脊柱炎或髋关节疼痛中的作用

强直性脊柱炎患者可表现为髋部和双侧腰痛，由骶髂关节炎和脊柱关节炎所致。大量研究已证明，骶髂关节的注射治疗对许多患者有益（图31-1）[7]。

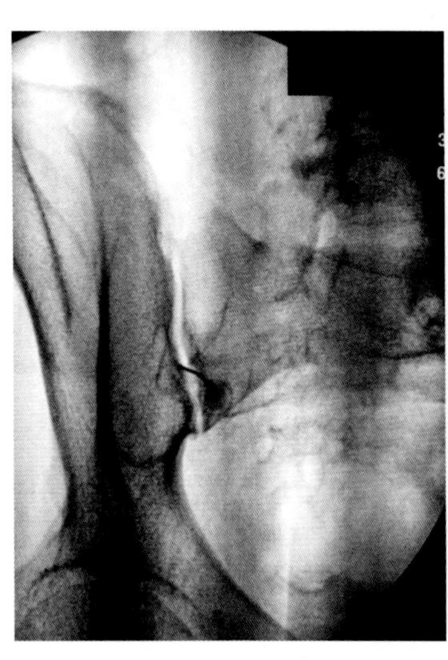

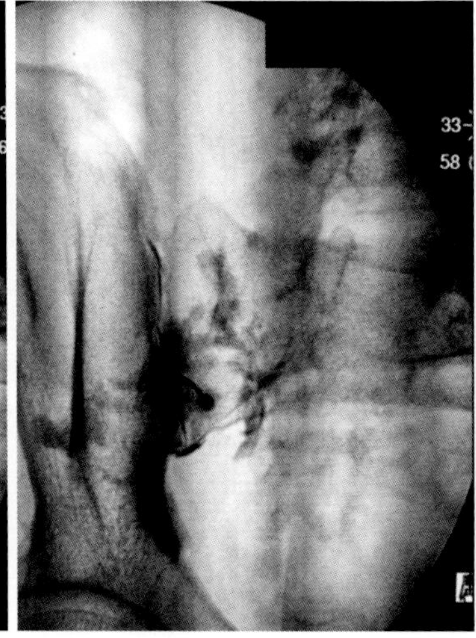

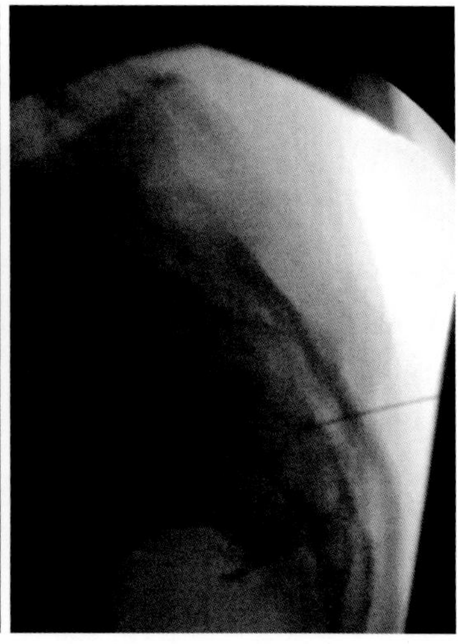

图31-1 骶髂关节注射糖皮质激素

骶髂关节神经丰富，对疼痛敏感并有大量的肌肉附着。已证实，双侧骶髂关节诊断性阻滞降低单侧诊断性阻滞的假阳率约20%，骶髂关节的注射治疗对脊柱关节炎有益[8]。

有一篇系统综述评估了强直性脊柱炎患者物理治疗的有效性，但确切的治疗方案和运动类型仍有待确定[9]。

（四）射频消融在骶髂关节炎的应用

当患者不能耐受或不接受糖皮质激素的反复注射或药物的不良反应时，可以进行射频消融，射频消融可作为疼痛传统治疗无效患者长期缓解疼痛一种技术（图31-2）。尽管骶髂关节的感觉神经支配仍存争议，目前认为，骶髂关节后部感觉神经来自L4、

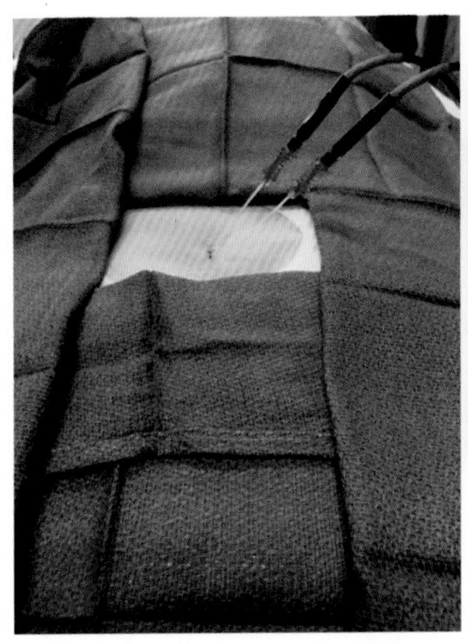
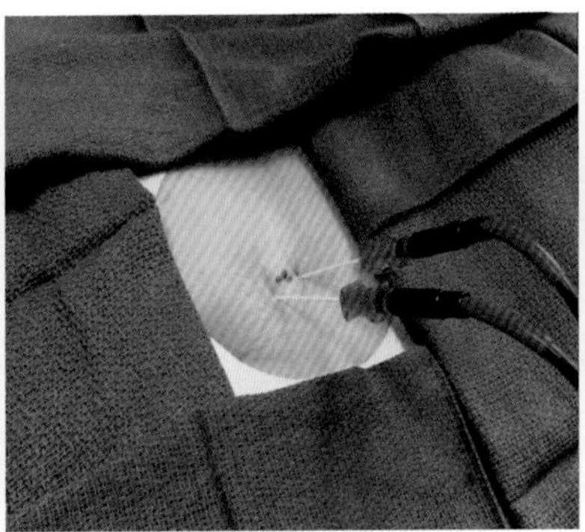
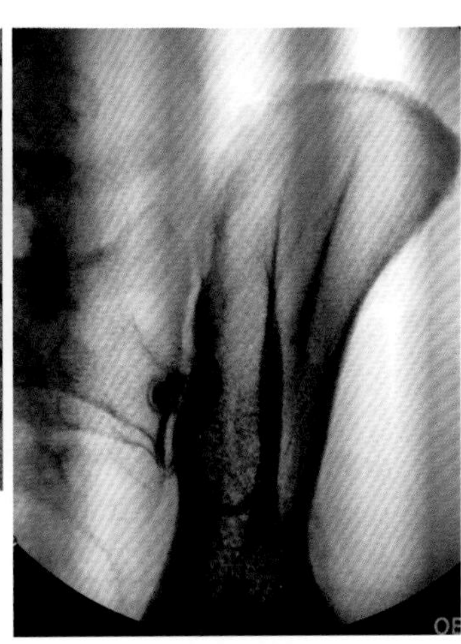

图31-2　射频消融术治疗骶髂关节炎（SIJ）

L5脊神经后内侧支和S1、S2、S3脊神经后支[10]，骶髂关节前部是由腰骶丛感觉神经支配[11]。也有学者认为，骶髂关节的某些区域要么无神经支配，要么由闭孔神经和臀神经的支配。RFA有3种类型：低温RFA、常温RFA和脉冲RFA。由于对骶髂关节的感觉神经支配的认识仍在不断进步，因此尚无确定的标准治疗技术。对于特定的神经根靶点，目前还没有相关标准或指南，但文献中强调：最常见的技术是三次穿刺法（从S1～S3骶后孔的外上象限进针，靶向治疗L4、L5和S1～S3脊神经的后支）[12]，条状毁损技术（从椎间孔外侧对L4～S3脊神经后支连续毁损）[13]和跳蛙技术（多个射频针靠近骶后孔，产生连续大范围的热损伤）[14]。总体而言，已证明RFA对骶髂关节炎有益。

六、预后

强直性脊柱炎的预后取决于疾病本身，强直性脊柱炎相关的骶髂关节炎预后中等至不良。强直性脊柱炎的进展决定了总体预后，目前尚无完全治愈强直性脊柱炎的方法，只能对症治疗。

七、讨论

（一）发病率

骶髂关节痛的患病率在10%～62%，但相当多的分析研究表明，时点患病率约为25%，未控制性阻滞的假阳性率约为20%[15]。在L5以下的持续性腰痛患者中，10%～25%的疼痛是由骶髂关节炎所致。

腰痛是常见病，占医疗卫生机构就诊人数的比例较高。2000年的一项涉及全球的综述发现，腰痛的时点患病率为22%～65%，腰痛的平均总患病率约为38%。《美国医学会杂志》的一项分析强调，在1996～2013年期间，美国个人健康和公共健康调查因腰痛和颈部疼痛支出的医疗成本高达876亿美元。

（二）鉴别诊断

本文列举一位33岁男性强直性脊柱炎

患者，因慢性腰痛和骶髂关节炎而被社区门诊转诊到疼痛门诊，在评估中，磁共振检查结果提示，骶髂关节炎导致了腰背痛。

腰痛的病因有多种：腰椎神经根病、腰-髋椎综合征、腰椎管狭窄症、关节突关节病和骶髂关节炎症等。腰痛患病率高，腰痛的一些常见鉴别诊断包括腰椎神经根病、腰椎管狭窄症、骶髂关节炎、脊髓肿瘤和关节突关节病。

（三）不同临床特点、实验室和影像学检查的预测价值

腰痛患者有以下5项临床特征（40岁之前出现腰痛、起病隐匿、运动后改善、休息无改善、夜间疼痛起床后改善）中的4项，则炎性痛的敏感性为80%，特异性为74%。

影像学在AS和轴性SpA患者检查中很重要，特定的X和MRI检查是诊断的基石。CT是评估脊柱和骶髂关节结构损伤常规但不敏感的标准检查，而MRI有助于监测疾病的进展[11]。

（四）不同治疗的证据级别

强直性脊柱炎是一种与遗传因素和肠道感染相关，并以IL-17为核心介质的多因素免疫疾病。了解强直性脊柱炎的发病机制可简化治疗方案，治疗方案可分为非药物治疗和药物治疗，非药物治疗包括物理治疗，已证明，相比无指导的运动训练，在计划和指导下的物理治疗疗效更优。针对强直性脊柱炎性腰痛，最近的一篇循证综述展示运动训练的优越性，但作者没有列举具体方法来指导腰痛患者；药物治疗方面：非甾体抗炎药是强直性脊柱炎的一线药物，然而肿瘤坏死因子-α抑制剂和糖皮质激素在抑制炎症方面也有独特作用。

对表现为骶髂关节炎的强直性脊柱炎患者来讲，主要治疗方法是在骶髂关节内注射糖皮质激素，糖皮质激素注射在缓解骶髂关节疼痛和肿胀的同时也有助于诊断，虽然证据并不充分，但骶髂关节内糖皮质激素注射联合其他药物治疗对缓解骶髂关节疼痛有帮助。同时，多个指南建议：强直性脊柱炎患者的治疗要循序渐进进行。

大多数腰痛患者在服用非甾体抗炎药后，其腰背部疼痛和僵硬感得到缓解[16]；阿片类镇痛药在临床上很少用于腰痛，TNF拮抗剂对80%的强直性脊柱炎患者有效，约一半患者的综合指数（由强直性脊柱炎评估小组改良的指数）改善≥50%[17]。已证明骶髂关节注射有中度获益，但还需要进一步的研究。

美国医师协会和美国疼痛协会联合编制的《慢性腰背痛临床实践指南》推荐治疗如下[18]。

临床医师通过有重点的病史询问和查体将腰痛患者分为三大类：原发性腰背痛、与神经根病或椎管狭窄相关的腰背痛、与其他特定脊柱疾病相关的腰背痛，询问病史应通过评估社会心理风险因素来预测慢性致残性腰背痛的风险（强烈推荐，中等质量证据）。

对于原发性腰背痛患者，临床医师不应常规行影像学检查或其他诊断性检查（强烈推荐，中等质量证据）。

当出现严重或进行性神经功能障碍，或根据病史和查体推测患者可能有严重的基础疾病时，临床医师可对腰背痛患者进行诊断性影像学检查（强烈推荐，中等质量证据）。

对持续性腰背痛以及有神经根病或椎管狭窄症状或体征的患者，只有当患者要进行手术或硬膜外糖皮质激素注射（怀疑

是神经根病）时，临床医师才可进行磁共振成像（首选）或CT扫描检查（强烈推荐，中等质量证据）。

临床医师应向患者提供关于腰痛预期病程的循证医学证据，并为患者提供选择运动康复的相关证据，由医师和患者共同选择合适的治疗方法（强烈推荐，中等质量证据）。

对腰痛患者，临床医师应根据患者的自身条件和患者共同制定运动康复方案和药物治疗（已证实有益的药物）。在治疗开始前，临床医师应评估基线疼痛和功能缺失的严重程度，以及相关治疗潜在的益处、风险、长期疗效和安全性数据（强烈推荐，中等质量证据）。对于大多数患者，一线药物是对乙酰氨基酚或非甾体抗炎药。

对经过自我运动管理未能改善症状的患者，临床医师应给患者增加已证实有益的非药物治疗：治疗急性腰痛的脊柱推拿、治疗慢性或亚急性腰背痛的跨学科康复、运动疗法、针灸、按摩疗法、脊柱推拿、瑜伽、认知行为疗法或渐进式放松治疗（弱推荐，中等质量的证据）。

（四）未来的治疗方向或正在进行的临床试验

对未来的治疗方向和相关的临床研究正在探索中，主要是确定为骶髂关节炎患者量身定制的特定运动方案，以及针对疾病诱发和进展机制的免疫疗法。

八、总结

总之，腰痛有多种病因，但对于年龄<33岁，有其他免疫性疾病的患者，腰痛很可能来自强直性脊柱炎引起的骶髂关节病变。治疗方案包括非药物治疗（如运动疗法）和药物治疗（包括非甾体抗炎药、肿瘤坏死因子-α抑制剂和糖皮质激素）。骶髂关节内糖皮质激素注射在缓解疼痛和诊断方面有重要价值，需要进一步研究探讨骶髂关节内糖皮质激素注射、个体化的运动方案和改善疾病病情的药物。

（邓立琴 译 易端、刘岗 校）

原书参考文献

[1] den Berg V, Hooge MD, Rudwaleit M, Sieper J, Gaalen FV, Reijnierse M, Landewé R, Huizinga T, van der Heijde D. ASAS modification of the Berlin algorithm for diagnosing axial spondyloarthritis: results from the SPondyloArthritis Caught Early (SPACE)-cohort and the Assessment of SpondyloArthritis international Society (ASAS)-cohort. Ann Rheum Dis. 2012; 72 (10): 1646-53.

[2] Raychaudhuri SP, Raychaudhuri SK. Mechanistic rationales for targeting interleukin-17A in spondyloarthritis. Arthritis Res Ther. 2017; 19 (1): 51.

[3] Schlosstein L, Terasaki PI, Bluestone R, Pearson CM. High association of an HL-A antigen, W27, with ankylosing spondylitis. N Engl J Med. 1973; 288 (14): 704-6.

[4] Ranganathan V, Gracey E, Brown MA, Inman RD, Haroon N. Pathogenesis of ankylosing spondylitis—recent advances and future directions. Nat Rev Rheumatol. 2017; 13 (6): 359-67.

[5] Praet LV, Bosch VFD, Mielants H, Elewaut D. Mucosal inflammsation in spondylarthritides: past, present, and future. Curr Rheumatol Rep. 2011; 13 (5): 409-15.

[6] Braun J, Van den Berg R, Baraliakos X, Boehm H, Burgos-Vargas R, Collantes-Estevez E, et al. Update of the ASAS/EULAR recommendations for the management of

ankylosing spondylitis. Ann Rheum Dis. 2011; 70: 896-904.

[7] Braun J, Bollow M, Seyrekbasan F, Häberle HJ, Eggens U, Mertz A, Distler A, Sieper J. Computed tomography guided corticosteroid injection of the sacroiliac joint in patients with spondylarthropathy with sacroiliitis: clinical outcome and follow-up by dynamic magnetic resonance imaging. J Rheumatol. 1996; 23: 659-64.

[8] Levin JH. Prospective, double-blind, randomized placebo-controlled trials in interventional spine: what the highest quality literature tells us. Spine J. 2009; 9: 690-703.

[9] Sharan D, Rajkumar JS. Physiotherapy for ankylosing spondylitis: systematic review and a proposed rehabilitation protocol. Curr Rheumatol Rev. 2017; 13: 121-5.

[10] Dreyfuss P, Henning T, Malladi N, Goldstein B, Bogduk N. The ability of multi-site, multi-depth sacral lateral branch blocks to anesthetize the sacroiliac joint complex. Pain Med. 2009; 10: 679-88.

[11] Foley BS, Buschbacher RM. Sacroiliac joint pain: anatomy, biomechanics, diagnosis, and treatment. Am J Phys Med Rehabil. 2006; 85: 997-1006.

[12] Buijs EJ, Kamphuis ET, Groen GJ. Radiofrequency treatment of sacroiliac joint-related pain aimed at the first three sacral dorsal rami: a minimal approach. Pain Clinic. 2004; 16: 139-46.

[13] Burnham RS, Yasui Y. An alternate method of radiofrequency neurotomy of the sacroiliac joint: a pilot study of the effect of pain, function, and satisfaction. Reg Anesth Pain Med. 2007; 32: 12-9.

[14] Ferrante FM, King LF, Roche EA, et al. Radio frequency sacroiliac joint denervation for sacroiliac syndrome. Regl Anesth Pain Med. 2001; 26: 137-42.

[15] Simopoulos TT, Manchikanti L, Singh V, Gupta S, Hameed H, Diwan S, Bollow M, Seyrekbasan F, Häberle HJ, Eggens U, Mertz A, Distler A, Sieper J. A systematic evaluation of prevalence and diagnostic accuracy of sacroiliac joint interventions. Pain Physician. 2012; 15 (3): E305-44.

[16] Song IH, Poddubnyy DA, Rudwaleit M, Sieper J. Benefits and risks of ankylosing spondylitis treatment with nonsteroidal antiinflammatory drugs. Arthritis Rheum. 2008; 58: 929-38.

[17] Anderson JJ, Baron G, van der Heijde D, Felson DT, Dougados M. Ankylosing spondylitis assessment group preliminary definition of short-term improvement in ankylosing spondylitis. Arthritis Rheum. 2001; 44: 1876-86.

[18] Chou R, Qaseem A, Snow V, Casey D, Cross JT Jr, Shekelle P, Owens DK, Clinical Efficacy Assessment Subcommittee of the American College of Physicians, American College of Physicians, American Pain Society Low back Pain Guidelines Panel. Diagnosis and treatment of low back pain: a joint clinical practice guideline from the American College of Physicians and the American Pain Society. Ann Intern Med. 2007; 147 (7): 478-91.

第三十二节　小腿疼痛麻木1例　32

Robert Fuino, Waqar Waheed

一、病例

患者，男性，45岁，右小腿疼痛5天而就诊。患者描述疼痛为急性发作，伴持续麻木及胫前刺痛和针灼样痛，患者注意到自己的右足尖一直在地板上拖着（即足下垂）并导致他经常绊倒。在右小腿出现症状的前一天，患者的左小腿也出现了类似的但较轻的症状，否认有腰痛、创伤、皮疹、关节痛、全身症状、多饮、多尿或肝炎等病史，无长时间下跪、下蹲、盘腿或制动史。他无任何健康问题，未服用任何药物，也无神经系统疾病的家族史。他不吸烟、不喝酒、不吸毒。

查体显示：周围动脉搏动完好，无关节肿胀也无活动范围变动。肌力检查显示右足明显背屈和外翻无力，足内翻、膝屈伸和髋外展的力量正常。感觉检查显示胫前外侧和足背感觉减弱，大腿上部或小腿后部感觉正常；左小腿检查结果类似，但程度较轻。双侧病理反射对称，走路时左腿跨阈步态。

二、初步诊断

单侧小腿疼痛的鉴别诊断很广，可分为神经源性和非神经源性，病史询问和查体可缩小鉴别诊断范围。病史包括：小腿疼痛的起始和进展、部位、有无麻木或无力、加重或缓解因素，伴随疾病（如糖尿病、饮酒、肝炎等感染疾患、旅行史和神经病变家族史）的状况以及皮疹、体重减轻和全身症状等。非神经源性疾病（如滑囊炎、外周血管疾病、纤维肌痛和其他肌肉骨骼原因）可在询问病史时初步诊断。由于该患者有局灶性神经病理性疼痛、感觉减退和非对称性足下垂的体征，诊断符合神经源性疾病。

诊断的下一步是查体，全身检查包括皮疹检查、关节检查和周围血管检查，这些检查可提供诊断线索。如果怀疑是神经源性病因，需要重点进行神经系统检查，包括肌力检查、感觉检查、腱反射和步态观察。

该患者出现小腿疼痛和足下垂，其神经源性病因的鉴别诊断取决于所累及神经系统区域，如果患者无上运动神经元体征（肌张力增高、腱反射亢进）、无感觉障碍平面以及无直肠（膀胱）受损，则提示病变位于脊髓前角细胞或远端；如果患者有感觉症状，则排除了纯运动障碍性疾病（如运动神经元病、神经肌接头或肌肉疾患）的可能，最可能的病变部位是神经根、神经丛或周围神经。

非典型L5神经根病可导致该病例的疼痛，但常伴间歇性放射痛和腰背痛。椎间盘突出、椎管狭窄、占位病变、感染（如莱姆病或结核病）或炎症性疾病（如结节病）是神经根病的潜在病因；同样，腰骶神经丛病变也有可能导致该病例的疼痛，如结构性病变、糖尿病性肌萎缩和非糖尿病性腰神经丛病，但检查结果未发现该患者小腿有多个神经根损伤的证据，如肌肉或小腿的外伤史。

查体可缩小鉴别诊断的疾病范围，并可避免不必要的辅助检查、介入操作甚至手术。神经系统检查至关重要[1]，要重视其肌力和感觉检查，尤其是查体出现的双下肢不对称表现，足背屈和踝外翻乏力提示腓神经受累，但踝关节内翻、膝关节屈曲或髋关节外展正常表明了胫神经、坐骨神经和臀上神经无损伤。查体提示腓总神经出现病变，感觉检查也与该结论一致。

临床评估多发神经病变的方法如图32-1所示，患者的症状有助于鉴别不同类型的多发性神经病，为鉴别诊断提供详细的检查信息。首先应该确定患者的症状是感觉性、运动性、自主神经性还是混合性的；此外，症状的发作模式、发生和进展可提示病因的类别；最后，如同评估多发性神经病一样，询问非典型病因相关的危险因素也很有必要。鉴别诊断流程在表32-1中列出，包括急性或亚急性起病、复发或缓解因素、明显不对称的疼痛模式、伴随的脑神经功能障碍以及上肢比下肢病变更严重等，这些病史特征提示患者的病因可能来自免疫系统、血管炎性、肿瘤性或副肿瘤性，是神经病变而非神经根病，应立即转诊至神经科并进行包括肌电图和血液相关的检查，以及腰椎穿刺和神经或肌肉活检。

病史

检查

全身检查	肌肉骨骼检查	神经病学检查
• 视诊 • 检查皮肤 • 检查心肺	• 主动和被动活动范围 • 触诊 • 特定动作，例如穆德检查	• 肌力 • 感觉 • 反射 • 步态

神经性病因	非神经性病因

周围神经	皮节	局部的	肌肉骨骼	血管
例如：糖尿病多发性神经病变，卡压性神经病变 ⇩ 实验室检查，肌电（神经传导）检查，皮肤活检	例：腰椎神经根病（单皮节）、腰骶丛病（多皮节） 磁共振，肌电图	如：趾间神经瘤，肿瘤 磁共振，超声，肌电图	例如：应力性骨折，跖筋膜炎，肌腱炎，跗管综合征 磁共振、CT、X线，超声	例如：周围血管疾病 多普勒超声

图32-1 多发性神经病的临床诊断流程

根据病史和查体，该患者诊断为不对称的双侧腓神经病变，为炎性病因，如多发性单神经炎，还需要辅助检查来确定病因，表31-1列出了不对称或多局灶性神经病的可能诊断。

表 32-1　不对称或多局灶性神经病的鉴别诊断[30, 31]

1. 血管性/缺血性
   - 血管炎
     - 原发性系统性小血管炎
       - 镜下多血管炎
       - 结节性多动脉炎
       - 肉芽肿病不伴多血管炎
       - 肉芽肿性多血管炎
       - 嗜酸性肉芽肿伴多血管炎
       - 特发性混合性冷球蛋白血症
     - 继发于其他结缔组织疾病的血管炎
       - 类风湿关节炎
       - 系统性红斑狼疮
       - 干燥综合征
       - 系统性硬化
       - 皮肌炎
       - 混合性结缔组织病
       - 低补体性荨麻疹血管炎综合征
     - 非系统性血管炎
       - 非全身性血管炎病变
       - 糖尿病神经根病变
       - 局限性皮肤或神经性血管炎
   - 镰状细胞性贫血
   - 亲血栓或血友病状态
   - 特发性血小板减少性紫癜
   - 栓塞性病因
     - 胆固醇栓子
     - 心房黏液瘤
     - 感染性心内膜炎
2. 炎症/免疫介导
   - 结节病[a]
   - 白塞病[a]
   - 格林-巴利变体
   - 多灶性运动神经病
   - 多灶性获得性髓鞘性感觉运动神经病
   - 炎症性肠病[a]
   - 其他
3. 结构性
   - 多处损伤或烧伤
   - 卡压综合征
   - 瓦滕贝格征
4. 感染性
   - 病毒性疾病：HBVA[a]、HCVA[a]、HIVA[a]、VZV、CMVA[a]、WNV、HTLV-1[a]
   - 莱姆病[a]
   - 结核病
   - 麻风病[a]
   - 其他
5. 肿瘤
   - 直接浸润
   - 副肿瘤综合征
   - 肿瘤压迫
   - 原发性AL淀粉样变性
   - 血管内大B细胞淋巴瘤
   - 淋巴瘤样肉芽肿病
   - 急性白血病
6. 遗传性
   - 遗传性运动感觉神经病变体
   - 球形细胞脑白质营养不良
   - 家族性高密度脂蛋白缺乏症
   - 卟啉症
   - 遗传性压迫易感性神经病
   - 线粒体病
   - 家族性淀粉样多发性神经病
7. 药物诱导性[a]
   - 抗生素：青霉素、磺胺类药物、米诺环素
   - 干扰素-α
   - 肿瘤坏死因子-α抑制剂
   - 孟鲁司特和白三烯受体拮抗剂
   - 安非他命
   - 可卡因
   - 海洛因
   - 其他

[a]偶尔伴有血管炎

三、如何明确诊断

基于病史的鉴别诊断，再通过相关的诊断检查确诊。若怀疑患者的解剖结构性病因，可对患肢进行影像学检查（如磁共振）。为确认神经病理学的诊断，经验丰富的医师会采用肌电检查（包括肌电图和神经传导检查）来确诊神经病变，肌电检查可以让我们知道病变的严重程度及是否与轴突变性或外周脱髓鞘有关。脱髓鞘与血管炎性神经病变的表现不一致，肌电检查信息可提示疾病的诊断、预后和治疗时机。表32-2列出了用于初步评估的其他实验室检验，鉴于全身性血管炎的致残性及其长期使用免疫抑制剂来治疗，神经/肌肉活检在确诊断血管炎性神经病变的作用非常大。

表32-2 免疫介导性神经病变的实验室和影像学检查[30, 31]

常规检查	二线检查
代谢检查（电解质、尿素、肌酐、肝功能）	抗双链DNA抗体、抗Smith抗体、环瓜氨酸肽抗体
全血细胞计数（怀疑贫血或嗜酸性粒细胞增多症）	鼻窦X线
血清蛋白电泳	胸部CT
尿蛋白电泳	抗SSA/SSB，席尔默试验
血红蛋白A1c或2小时葡萄糖耐量试验	血管紧张素转化酶水平
胸部X线	卟啉病筛查
红细胞沉降率，C反应蛋白	艾滋病毒、西尼罗河病毒、莱姆病、巨细胞病毒
乙型和丙型肝炎血清学	腰椎穿刺和脑脊液分析
抗核抗体，抗中性粒细胞胞浆抗体，类风湿因子	副肿瘤抗体
冷球蛋白，C3，C4	恶性肿瘤成像

在该病例中，肌电检测显示患者表现为中重度不对称性双侧腓神经轴突病变，左侧比右侧更严重，怀疑为多模式的单神经炎。初次检查发现患者血红蛋白A1c正常，红细胞沉降率和C反应蛋白升高，抗核抗体阴性，乙肝和丙肝检测阴性，风湿病标志物阴性，其他实验室检查无显著异常。最终进行了神经活检，结果显示单核炎性细胞浸润伴有血管壁的纤维素样坏死，与血管炎性神经病一致。经风湿科会诊后，确定无其他器官受累，不符合结节性多动脉炎或其他系统性血管炎的诊断标准，因此，诊断其为非系统性血管炎性神经病导致的多发性单神经炎。

四、病理生理学机制

就像临床有不同类型的血管炎一样，免疫介导的多种神经病变其病理生理学各不相同。血管炎作为一种疾病，既可以是全身性影响多个器官，也可以局限于神经系统，当血管炎局限于神经系统时，称为非系统性血管炎性神经病（non-systemic vasculitic neuropathy，NSVN），NSVN是最常见的血管炎性神经病变[2-4]。系统性血管炎可能是一种原发性疾病，伴小、中或大血管的炎症。例如，60%～70%的结节性多动脉炎和嗜酸性肉芽肿病患者，常伴多血管炎神经病变，而40%～50%的镜下多血管炎患者有神经病变[5]。此外，血管炎可继发于感染、毒物和癌症，也有患者找不到具体的病因。

原发性血管神经病变是一组异质性疾病，每种疾病机制不同，且机制并不完全明确。例如，镜下多血管炎（涉及抗核抗体）和非系统性血管炎性神经病（涉及补体途径）的机制不同[6]。无论是免疫复合体沉积在血管壁导致炎症级联反应，还是T细胞途径介导的细胞免疫导致的血管壁损伤，最终都导致了神经缺血性损伤。神经滋养血管（特别是神经外膜动脉）的损伤会导致缺血性损伤和轴突变性[7]。

五、疼痛管理

治疗免疫介导性（包括血管炎性）神经病变的重点是治疗潜在的炎症。基于NSVN的随机临床研究证据缺乏，使用其他原发性全身性血管疾病的治疗方法来指导治疗NSVN，通常需要免疫抑制剂（如糖皮质激素、环磷酰胺、利妥昔单抗、硫唑嘌呤和甲氨蝶呤）。治疗方法（包括NSVN的治疗）包括两个阶段：首先使用糖皮质激素，旨在阻止炎性损害由急性转为亚急性的诱导治疗，可以选用每天1 mg/kg的强的松单药物治疗，并缓慢减量。也可为了诱导和缓解疾病后期的额外效应，联合应用第二种药物（如硫唑嘌呤或霉酚酸酯）。是否在急性期联合应用第二种药物取决于疾病的严重程度。例如病情较轻的病例，可以加用强度较低的药物（如甲氨蝶呤或霉酚酸酯），而病情较重的病例可以用血浆置换[8]。

诱导治疗后，为减少临床复发，要维持治疗（包括继续使用这些药物）至少18个月。方案强度是否递增（如增加血浆置换、IVIG）取决于上述提到的病情严重程度或对低强度治疗的反应性。逐渐减量的糖皮质激素和第二种药物（硫唑嘌呤、甲氨蝶呤、霉酚酸酯、环磷酰胺等）用于维持免疫抑制治疗，直至病情缓解后停药。如伴有乙型或丙型肝炎感染，则需抗病毒药物治疗，根据具体病情确定治疗时间。

在治疗血管神经病变过程中，神经内科和风湿科之间的合作非常重要。免疫性神经病变的治疗重点在支持治疗及对其基础病因的管理，物理疗法和职业疗法有助于感觉和运动障碍的恢复。对管炎性神经病相关的疼痛，可用镇痛药物来控制疼痛，包括抗惊厥药、三环类抗抑郁药、5羟色胺-去甲肾上腺素再摄取抑制剂和阿片类药物。值得注意的是，这类疾病的疼痛对症治疗并不是基于导致神经病变疾病进行的大型随机对照研究结果，而是借鉴常见神经病理性疼痛（如疼痛性糖尿病神经病或疱疹后神经痛等）研究中的治疗经验[9-11]。

如前所述，NSVN特异性治疗的证据强度是次优级，更重要的是，这些原发性全身性血管炎试验往往不关注神经病变，也不关注神经病变疗效的适当衡量指标，其对血管炎性神经病的疗效是推断出来的，并不能完全信赖[12]。在进行免疫抑制治疗中，要请风湿科医师或神经科医师会诊共同制订治疗计划。

总之，免疫介导性神经病变的治疗要基于疾病过程、严重程度和患者因素进行个体化治疗。无论是糖皮质激素单药治疗还是与另一种免疫抑制剂联合使用，都是在诱导期使用较高剂量，然后在维持期逐渐减量，可根据所涉及器官和系统邀请风湿科或神经科医师会诊。

六、预后

神经病变的预后取决于其病因和发病机制，一般来说，相比脱髓鞘损伤，神经轴突损伤恢复所需要的时间更长。由于血管炎性神经病本质上是轴突性的，为减轻长期损害的后果，需要及早诊断和治疗。

NSVN很少累及周围神经系统以外的其他器官，治疗后预计复发率为30%[13]，经过治疗后的患者预后良好。在一项队列研究中，经治疗后约13%的患者无症状，68%的患者有轻微或中度症状，同时能独立生活和活动[14]，5年死亡率约为10%[14]。慢性疼痛在NSVN患者中很常见，接受治疗的患者37%～60%有慢性疼痛[14,15]。

七、讨论

（一）患病率

NSVN的流行病学研究甚少，但可以基于系统性脉管炎的研究来推测。西班牙的一项研究显示，原发性和继发性血管炎年发病率为140例/百万人，原发性系统性占82%[16]，最常见的继发性血管炎由结缔组织疾病引起。另一项独立研究估算了原发性系统性血管炎的患病率，发现每一种具体原发性系统性血管炎的患病率为10～31例/百万人[17]。例如最常见的疾病是结节性多动脉炎，患病率为30例/百万人，其次是镜下多血管炎。

这些研究不能表明这些患者的神经病变的患病率，某些原发性和继发性血管炎患者常伴发神经病变。例如，约74%的结节性多动脉炎患者伴发神经病变[18]，其中最常见的是多发性单神经炎。常见的血管神经病变包括NSVN、镜下多血管炎神经病变和结节性多动脉炎神经病变[2]。痛性不对称性神经病变是这类疾病的主要症状，也是NSVN的主要表现[14]。

（二）鉴别诊断

病史和查体对诊断血管神经病变很重要，尤其是准确判断症状是否与多神经病、单神经病、神经根病或其他神经病变相关。多神经病变和神经根病变的鉴别不在本章讨论范围内，表32-1列举了不对称或多局灶性神经病变的鉴别诊断。

压迫性占位病变、多灶性占位病变或烧伤在病史或诊断性检查中不应被遗漏。非压迫性病因可由炎症、感染、变性和梗死引起。表32-1列出了详细的不对称性或多灶性神经病变的诊断注意事项。潜在的糖尿病、免疫球蛋白病或酒精中毒也可导致不对称性神经功能障碍，但更典型的是引起远端对称性多发性神经病。非压迫性原因也可由炎症性损伤引起，如系统性血管炎。与神经病变相关的原发性血管炎性疾病包括结节性多动脉炎、镜下多血管炎、抗中性粒细胞胞质抗体相关性血管炎等。系统性血管炎也可继发于结缔组织疾病（如类风湿关节炎或系统性红斑狼疮）、结节病、感染、药物或恶性肿瘤。最后，周围神经系统非系统性血管炎是一种周围神经的血管炎综合征，无其他全身性血管炎的临床表现或实验室证据。糖尿病周围神经病变，若是非对称的，通常会导致不对称性的神经根丛神经病变，但很少会导致单个神经损伤。一认为是单独的神经病变，糖尿病神经根病变（也称为糖尿病肌营养不良）被认为是NSVN的一种。

值得注意的是，急性或亚急性单神经病

有时可能是多发性单神经炎的初始阶段，多发性单神经炎是一种需要快速评估以揭示潜在病因的综合征，表32-1中列出了病因。

（三）不同临床特点（病史和查体）、实验室和影像学检查的诊断价值

继发性血管炎的神经病变表现为局灶性（周围神经分布区域）病变，急性至亚急性期伴有疼痛。某些有限的研究，通常是小的病例对照或回顾性队列研究，探讨了关于血管炎神经病变的预测因素。例如，疼痛是血管炎性神经病中较为突出的表现，90%的患者会疼痛[14]。在一项对40名患者进行的小型回顾性研究中发现，快速起病（定义为从活检后症状出现时间少于1个月）的敏感性较差，但特异性为100%[19]。

最常见的模式是典型的多发性单神经炎（多发性单神经病），但也可以发生神经丛病变和远端感觉运动性多发性神经病。由于特征性斑块，不对称或多灶性受累（无论是临床上还是通过电生理诊断）比较常见，也是最具特异性的表现之一[20-22]。然而，由于肌电图定义标准不同和样本量小，很难精确评估特异性。此外，随着神经病变的进展和更多的神经受到影响，整体模式可能看起来类似于远端对称性多神经病变。

正如临床和电生理数据对血管性神经病变并不完全敏感或特异一样，血管性神经病变的实验室数据也可能与其他诊断有相当大的重叠。两项小的研究发现，对血管炎而言，红细胞沉降率和C反应蛋白升高尽管对诊断无特异性，但至少是敏感的[19,23]。此外，就实验室数据而言，无法区分血管性神经病、其他导致标记物升高的神经病变与可导致实验室数据升高的慢性疾病的病因。尚无其他实验室或影像学研究结果证实对NSVN能可靠预测。相反，另有研究发现，临床（如单纯运动症状）和实验室数据（如脑脊液细胞增多、脑脊液蛋白＞110 mg/dL）与NSVN和全身性血管性神经病变（如脱髓鞘）的相关性较低[24]。

对非系统性血管炎性神经病最有意义的检查是神经和肌肉活检。一项对70例腓浅神经（superfcial peroneal nerve，SPN）和腓骨短肌（peroneus brevis muscle，PBM）联合活检的队列研究将活检标本分为血管炎性神经病变阳性、可疑阳性或阴性。SPN/PBM活检阳性对血管炎性神经病的敏感性为60%；将阳性和可疑活检的患者作为一个整体，敏感性为86%，特异性为85%[25]。腓肠神经活组织检查的诊断效果较差[26]，可能是血管神经病变时较少累及该神经有关。与单纯神经组织活检相比，神经和肌肉联合活检的必要性也受到了质疑[4,25]。值得注意的是，这些研究并不是针对NSVN的，因此对NSVN活检的确切敏感性只能不精确地估计，有些学者认为约50%[13]。

虽然活检的敏感性和特异性不精确，但布莱顿协作组指出，为提高诊断的可信度，血管性神经病的诊断往往依赖于组织病理学数据[27]。若临床表现伴神经电生理检查结果（或临床检查结果）不典型，活检对诊断必不可少。

（四）不同治疗方式的证据强度

如前所述，NSVN特异性治疗的证据主要基于系统性血管炎的治疗数据，尽管这些研究没有神经病变或疼痛的可靠预后指标，因此，很难据此准确推断局限性周围神经系统的血管炎的证据质量。

关于镇痛治疗，具体某一种药物治疗的证据，可以从更常见的神经病理性疼痛疾病（如糖尿病神经病变或疱疹后神经痛）的研究中借鉴。这些药物包括SNRI、TCA、

抗惊厥药物，以及结合患者风险和收益所使用的阿片类药物。关于这些药物应用的证据讨论见糖尿病神经病变章节。

如前所述，血管炎性神经病变的治疗方案中使用糖皮质激素，联合或不联合应用第二种免疫抑制剂（如环磷酰胺、利妥昔单抗、霉酚酸酯或其他），可根据每位患者的病情和疾病的每个阶段来制定具体的治疗方案，制订该治疗方案需要风湿科或神经科多学科会诊确定。

认识到每一种疾病的发病过程、治疗方案和证据强度都不一样，因此在NSVN病例中或具体某个治疗方案中，免疫治疗没有强有力的证据支持并不奇怪。2007年循证综述发现，对免疫抑制治疗的非系统性血管炎神经病并未进行充分的随机对照研究[28]。两项回顾性队列研究分析比较了糖皮质激素单药疗法与糖皮质激素加二线药物的联合疗法[14,29]。一项研究发现，在48名NSVN患者队列中，相比单药糖皮质激素治疗，联合治疗（环磷酰胺加糖皮质激素）在6个月后更有效[14]。

（五）未来研究方向或正在进行的临床研究

尽管每一疾病的不同患病率使得研究设计颇具挑战性，但未来对具体血管疾病的特定治疗方案的研究仍有必要。登记研究，例如来自英国和爱尔兰血管炎研究组的登记研究，可能有助于研究和了解这些疾病及其治疗。与其他器官血管炎相比，研究需要继续关注NSVN的发病机制。

八、总结

非系统性血管炎性神经病是一种局限于周围神经系统的血管炎，它是血管性神经病变中最常见的一种，常导致非对称、疼痛性感觉运动障碍。非典型病史、病情快速进展或出现其他危险信号可能提示血管炎病变，若未及时治疗，可导致严重残疾。评估是否存在潜在的系统性血管炎可避免对其他器官系统的损害。

基于病史和查体结果，并在实验室数据支持下可诊断该疾病，但往往需要神经活检才能确诊。血管炎性神经病的预后取决于基础病因。使用治疗其他神经病理性疼痛（TCA、抗惊厥药、SNRI）类似的药物控制（血管性）神经病理性疼痛可能有效，在特定病例中还可考虑阿片类药物。此外，尽管糖皮质激素和免疫抑制剂治疗NSVN的确切治疗方案尚未得到严谨的研究，但为防止病情进一步恶化，仍需使用糖皮质激素和免疫抑制剂来控制炎症，病情紧急的情况下需神经科或风湿科会诊。仍需进一步研究损伤机制和最佳治疗方案。

（邓立琴　译　易端、刘岗　校）

原书参考文献

［1］ Reife MD, Coulis CM. Peroneal neuropathy misdiagnosed as L5 radiculopathy: a case report. Chiropr Man Therap. 2013; 21 (1): 12.

［2］ Collins MP, Periquet MI. Isolated vasculitis of the peripheral nervous system. Clin Exp Rheumatol. 2008; 26 (3): S118-30.

［3］ Kararizou E, Davaki P, Karandreas N, Davou R, Vassilopoulos D. Nonsystemic vasculitic neuropathy: a clinicopathological study of 22 cases. J Rheumatol. 2005; 32 (5): 853-8.

［4］ Bennett DL, Groves M, Blake J, Holton JL, King RHM, Orrell RW, et al. The use of nerve and muscle biopsy in the diagnosis of vasculitis: a 5 year retrospective study. J

Neurol Neurosurg Psychiatry. 2008; 79 (12): 1376-81.

[5] Collins MP, Arnold WD, Kissel JT. The neuropathies of vasculitis. Neurol Clin. 2013; 31 (2): 557-95.

[6] Takahashi M, Koike H, Ikeda S, Kawagashira Y, Iijima M, Hashizume A, et al. Distinct pathogenesis in nonsystemic vasculitic neuropathy and microscopic polyangiitis. Neurol Neuroimmunol Neuroinflamm. 2017; 4 (6): e407.

[7] Morozumi S, Koike H, Tomita M, Kawagashira Y, Iijima M, Katsuno M, et al. Spatial distribution of nerve fiber pathology and vasculitis in microscopic polyangiitis-associated neuropathy. J Neuropathol Exp Neurol. 2011; 70 (5): 340-8.

[8] Ntatsaki E, Carruthers D, Chakravarty K, D'Cruz D, Harper L, Jayne D, et al. BSR and BHPR guideline for the management of adults with ANCAassociated vasculitis. Rheumatology (Oxford). 2014; 53 (12): 2306-9.

[9] Waldfogel JM, Nesbit SA, Dy SM, Sharma R, Zhang A, Wilson LM, et al. Pharmacotherapy for diabetic peripheral neuropathy pain and quality of life: a systematic review. Neurology. 2017; 88 (20): 1958-67.

[10] Bril V, England J, Franklin GM, Backonja M, Cohen J, Del Toro D, et al. Evidence-based guideline: treatment of painful diabetic neuropathy: report of the American Academy of Neurology, the American Association of Neuromuscular and Electrodiagnostic Medicine, and the American Academy of Physical Medicine and Rehabilitation. PM R. 2011; 3 (4): 345-52, 52. e1-21.

[11] Attal N, Cruccu G, Baron R, Haanpaa M, Hansson P, Jensen TS, et al. EFNS guidelines on the pharmacological treatment of neuropathic pain: 2010 revision. Eur J Neurol. 2010; 17 (9): 1113-e88.

[12] De Vita S, Quartuccio L, Fabris M. Rituximab in mixed cryoglobulinemia: increased experience and perspectives. Dig Liver Dis. 2007; 39: S122-8.

[13] Collins MP, Hadden RD. The nonsystemic vasculitic neuropathies. Nat Rev Neurol. 2017; 13 (5): 302-16.

[14] Collins MP, Periquet MI, Mendell JR, Sahenk Z, Nagaraja HN, Kissel JT. Nonsystemic vasculitic neuropathy: insights from a clinical cohort. Neurology. 2003; 61 (5): 623-30.

[15] Uceyler N, Geng A, Reiners K, Toyka KV, Sommer C. Non-systemic vasculitic neuropathy: single-center follow-up of 60 patients. J Neurol. 2015; 262 (9): 2092-100.

[16] Gonzalez-Gay MA, Garcia-Porrua C. Systemic vasculitis in adults in northwestern Spain, 1988-1997. Clinical and epidemiologic aspects. Medicine (Baltimore). 1999; 78 (5): 292-308.

[17] Mahr A, Guillevin L, Poissonnet M, Ayme S. Prevalences of polyarteritis nodosa, microscopic polyangiitis, Wegener's granulomatosis, and Churg-Strauss syndrome in a French urban multiethnic population in 2000: a capture-recapture estimate. Arthritis Rheum. 2004; 51 (1): 92-9.

[18] Pagnoux C, Seror R, Henegar C, Mahr A, Cohen P, Le Guern V, et al. Clinical features and outcomes in 348 patients with polyarteritis nodosa: a systematic retrospective study of patients diagnosed between 1963 and 2005 and entered into the French Vasculitis Study Group Database. Arthritis Rheum. 2010; 62 (2): 616-26.

[19] Terrier B, Lacroix C, Guillevin L, Hatron PY, Dhote R, Maillot F, et al. Diagnostic and prognostic relevance of neuromuscular biopsy in primary Sjogren's syndrome-related neuropathy. Arthritis Rheum. 2007; 57 (8): 1520-9.

[20] Zivkovic SA, Ascherman D, Lacomis D. Vasculitic neuropathy-electrodiagnostic findings and association with malignancies. Acta Neurol Scand. 2007; 115 (6): 432-6.

[21] Deprez M, de Groote CC, Gollogly L, Reznik M, Martin JJ. Clinical and neuropathological parameters affecting the diagnostic yield of nerve biopsy. Neuromuscul Disord. 2000; 10 (2): 92-8.

[22] Lindenlaub T, Sommer C. Cytokines in sural nerve biopsies from inflammatory and non-inflammatory neuropathies. Acta Neuropathol.

2003; 105 (6): 593-602.

[23] Vrancken AF, Notermans NC, Jansen GH, Wokke JH, Said G. Progressive idiopathic axonal neuropathy-a comparative clinical and histopathological study with vasculitic neuropathy. J Neurol. 2004; 251 (3): 269-78.

[24] Collins MP, Dyck PJ, Gronseth GS, Guillevin L, Hadden RD, Heuss D, et al. Peripheral nerve society guideline on the classification, diagnosis, investigation, and immunosuppressive therapy of non-systemic vasculitic neuropathy: executive summary. J Periph Nerv Syst. 2010; 15 (3): 176-84.

[25] Collins MP, Mendell JR, Periquet MI, Sahenk Z, Amato AA, Gronseth GS, et al. Superficial peroneal nerve/peroneus brevis muscle biopsy in vasculitic neuropathy. Neurology. 2000; 55 (5): 636-43.

[26] Rappaport WD, Valente J, Hunter GC, Rance NE, Lick S, Lewis T, et al. Clinical utilization and complications of sural nerve biopsy. Am J Surg. 1993; 166 (3): 252-6.

[27] Hadden RDM, Collins MP, Zivkovic SA, Hsieh ST, Bonetto C, Felicetti P, et al. Vasculitic peripheral neuropathy: case definition and guidelines for collection, analysis, and presentation of immunisation safety data. Vaccine. 2017; 35 (11): 1567-78.

[28] Vrancken AF, Hughes RA, Said G, Wokke JH, Notermans NC. Immunosuppressive treatment for non-systemic vasculitic neuropathy. Cochrane Database Syst Rev. 2007; (24): 1.

[29] Pollard JD, McLeod JG, Spies JM, Davies L. Vasculitis confined to peripheral nerves. Brain. 1996; 119 (5): 1441-8.

[30] Collins MP. The vasculitic neuropathies: an update. Curr Opin Neurol. 2012; 25 (5): 573-85.

[31] Gwathmey KG, Burns TM, Collins MP, Dyck PJ. Vasculitic neuropathies. Lancet Neurol. 2014; 13 (1): 67-82.

第三十三节　走路时腿痛1例　33

Mary Leemputte, Sophy C Zheng

一、病例

患者，男性，65岁，因左臀部肌痉挛疼痛1年，行走时左腿疼痛3个月到疼痛门诊就诊。患者在1年前无诱因出现左臀部肌痉挛疼痛，疼痛沿大腿外侧间歇性放射到左小腿前部，3个月前疼痛频繁，行走时疼痛明显，无麻木或刺痛，休息后缓解；左小腿有发沉和痉挛感，有时不得不坐下来中断行走，右小腿也偶有疼痛；患者1年前能行走1.61～3.22 km，现在若不休息很难直接走完两个街区，晚上躺在沙发上时，除小腿疼痛还偶尔腰痛。患者之前曾行左膝关节置换手术，膝关节偶尔会有疼痛；既往有髋关节炎，脊柱侧弯、糖尿病、高血压、高脂血症和抑郁（焦虑）病史，不吸烟，否认发热、寒战、发红、皮肤变化或外伤史，近期无旅行史。

查体显示，患者为肥胖体型，走路时微微驼背，两小腿均未见皮肤肿胀或发热；视诊可见轻度脊柱侧凸，左大腿外侧和小腿前的主观感觉减退（译者注：主观感觉是指不由任何外部刺激产生，仅由主体感知的一种感觉，又叫内在感觉，如位置觉）。左足踇指的肌力4级，其他足趾肌力均正常；髌腱和跟腱反射对称，为2+，足背和胫后动脉搏动两侧相同，腰椎背伸和向左侧侧弯时左小腿疼痛。双侧单腿独立试验阳性，骶髂关节触诊、骶髂关节分离试验、髋关节内外旋试验均为阴性。

二、初步诊断

患者表现为行走时腿痛，需要鉴别诊断的范围很广，包括与脊柱相关的血管和肌肉骨骼疾病。患者行走时的肌痉挛疼痛称为间歇性跛行，病因可能是血管源性也可能是神经源性，尤其是老年患者有心血管危险因素时，不能漏诊血管源性（如外周血管性疾病）间歇性跛行（表33-1）。血管源性患者在行走时会出现疼痛，站立时症状会缓解，查体可发现局部皮肤温度下降并发亮，肢体抬高时远端皮肤苍白，毛细血管再充盈延迟，或伤口不愈合[1]。同样，单侧下肢疼痛的患者（特别有风险因素时）应怀疑深静脉血栓形成。

表33-1　腿痛诊断

	神经源性	血管源性
疼痛	基于神经病变/神经根病变	组织/肌肉缺血
分布	臀部/腿	小腿肌肉
减轻	腰椎屈曲	休息

续表

	神经源性	血管源性
诊断	MRI/CT	血管造影术
脉搏	正常	减弱/消失
腰背痛	是（通常）	否（通常）

肌肉骨骼病变（包括髋关节或膝骨关节炎、骶髂关节炎或应力性骨折），也可以引起类似的单侧症状，有时在活动时加剧。查体（如骶髂关节分离试验和床边试验阳性）有助于确诊骶髂关节病，骶髂关节病时髋关节内旋往往加重髋关节疼痛。较少见的情况是，无论何种病因，膝关节疼痛（包括左侧的关节炎和韧带损伤等）都可能会放射至髋关节或小腿，但是压痛多发生在膝关节周围，很少沿皮节分布。糖尿病周围神经病变可发生于糖尿病患者中，患者的主观感觉从远端向近端呈袜套样分布，且为双侧。

当患者出现某些关键特征时应怀疑腰椎管狭窄症，特别是患者的年龄>50岁，主诉是行走时腿部沉重，腰部伸展时腿部症状明显加重，放射性疼痛（麻木）或腿部沉重感沿皮节分布。患者常表现为两足分开、驼背步态走路，该步态能减轻腰椎管狭窄症的疼痛[2]。广义上讲，中央型椎管狭窄可导致双侧症状，椎间孔狭窄可能只导致一侧症状，所有这些临床表现都提示腰椎管狭窄症，但确诊仍需进一步检查。

三、如何明确诊断

腰椎管狭窄症的诊断，需要有影像学检查明确腰椎管空间变小的证据，但影像学研究表明，多达20%的患者有椎管狭窄影像证据但无临床症状[1]。目前影像学仍主要依据Verbiest等人的诊断标准，其中相对椎管狭窄是前后径10～12 mm，绝对狭窄<10 mm。Schonstrom等人的体外和体内研究表明，可用硬脑膜囊横截面积作诊断，根据他们的标准，虽狭窄但硬膜囊面积>70 mm^{2}的不太可能有临床症状[2,3]。当前后径<4 mm时，可诊断侧隐窝狭窄。无论哪种情况，只有当影像学报告与临床症状相关联后才能确诊。

MRI通常用于椎管狭窄的标准检查（图33-1），不仅可以评估椎管狭窄，还可以排除引起腰椎管体积减小的其他病因，

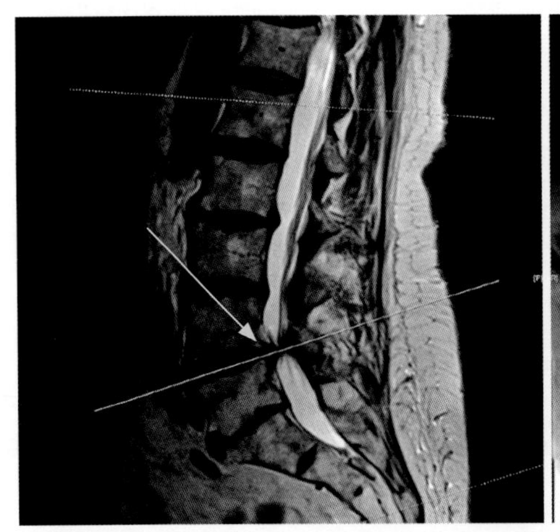

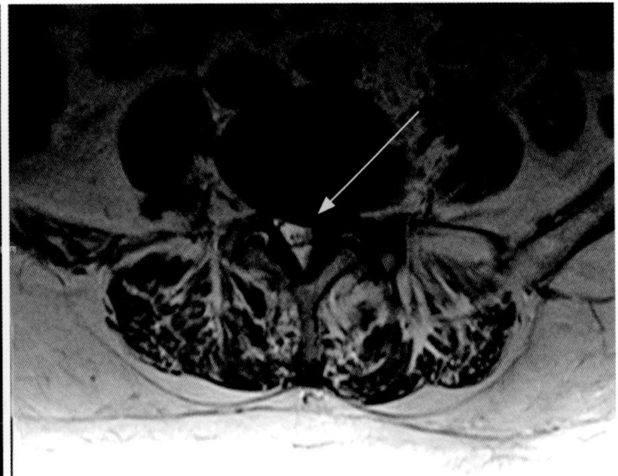

图33-1 左侧矢状位显示L4～L5椎管狭窄，右侧的横断面图像显示右侧隐窝狭窄，与左侧不对称，同时合并关节突关节病变，左侧L5出孔神经根受压符合患者的症状

诸如压缩骨折、肿瘤、感染。还可排查腰椎间盘突出、关节突关节肥大或关节突关节囊肿等引起侧隐窝或椎间孔狭窄的病因以及黄韧带肥厚的程度，这些信息有助于制订治疗计划。MRI可清晰鉴别出软组织，如神经根和椎间盘与骨质鉴别，并显示出病变部位。当禁忌用MRI检查时，可以使用CT检查，因为它可以区分软组织（如黄韧带）和皮质骨[4]。一些报告认为，CT显示的椎管面积更小[4]，考虑到这一点，通常认为MRI是一线检查手段，适用于检查腰椎管狭窄症患者。

当诊断不明时，可能需要进行辅助检查，糖化血红蛋白和糖尿病微丝检查可用于评估糖尿病周围神经病变，虽然有骨关节炎和椎管狭窄，但X线检查也可能同时发现患者有膝关节或髋骨关节炎。在这种情况下，查体结果与外周动脉疾病（peripheral artery disease，PAD）不完全一致，可以进行踝肱指数检查，结果<0.5表示严重缺血[1]。如果检查提示深静脉血栓，临床医师也可用多普勒超声检查。新的研究也评估了肌电图测量在那些有不确定影像学检查结果的患者中的效用，某些研究表明椎管中央区狭窄与肌电图异常有关，但与临床症状的相关性尚不明确[5]。

四、病理生理学机制

腰椎管狭窄通常是指被卡压神经周围的空间物理性狭窄，该理论可解释一些临床症状产生的机制，如伸展时疼痛加重和屈曲时疼痛减轻；空间狭窄理论不能解释其他症状，MRI上狭窄的严重程度与症状的严重程度无直接相关性，许多MRI严重狭窄的患者甚至无症状。研究还表明，MRI上狭窄的严重程度甚至与异常的肌电表现不相关，这种狭窄与临床症状缺乏相关性，也可以解释为什么许多患者经过减压术后并无获益。

MRI检查显示，腰椎管狭窄患者的狭窄部位近端静脉扩张，表明病变的物理因素。某些尸体研究显示神经根周围的脑膜增厚，可能是由于慢性压迫引起的蛛网膜炎性病理变化，组织病理学研究显示受累的神经根有轴突损伤和大纤维脱髓鞘，提示神经根周围内皮细胞功能障碍、血脑屏障受损、神经根周围脑脊液流动不良等均可引起微循环障碍，从而导致神经根功能不佳。许多腰椎管狭窄症患者注射糖皮质激素后效果良好，可看出炎症介质（如IL-1和肿瘤坏死因子）在腰椎管狭窄症患者疼痛中的调节作用。

先天病变或出生后结构异常引起的椎管狭窄属于原发性椎管狭窄，临床大多数椎管狭窄属于继发性椎管狭窄，多是脊柱退变导致，较少见的是感染、手术或创伤导致[3]。其中，发生在中央管、侧隐窝或椎间孔处的慢性退变是椎管狭窄的主要病因。

中央型狭窄可由慢性机械应力引起的黄韧带肥厚所致。研究表明，黄韧带背侧的纤维化可能与内皮细胞释放的转化生长因子（TGF-β和IL-1β）有关[3]。椎间盘高度的降低也可导致椎管前后径或横径减小，同样会导致中央性狭窄。由于退行性改变（包括关节突关节增生肥大伴或不伴腰椎滑脱、椎体终板骨赘和椎间盘高度降低）侧隐窝也会狭窄。无论是前后狭窄还是垂直狭窄，均可导致椎间孔狭窄，前后狭窄是由于椎间隙变窄和关节突关节囊前方结构增生所致。垂直狭窄通常是由于椎体终板突出、外侧纤维环变性或疝出的椎间盘沿上位椎弓根压迫神经根所致，值得注意的是，椎间孔狭窄最常见于L5神经根，因为相对于神经根区域，L5～S1椎间孔根部面积较小。虽然许多患者为多节段广泛性退变，但更可能出现双侧神经根病变是那些中央狭窄的患者，因为中央狭窄的患者，双侧神经根都受到了刺激和压迫。侧隐窝或椎间孔退行性变者单侧受压更多。

椎管狭窄的特异性表现为动态体位改变，体位改变可以显著改变解剖结构，随脊柱的后伸和负重，中央管腔可减小。在脊柱屈曲时椎间孔的面积会增加12%，在伸展时可减少15%[6]，这些变化很重要，因为反映了患者临床表现的动态变化，即伸展和站立时痛。

五、疼痛管理

当腰椎管狭窄症患者进行影像学检查后，就要制订适当的治疗计划，医师应仔细评估患者并制订个体化治疗方案。许多患者因其他疾病无法活动，大多数患者可通过改变自己的活动、姿势或使用步行辅助设备来延长行走时间。

虽然很少有学者评估单独用物理疗法治疗腰椎管狭窄症的作用，但很多指南都建议对腰椎管狭窄症患者进行物理治疗。尽管物理疗法对疼痛或功能的影响不确定，但可能会防止腰椎管狭窄症患者疼痛的进一步加重，并可能改善功能[7]。

脊柱患者预后研究试验证明：进行物理治疗和其他运动康复的受试者总体上效果良好，不太需要手术。干预的重点是改善患者脊柱活动范围，通过加强核心肌群、腿部肌群力量训练以及姿势训练来稳定腰椎，最大限度地减少腰椎前凸。通过运动来促进心血管健康和减轻体重，从长远看更有益。

目前已证实，对腰椎管狭窄症尚无有效的药物疗法。对于中度腰椎管狭窄症患者，一线选择包括口服药物、物理治疗和支具，常使用神经病理性药物、非甾体抗炎药和肌肉松弛药。顽固性腰椎管狭窄症患者中，阿片类药物也可作为辅助药物[8]。由于许多患者>50～60岁，使用这些药物有一定的风险。在一项未有其他混杂因素干扰的研究中，加巴喷丁组治疗腰椎管狭窄症患者的步行距离改善，但其结果无法复制；在另一项回顾研究中，使用QOL-5问卷进行调查时，加巴喷丁显示可改善患者生活质量；另一项观察性研究中，57名腿部疼痛>3分的患者每天服用普瑞巴林150 mg，10名患者疼痛消失，22名患者疼痛<2/10，15名患者报告疼痛程度≤3，因此，认为加巴喷丁是保守治疗的重要组成部分。总体研究表明，与非甾体抗炎药相比，普瑞巴林可改善临床预后，包括延长步行距离、恢复感觉障碍、改善睡眠和降低疼痛评分[3,9]，但与所有保守治疗一样，症状较轻的患者获益最大[10]。

椎管狭窄症占所有硬膜外糖皮质激素注射病种的30%，故硬膜外糖皮质激素注射治疗椎管狭窄已成为一个重要的课题[11]。Delport等人发现经硬膜外糖皮质激素治疗后，腰椎管狭窄症患者的疼痛症状改善[3]。Abdi等人的研究进一步表明，硬膜外注射糖皮质激素短期内（定义为<6周）可显著缓解症状，但长期疗效不确切[11]。狭窄的严重程度与注射糖皮质激素的疗效无相关性，大多数研究和荟萃分析都发现注射糖皮质激素可短期缓解腰椎管狭窄症患者的症状。科克伦协作网的一项综述发现硬膜外腔注射降钙素对患者无益。

腰椎管狭窄症患者经过保守治疗无效

或出现神经损伤迹象时，手术减压是一种确切的治疗方法，包括从微创到开放性减压融合，遗憾的是，没有任何指南表明：腰椎管狭窄症患者将从哪类手术中获益。2016年科克伦协作网关于手术治疗对比保守治疗腰椎管狭窄症的荟萃分析中，没有明确手术的益处，作者将这归因于在评估、患者选择、手术管理和预后报告方面未统一标准。脊柱患者预后研究试验显示，选择手术的患者在第2年疼痛控制更好，但功能状态改善不理想。Main腰椎研究（Main Lumbar Spine Study）发现，与保守治疗相比，以腿痛症状为主的患者手术减压后短期疗效更优。

有趣的是，腰椎管狭窄症是老年人脊柱手术的主要疾病，为消除神经根刺激，最常见的方法是椎板减压术，成功率为45%～72%[12]。对于那些有多节段病变或椎体排列不齐的患者，为避免术后不稳定，外科医师同时进行了椎体融合。脊柱患者预后研究试验将椎板切除术与非甾体抗炎药、运动锻炼和教育进行了比较，手术干预2年后，疼痛控制轻度改善[13]，因此，尽管这些大型研究显示有轻度的改善，但结果根据预后评价而有所不同。总体而言，尽管经过精心筛选，仍有1/3手术患者预后不佳。

目前，有很多针对椎管狭窄的微创手术，包括经皮穿刺或微创减压术。微创手术对患者的吸引力主要在于这些手术镇静程度极小，无须住院或术后康复，费用低，并发症也更低。

微创腰椎减压术（minimally invasive lumbar decompression，MILD）是指影像引导下对因黄韧带肥厚引起的中央椎管狭窄进行减压的手术，使用5 mm的套管，部分切除黄韧带，来改善椎管空间。2014年Kliner对现有研究的荟萃分析中发现，治疗后Oswestery残疾指数（Oswestery Disability Index，ODI）和视觉模拟评分的改善有统计学意义[14]，但他们发现，这些研究的质量较低，且得到了厂家的大力资助。在CMS的坚持下，2018年发布了对该手术为期2年的安全性评估，发现随访2年患者脊柱不稳发生率没有更高，2年期间疼痛评分和ODI持续改善。

FDA还批准了棘突间撑开器作为治疗腰椎管狭窄症的植入性装置，包括2种，即X-STOP和Spurion，该设备通过增加腰椎的后凸角度来限制腰椎伸展但允许腰椎屈曲。191例轻中度症状的腰椎管狭窄症患者中，棘突间撑开器与硬膜外糖皮质激素注射相比，X-STOP可长期改善症状，与减压椎板切除术相比，棘突间撑开器的成本低，90天时评估的并发症少，但1年时的再手术率更高。

神经调控疗法也用于保守治疗无效且不适宜手术的腰椎管狭窄症患者。在一项研究中，91名脊髓电刺激试验患者，60名患者有50%以上的改善，41名患者选择永久植入，随访平均34.5个月（±22个月），其中39名患者疼痛持续缓解≥50%。

六、预后

腰椎管狭窄症的病程差异较大，在一项观察性研究中，对拒绝手术的腰椎管狭窄症患者随访数年发现，症状时好时重，许多患者无任何干预症状就有所缓解。在另一项经脊髓造影确诊的腰椎管狭窄症研究中，60%的患者症状没有变化。缅因州（Maine）的一项腰椎管狭窄症研究还发现，如果患者在有手术指征时选择延迟手术，当患者再次手术时，仍然可以从手术中同等获益，也就是说，推迟手术不会造成任何伤害。

研究表明，约一半的腰椎管狭窄症患者的临床症状稳定，1/4的患者有所改善，1/4的患者会加重[6]。根据北美脊柱学会的分类，30%～50%轻中度腰椎管狭窄症患者逐步改善[6]，重度患者的临床预后需要进一步研究。

七、讨论

1954年，荷兰外科医师Henk V Erbiest首次描述了腰椎管狭窄症。他将一个病例系列7名患者中出现的跛行症状归因于腰椎管狭窄，腰椎管狭窄症是一种老年性疾病，随着人口结构的变化，其发病率必然会增加。目前，因腰椎管狭窄，（每年有）超过100万人次就诊；2009年，约8.9万例椎板切除手术用于治疗神经源性跛行。最近的研究工作尝试查清腰椎管狭窄的患病率，Framingha队列研究显示：40岁以上患者中只有20%符合继发性狭窄，而60～69岁的患者中有47.2%符合继发性狭窄，值得注意的是，那些通过CT确诊的患者更有可能出现腰背痛[6]。椎管狭窄患者中女性患病率高于男性，70岁以上人群中，女性腰椎管狭窄的患病率为40%～50%，而男性为20%～30%。

在美国，腰椎管狭窄越来越受到关注，近年来，腰椎手术中数量增长最快的是腰椎管狭窄患者[1]。相较于保守治疗的优势，一些研究强调了手术干预的优势，重点放在老龄化人群中进行的椎板减压术和复杂的椎体融合术，但随着临床并发症越来越多，因此需要更多的研究来确定椎管狭窄患者最适合的手术方式[1]，要对每位患者的临床表现进行全面的风险-收益评估，权衡可能的并发症。腰椎管狭窄症使相当一部分老年人致残，即使对那些似乎从手术中受益的人来说，效果也会随着时间的推移而逐渐消失；腰椎管狭窄患者再次手术的益处不太明确，也更复杂，因为年龄较大的患者往往不太愿意再次进行手术。

对临床症状预测价值的研究结果表明，60岁以上、症状持续6个月以上、脊柱伸展时加重、站立时加重、行走时出现症状、休息时好转的患者诊断腰椎管狭窄的概率高[15]。

在长期数据中，虽无某种治疗方案得到一致性验证，但对于那些症状较轻的患者可以尝试保守治疗；中重度椎管狭窄更有可能是症状性的，是硬膜外注射糖皮质激素最常见的适应证[3]；手术治疗包括椎板减压术和椎体融合术。由于椎管狭窄可能病程漫长且可能导致严重残疾，对合适患者进行最佳干预是未来研究的重要方向。

八、总结

腰椎管狭窄表现为腰椎解剖空间（无论是在中央管、侧隐窝还是椎间孔）的动态变小，通常是由脊柱慢性退变引起的，常见于老年人。诊断依据包括解剖上狭窄的影像学证据，但主要是基于病史和查体结果的相关性。由于腰椎管狭窄的自然病程可能难以预测，医师在评估治疗目标时应与患者尽量共同决策。

（邓立琴　译　易端、都义日　校）

原书参考文献

[1] Bailey M, Griffin K, Scott D. Clinical assessment of patients with peripheral arterial disease. Semin Intervent Radiol. 2014; 1: 292-9.
[2] Friedly J. Long-term effects of repeated injections of local anesthetic with or without corticosteroid for lumbar spinal stenosis: a randomized trial. Arch Phys Med Rehabil. 2017; 98 (8): 1499-507.
[3] Genevay S, Atlas S. Lumbar spinal stenosis. Best Pract Res Clin Rheumatol. 2010; 24 (2): 253-65.
[4] Eun S, Lee H, Lee S, Kim K, Liu W. MRI versus CT for the diagnosis of lumbar spinal stenosis. J Neuroradiol. 2012; 39 (2): 104-9.
[5] Kuittinen P, Sipola P, Aalto TJ, Määttä S, Parviainen A, Saari T, Sinikallio S, Savolainen S, Turunen V, Kröger H, Airaksinen O, Leinonen V. Correlation of lateral stenosis in MRI with symptoms, walking capacity and EMG findings in patients with surgically confirmed lateral lumbar spinal canal stenosis. BMC Musculoskelet Disord. 2014; 15: 241-2477.
[6] Johnsson K, Rosen A. The natural course of lumbar spinal stenosis. Clin Orthop Relat Res. 1992; 279 (1): 82-6.
[7] Weinmeister K, Trentman T, Joseph J, Shinaman H, et al. Outcomes in 615 spinal stenosis patients treated with epidural steroids. Conference: 15th World-Federation-of-Societies-of Anaesthesiologists (WFSA) World. Argentina: La Rural, Predio Ferial de Buenos Aires; 2012. p. 25-30.
[8] Koc Z, Ozcakir S, Sivrioglu K, Gurbet A, Kucukoglu S. Effectiveness of physical therapy and epidural steroid injections in lumbar spinal stenosis. Spine. 2009; 34 (10): 985-9.
[9] Ammendolia C, Stuber K, Tomkins-Lane C, Schneider M, Rampersaud Y, Furlan A, Kennedy C. What interventions improve walking ability in neurogenic claudication with lumbar spinal stenosis? A systematic review. Eur Spine J. 2014; 10 (14): 3262-6.
[10] Yaksi A, Ozgonenel L, Ozgonenel B. The efficiency of gabapentin therapy in patients with lumbar spinal stenosis. Spine. 2007; 32 (9): 938-42.
[11] Abdi S, Datta S, Lucas L. Role of epidural steroids in the management of chronic spinal pain: a systematic review of effectiveness and complications. Pain Physician. 2005; 8 (1): 127-43.
[12] Deyo R, Mirza S, Martin B, Kreuter W, Goodman D, Jarvik J. Trends, major medical complications, and charges associated with surgery for lumbar spinal stenosis in older adults. JAMA. 2010; 303 (13): 1259-65.
[13] Pearson A, Lurie J, Tsteson T, Zhao W, Abdu W, Weinstein J. Who should have surgery for spinal stenosis? treatment effect predictors in SPORT. Spine. 2012; 37 (21): 1791-802.
[14] Kreiner DS, MacVicar J, Duszynski B, Nampiaparampil DE. The mild? procedure: a systematic review of the current literature. Pain Med. 2014; 15 (2): 196-205.
[15] Konno S, Hayashino Y, Fukuhara S, Kikuchi S, Kaneda K, Seichi A, Chiba K, Satomia K, Nagata K, Kawai S. Development of a clinical diagnosis support tool to identify patients with lumbar spinal stenosis. Eur Spine J. 2007; 16 (11): 1951-7.

第三十四节　持续腰痛1例

34

Hassan Aboumerhi, Tariq Malik

一、病例

患者，男性，70岁，因长期腰背痛来到诊所，3个月前，患者在徒步旅行后腰背痛加重。患者描述其疼痛为剧烈的酸痛，休息可部分缓解，弯腰、扭腰及从坐位起立时疼痛加重，但没有任何平衡问题或害怕摔倒，疼痛放射至双侧大腿但未过膝，否认无力或异感，否认有诱发事件或创伤，也否认二便失禁。患者既往曾有类似腰背痛，多休息后缓解，非处方药治疗也都有效。此次尝试口服对乙酰氨基酚和布洛芬，但腰背痛缓解有限。

二、初步诊断

患者长期腰背痛，其病史中没有任何危险因素，比如体重减轻、发热、严重创伤、免疫抑制或神经功能异常。相关病史表明，患者长期腰背痛最有可能是退行性变引起的。此外，在某些腰椎压力增加的活动中，疼痛会更加重，并且疼痛不会放射到小腿意味着无神经根刺激。对于70岁男性腰痛患者来说，最可能的诊断是退行性椎间盘疾病、关节突关节病和（或）椎旁肌肉疼痛。

三、体格检查的意义

病史提示患者的感觉运动功能正常，但应通过查体客观确认，重点是步态、平衡和腰椎的活动范围。患者步态平稳，平衡性好，下肢肌力正常，没有肌肉萎缩的迹象，直腿抬高试验阴性，腰椎前曲范围正常，但后伸受限并出现比弯腰时更疼。感觉检查正常，椎旁无压痛，若无肌肉压痛，疼痛很可能是由关节突关节病或椎间盘退行性变引起的。因为没有外伤史，疼痛非单侧疼痛，疼痛也不太可能来自骶髂关节，但腰背痛的发病无任何能确诊性的临床特征。

四、如何明确诊断

根据病史和查体几乎不可能确诊腰背痛的具体病因。为排除感染、肿瘤、创伤或炎症性疾病，可行影像学检查，但影像学检查很少能确定慢性疼痛的病因，影像学还可评估作为病变标志的退行性变的程度。考虑该患者的疼痛来自腰椎间盘退行性病变或关节突关节病，腰椎MRI可用于排除肿瘤，尤其是高龄患者要重点排除肿瘤；如果不能行MRI检查，也可以使用CT检查。对于慢性腰背痛加重或新发腰背痛的老年患者，因某种原因无法行脊柱MRI或CT检查，为排除恶性病变，就必须进行腰椎X线检查，虽然X线检查不像上面MRI或CT检查那么敏感；关节突关节病引起的疼痛可通过在可疑部位施行脊神经内侧支阻滞来确认，准确操作后，疼痛缓解＞75%，就可确认疼痛来源于关节突关节，若无明显疼痛缓解（＜50%），疼痛最可能来自椎间盘。

五、病理生理学机制

关节突关节是滑膜关节，所有可影响滑膜关节的疾病都可涉及关节突关节，其发病机制包括过度活跃的蛋白（胶原酶、基质溶酶和明胶酶）对透明软骨的降解，以及软骨细胞无法修复蛋白酶造成的丢失；炎症细胞释放促炎化学物质和酶，启动或加速软骨退化的过程；软骨下骨暴露导致硬化，随后导致骨赘形成；关节突关节病变通常先于退行性椎间盘疾病。椎间盘高度的降低可能会改变关节突关节的力学稳定。

六、疼痛管理

一旦确诊，重要的是要找出加剧病情的因素，关节突关节病本身的变化是不可逆的，因此关注可改变的因素至关重要。综合评估应包括对疼痛的生物、心理和社会方面的评估，主要目标是如何改善患者的功能状态，而不是只关注疼痛评分，治疗方法有保守、介入或手术。

一般情况下，建议腰背痛患者尝试非处方镇痛药，该患者已尝试过药物治疗，在该情况下，应该改善患者的脊柱生物力学模式，同时加强患者的核心肌群肌力，进行物理治疗，目标是提高其核心肌群的耐力。应告知患者：腰背痛的缓解需要一段时间，当物理治疗肌肉疼痛时，疼痛可能会暂时加重1～2周，需要2个月后复诊评估。

复诊时，该患者经过物理治疗后疼痛有所缓解，平时走动和睡眠都有所改善，但腰痛仍然阻碍着该患者的社交活动，不能打高尔夫球，并错过了与朋友的社交活动。随后建议，既然患者的保守治疗失败，应对该患者进行诊断性关节突关节阻滞注射治疗，若注射治疗效果良好，可以进行关节突关节神经射频消融，患者最终同意该治疗方案。在诊断性阻滞成功后，他接受了射频消融术，并对效果满意。

七、预后

腰椎关节突关节病的预后通常与年龄有关，老年患者中关节突关节病的发病率呈指数级增加，其确切预后尚不清楚，由于关节突关节病是一种退行性变化，该变化是不可逆的。关节突关节病的疼痛为慢性发作，也就是说，疼痛会出现波动，但可能永远不会完全消失。通过解决身体、心理或环境等因素，多模式治疗可将疼痛对患者功能的影响降至最低。关节突关节病是一种慢性疼痛疾病，需要患者终身治疗，必要时可重复去神经支配。

八、讨论

1911年，金斯维特（Goldth waite）首

次报道关节突关节病可导致腰痛，认为关节突关节病是腰背痛的一个病因。1933年，戈姆利（Ghormley）创造了“脊柱关节突关节综合征”这个词，用来描述脊柱旋转损伤后伴有或不伴有腿部疼痛的轻微疼痛；赫希（Hirsch）发表了首篇关节突关节内注射治疗复制出患者腰背部疼痛的报道[3]。文献中关节突关节疼痛的患病率差异很大，从＜5%到＞90%不等，患病率随研究人群年龄的增长而增加。

像其他慢性疼痛一样，关节突关节疼痛的治疗应是多模式的，包括保守治疗、医疗管理、程序干预以及心理治疗[4,5]。保守治疗是一线治疗，通常包括肌筋膜手法治疗和非阿片类镇痛药。目前尚无任何临床研究评估药物或非介入治疗对腰椎关节突关节源性疼痛的效用，目前的研究数据是从几个评估轴性腰痛保守治疗的对照研究中借鉴来的。已证明：有指导的运动锻炼和瑜伽可缓解慢性轴性腰痛患者的疼痛并防止其复发[6]。随机研究也表明，整脊手法和针灸疗法对慢性腰痛患者疗效显著，该研究未确定各类治疗中受益最大的患者群体，且相当多的患者经常需要频繁就诊，费用成为一个问题。

非甾体抗炎药和对乙酰氨基酚广泛用于腰痛，几乎没有证据支持哪种药物疗效优于另一种药物[7-9]。临床研究还证明辅助药可缓解腰痛，斯勤泽（Schintzer）等人回顾了药物治疗腰痛的临床研究，发现了抗抑郁药治疗慢性腰痛和肌肉松弛剂治疗急性腰痛的有力证据[10]；未经纠正的情绪会对腰痛的治疗产生不利影响，抑郁症、焦虑症和药物滥用在慢性腰痛患者中十分普遍[11]。

临床建议关节突关节疼痛患者要减重，因为身体超重会导致退行性疾病和关节炎相关的疼痛。

关节突关节疼痛的介入治疗始于诊断性注射治疗，目前认为诊断性关节内注射或脊神经后内侧支阻滞是诊断关节突关节疼痛最可靠的方法。神经阻滞通常优于关节内注射，因为关节内注射易导致注射液漏入周围区域从而产生假阳性，由于单次注射假阳性率高，通常注射2次。假阳性率高的原因有多种，减少假阳性结果的方法有：在诊断过程中尽量避免使用阿片类药物，正确地使用局麻药及穿刺入路，避免药物向硬膜外扩散，将针尖置在凹槽底部，并保持诊断液用量小于0.5 ml。据称，对诊断性神经阻滞中获益最大的患者进行射频消融，不如对符合临床诊断标准的患者直接进行脊神经后支射频消融。虽然会导致极少数患者治疗后并未获益，但总体来说，跳过诊断性神经阻滞对患者更经济且有效。

在一些非对照性研究报告中，关节内注射糖皮质激素后腰背痛的长期缓解率（18%～63%）差异较大[12]，关节内单纯注射局部麻醉药和生理盐水也可缓解症状，在对照试验中，试验结果差异较大。使用PET扫描评估关节突关节病的研究发现，相比普通局部麻醉药，注射糖皮质激素缓解时间更长，表明在炎症性疼痛的患者中，糖皮质激素是有助于缓解患者的疼痛。

很多综述证实：对脊神经后内侧支射频消融是治疗关节突关节疼痛的有效方法。根据所纳入的研究以及作者的认识，这些综述提供了不同程度的证据[13-16]：一般情况下，疼痛持续缓解6个月至2年，中位时间为10个月。与脉冲射频技术相比，射频去神经术镇痛效果持续时间更长，更可靠，并有更可靠的临床证据支持。射频的操作技术值得密切关注，重点是在适当的针距和精准的定位下实现足够大的消融，且透视引导对于精准穿刺十分重要。0.5 V时重现疼痛的感觉测试并不太可靠，可复制出多裂肌抽动是针尖位置正确的有用标志，肌肉抽动证明针尖定位好，不必过分强调在低电压下的肌肉抽动。如果患者治疗6个月以后疼痛复发，射频消融术可重复进行，会提供同样时间和程度的疼痛缓解。

关节内注射糖皮质激素和脊神经后内侧支射频消融术治疗的证据级别是弱到中度，脉冲射频治疗关节突关节疼痛无证据支持，也不推荐。

关节突关节的介入治疗是低风险手术，虽然没有感染的报告，但风险始终存在。重复注射糖皮质激素对机体代谢的影响不能忽视，但同样未见报道。有极少数关于关节内注射时出现硬膜穿刺后头痛和鞘内注射局麻药的病例报道。射频去神经支配后皮肤麻木/感觉障碍并不常见，往往也是短暂的和自限性的[17-19]，可能因电气故障、电极绝缘断裂或射频发生器故障而导致射频烧伤。关节突关节射频治疗后最常见的并发症是神经炎，据报道发病率<5%，给予糖皮质激素（甲泼尼龙）或己酮可可碱可降低射频去神经术后疼痛的发生率。

尽管缺乏证据支持融合手术治疗退行性脊柱疾病，但融合手术偶尔也用于治疗关节突关节病，关节融合术治疗关节突关节疼痛有效的一个原因可能是椎弓根螺钉置入时经常破坏脊神经后内侧支。

九、总结

大多数美国人一生中都有过腰痛，随着人口的老龄化，对所有医师来说，腰痛意义愈加重要。医务人员必须认识到腰痛是主诉而不是诊断，关节突关节疼痛是腰痛的公认来源之一，随着年龄的增长，关节突关节变得脆弱，容易受旋转和弯曲应力而损伤。腰下部3个椎体关节突关节（L3/4、L4/5、L5S1）承受最大的腰椎应力，因此更易发生炎症、关节肥大和骨赘。关节突关节病通常与退行性椎间盘疾病相关，无论是病史还是查体，腰椎关节突关节病均无特征性诊断方法。不同节段腰椎关节突关节病的疼痛区域可能会有很大的范围的重叠。除轴向腰痛，低节段的关节突关节病可有臀部、大腿、腹股沟甚至腿部的牵涉痛，而高节段腰椎关节突关节病的疼痛会延伸至侧胁、髋部、腹股沟和大腿外侧。关于关节突关节病的CT和MRI检查证据与诊断性关节突关节注射的有效性，各类报道相互矛盾。内侧支阻滞具有诊断、治疗和预后价值。即使保守治疗失败，关节内糖皮质激素注射和射频去神经也是较好的治疗选择。外科治疗（包括关节融合术）关节突关节病的效果不尽如人意。

（邓立琴　译　易端、都义日　校）

原书参考文献

[1] Goldthwait JE. The lumbosacral articulation: an explanation of many cases of lumbago, sciatica and paraplegia. Boston Med Surg J. 1911; 164: 365-72. [Google Scholar]

[2] Ghormley RK. Low back pain with special reference to the articular facets, with presentation of an operative procedure. JAMA. 1933; 101: 773.

[3] Hirsch D, Inglemark B, Miller M. The anatomical basis for low back pain. Acta Orthoscan. 1963; 33: 1-17.

[4] Qaseem A, Wilt TJ, McLean RM, Forciea MA. Noninvasive treatments for acute, subacute, and chronic low back pain: a clinical practice

guideline from the American College of Physicians. Ann Intern Med. 2017; 166 (7): 514-30. Clinical Guidelines.

[5] De Leon-Casasola. American College of Physicians clinical practice guidelines for non-invasive treatments for scute, subacute, and chronic low back pain. ASRA. https://www.asra.com/news/141/americancollege-of-physicians-clinical.21 Feb 2017.

[6] Kerr DP, Walsh DM, Baxter D. Acupuncture in the management of chronic low back pain: a blinded randomized controlled trial. Clin J Pain. 2003; 19: 364-70.

[7] Zerbini C, Ozturk ZE, Grifka J, Maini M, Nilganuwong S, Morales R, Hupli M, Shivaprakash M, Giezek H. Efficacy of etoricoxib 60 mg/day and diclofenac 150 mg/day in reduction of pain and disability in patients with chronic low back pain: results of a 4-week, multinational, randomized, double-blind study. Curr Med Res Opin. 2005; 21: 2037-49.

[8] Videman T, Osterman K. Double-blind parallel study of piroxicam *versus* indomethacin in the treatment of low back pain. Ann Clin Res. 1984; 16: 156-60.

[9] Mens JM. The use of medication in low back pain. Best Pract Res Clin Rheumatol. 2005; 19: 609-21.

[10] Schnitzer TJ, Ferraro A, Hunsche E, Kong SX. A comprehensive review of clinical trials on the efficacy and safety of drugs for the treatment of low back pain. J Pain Symptom Manag. 2004; 28: 72-9.

[11] Polatin PB, Kinney RK, Gatchel RJ, Lillo E, Mayer TG. Psychiatric illness and chronic low-back pain: the mind and the spine-which goes first? Spine. 1993; 18: 66-71.

[12] Bogduk N. A narrative review of intra-articular corticosteroid injections for low back pain. Pain Med. 2005; 6: 287-96.

[13] Slipman CW, Bhat AL, Gilchrist RV, Isaac Z, Chou L, Lenrow DA. A critical review of the evidence for the use of zygapophysial injections and radiofrequency denervation in the treatment of low back pain. Spine J. 2003; 3: 310-6.

[14] Schofferman J, Kine G. Effectiveness of repeated radiofrequency neurotomy for lumbar facet pain. Spine. 2004; 29: 2471-3.

[15] Mikeladze G, Espinal R, Finnegan R, Routon J, Martin D. Pulsed radiofrequency application in treatment of chronic zygapophyseal joint pain. Spine J. 2003; 3 (5): 360-2.

[16] Dreyfuss P, Halbrook B, Pauza K, Joshi A, McLarty J, Bogduk N. Efficacy and validity of radiofrequency neurotomy for chronic lumbar zygapophysial joint pain. Spine. 2000; 25: 1270-7.

[17] Kornick C, Kramarich SS, Lamer TJ, Sitzman BT. Complications of lumbar facet radiofrequency denervation. Spine. 2004; 29: 1352-4.

[18] Bogduk N, Holmes S. Controlled zygapophysial joint blocks: the travesty of cost-effectiveness. Pain Med. 2000; 1: 24-34.

[19] Cohen SP, Hurley RW, Christo PJ, Winkley J, Mohiuddin MM, Stojanovic MP. Clinical predictors of success and failure for lumbar facet radiofrequency denervation. Clin J Pain. 2007; 23: 45-52.

第三十五节 慢性臀部疼痛1例 35

Hassan Aboumerhi, Tariq Malik

一、病例

患者，55岁女性，因右臀部持续疼痛5个月就诊。患者诉其臀部疼痛呈持续性，疼痛从右上臀部向下放射至右大腿后部，不伴患侧下肢无力、麻木或感觉异常，活动时明显加重，从坐位站起和爬楼梯时疼痛明显加重，平躺休息可以减轻疼痛。患者最初使用对乙酰氨基酚和非甾体抗炎药可缓解疼痛，长期使用后镇痛效果减弱。查体：患者右侧背部深层肌肉、右侧骶部及臀部压痛阳性，双下肢肌力正常，对针刺的感觉正常。患者步态稳定，但行走困难，既往有克罗恩病史，无局部病变或外伤史，无大小便失禁史。

二、初步诊断

慢性疼痛的诊断关键是定位疼痛刺激点（或激痛点）、明确疼痛诱发或持续的病理过程。臀部疼痛有多种病因，可来自肌肉骨骼组织的结构性疼痛或盆腔组织的内脏性疼痛，也应该考虑缺血性疾病，特别是有冠状动脉疾病、颈动脉疾病或脑血管疾病史。外周动脉疾病的患者常常伴有血管性间歇跛行，其特征为活动时出现进行性疼痛，休息后缓解。

患者所指的臀部区域是疼痛的部位，该疼痛可能来自于任何潜在的结构，比如肌肉或关节，也可能是牵涉痛，如果疼痛与运动有关，考虑疼痛来源于肌肉骨骼。该患者的疼痛具有隐匿发病的特点，既没有外伤史也没有任何全身性疾病的表现，尽管患者有克罗恩病病史，但不太可能是牵涉痛，因为该患者臀部有重复的压痛点，但没有神经压迫或刺激的迹象或症状，比如无下肢乏力、麻木或感觉异常，所以也不考虑牵涉痛。综上所述，该患者疼痛可能是骶髂关节问题或臀部肌肉问题，就像梨状肌功能障碍一样。

臀肌拉伤可表现为疼痛和压痛，往往因剧烈运动和过度运动导致，疼痛表现为急性疼痛，需要尽快治疗。梨状肌综合征包括梨状肌痉挛及卡压坐骨神经，可通过触诊梨状肌并进行骶髂关节分离试验（同侧髋关节伸展、外展、外旋）来复制这种疼痛。椎管狭窄引起的臀部疼痛在脊柱伸展时加重，在屈曲时缓解。

该患者极有可能患有骶髂炎或梨状肌功能紊乱。骶髂炎是一种与骶髂关节相关的炎症性疾病，炎性的产生可能与多种因素有关，包括骨关节炎、肠道炎性疾病相关的脊柱关节病、妊娠、创伤、癌症和感染。骶髂关节炎通常表现为腰部或臀部疼痛，伴或不伴下肢放射痛，可通过在骶髂关节触诊或手法挤压骶髂关节时复制出疼痛。梨状肌功能紊乱通常由直接创伤或反复微创伤、双下肢不等长、肥胖、妊娠、腰椎过度前凸等原因引起，如果臀部疼痛随着久坐而加剧、触诊有压痛、梨状肌牵拉诱发疼痛，表明患者很可能是梨状肌综合征。

三、如何明确诊断

病史和查体非常重要，但不能据此直接诊断，对患者进行全方位拉伸查体有助于诊断。已有研究表明，约20%的无症状受试者骶髂关节评估试验阳性。有关骶髂关节的查体和试验种类较多，敏感度和特异性不尽相同，据有关报道在20%～80%。在鉴别诊断时鉴别骶髂关节功能紊乱是测试的最大目的。Cibulka发现，4种常用骶髂关节试验中，如果有3种为阳性，则联合试验的敏感度和特异性分别为0.82和0.88，阳性预测值为0.86，阴性预测值为0.84。

骶髂关节炎是一种基于症状与查体的临床诊断。骶髂关节触诊可诱发腰臀部疼痛。骶髂关节炎可以通过诊断性阻滞和影像学检查确诊[1]。单次诊断性局部阻滞疼痛可缓解75%，证据水平为Ⅲ级，两次诊断性局部阻滞疼痛缓解70%，证据水平为Ⅱ级。锝骨显像可以定位疾病，同时，进行CT或磁共振成像检查可以明确病变发生的解剖位置和病变程度[2]。

四、病理生理学机制

创伤、损伤或炎症所导致的结构破坏可引起疼痛，也导致包膜断裂、韧带损伤、肌筋膜疼痛、微骨折、软骨软化等。持续的痛觉会导致中枢敏化，产生慢性疼痛。通常，年龄相关性关节炎或脊椎关节病可引起关节内病变，也可引起骶髂关节炎性反应；关节囊外的疼痛通常来自韧带并发生与年龄相关的骶髂关节疼痛。在年轻患者群体中，关节内结构破坏往往更多见、更疼痛，往往是由重大创伤、全身性或局部疾病引起的炎症导致。这种区分是有意义的，当疼痛起源于囊外时，脊神经后外侧支的射频消融往往更有效。创伤、感染和肿瘤侵袭都可引起骶髂关节炎。

孕妇的骶髂关节间隙会随着子宫的变大而变宽和外展，加上体重增加使骶髂关节负荷加重，从而引起骶髂关节炎。

五、疼痛管理

骶髂关节炎通常由骶髂关节退行性变导致，可通过保守和有创介入来治疗，大多数骶髂关节炎患者不需要手术治疗。骶髂关节炎的基础治疗包括适当休息和物理治疗，加强肌肉和关节功能锻炼；疼痛部位体表热敷和冰敷来减少局部炎症渗出可缓解疼痛。在物理治疗的同时可以联合非甾体抗炎药（对乙酰氨基酚等），按需口服，剂量在安全范围内，可进一步减轻疼痛。在急性期，根据病情需要，可口服布洛芬进行镇痛治疗，每次600～800 mg，每日3次；有胃溃疡、肾脏病或有其他风险的患者应减少剂量，以避免加重病情；对乙酰氨基酚可按需服用，每日3次，每次1000 mg。肝病患者需要减少剂量，尽量避免药物的不良反应。

如果患者经过保守治疗效果不佳，可

考虑行介入治疗。疼痛科医师可以在透视引导下，直接向骶髂关节内注射局麻药和糖皮质激素来治疗骶髂关节炎。

关节注射属于侵入性治疗，虽然风险较小，但仍可能发生一些并发症如出血、感染和神经损伤。一般来说，凝血功能障碍或长期服用抗凝剂的患者发生出血并发症的风险较高。如同通过肿瘤注射可以引起癌细胞播散一样，感染的部位（如蜂窝组织炎）的注射可能使感染扩散。因穿刺路径没有重要的神经组织，如果能准确定位骶髂关节则会减少神经损伤。骶髂关节能容纳的药物一般不超过3 ml，所以常用0.25%的丁哌卡因2 ml加曲安奈德40 mg进行注射。如果患者在同一天接受多次注射，或者因未控制的糖尿病存在高血糖风险，糖皮质激素的剂量应该进行适当调整。

其他介入治疗包括低温射频消融术、常规射频消融和肉毒毒素注射，据报道都有一定的成功率。对于那些通过保守和介入治疗难以治愈的患者，可以选择开放入路或经皮穿刺进行骶髂关节融合，从而达到稳定关节和增加关节负重的目的[3]。

六、预后

大多数骶髂关节疼痛是与年龄相关的退化性病变所致，许多病例可能伴终生疼痛。治疗目标是增加患者的疼痛耐受性，提高生活质量和改善骶髂关节功能。一些科克伦协作网的系统综述显示：关节内糖皮质激素注射在短期内缓解疼痛的成功率更高，证据级别为Ⅲ～Ⅳ级；射频消融也是一种有效的治疗方式，这种方式的选择与诊断性阻滞的效果高度相关，证据级别为Ⅱ～Ⅳ级[4,5]。

七、讨论

在美国，臀部疼痛在门诊常见，病因不一，有急性也有慢性，鉴别诊断需要考虑包括罕见疾病在内的多种因素。

周围血管疾病（peripheral vascular disease，PVD）是导致臀肌疼痛的严重病因之一，属于非神经性臀部疼痛，活动时加重，休息时可缓解，具有与主髂动脉闭塞性疾病相一致的血管性间歇跛行的典型表现。周围血管疾病是一种进行性疾病，最终可能危及肢体或生命。美国心脏学会估计PVD的患病率接近12%[6]，根据美国心脏病学会调查，PVD的危险因素包括年龄、吸烟、糖尿病和已知的缺血性疾病，比如冠状动脉疾病、肾脏疾病或脑血管疾病。治疗PVD包括生活方式的改变，比如控制饮食、戒烟和锻炼，糖尿病和高血压的管理至关重要，许多患者需要积极的抗血小板治疗，接受上述治疗后患者需要行介入手术或旁路移植进行血运重建。如果臀部疼痛是PVD引起的，患者应转诊给专科医师如血管外科医师进行治疗[7]。

疼痛科接诊的臀部疼痛患者更多见的是肌肉骨骼性或神经病理性疼痛。肌肉骨骼性疼痛包括肌筋膜疼痛综合征，如臀大肌疼痛综合征，当肌肉紧张或劳损时引起疼痛，由坐位起立时变得更加费力。肌筋膜疼痛综合征是一种临床诊断，可通过按压肌肉上的激痛点复制疼痛来确诊，治疗措施包括口服药物（对乙酰氨基酚或非甾体抗炎药）和物理治疗；拉伸和力量训练可以提高肌肉的协调性和柔韧性，从而扩大关节的活动范围[8]；患者可从按摩疗法或激痛点注射治疗受益，已经证明针刺疗法与物理疗法镇痛效果相似[9]。姿势评估和改变生活方式因符合人体工程学特点可以预防肌筋膜疼痛的发生或加重。

梨状肌综合征包括梨状肌痉挛并卡压坐骨神经，导致腰背部和臀部疼痛的发生率约为6.25%[10]，常见的原因包括梨状肌创伤或反复微损伤[11]。梨状肌综合征患者可能表现为坐骨神经痛与臀部疼痛的叠加痛，随着坐姿时间延长疼痛加重，坐骨切迹压痛，以及肌肉牵拉引起疼痛；可在臀部深处的坐骨大切迹被触及梨状肌，梨状肌从骶骨前面经此转到大转子。梨状肌综合征患者的梨状肌触诊紧张，呈索条样，“4”字试验可以用来复制患者的疼痛。梨状肌综合征的诊断主要通过临床表现，如果EMG、CT和MRI发现阳性改变，则支持梨状肌功能紊乱。EMG往往显示H反射延迟，CT和MRI则显示肌肉增厚。

与其他肌筋膜疼痛一样，梨状肌综合征可以按照人体工程学原理进行预防，如避免长时间坐在刺激或坚硬的物体表面，可减少梨状肌综合征的发生；拉伸和加强梨状肌运动功能，包括加强髋部内收肌和外展肌运动，可以预防或改善梨状肌综合征患者症状[12]。对乙酰氨基酚和非甾体抗炎药有助于控制梨状肌综合征患者的日常疼痛。经皮神经电刺激和按摩疗法也可治疗梨状肌综合征。根据闸门控制理论，脉冲电流刺激直径较大的A_{β}纤维对脊髓背角的非伤害性刺激产生抑制，可用来解释TENS治疗梨状肌综合征的作用机制。A_{β}皮肤机械受体抑制信号通过A_{δ}和C痛觉纤维，从而关闭“闸门”。

如果保守治疗失败，可采用糖皮质激素或肉毒毒素的注射来治疗梨状肌综合征，注射通常在CT或透视引导下进行，有研究表明超声引导可避免辐射暴露，由经过培训的操作者行超声引导下的注射治疗是安全有效的[13]。在特殊情况下，极少数病例需要做外科手术进行肌肉松解[14]。

神经源性的臀部疼痛可以是神经根性疼痛，也可以是牵涉性疼痛。椎管狭窄可导致神经根病变，表现为双侧或单侧臀部疼痛，该疾病的临床表现为神经性跛行，伴或不伴背部疼痛或下肢疼痛，腰椎伸展时疼痛加重。椎管狭窄可通过CT或MRI确诊，CT显示骨结构较清晰，MRI能更好地分辨神经和软组织，敏感度为75%～90%，特异性＞75%[15,16]。

腰骶椎管狭窄也可引起牵涉性臀部疼痛以及关节功能紊乱，比如腰骶关节病和骶髂关节炎，相邻两种关节痛的重叠制约着疼痛的精确诊断。15%～30%的慢性非根性腰痛由骶髂关节炎导致[17]，骶髂关节是一种复杂关节，也是脊柱最大的关节，其主要作用是稳定，其结构允许很少的旋转和滑动运动；其神经支配也复杂，表现为多种疼痛症状。许多查体都可以诱发骶髂关节疼痛，只表明骶髂关节可能存在问题，但不能据此确诊。骶髂关节注射是诊断骶髂关节疼痛的唯一方法，单纯依靠体表标志进行注射，难以保证针尖准确到达关节内（失败率80%）。如果患者不是特别肥胖，使用超声检查可以准确找到骶髂关节间隙，这对操作人员的技术和经验有一定要求。透视引导穿刺也非常有价值，在关节注射时，应将一部分药液注入关节腔内，另一部分药液注射在关节囊外，因为疼痛也有关节外韧带因素。Borowsky的研究表明联合注射可能比单独关节内注射更有效。

许多骨关节炎是由炎症介导的，基础治疗包括适当休息和物理治疗，通过锻炼受累关节并加强肌肉力量。患者也可以热敷或冷敷来缓解疼痛，也可以口服非甾体抗炎药和对乙酰氨基酚来缓解疼痛。

对保守治疗效果不佳的骶髂关节疼痛患者可以进行介入治疗，包括在透视引导下注射局部麻醉药以及糖皮质激素的混合液，该操作具有治疗和诊断双重目的，可以和患者的主诉相互印证。糖皮质激素注射治疗的局限性是疗效有限，几个月后疼痛复发，据报道，疼痛有效缓解时间从一个月到将近一年，大多数研究是非对照性的，有些研究还包括重复注射。对关节注射反应良好的患者可以选择射频消融术，缓解疼痛的效果更持久，文献证明：接受射频消融术获得显著持久镇痛（疼痛缓解＞50%，持续6个月或更长时间）的患者百分比变异度较大，总体上为50%～60%。骶髂关节由于支配神经多且神经位置多变，很难达到完全去神经的目的，可以使用多种方法尽可能多地达到神经消融的目的，包括选择多靶点、使用多支针、延长消融时间，低温射频消融也是如此。据报道，使用神经毁损技术导致术后神经炎的发生率更高。目前的射频技术不能解决来自关节腹侧的疼痛，如果不能识别这类患者，将导致治疗失败。Cohn发现年龄较大的患者、阿片类药物的使用、较高的术前疼痛评分和膝关节以下的放射痛是射频消融治疗失败的危险因素[17]。骶髂关节融合是最后的治疗选择，可以使用微创技术。

目前正在研究臀部疼痛的各种病因及治疗方法。发散式冲击波与针刺治疗肌筋膜痛和梨状肌综合征有良好效果，关于椎管狭窄症也正在寻求新的手术方式及各种保守治疗的康复方法。在骶髂关节功能紊乱和关节突关节病方面，主要在探索新的手术方式和射频消融术的疗效；除此之外，透明质酸和干细胞治疗也有良好的效果。有了这些令人鼓舞的研究，将有更多的方法用于臀部疼痛的治疗[18]。

八、总结

臀部疼痛为门诊患者常见主诉，运动员或日常办公室工作群体易罹患肌筋膜疼痛综合征，有些患者因脊柱或其关节病逐渐出现臀部疼痛。探究疼痛的来源，要排除其他疾病如血管性间歇跛行，该类疾病需要血管外科医师参与评估和治疗。臀部疼痛的病因多种多样，每一种都有各自的检查方法和治疗方法。在患者就诊时，疼痛科医师必须进行彻底的查体，并考虑采用哪些影像检查方法来证实或排除其他疾病，形成一个完整的临床诊断逻辑；用于确定骶髂关节为疼痛源的各种查体只有提示意义，不能仅据此确诊，只有诊断性注射治疗才能识别疼痛是否为骶髂关节源性。当确定骶髂关节为疼痛的潜在病因后，就有办法获得最佳的长期镇痛效果，糖皮质激素（关节内或关节周围）注射往往只能短期缓解疼痛，应联合物理治疗。脊神经后内侧支射频治疗对特定的患者有效，且证据级别为中等。医师可以通过以上思路对患者进行评估和治疗。

（冯鹏玖　译　商澜镨、都义日　校）

原书参考文献

[1] Simopoulos TT, Manchikanti L, Gupta S, Aydin SM, Kim CH, Solanki D, Nampiaparampil DE, Singh V, Staats PS, Hirsch JA. Systematic review of the diagnostic accuracy and therapeutic effectiveness of sacroiliac joint interventions. Pain Physician. 2015; 18 (5): E713-56.

[2] Slobodin G, Rimar D, Boulman N, Kaly L, Rozenbaum M, Rosner I, Odeh M. Acute

Sacroiliitis. Clin Rheumatol. 2016; 35 (4): 851-6.

[3] Kancherla V, McGowan S, Audley B, Sokunbi GO, Puccio ST. Early outcomes following percutaneous sacroiliac joint fusion. Spine J. 2015; 15 (10): 255.

[4] Hansen HC, McKenzie-Brown AM, Cohen SP, Swicegood JR, Colson JD, Manchikanti L. Sacroiliac joint interventions: a systematic review. Pain Physician. 2007; 10 (1): 165-84.

[5] McKenzie-Brown AM, Shah RV, Sehgal N, Everett CR. A systematic review of sacroiliac joint interventions. Pain Physician. 2005; 8 (1): 115-25.

[6] Kalbaugh CA, Kucharska-Newton A, Wruck L, Lund JL, Selvin E, Matsushita K, Bengtson LGS, Heiss G, Loehr L. Peripheral artery disease prevalence and incidence estimated from both outpatient and inpatient settings among medicare fee-for-service beneficiaries in the atherosclerosis risk in communities (ARIC) study. J Am Heart Assoc. 2017; 6: e003796.

[7] Rooke TW, Hirsch AT, Misra S, Sidawy AN, Beckman JA, Findeiss L, Golzarian J, Gornik HL, Jaff MR, Moneta GL, Olin JW, Stanley JC, White CJ, White JV, Zierler RE, American College of Cardiology Foundation Task, Force; American Heart Association Task, Force. Management of patients with peripheral artery disease (compilation of 2005 and 2011 ACCF/AHA Guideline Recommendations): a report of the American College of Cardiology Foundation/American Heart Association Task Force on Practice Guidelines. J Am Coll Cardiol. 2013; 61 (14): 1555-70.

[8] Starlanyl DJ, Copeland ME. Fibromyalgia & chronic myofascial pain: a survival manual. 2nd ed. Oakland: New Harbinger Publications; 2001.

[9] Rayegani SM, Bayat M, Bahrami MH, Raeissadat SA, Kargozar E. Comparison of dry needling and physiotherapy in treatment of myofascial pain syndrome. Clin Rheumatol. 2014; 33 (6): 859-64.

[10] Singh US, Meena RK, Singh CAK, Singh AKJ, Singh AM, Langshong R. Prevalence of piriformis syndrome among the cases of low back/buttock pain with sciatica: a prospective study. J Med Soc. 2013; 27 (2): 94-9.

[11] Jawish RM, Assoum HA, Khamis CF. Anatomical, clinical and electrical observations in piriformis syndrome. J Orthop Surg Res. 2010; 5: 3.

[12] Boyajian-O'Neill LA, McClain RL, Coleman MK, Thomas PP. Diagnosis and management of piriformis syndrome: an osteopathic approach. J Am Osteopath Assoc. 2008; 108 (11): 657-64.

[13] Fabregat G, Rosello M, Asensio-Samper JM, Villanueva-Perez VL, Martinez-Sanjuan V, De Andres J, Eichenberger U. Computer-tomographic verification of ultrasound-guided piriformis muscle injection: a feasibility study. Pain Physician. 2014; 17 (6): 507-13.

[14] Filler AG, Haynes J, Jordan SE, Prager J, Villablanca JP, Farahani K, McBride DQ, Tsuruda JS, Morisoli B, Batzdorf U, Johnson JP. Sciatica of nondisc origin and piriformis syndrome: diagnosis by magnetic resonance neurography and interventional magnetic resonance imaging with outcome study of resulting treatment. J Neurosurg Spine. 2005; 2 (2): 99-115.

[15] Starling A, Hernandez F, Hoxworth JM, Trentman T, Halker R, Vargas BB, Hastriter E, Dodick D. Sensitivity of MRI of the spine compared with CT myelography in orthostatic headache with CSF leak. Neurology. 2013; 81 (20): 1789-92.

[16] Wassenaar M, van Rijn RM, van Tulder MW, et al. Magnetic resonance imaging for diagnosing lumbar spinal pathology in adult patients with low back pain or sciatica: a diagnostic systematic review. Eur Spine J. 2012; 21: 220-7.

[17] Cohen SP, Chen Y, Neufeld NJ. Sacroiliac joint pain: a comprehensive review of epidemiology, diagnosis and treatment. Expert Rev Neurother. 2014; 13 (1): 99-116.

[18] Low back pain. NIH U. S. National Library of Medicine. https://www.clinicaltrials.gov.13 Jun 2018.

第三十六节　胸背中段疼痛1例　36

Jonathan K. Song, Tariq Malik

一、病例

患者为75岁白人女性，因胸背中段疼痛而就诊。既往史包括骨质疏松、高血压、充血性心力衰竭、吸烟史和甲状腺功能亢进。患者在过去2年中因低血压和急性心力衰竭而频繁住院，每次住院后均出现活动能力下降，背部中段间歇性疼痛并逐渐加重，最近住院进行2周的康复治疗，活动能力几乎没有改善。患者此次就诊前从马桶上起来时滑倒，然后又坐回马桶上，导致了严重的背部疼痛，此次就诊的目的是检查病因并寻求治疗方案。

二、初步诊断

椎体压缩骨折（Vertebral Compression Fracture，VCF）常见于老年人，通常由年龄相关性骨质疏松引起，骨质疏松的危险因素包括种族（白人）、女性、高龄、跌倒风险、吸烟和甲状腺功能亢进。本例患者为老年女性，合并有多种影响骨量的疾病，此次外伤使本已脆弱的脊柱不堪重负而骨折，此次骨折和患者的椎体骨强度下降直接相关。骨质疏松性压缩性骨折常发生在T7、T8和T12、L1，椎体压缩骨折患者表现为疼痛、活动受限和生活质量下降[1]。

三、病理生理学机制

儿童和青少年时代的骨骼呈快速生长，破骨细胞促进旧骨吸收，成骨细胞促进新骨形成，骨骼结构的完整性是通过骨的重塑过程来实现，生活方式（饮食和锻炼）及遗传因素决定了峰值骨量。大多数人在25岁至30岁时体内骨量达到峰值，在40岁时骨量开始缓慢减少[2]。

骨质疏松患者表现为大量的钙流失，脊柱骨密度与许多因素相关，包括可控制因素和不可控制因素，不可控制的因素包括年龄超过50岁、女性、更年期和家族史，可控制因素包括吸烟、酗酒、缺乏运动以及钙和维生素D缺乏[3]。

虽然感染、肿瘤和创伤也会导致VCF，但VCF是骨质疏松的标志，与骨的强度和完整性直接相关。因为激素直接影响骨的微结构，绝经后妇女患VCF的风险最大，雌激素缺乏可促进骨吸收、引起破骨细胞数量增加（破骨细胞产生多，凋亡少）[4]。

当患者某个部位所承受的载荷超过骨的耐受时，就会发生骨折。对重度骨质疏松症患者来讲，一些日常活动如打喷嚏、提东西或爬楼梯都可能发生VCF，30%的压缩性骨折甚至发生在床上[5]，而骨质疏松程度较轻的患者，只有强冲击力和创伤才导致骨折。

VCF在影像学的标志是椎体楔形改变，椎体前部受到弯曲和轴向压缩力的作用形成椎体楔形改变，并导致患者的椎体高度下降、椎体前部融合和身体前倾，形成脊柱后凸畸形，因大部分损伤通常发生在椎体前部，所以很少引起神经系统并发症[6]。

随着时间的推移，患者可发生多个椎体骨折，脊柱高度进一步下降，导致脊柱旁肌肉缩短，引起肌肉劳损性疼痛，即便是骨折愈合，这种疼痛可能仍会持续。

四、如何明确诊断

诊断VCF要采集详细病史和全面查体，并进行脊柱影像学检查，通过了解患者的合并疾病、受伤的过程，评估损伤部位的活动能力来鉴别诊断。许多患者误认为他们的背痛是关节炎或衰老的正常现象[1]，所以临床就诊并诊断椎体压缩骨折的患者只有实际的1/3。椎体压缩骨折的临床表现是骨折区域触诊有压痛、脊柱后凸加重和脊柱活动能力下降，神经功能受损在椎体前部压缩骨折中并不常见，通常很少有骨碎片向后刺入椎管的情况，椎体压缩骨折的疼痛常因行走或站立而加剧。

临床可通过脊柱正、侧位X线平片的初步评估，快速筛查是否有椎体骨折。椎体前部的楔形压缩、椎体塌陷和终板不规则改变是较常见的影像学表现，椎体后部楔形压缩不常见，一旦出现该情况提示可能有潜在病变（表36-1）[7]。椎体压缩骨折X线片的影像学改变包括椎体高度降低、椎体前后线断裂、椎弓根间隙和棘突间隙增大程度大于7 mm，楔形骨折在VCF中占比超过50%。

表36-1 椎体压缩骨折的X线表现

VCF的X线表现	占比（%）	病变位置
楔形骨折	50	椎体前段受压
双凹形骨折	17	只累及椎体的中间部分
粉碎性压缩骨折	13	整个前柱、前后缘都塌陷
复杂骨折	20	

X线检查可评估创伤后骨折情况，脊柱后凸成角可评估骨折愈合情况（图36-1）。X线检查可确诊大多数椎体压缩骨折，但不能评估韧带损伤情况以及骨折发生时间[8]。

大多数VCF患者经过X线检查即可确诊，一般不需要MRI或CT检查来确诊。CT检查的优点是骨成像质量好，但相比X线平片，其费用更高、辐射量更大，CT检查可以帮助确认楔式压缩骨折的不稳定程度，在评估复杂骨折并测量椎体受累程度方面，CT检查更有优势。

通常椎体压缩骨折患者不需要MRI检查，当患者存在神经损害或潜在的感染或病情加重时才考虑，MRI检查对评估急性压缩骨折有临床意义[9]（T2信号增强，椎体含水）。

没有外伤史的椎体压缩骨折通常诊断为潜在的骨质疏松症。双能X射线吸收法（DEXA）可用于评估骨密度，大约50%的椎体骨折患者伴有骨质疏松（T值<2.5），而40%有骨质减少（T值：−1～−2.5）[10]，DEXA可根据骨密度质量对未来发生骨折的风险进行预测。

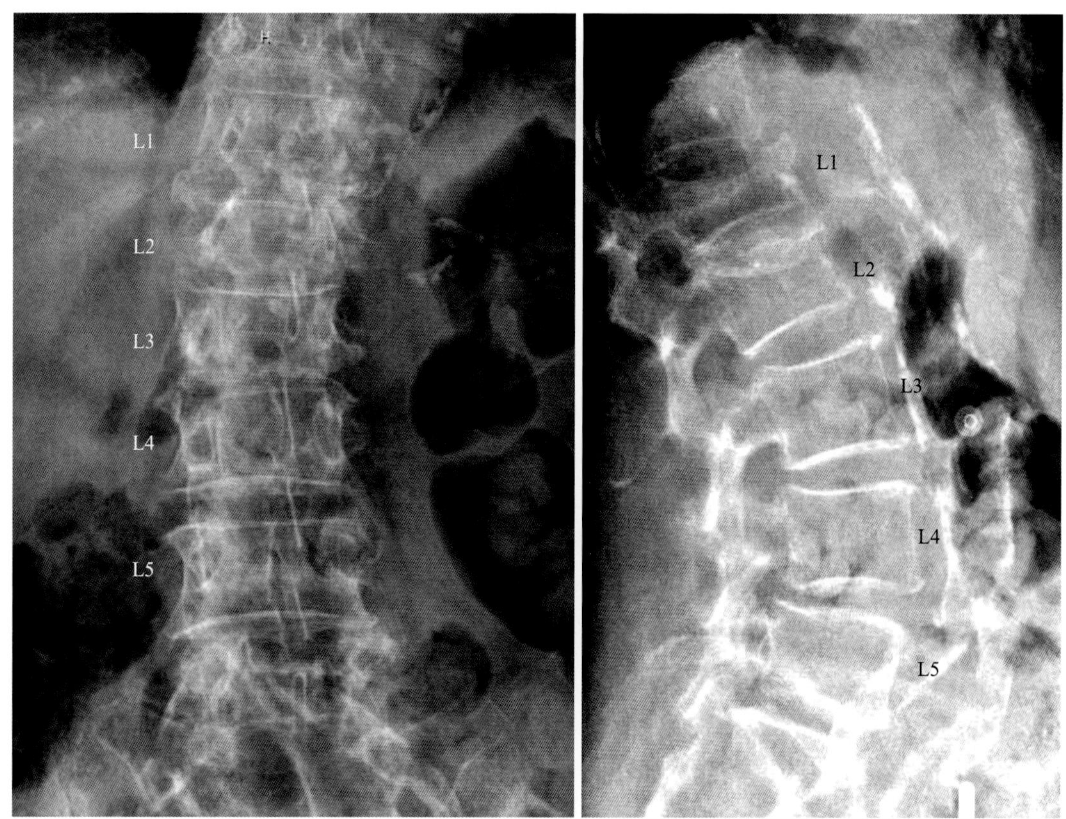

图36-1　腰椎X线片

L1椎体上终板中度压缩畸形，L2椎体上终板轻度压缩畸形。腰椎轻度右旋右凸。L3/L4、L4/L5、L5/S1椎体Ⅰ度滑脱。

五、疼痛管理

椎体压缩骨折对患者的生活质量影响呈多样性，患者可表现为无任何症状，也可能导致身体虚弱和极度痛苦。椎体压缩骨折患者的初步治疗包括控制疼痛和改善功能，传统理论认为椎体前部压缩骨折是良性的，可以无并发症地愈合，而椎体中部/后部压缩骨折是不稳定骨折，需要尽快手术治疗[11]，尽量不绝对卧床休息，因为那样会加速骨质流失和引起心肺并发症[12]。

治疗椎体压缩骨折急性疼痛的一线口服镇痛药包括对乙酰氨基酚（500～1000 mg，每天4次），萘普生（220～500 mg，每天2次），布洛芬（200～800 mg，每8小时1次），可以局部注射利多卡因进行区域阻滞[1]。对乙酰氨基酚的不良反应包括肝毒性、血小板减少和急性肾小管坏死，非甾体抗炎药会抑制血小板，可能导致出血、胃肠道损伤和肾损伤；由于COX-2抑制，非甾体抗炎药也会影响骨折愈合，因此应尽可能短时程低剂量使用；局部应用利多卡因的不良反应包括皮肤刺激（皮炎），水肿和荨麻疹。

对于轻度至中度疼痛，当普通镇痛药不能缓解疼痛时，可使用降钙素2～4周（每天鼻喷剂200 IU）。一些试验表明，经鼻给予降钙素可以在一定程度上减轻疼痛[13]。

虽然VCF引起的疼痛会在几周内得到

改善，但通常需要临时使用镇痛药来帮助患者保持运动和防止绝对卧床。如果使用一线药物治疗后疼痛仍无法控制，可使用最低有效剂量的口服阿片类药物（含或不含对乙酰氨基酚）。椎体压缩骨折导致的极度疼痛，需要住院进行静脉用镇痛药来缓解疼痛。

使用阿片类药物（如氢可酮、氢吗啡酮、羟考酮）有许多不良反应和风险，包括药物依赖、便秘、谵妄、呼吸抑制和认知障碍。曲马多属于阿片类镇痛药，也是5-羟色胺-去甲肾上腺素再摄取抑制剂。对于服用SNRI的患者，应谨慎使用曲马多，以避免引起5-羟色胺综合征。5-羟色胺综合征是一种可能危及生命的药物不良反应，因5-羟色胺过量导致精神状态改变、自主神经过度兴奋（高热、高血压）和神经肌肉方面反射亢进（僵硬）[14]。

运动疗法对骨质疏松症患者非常有益，可提高肌肉力量（尤其是背部伸肌）帮助增加骨密度，降低脊椎骨折的风险。目前对使用腰背支撑带进行脊椎骨折外固定治疗存在一些争议，但临床仍然在使用，虽然有研究表明腰背部支撑带有助于缓解疼痛、改变姿势和背部肌肉力量[15]，但有研究表明，使用后患者的残疾评分没有改善，研究结论是腰背部支撑带无效[16]。

VCF患者的药物镇痛治疗应进行3～6周，同时可进行其他保守治疗。6周后，如果患者依然不能耐受疼痛，要么继续保守治疗，要么考虑椎体强化术。如果疼痛有所缓解或患者能够耐受疼痛药物的不良反应，应继续进行保守治疗。椎体强化术适用于疼痛症状缓解不充分、活动能力持续下降或无法耐受药物（即阿片类药物不良反应）的患者。椎体强化术的适应证目前仍然存在争议，椎体成形术和球囊扩张术是将骨水泥经皮注入骨折椎体的手术，手术的最佳时机、有效性和适应证仍不清楚且有争议。2010年，美国骨科医师学会建议，神经系统完整的椎体压缩骨折患者不要进行椎体成形术[17]。其他研究表明，与保守治疗相比，椎体成形术在缓解疼痛、改善器官功能和整体生活质量方面更有效[18]。国家健康和临床优化研究所（NICE）推荐：骨质疏松脊柱压缩骨折患者经过其他治疗后仍有严重、持续性疼痛，应考虑使用椎体强化术[19]。临床对治疗椎体压缩骨折更倾向椎体成形术，因为它比球囊扩张术更容易操作，也更经济，其手术并发症包括骨水泥渗漏至椎管导致神经功能受损如神经根病或脊髓压迫[9]。

目前有关椎体强化术的争议，主要围绕在确诊椎体压缩性骨折后何时进行手术，手术的最佳时机一直没有定论。一般情况下，如果患者经过保守治疗数周无效，患者的活动不足，则应采用注射治疗。椎体压缩性骨折治疗的重点应该是活动，而不单是解决疼痛问题，等待手术时间过长可能会减少手术治疗的意义。需要强调的是，大多数学者认为：当骨折未愈合时（如MRI上出现水肿，可认为是急性或亚急性骨折），疼痛来自于骨折，球囊扩张术治疗效果最好；另外，学者们一直担心骨折会造成椎体高度的损失，从而给脊柱的后部的关节突关节造成新的压力并产生疼痛，而不是骨折本身的疼痛。因此，对脊神经根后内侧支进行诊断性神经阻滞也是一种治疗椎体压缩性骨折后疼痛的方法。如果神经阻滞有效，使患者不需要椎体强化术，尤其是患者的骨折超过6个月且MRI发现无症状性骨折时，除非影像学证据显示患者有不稳定骨折、疼痛无法控制或神经功能障碍，否则应在手术前进行保守治疗。

六、预后

椎体压缩骨折治疗的远期疗效如何？是完全治愈，还是疼痛复发，慢性疼痛持续存在。

骨折畸形的严重程度是预测低能量椎体压缩骨折症状严重程度和远期疗效的最重要因素。大多数患者在经过6～12周后，可完全恢复正常或功能有一些改善，在骨折愈合后可恢复正常运动[1]。骨折畸形越严重，骨折后第1年出现的致残和功能障碍程度越重[20]。

无论保守治疗还是手术治疗，患者新发骨折的发生率均相似，源于患者有持续的骨质疏松症，与治疗方式无关。在首次随访和3个月随访之间可以看到患者功能改善最大，在3个月之后，患者的相关指标趋于稳定或恶化[21]。在VCF患者中大约20%会在一年内发生新的椎体骨折，新发骨折的时间取决于之前骨折的严重程度[22]。相比较而言，实施球囊扩张术比椎体成形术的患者预期寿命多34%[23]。

七、讨论

（一）发病率

因骨质疏松导致的椎体压缩骨折很常见，仅美国每年就有150万VCF患者，其中70万是由骨质疏松引起的，该数字有可能被低估，因椎体压缩骨折就诊并被确诊的病例只有全部病例的1/3[24]。50～59岁女性的患病率为10%～15%，80岁以上女性的患病率估计为50%[25]。

美国大约30%的绝经后白人女性患有骨质疏松症，16%的女性患有腰椎疾病。椎体骨折在白人女性中较常见，VCF在男性、非裔美国人和亚洲女性中较少见。

虽然VCF最常见于骨质疏松症患者（DEXAT值2.5），但在60岁以上骨量较低的女性中发生椎体骨折的比例高达18%（＞1.4值T＞2.5）。超过1/3的绝经后妇女不符合骨质疏松的诊断标准但患有椎体骨折[26]。50岁以上的白种人女性脆性骨折的终生风险约为40%[27]。

（二）鉴别诊断

背部疼痛鉴别：背部劳损、急性椎间盘突出、骨关节炎、椎管狭窄、滑脱、急性骨折。

低骨量的原因：骨质疏松、骨软化、甲状旁腺功能亢进、转移性癌症、肉芽肿病、结节病。

（三）不同临床特点（病史和查体）、实验室和影像学检查的诊断价值

1. 查体

握拳叩诊：嘱患者站在镜子前，这样医师可以看见患者反应。用大一点力量，沿整个脊柱逐一用拳头叩击，如果患者出现剧烈疼痛，则此处可能存在骨折[28]。

仰卧征：正常仰卧时，脊椎会出现剧烈疼痛。

2. 影像学检查

X线平片对VCF的诊断率仅为55%～65%（急诊科数据），对2000名绝经后骨质疏松妇女的多国研究显示：VCF的假阴性率为27%～45%[31]。X线平片难以解释非创伤性椎体压缩骨折的潜在病因，也难以区分骨质疏松症、转移性病变或其他原发性骨肿瘤。一般来说，X线平片对中重度VCF诊断率为87%[32]，但可能漏诊其他病

变（如细微骨折、非移位性骨折）并低估脊柱的损伤程度。

计算机断层扫描有助于详细评估骨结构和皮质骨破坏的程度，与平片相比，CT扫描在评估脊柱损伤时具有更高的敏感性和特异性[33]。

磁共振成像是鉴别肿瘤性骨折和骨质疏松骨折最有效的影像学方法，与平片和CT扫描相比，MRI具有最高的敏感度（99%）、特异性（98.7%）和诊断率（98%）[32]。

（四）不同治疗方法的证据强度

非甾体抗炎药治疗VCF的有效性有统计学数据支持，但其不良反应也比较明显，使用时需要权衡利弊。强有力的证据表明COX-2非甾体抗炎药与传统非甾体抗炎药对急性VCF疼痛均有效，但不良反应更少[34]。

美国神经病学学会的相关指南说明，短期使用阿片类药物可缓解VCF疼痛，但没有证据表明长期用药不会产生严重不良反应[35]，美国家庭医师学会也有相似的建议[36]。

关于手术的有效性一直存在争议，2009年，McGirt等人进行椎体强化术20年文献回顾[37]，有以下结论。

证据水平Ⅰ级：在VCF最初2周，椎体成形术对疼痛的控制优于药物治疗。

证据水平Ⅱ～Ⅲ级：在最初3个月内，使用镇痛剂有良好的效果。

证据水平Ⅳ～Ⅴ级：与药物治疗相比，在VCF 6个月时，椎体球囊扩张术可有效改善身体功能和缓解疼痛。

同时，这些研究结果显示：对肿瘤相关骨折患者也有利。

大型VERTOS Ⅱ试验发现，对VCF患者随访1年后，显示椎体成形术在持续缓解疼痛方面有显著疗效[38]。

2009年，《新英格兰医学杂志》报道了VCF椎体成形术和假手术组在功能性、疼痛控制方面没有统计学差异，并指出在前期试验中，患者进行椎体成形术的益处不如安慰剂效应[39]。

（五）未来研究方向或正在进行的临床试验

对如何减少球囊扩张术并发症，已经有了一些改进，如球囊成形术，将膨胀的球囊留在患者体内，然后用水泥填充。应用椎体强化器的球囊扩张术在较短时间内对于改善Cobb角、缓解疼痛和提高生活质量具有良好的效果[40]。

新型材料Cortoss是一种具有生物活性的注射性复合材料，由高交联树脂和生物活性玻璃纤维组成，可以减少后续骨折，注入新型材料可让椎体承担更多的生理负荷[41]。

八、总结

椎体压缩骨折为一种症状，不是一种疾病，导致VCF的最常见的疾病是骨质疏松症，骨质疏松是世界卫生组织列出的最普遍的疾病之一，是影响人类最严重的10大疾病之一。随着全球人口的老龄化，骨质疏松症的患病率必然会增加。治疗椎体压缩骨折的最佳方法是防止骨质疏松症的进展，然后在发生VCF时进行治疗，并进行广泛的健康知识教育。目前对VCF治疗的问题：何时对VCF进行干预，还缺乏高水平的证据，并缺乏对VCF预后的相关证据。此外，没有高级别证据证明治疗VCF疼痛的最佳方案。一般来说，如果疼痛不影响生活质量，就不需要进行干预，治疗方案应侧重于治疗基础疾病。如果疼痛确实使人衰弱，那么椎体强化术在短期内对恢复生活质量确实有效。目前没有文献证明治疗VCF的最佳时机。MRI显示水肿通常被用作椎体骨折从扩张术中获益的标志，但情况并非总是如此。目前的指导方针建议，在考虑行椎体成形术前，先尝试保守治疗几周。任何临床试验中都没有发现恢复椎体高度对患者有益，尽管它是各种医疗设备公司的噱头。

（冯鹏玖　译　商澜镨、都义日　校）

原书参考文献

[1] Calvert M. Vertebral compression fractures in the elderly. Am Fam Physician. 2004; 69 (1): 111-6. https://www.aafp.org/afp/2004/0101/p111.html

[2] Healthy bones at every age-OrthoInfo-AAOS. Clavicle Fracture (Broken Collarbone)-OrthoInfo-AAOS. https://orthoinfo.aaos.org/en/staying-healthy/healthy-bones-at-every-age/.

[3] Are you at risk? National Osteoporosis Foundation. https://www.nof.org/preventing-fractures/generalfacts/bone-basics/are-you-at-risk/(accessed June 29,2018).

[4] Manolagas SC. Birth and death of bone cells: basic regulatory mechanisms and implications for the pathogenesis and treatment of osteoporosis. Endocr Rev. 2000; 21: 115-37. https://doi.org/10.1210/er.21.2.115.

[5] Patel U, Skingle S, Campbell GA, Crisp AJ, Boyle IT. Clinical profile of acute vertebral compression fractures in osteoporosis. Rheumatology. 1991; 30: 418-21. https://doi.org/10.1093/rheumatology/30.6.418.

[6] Rockwood CA Jr, Green DP. Rockwood and green's fractures in adults, vol. 2.4th ed. Philadelphia: Lippincott-Raven; 1996. p. 1544-5.

[7] Black DM, Arden NK, Palermo L, Pearson J, Cummings SR. Prevalent vertebral deformities predict hip fractures and new vertebral deformities but not wrist fractures. J Bone Miner Res. 1999; 14: 821-8. https://doi.org/10.1359/jbmr.1999.14.5.821.

[8] Epstein O, Ludwig S, Gelb D, Poelstra K, O'Brien J. Comparison of computed tomography and plain radiography in assessing traumatic spinal deformity. J Spinal Disord Tech. 2009; 22 (3): 197-201. DOI. https://doi.org/10.1097/BSD.0b013e31817e6fa8.

[9] Alexandru D. Evaluation and management of vertebral compression fractures. Perm J. 2012; 16: 46-51. https://doi.org/10.7812/tpp/12-037.

[10] Unnanuntana A, Gladnic B, Donnely E, Lane J. The assessment of fracture risk. J Bone Joint Surg. 2010 Mar; 92 (3): 743-53. https://doi.org/10.2106/JBJS.I.00919.

[11] Kim DH, Vaccaro AR. Osteoporotic compression fractures of the spine: current options and considerations for treatment. Spine J. 2006; 6: 479-87.

[12] Parry SM, Puthucheary ZA. The impact of extended bed rest on the musculoskeletal system in the critical care environment. Extrem Physiol Med. 2015. https://extremephysiolmed.biomedcentral.com/articles/10.1186/s13728-015-0036-7.Accessed 29 June 2018);4:16.

[13] Knopp JA, Diner BM, Blitz M, Lyritis GP, Rowe BH. Calcitonin for treating acute pain of osteoporotic vertebral compression fractures: a systematic review of randomized, controlled trials. Osteoporos Int. 2005; 16: 1281-90.

[14] Gayle JA, Abadie JV, Kaye AM, Kaye AD. Serotonin syndrome. Essentials of pharmacology for anesthesia, pain medicine, and critical care 2014: 797-807. https://doi.org/10.1007/978-1-4614-8948-1_49.

[15] Pfeifer M, Begerow B, Minne HW. Effects of a new spinal orthosis on posture, trunk strength, and quality of life in women with postmenopausal osteoporosis. Am J Phys Med Rehabil. 2004; 83: 177-86. https://doi.org/10.1097/01.phm.0000113403.16617.93.

[16] Sinaki M, Itoi E, Wahner H, Wollan P, Gelzcer R, Mullan B, et al. Stronger back muscles reduce the incidence of vertebral

fractures: a prospective 10 year follow-up of postmenopausal women. Bone. 2002; 30: 836-41. https://doi.org/10.1016/s8756-3282(02)00739-1.

[17] AAOS guideline on the treatment of osteoporotic spinal compression fractures: summary of recommendations. https://www.aaos.org/research/guidelines/scfsummary.pdf

[18] Anderson PA, Froyshteter AB, Tontz WL. Meta-analysis of vertebral augmentation compared with conservative treatment for osteoporotic spinal fractures. J Bone Miner Res. 2013; 28: 372-82. https://doi.org/10.1002/jbmr.1762.

[19] National Institute for Healthy and Clinical Excellence. Percutaneous vertebroplasty and percutaneous balloon kyphoplasty for treating osteoporotic vertebral compression fractures. https://www.nice.org.uk/guidance/ta279/documents/vertebral-fractures-vertebroplasty-and-kyphoplasty-final-appraisal-determination-document2.

[20] Suzuki N, Ogikubo O, Hansson T. The prognosis for pain, disability, activities of daily living and quality of life after an acute osteoporotic vertebral body fracture: its relation to fracture level, type of fracture and grade of fracture deformation. Eur Spine J. 2008a; 18 (1): 77-88. https://doi.org/10.1007/s00586-008-0847-y.

[21] Suzuki N, Ogikubo O, Hansson T. The course of the acute vertebral body fragility fracture: its effect on pain, disability and quality of life during 12 months. Eur Spine J. 2008b; 17 (10): 1380-90. https://doi.org/10.1007/s00586-008-0753-3.

[22] Klotzbuecher CM, Ross PD, Landsman PB, Abbott TA, Berger M. Patients with prior fractures have an increased risk of future fractures: a summary of the literature and statistical synthesis. J Bone Mineral Res. 2010; 15 (4): 721-39. https://doi.org/10.1359/jbmr.2000.15.4.721.

[23] Edidin AA, Ong KL, Lau E, Kurtz SM. Life expectancy following diagnosis of a vertebral compression fracture. Osteoporos Int. 2012; 24 (2): 451-8. https://doi.org/10.1007/s00198-012-1965-2.

[24] Ensrud KE, Schousboe JT. Clinical practice. Vertebral fractures. N Engl J Med. 2011a; 364 (17): 1634-42.

[25] Cauley JA, Palermo L, Vogt M, Ensrud KE, Ewing S, Hochberg M, et al. Prevalent vertebral fractures in Black women and white women. J Bone Miner Res. 2008; 23: 1458-67. https://doi.org/10.1359/jbmr.080411.

[26] Ensrud KE, Schousboe JT. Vertebral Fractures. N Engl J Med. 2011b; 364: 1634-42. https://doi.org/10.1056/nejmcp1009697.

[27] Melton LJ. Who has osteoporosis? A conflict between clinical and public health perspectives. J Bone Mineral Res. 2000; 15 (12): 2309-14. https://doi.org/10.1359/jbmr.2000.15.12.2309.

[28] Langdon J, Way A, Heaton S, Bernard J, Molloy S. Vertebral compression fractures-new clinical signs to aid diagnosis. Ann R Coll Surg Engl. 2010; 92: 163-6. https://doi.org/10.1308/003588410x12518836440162.

[29] Kim N, Rowe BH, Raymond G, Jen H, Colman I, Jackson SA, et al. Underreporting of vertebral fractures on routine chest radiography. Am J Roentgenol. 2004; 182: 297-300. https://doi.org/10.2214/ajr.182.2.1820297.

[30] Majumdar SR, Kim N, Colman I, Chahal AM, Raymond G, Jen H, et al. Incidental vertebral fractures discovered with chest radiography in the emergency department. Arch Intern Med. 2005; 165: 905. https://doi.org/10.1001/archinte.165.8.905.

[31] Delmas PD, Langerijt LVD, Watts NB, Eastell R, Genant H, Grauer A, et al. Underdiagnosis of vertebral fractures is a worldwide problem: the IMPACT study. J Bone Miner Res. 2004; 20: 557-63. https://doi.org/10.1359/jbmr.041214.

[32] Sung JK, Jee WH, Jung JY, Choi M, Lee SY, Kim YH, et al. Differentiation of acute osteoporotic and malignant compression fractures of the spine: use of additive qualitative and quantitative axial diffusion-weighted MR imaging to conventional MR imaging at 3.0 T. Adv Pediatr. 2014. https://

www.ncbi.nlm.nih.gov/pubmed/24484060. Accessed 29 June 2018.

[33] Parizel PM, Zijden TVD, Gaudino S, Spaepen M, Voormolen MHJ, Venstermans C, et al. Trauma of the spine and spinal cord: imaging strategies. Eur Spine J. 2009; 19: 8-17. https://doi.org/10.1007/s00586-009-1123-5.

[34] Tulder MV, Scholten R, Koes B, Deyo R. Non-steroidal anti-inflammatory drugs for low-back pain. Cochrane Database Syst Rev 2000. doi:https://doi.org/10.1002/14651858.cd000396.

[35] Franklin GM. Opioids for chronic noncancer pain: a position paper of the American Academy of Neurology. Neurology. 2014; 83: 1277-84. https://doi.org/10.1212/wnl.0000000000000839.

[36] McCarthy J, Davis A. Diagnosis and management of vertebral compression fractures. Am Fam Physician. 2016. https://www.aafp.org/afp/2016/0701/p44.html#afp20160701p44-b19. Accessed 29 June 2018.

[37] Wong MM. Vertebral compression fractures: a review of current management and multimodal therapy. J Multidiscip Healthc. 2013; 6: 205. https://doi.org/10.2147/jmdh.s31659.

[38] Klazen CA, Lohle PN, de Vries J, et al. Vertebroplasty versus conservative treatment in acute osteoporotic vertebral compression fractures (Vertos II): an open-label randomised trial. Lancet. 2010; 376 (9746): 1085-92. Epub 2010 Aug 9. The Spine Journal 2011; 11: 88-. https://doi.org/10.1016/j.spinee.2010.11.011.

[39] A randomized trial of vertebroplasty for osteoporotic spinal fractures | NEJM. New Eng J Med. https://www.nejm.org/doi/full/10.1056/NEJMoa0900563.Accessed 29 June 2018.

[40] Xiong J, Dang Y, Jiang BG, Fu ZG, Zhang DY. Treatment of osteoporotic compression fracture of thoracic/lumbar vertebrae by kyphoplasty with SKY bone expander system. 2010; 3: 270-4. Retrieved from https://www.ncbi.nlm.nih.gov/pubmed/20880451.

[41] Gilula L, Persenaire M. Subsequent fractures post-vertebral augmentation: analysis of a prospective randomized trial in osteoporotic vertebral compression fractures. Am J Neuroradiol. 2012; 34 (1): 221-7. https://doi.org/10.3174/ajnr.a3156.

第三十七节　梨状肌综合征1例　37

Nicholas Kirch, Maunak V. Rana

一、病例

患者，45岁男性，因右侧臀部疼痛6个月到疼痛门诊就诊。自诉臀部深处刺痛并放射到足跟，每当坐位30分钟后臀部疼痛加剧，促使患者站立并重心转移到左侧下肢，走路和平躺也不舒服，弯腰或举重物时会加重疼痛，疼痛严重影响日常工作生活。患者曾进行过物理治疗，但效果不佳，曾尝试通过休息、口服非甾体抗炎药和局部镇痛药来缓解疼痛，但效果均不理想。查体：患者为疼痛步态，臀部有压痛点，髋关节内外旋转时疼痛加剧，腰椎活动范围正常，神经系统检查阴性，直腿抬高测试呈阴性。

二、初步诊断

患者表现为非典型根性疼痛，也没有明显的神经根受压体征，腰椎检查无异常；髋关节旋转时可复制出疼痛，可能是疼痛的原因，需要重点检查髋关节。总的来说，此类疼痛潜在来源包括骶髂关节病变、坐骨或大转子滑囊炎以及腰椎间盘疾病、腰椎关节突关节病变、腰骶神经根病变和梨状肌（臀肌）病变[1-5]。

骶髂关节病变可引起腰部疼痛，患者处于坐位时疼痛可缓解，但骶髂关节疼痛较少放射到膝以下；盘源性腰痛表现在坐位时疼痛加重，但疼痛的定位多在脊柱上，且疼痛会限制腰椎的活动范围；腰椎关节突关节病变疼痛通常表现在同侧，坐位时缓解，患者为很少有外伤史的老年人。髋关节来源的疼痛在坐位时不会加重，但髋关节旋转时疼痛会加剧，提示疼痛来源于髋关节[6]。综合所有临床特征，该患者最有可能的诊断是梨状肌综合征。

三、如何明确诊断

诊断梨状肌综合征需要排除其他疾病，当患者有典型的临床表现且经过实验室检查或影像学检查证实就可以确诊。如果患者的临床表现不典型，经梨状肌注射治疗后疼痛可缓解，是最有价值的诊断证据。

梨状肌综合征患者以臀部深处痛为主，可放射到腿部，短时间（10～15分钟）坐位或站立会使疼痛加剧（表37-1），疼痛常在活动后改善。疼痛可能与避痛步态或足下垂、同侧下肢无力、同侧足麻木甚至对侧骶髂关节疼痛导致的行走困难有关。由于梨状肌综合征疼痛症状类似于腰背、髋关节和下肢疼痛症状，因此对梨状肌的检查是鉴别诊断的重点。

表37-1　梨状肌综合征症状

1．臀部有压痛点。
2．疼痛向腿后部放射。
3．腿后部有刺痛。
4．疼痛随着行走而改善。
5．避痛步态。

对50多个梨状肌综合征病例研究的系统回顾中，该病最常见的症状是臀部疼痛、坐骨大切迹外部压痛以及坐位时疼痛加剧。

体检时，患者的梨状肌有压痛点，尤其是梨状肌在大转子处的附着点压痛明显（表37-2）[5]，这类疼痛有可能延伸到骶髂关节。患者仰卧位放松状态下会表现出同侧足外旋，称为梨状肌体征阳性。在慢性梨状肌综合征的情况下，周围的神经血管和肌肉组织可能受到影响，导致骶丛神经病变以及同侧臀肌、大收肌、股方肌和闭孔外肌的无力，并导致误诊。骶骨前倾常见于梨状肌综合征，也可导致同侧腿缩短和代偿性腰椎反弓，出现腰（胸）痛及相关关节活动范围减小。

表37-2　梨状肌综合征的检查（主要是用于排除其他疾病）

1．梨状肌触诊疼痛。
2．Freiberg试验阳性。
3．Pace试验阳性。
4．骶髂关节分离试验阳性。
5．FAIR试验检测阳性。
6．脊柱MRI检查阴性。

由于没有针对梨状肌综合征的特异性试验，就经常使用各种临床试验包括Freiberg、Pace、骶髂关节分离试验、FAIR和Beatty试验[2-4]。在Freiberg试验中，患者处于仰卧或俯卧位，伸展的髋关节被动地内旋（表37-3），阳性表现是引发坐骨切迹处疼痛。Pace试验中，患者取坐位外展双腿，导致梨状肌收缩，引起臀部深处的疼痛。骶髂关节分离试验（髋关节的弯曲、外展、外旋）会导致背部和臀部深度疼痛，FAIR试验（髋关节的弯曲、内收和内旋）也会导致患者坐骨神经痛。在Beatty试验中，患者处于侧卧位，痛侧向上，将痛侧腿固定，膝关节放在检查台上，要求患者抬起并抱住膝关节，阳性表现为臀部深处的疼痛[7]。有时虽然临床上体检多次阳性，仍然很难找出疼痛的真正病因，并将疼痛定位到梨状肌。在某些情况下，肌电图、CT、MR和超声检查均被用来鉴别诊断，MRI或CT检查可显示梨状肌的萎缩和肥大，虽然通过影像检查肌肉的大小并不能确诊肌肉病变但可以排除其他疾病。神经生理测试可以区分梨状肌综合征和椎间盘突出症，其依据是哪些肌肉群出现异常，椎间盘突出症会卡压神经后导致梨状肌近端肌肉异常，而梨状肌综合征导致的肌肉异常位于远端[8]。有学者认为腓神经或胫神经H反射的延迟或丧失是非常重要的诊断信息，这种延迟在腓神经中更为明显，当腿处于FAIR体位时，重复出现的H反射延迟的增加或H反射的消失，说明存在梨状肌水平的神经卡压。CT和MR检查可以显示，梨状肌肥大或坐骨神经在梨状肌上方或通过梨状肌纤维的异常走行路径，这是发生该综合征的已知风险因素[9,10,11]。影像学检查还可以用来排除其他疾病，超声也可用于评估梨状肌肥大以及坐骨神经走行的解剖变异。

表37-3　Freiberg试验

坐骨切迹压痛
拉塞格征阳性
保守治疗后改善

四、病理生理学机制

要了解梨状肌如何卡压坐骨神经并产生疼痛，必须对相关神经解剖学以及坐骨神经走行中罕见的变异有基本的了解。梨状肌综合征分为原发性和继发性两种，原发性梨状肌综合征是梨状肌与坐骨神经相对解剖位置发生变异所致，梨状肌有髋关节外展、屈曲和外旋的作用。在解剖学上，该肌肉起自骶骨前面止于股骨大转子，坐骨神经沿着梨状肌深面从坐骨大孔出骨盆（图37-1）。人群中有22%的个体，其坐骨神经穿过梨状肌或者分支穿过梨状肌，或两种情况都有，因此这些人易患梨状肌综合征。继发性梨状肌综合征是因创伤导致坐骨神经肿胀缺血或局部炎症所致，最常见于软组织和梨状肌受到严重创伤后，产生软组织炎症和肌痉挛，影响在肌肉下方走行的坐骨神经。梨状肌轻微创伤的原因见于长距离跑步引起梨状肌反复收缩，或长期坐在硬物上（如出租车司机或将钱包放置于臀部口袋的患者）直接压迫梨状肌[7]。

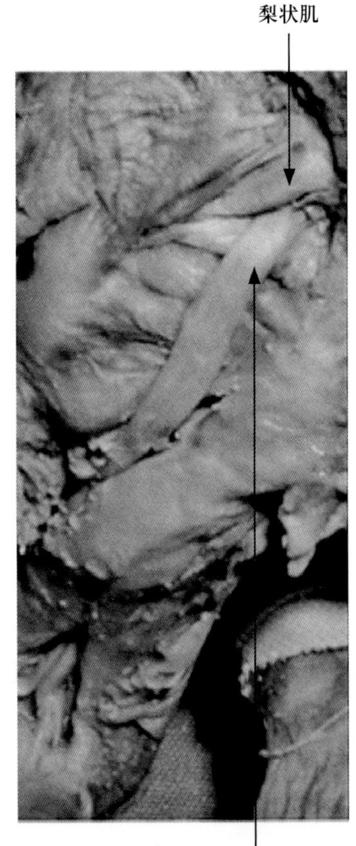

图37-1 梨状肌下的坐骨神经

五、疼痛管理

梨状肌综合征的基础治疗包括休息、镇痛和物理治疗，药物治疗包括非甾体抗炎药、扑热息痛、肌肉松弛剂、加巴喷丁和阿片类药物，应根据症状选择基础治疗药物，并根据疗效进行剂量调整。

对于经保守治疗无效的梨状肌综合征患者，应考虑有创治疗。临床已证明，注射治疗对梨状肌综合征有效，多项研究证实，透视下梨状肌注射治疗、超声引导下梨状肌注射治疗效果都比较好。

利用透视-神经刺激器，在影像引导下进行神经解剖定位，注射局部麻醉药联合糖皮质激素的梨状肌治疗是有效的治疗方式[4]。有研究者联合使用超声进行梨状肌穿刺引导，并评估其可行性和结果[13,14,15]。在一项尸体研究中，对透视引导与超声引导梨状肌注射进行比较，表明超声引导下的成功率高于X射线引导下的成功率。

除穿刺技术外，所注射的药物效果还存在争议，比如单用局部麻醉药还是局部麻醉药联合糖皮质激素[16]，有学者认为糖皮质激素的添加并没有给患者带来额外的益处。该研究的局限性主要有药物容积（5 ml）和使用单一糖皮质激素（倍他米松），在这项研究中，没有设计不同糖皮质激素之间进行比较（如地塞米松）。

肌肉松弛剂也是治疗梨状肌综合征的常用药物，常见的途径包括口服药物和肉毒毒素注射。一项病例研究报告强调了A型肉毒毒素在肌痉挛所致慢性疼痛患者中的应用[17]。另一项研究是一项前瞻性单中心试验，评估了CT引导下肉毒毒素注射的效果[18]，包括TENS、按摩和软组织手法松解术在内的物理治疗也是有效的[19]。

六、预后

梨状肌综合征的预后没有明确数据支持，但大多数梨状肌综合征患者没有治疗也会好转[20,21]，只有出现顽固性疼痛后患者才会来寻求治疗，因此学者们常怀疑梨状肌综合征会在几周内缓解。找到引起梨状肌综合征的潜在因素比较重要，并通过改善坐姿、步态平衡训练和纠正腿部长度差异或必要时做手术矫正，来消除梨状肌综合征的症状。正确的诊断和治疗可迅速改善梨状肌综合征患者的症状并使患者获益。

七、讨论

（一）发病率

据报道，普通人群中坐骨神经痛的终生患病率为12%～27%，年患病率为2.2%～19.5[1]。梨状肌综合征因梨状肌压迫坐骨神经，引起坐骨神经痛的一种相对罕见的病因，占所有坐骨神经痛病例的0.6%～8%。每年新增的4000万例腰背痛患者中，梨状肌综合征达到200万例。患病率的差异很可能是由于梨状肌综合征的诊断标准不同。

（二）鉴别诊断

梨状肌综合征的鉴别诊断包括腰痛、腰椎神经根病、坐骨滑囊炎和臀神经痛，通过对患者进行详细的病史询问和查体，可以鉴别诊断。腰痛主要局限于腰部周围，梨状肌综合征表现为臀部、股后和小腿疼痛。梨状肌综合征常与腰椎神经根病相混淆，在影像学（CT或MRI）上没有椎间盘病变证据的情况下，更趋于诊断为梨状肌综合征。此外，查体中对梨状肌的触诊、激发试验以及梨状肌受压史（如坐着时）出现坐骨神经症状，可诊断为梨状肌综合征。坐骨滑囊炎发生在臀部，主要通过触诊坐骨滑囊来诊断。臀神经痛是指臀部的神经受到激惹引起疼痛，不会有根性症状。

（三）不同临床特点（病史和查体）、实验室和影像学检查的诊断价值

查体的预测值尚未得到验证。FAIR和骶髂关节分离试验的敏感性为0.78，特异性为0.80。Pace试验（坐姿拉伸试验）的敏感性为0.53，特异性为0.90，而Lasegue试验（直腿抬高试验）的敏感性为0.15，特异性为0.95。Pace试验联合其他主动拉伸梨状肌的试验相结合，在内镜下发现坐骨神经卡压的敏感性为0.91，特异性为0.80。因此，梨状肌综合征的诊断最好结合病史、查体、实验室和影像学资料。

应该进行的实验室检查包括肌电图检查，但梨状肌综合征患者的肌电图检查通常正常，检查通常是为了排除其他疾病。如果阳性，则表明神经信号传导速度减慢/动作电位振幅变小，程度与病理过程的持续时间相关。菲什曼（Fishman）等评估了918名患者的H反射[8]，测试是在患

者处于FAIR体位时进行的，他们发现H反射延迟大于3个标准差时对梨状肌综合征的诊断敏感性为0.88，特异性为0.83。经保守治疗后，处于FAIR体位时H反射延长的患者的症状有显著改善（改善>50%）。梨状肌的针极肌电图直到最后都趋于正常，提示可能存在去神经化（实际是神经严重受压的征象）。梨状肌的MRI表现可能模棱两可，有关梨状肌综合征的鉴别诊断，如果缺乏椎间盘退行性病变影像学证据则排除椎间盘病变引起坐骨神经痛，在MRI上可以发现梨状肌不对称，但没有诊断价值；MRI神经成像价值大一些，当使用STIR序列进行坐骨神经MRI成像时，可能显示神经刺激或水肿的迹象，86%～94%的患者出现坐骨神经高信号。MRI对梨状肌不对称和同侧坐骨神经在坐骨切迹处的高信号的预测特异性为0.93，敏感性为0.64，可预测梨状肌松解手术的疗效。此外，超声扫查可能会显示神经卡压和肌肉损伤。梨状肌处坐骨神经增粗是神经肿胀的标志，但需要更多的试验来证实其可信性。

（四）不同治疗方式的证据强度

休息、镇痛药和肌肉拉伸都对梨状肌综合征有治疗作用，大约一半的患者对保守治疗有效果。此外，介入治疗有助于梨状肌恢复正常状态，基于介入治疗的准确性，应在影像引导下进行治疗，以体表解剖标志为导向的侵入治疗不可靠。传统使用透视引导下进行治疗，随着超声技术的发展，超声引导的介入治疗可清晰、动态实现可视化靶点治疗。有研究表明，在梨状肌综合征患者中，MRI引导下向梨状肌内注射局部麻醉药可使15%的患者完全缓解疼痛，另有8%的患者需要重复注射以完全缓解疼痛，37%的患者尽管重复注射，也只能缓解2～4个月随后复发，24%的患者缓解不到2周随后复发，16%的患者根本没有缓解。没有证据表明在局部麻醉剂中添加糖皮质激素患者会获益。在一项双盲、随机、安慰剂对照试验中，在缓解梨状肌综合征患者的疼痛方面，肉毒毒素的疗效优于利多卡因和糖皮质激素的组合、生理盐水和安慰剂组。当肉毒杆菌注射与物理疗法联合应用时，可以改善顽固性疼痛病例的症状。在研究有关侵入性治疗方法包括神经阻滞、糖皮质激素注射和肉毒杆菌注射时的疗效，发现缺乏相关的随机对照试验。外科治疗包括梨状肌肌腱切断术和坐骨神经减压术。

（五）未来研究方向或正在进行的临床试验

应用超声引导梨状肌综合征的诊断和介入治疗是未来的一个方向。确定梨状肌综合征的病因，无论是单纯的梨状肌综合征，还是存在腰痛或腰椎神经根病变的伴随症状，将会促进临床医师对该病早期进行识别、分类和干预治疗。早期诊断对于治疗至关重要，早期干预治疗可以明显改善治疗结果，减少潜在的神经损伤。

八、总结

梨状肌综合征的诊断需要合病史、查体和诊断工具进行，准确的临床诊断才能选择正确的治疗方式，而精准的治疗才能有良好的预后。通过查体，医师可以排除其他诊断，临床医师的诊断要联合使用各种诊断工具，而不能只依赖其中的一个。超声引导注射药物进行诊断性治疗已经明显地改善了预后，关于注射哪些药物组合对肌肉和神经治疗最有效，依然是争议的焦点。未来的对照试验应该聚焦于注射剂型的选择、起效速度和临床有效持续时间。梨状肌综合征的治疗需要采用多学科方法综合治疗，采用药理学、介入治疗和物理方法来改善梨状肌综合征相关的疼痛和麻木。

（冯鹏玖　译　商澜镨、都义日　校）

原书参考文献

[1] Cass SP. Piriformis syndrome: a cause of nondiscogenic sciatica. Curr Sports Med Rep. 2015; 14 (1): 41-4. https://doi.org/10.1249/JSR.0000000000000110.PMID 25574881.

[2] Hopayian K, Danielyan A. Four symptoms define the piriformis syndrome: an updated systematic review of its clinical features. Eur J Orthop Surg Traumatol. 2017; 28: 155-64. https://doi.org/10.1007/s00590-017-2031-8. PMID 28836092.

[3] Smoll NR. Variations of the piriformis and sciatic nerve with clinical consequence: a review. Clin Anat. 2010; 23 (1): 8-17. https://doi.org/10.1002/ca.20893.PMID 19998490.

[4] Benzon HT, Katz JA, Benzon HA, Iqbal MS. Piriformis syndrome: anatomic considerations, a new injection technique, and a review of the literature. Anesthesiology. 2003; 98 (6): 1442-8. https://doi.org/10.1097/00000542-200306000-00022.PMID 12766656

[5] Jawish RM, Assoum HA, Khamis CF. Anatomical, clinical and electrical observations in piriformis syndrome. J Orthop Surg Res. 2010; 5: 3. https://doi.org/10.1186/1749-799X-5-3.PMC 2828977.PMID 20180984.

[6] Hayek SM, Shah BJ, Desai MJ, Chelimsky TC. Pain medicine: an interdisciplinary case-based approach. Oxford: Oxford University Press; 2015. p. 240. ISBN 978-0-19-939081-6.

[7] Boyajian-O'Neill LA, McClain RL, Coleman MK, Thomas PP. Diagnosis and management of piriformis syndrome: an osteopathic approach. J Am Osteopath Assoc. 2008; 108: 657-64.

[8] Fishman L, Allen NW, Rosner B. Electrophysiologically Identified Piriformis Syndrome is successfully treated with Incobotulinum toxin A and Physical Therapy. Muscle Nerve. 2016; 56: 258-63. https://doi.org/10.1002/mus.25504.

[9] Ro TH, Edmonds L. Diagnosis and management of piriformis syndrome: a rare anatomic variant analyzed by magnetic resonance imaging. J Clin Imaging Sci. 2018; 8: 6.

[10] Rossi P, Cardinali P, Serrao M, Parisi L, Bianco F, De Bac S. Magnetic resonance imaging findings in piriformis syndrome: a case report. Arch Phys Med Rehabil. 2001; 82 (4): 519-21.

[11] Al-Al-Shaikh MF, Paratte B, Kastler B, Vidal C, Aubry S. An MRI evaluation of changes in piriformis muscle morphology induced by botulinum toxin injections in the treatment of piriformis syndrome. Diagn Interv Imaging. 2015; 96 (1): 37-43.

[12] Brooks JBB, Silva CAC, Soares SA, Kai MR, Cabral RH, Fragoso YD. Anatomical variations of the sciatic nerve in a Group of Brazilian Cadavers. Rev Dor Sao Paulo. 2011; 12 (4): 332-6.

[13] Huerto APS, Yeo SN, Ho KY. Piriformis muscle injection using ultrasonography and motor stimulation-report of a technique. Pain Physician. 2007; 10: 687-90.

[14] Finnoff JT, Hurdle MFB, Smith J. Accuracy of ultrasound-guided versus fluoroscopically guided contrast-controlled piriformis injections. J Ultrasound Med. 2008; 27 (8): 1157-63. Accessed online: https://doi.org/10.7863/jum.2008.27.8.1157.

[15] Smith J, Hurdle MF, Locketz AJ, Wisniewski SJ. Ultrasound-guided piriformis injection: technique description and verification. Arch Phys Med Rehabil. 2006; 87 (12): 1664-7.

[16] Misirlioglu TO, Akgun K, Palamar D, Erden MG, Erbilir T. Effectiveness of local anesthetic

and corticosteroid injections: a double-blinded randomized controlled study. Pain Physician. 2015; 18: 163-71.

[17] Santamato A, Micello MF, Valeno G, Beatrice R, Cinone N, Baricich A, Picelli A, Panza F, Logroscino G, Fiore P, Ranieri M. Ultrasound-guided injection of botulinum toxin type a for piriformis muscle syndrome: a case report and review of the literature. Toxins (Basel). 2005; 7 (8): 3045-56.

[18] Yoon SJ, Ho J, Kang HY, Lee SH, Kim KI, Shin WG, Oh JM. Low-Dose botulinum toxin type A for the treatment of refractory piriformis syndrome. Pharmacotherapy. 2007; 27 (5): 657-65.

[19] Tonley JC, Yun SM, Kochevar RJ, Dye JA, Farrokhi S, Powers CM. Treatment of an individual with piriformis syndrome focusing on hip muscle strengthening and movement reeducation: a case report. J Orthop Sports Phys Ther. 2010; 40 (2): 103-11.

[20] Jeong HS, Lee GY, Lee EG, Joe EG, Lee JW, Kang HS. Long-term assessment of clinical outcomes of ultrasound-guided steroid injections in patients with piriformis syndrome. Ultrasonography. 2015; 34 (3): 206-10.

[21] Kean Chen C, Nizar AJ. Prevalence of piriformis syndrome in chronic low back pain patients. A clinical diagnosis with modified FAIR test.

[22] Sulak O, Sakalli B, Ozguner G, Kastamoni Y. Anatomical relation between sciatic nerve and piriformis muscle and its birfurcation level during fetal period in human. Surg Radiol Anat. 2014; 36 (3): 265-72.

第三十八节　会阴部持续疼痛1例　38

David H. Kim, Arjun Ramesh, and Adam C. Young

一、病例

患者，25岁男性，职业为自行车运动员，因会阴部钝痛且逐渐加重而就诊。患者长距离骑行后出现会阴部疼痛，疼痛向阴茎放射，并在几周后表现为性交后会阴部疼痛和排尿痛。患者既往身体健康，曾在社区医院以泌尿系感染进行治疗（经过一个疗程的抗生素治疗），尿常规检查为阴性，性传播疾病检查未见异常，被转诊给神经科医师，进行腰椎和骶骨MRI检查后，未见椎管或椎间孔狭窄。患者服用抗炎药物后疼痛得到适度缓解，但骑行或久坐后均会诱发疼痛，当暂停骑行、换上更宽的车座、按摩、站立、躺下或坐在马桶上时会阴部疼痛会缓解。患者无大小便失禁现象，但注意到其排便感觉减退，而出现轻度性功能障碍和阴茎敏感性增加，因此来疼痛诊所寻求进一步诊治。

二、初步诊断

患者的疼痛部位主要在会阴部，因坐位时疼痛加重，考虑疼痛有结构性特征。虽然患者的体检结果为阴性，且抗生素治疗无效，但伴有内脏功能障碍并影响膀胱和阴茎功能，并出现阴部神经支配区敏感性增加（痛觉超敏）。患者表现为坐在马桶上疼痛减轻，骑车时疼痛加剧，排便困难等症状，说明患者存在阴部神经功能障碍。通常情况下，阴部神经功能障碍是卡压导致，但创伤、手术、感染引起的直接损伤或任何医学因素引起的脱髓鞘性疾病也会造成这种情况。因此，尽管没有明显的症状和体征，还是高度怀疑是阴部神经所致。

三、如何明确诊断

和许多慢性疼痛性疾病一样，阴部神经痛是一种排除性临床诊断。阴部神经痛有特殊的表现，如果进行阴部神经阻滞后疼痛完全缓解，则可以确诊为阴部神经痛。阴部神经痛没有特异性实验室检测方法，MRI或CT等影像学检查有助于该病的确诊；神经生理学检查如阴部神经末梢运动潜伏期（pudendal nerve terminal motor latency，PNTML）试验和肌电图可辅助检查，但电生理检查在阴部神经痛患者中的特异性并不高，并且在其他情况下也会有阳性结果（如女性分娩后）。PNTML是电信号沿着阴部神经传递到肌肉并引起收缩所需要的时间，可以检测神经脱髓鞘病变，却不能检测到轴突损伤；如果只有感觉纤维受到影响，PNTML试验会呈现阴性结果，因为它无法检测到感觉神经损伤。PNTML取决于传导神经的最大直径和信号传导的最大速度，临床上PNTML超过2.2 ms被认为是异常的；与PNTML试验相比，肌电图和带有纤维密度测量的单纤维肌电图能够更好地评估神经病变，但这些测试更繁琐，对处于疼痛中的患者来说不现实。

四、疼痛管理

如果能确定诱发因素，病痛就可以避免。物理治疗是阴部神经痛的首选治疗方案，患者需要转诊到盆底康复机构，并通过手法使肌肉放松，改善运动范围，通过姿势训练来加强腰背部和臀部肌肉等。抗惊厥药（Lyrica）、肌肉松弛剂（fexeril、baclofen）和三环抗抑郁药（阿米替林）可用于治疗阴部神经痛。阴部神经阻滞常用于诊断性治疗，不同的疗法和药物治疗效果各异，有的治疗方法可缓解疼痛达数月。在极少数神经卡压的病例中，手术减压是各种治疗措施的最后选择。

五、讨论

阴部神经痛是一种罕见病，临床表现多种多样，其典型的症状是会阴部剧痛或灼痛，并放射至生殖器，包括男性的阴囊阴茎以及女性的外阴、阴道和阴蒂。相关症状包括性交困难、排尿困难、尿频/尿急、排便时直肠感觉减退以及会阴部或生殖器异常疼痛和痛觉超敏[1]。与阴部神经痛相关的临床症状包括患者处于坐位或骑自行车时疼痛加重，当患者处于站立位、平卧或坐在马桶上时疼痛缓解。由于与其他疼痛性疾病相似，阴部神经痛常被误诊，从有症状到确诊的时间为2～10年[2]。

阴部神经痛的临床症状多样性源于阴部神经有三个主要分支，而且都是感觉运动混合神经，阴部神经来源于S2～S4神经根前支，沿坐骨大切迹、梨状肌、骶棘韧带、骶结节韧带、坐骨小孔和阴部管走行。三个终末支分别是肛神经、会阴神经和阴茎（阴蒂）背神经，肛神经控制肛门外括约肌、齿状线以下远端肛管的感觉和肛周感觉；会阴神经既有支配泌尿生殖股三角内会阴诸肌的运动纤维，即会阴浅横肌、尿道海绵体肌、耻骨海绵体肌、尿道括约肌，也有来自阴囊或阴唇的感觉纤维；阴茎（阴蒂）背神经传导生殖器感觉。阴部神经常被卡压的解剖部位：①与梨状肌相关的坐骨大切迹的出口；②与骶结节韧带相关的坐骨棘；③阴部管入口处的闭孔内肌；④远端终末支卡压[2]。

虽然阴部神经痛的典型病例多为骑自行车群体，但也常见于产科并发症、泌尿外科手术、骨盆骨折、骨盆放疗和感染性并发症患者；阴道分娩时，阴部神经可能受到机械压迫或牵拉损伤从而引起阴部神经痛；因尿失禁行阴道悬吊手术也可能导致阴部神经痛，其与补片、缝合或穿刺鞘管引起的瘢痕有关[3,4]；骶棘韧带固定术治疗阴道穹窿脱垂同样可能导致阴部神经卡压[3,5]；骨盆或髋部骨折的患者可能会导致阴部神经直接横断或牵拉损伤[6,7]；骨盆放疗导致的瘢痕或粘连可能与神经压迫有关[8]；感染也可导致阴部神经痛，如疱疹后阴部神经痛[9]。

（一）鉴别诊断

导致慢性盆腔痛和会阴部疼痛的病因比较多，阴部神经痛没有明确的检测方法，正确的诊断取决于详细的病史和查体，同时排除其他疾病，慢性盆腔痛和会阴部疼痛的病因包括以下疾病。

- 坐骨神经痛（或腰骶神经根病）
- 梨状肌综合征
- 尾骨痛
- 坐骨滑囊炎
- 骶管囊肿
- 骶管狭窄
- 骶孔狭窄
- 间质性膀胱炎
- 慢性非细菌性前列腺炎
- 前列腺痛
- 特发性直肠痛
- 外阴疼痛
- 阴道肌痉挛/盆底肌痛
- 子宫内膜异位症
- 痔
- 痉挛性肛部痛
- 肛提肌综合征
- 持续性性兴奋综合征
- 慢性盆腔痛综合征

（二）明确诊断

阴部神经痛和其他许多慢性盆腔痛一样，诊断的难点在于目前没有特异性的、确切的检测方法，为了排除其他疾病，需要仔细询问病史和查体，通过实验室检查或影像学指导后续的诊断性治疗。阴部神经痛的诊断标准（Nantes标准）已被逐步完善和验证[10]（表38-1），包括以下内容：①阴部神经支配区域的疼痛：从肛门到阴茎或阴蒂；②疼痛主要发生在坐位时；③夜间患者不会痛醒；④不伴有感觉缺失；⑤诊断性阴部神经阻滞能缓解疼痛。值得注意的是，神经生理学检查可以印证和支持诊断，但还是根据临床症状和病史来确诊。

表38-1　阴部神经痛的Nantes诊断标准

基本诊断标准	补充诊断标准	排除标准	不排除诊断的体征
阴部神经区域的疼痛：从肛门到阴茎或阴蒂	灼烧，射击，刺痛，麻木	仅包括尾骨、臀部、耻骨或下腹部痛	坐位时臀部疼痛
主要表现为坐位疼痛	痛觉超敏或痛觉过敏	瘙痒	牵涉性坐骨神经痛
夜间不会痛醒	直肠或阴道异物感（交感神经痛）	仅有阵发性疼痛	疼痛放射到股内侧
无客观感觉障碍的疼痛	白天疼痛加剧	影像异常并解释疼痛病因	耻骨上疼痛
诊断性阴部神经阻滞可缓解疼痛	主要是单侧疼痛		尿频/膀胱痛
	排便引起疼痛		射精后发生的疼痛
	坐骨棘触诊有轻微压痛		性交困难/性交后疼痛
	男性或未分娩女性的临床神经生理学表现		勃起功能障碍
			临床神经生理学表现正常

对臀神经、髂腹股沟神经、髂腹下神经的支配区进行触诊时，没有出现疼痛、痛觉超敏或痛觉过敏以及没有感觉障碍等有助于阴部神经痛的诊断（表38-2），考虑到会阴部和生殖器区域的髂腹下神经、髂腹股沟神经、生殖股神经、股后皮神经和臀神经的感觉神经支配重叠现象，单一区域的感觉障碍更符合神经根病或神经丛病[11]。如果触诊坐骨大切迹或小切迹以及闭孔内肌可以复制出患者的疼痛，说明可能存在阴部神经卡压[3,12]。如果经直肠或阴道检查一侧坐骨触诊引起疼痛则支持阴部神经痛的诊断[3,11]。在临床评估时会发现患者喜欢侧坐姿势[3]，此外，临床症状或查体的敏感性或特异性均很低。

表38-2 阴部神经痛的诊断试验

查体特点	坐骨棘周围压痛
神经阻滞术	坐骨棘神经阻滞能缓解疼痛
超声	可见神经增粗
磁共振成像	可能发现神经卡压，排除其他病因
血管造影术	病变引起神经压迫
盆腔X线检查	沿神经走行发生的骨折
电生理学	传导延迟

神经生理学测试主要是阴部神经末梢运动潜伏期或肌电图检查[13]，但神经生理学测试对阴部神经痛的诊断无特异性，也不是一种敏感的检查手段，因为神经生理学测试与临床症状和身体功能的改变（如大便失禁和阴道脱垂）相关性较差，理论上这两种情况也会引起阴部神经损伤[14]。需要注意的是，由于阴部神经是混合神经，任何分支都可能受到影响，阴部神经末梢运动潜伏期或肌电图的测试不能解释阴部神经痛和感觉异常。目前认为MR神经造影是诊断阴部神经痛的一种相对较新的检查方法，但尚需临床验证。

（三）治疗

行为矫正是治疗阴部神经痛的重要方法，在一项64名患者的研究中，通过使用坐垫联合药物治疗阴部神经痛，所有患者的疼痛都得到了轻中度缓解[15]。对自行车运动员阴部神经痛的行为矫正建议为：暂停骑行、减少性行为次数、多做伸展运动、更换较宽和较软的座椅、以直立的姿势骑自行车，或在骑行时通过站起来间歇性缓解压力等[12、16、17]。

在一例铁人三项运动员阴部神经痛的病例报告中，物理疗法中主动放松技术有良好的效果[12]。阴部神经痛患者的最佳治疗方案可由专门研究盆底功能障碍的物理治疗师来主导制订，治疗方式包括手法按摩、姿势纠正、伸展运动，以及肌肉的力量训练，包括经阴道或直肠的激痛点松解治疗技术。虽然我们已经制订了用肌筋膜激痛点松解来治疗骨盆疼痛的方案，但目前仍没有采用物理疗法治疗阴部神经痛的大规模临床试验，虽然生物反馈已应用于阴部神经痛的诊断，但通常与行为矫正和物理治疗均为阴部神经痛辅助疗法[18]。

治疗阴部神经痛的经典药物有很多，包括三环类抗抑郁药、非甾体抗炎药、加巴喷丁类、阿片类和肌肉松弛剂[3,19]。普瑞巴林的推荐剂量为75 mg，每天2次，并在可耐受的情况下进行剂量调整；口服肌肉松弛剂很容易获取，多种局部用肌肉松弛剂也已经上市；安定、地西泮或巴氯芬阴道栓剂通常用于妇产科患者[3,20]；颠茄和阿片类直肠栓剂，每天2次，可用于局部肌肉松弛剂和需要镇痛的患者[18]。一项研究表明，8%辣椒素会阴贴剂用于各种慢性盆腔痛和会阴部疼痛的患者，24%的盆腔痛患者中，症状“改善”或“显著改善”，且总体改善率为58%，NRS评分降低达3.4分[21]。

阴部神经阻滞可在各种影像引导下进行，但疗效持续时间有限，最近的一项研究表明，进行阴部神经阻滞的29名患者中有2名患者的疼痛症状得到了长期缓解[22]。一项大样本回顾性研究证实，对95名患者在CT引导下坐骨棘和阴部管行双侧阴部神经阻滞，在第6个月时随访，有效率为25.2%，自我报告的改善率为60%[23]。在神经阻滞药物中添加糖皮质激素似乎不会带来额外的镇痛效果[24]，阴部神经射频消融术的镇痛效果似乎更好，一项研究显示，阴部神经射频消融术后一年，VAS评分平均从9分下降到1.9分。

神经调控已用于治疗顽固性阴部神经痛。在一项包含27名患者的队列研究中，脊髓电刺激治疗顽固性阴部神经痛的有效率为74%，平均随访29个月，改善率为55.5%[25]。在该研究中，永久性植入的脊髓刺激器大多数是单极的，刺激器的最低位置刚好低于脊髓圆锥水平，是由植入前脊髓的MRI图像确定的。最近，背根神经节调控术用于顽固性慢性骨盆痛的治疗，术前和术后的平均VAS疼痛评分分别为7.6分和1.6分。一份随访4年的病例报告显示，在双侧S3和S4骶孔放置刺激器进行骶神经刺激，可显著缓解疼痛，NRS评分由术前的10分下降到术后的2分，且运动功能也有显著改善，能够再次骑马以及阿片类药物用量显著减少[27]。对接受坐骨直肠窝周围神经刺激器治疗的阴部神经痛患者进行调查显示：19名患者中有16名术后疼痛完全或者显著缓解。

神经减压术治疗阴部神经卡压的总有效率大约为75%。在一项阴部神经卡压的队列研究中，170例患者行减压术，成功率为70%[29]。最近一项比较大的针对200名患者的前瞻性研究显示，病情持续改善达50%～100%，第12个月的随访改善率为87%[2]。一项对阴部神经痛患者行手术治疗和保守治疗的随机对照试验表明，第3个月时随访，手术组疼痛明显改善，改善率为50%，非手术组的改善率仅为6.2%；该试验还验证了前面那个队列研究，即71.4%的手术组患者在第12个月的随访疼痛明显好转[30]。而手术组无效的那部分患者归因于神经挤压、牵拉或神经横断损伤引起的慢性神经损伤。

八、总结

阴部神经痛是一种罕见的疼痛性疾病，但在某些群体中很常见，并且经常被误诊，Nantes标准可用于诊断阴部神经痛。与许多其他慢性疼痛性疾病一样，因为对其病理生理学仍知之甚少，对阴部神经痛没有特异性的治疗方法，因此需要更多的研究来阐明阴部神经痛的最佳诊断和治疗方法。

（冯鹏玖　译　商澜镨、都义日　校）

原书参考文献

[1] Robert R, Labat JJ, Riant T, et al. The pudendal nerve: clinical and therapeutic morphogenesis, anatomy, and physiopathology. Neurochirurgie. 2009; 55 (4-5): 463-9.

[2] Filler AG. Diagnosis and treatment of pudendal nerve entrapment syndrome subtypes: imaging, injections, and minimal access surgery. Neurosurg Focus. 2009; 26 (2): E9.

[3] Khoder W, Hale D. Pudendal Neuralgia. Obstet

Gynecol Clin N Am. 2014; 41 (3): 443-52.
[4] Fisher HW, Lotze PM. Nerve injury locations during retropubic sling procedures. Int Urogynecol J. 2011; 22 (4): 439-41.
[5] Alevizon SJ, Finan MA. Sacrospinous colpopexy: management of postoperative pudendal nerve entrapment. Obstet Gynecol. 1996; 88 (4 Pt 2): 713-5.
[6] Lyon T, Koval KJ, Kummer F, Zuckerman JD. Pudendal nerve palsy induced by fracture table. Orthop Rev. 1993; 22 (5): 521-5.
[7] Báča V, Báčová T, Grill R, et al. Pudendal nerve in pelvic bone fractures. Injury. 2013; 44 (7): 952-6.
[8] Elahi F, Callahan D, Greenlee J, Dann TL. Pudendal entrapment neuropathy: a rare complication of pelvic radiation therapy. Pain Physician. 2013; 16 (6): E793-7.
[9] Howard EJ. Postherpetic pudendal neuralgia. JAMA. 1985; 253 (15): 2196.
[10] Labat JJ, Riant T, Robert R, et al. Diagnostic criteria for pudendal neuralgia by pudendal nerve entrapment (Nantes criteria). Neurourol Urodyn. 2008; 27 (4): 306-10.
[11] Ploteau S, Cardaillac C, Perrouin-Verbe MA, et al. Pudendal neuralgia due to pudendal nerve entrapment: warning signs observed in two cases and review of the literature. Pain Physician. 2016; 19 (3): E449-54.
[12] Durante JA, MacIntyre IG. Pudendal nerve entrapment in an Ironman athlete: a case report. J Can Chiropr Assoc. 2010; 54 (4): 276-81.
[13] Masala S, Calabria E, Cuzzolino A, et al. CT-guided percutaneous pulse-dose radiofrequency for pudendal neuralgia. Cardiovasc Intervent Radiol. 2014; 37 (2): 476-81.
[14] Lefaucheur JP, Labat JJ, Amarenco G, et al. What is the place of electroneuromyogrpahic studies in the diagnosis and management of pudendal neuralgia related to entrapment syndrome? Neurophysiol Clin. 2007; 37 (4): 223-8.
[15] Benson JT, Griffis K. Pudendal neuralgia, a severe pain syndrome. Am J Obstet Gynecol. 2005; 192 (5): 1663-8.
[16] Carpes FP, Dagnese F, Kleinpaul JF, et al. Effects of workload on seat pressure while cycling with two different saddles. J Sex Med. 2009; 6 (10): 2728-35.
[17] Gemery JM, Nangia AK, Mamourian AC, Reid SK. Digital three-dimensional modelling of the male pelvis and bicycle seats: impact of riderposition and seat design on potential penile hypoxia and erectile dysfunction. BJU Int. 2007; 99 (1): 135-40.
[18] Hibner M, Desai N, Robertson LJ, Nour M. Pudendal neuralgia. J Minim Invasive Gynecol. 2010; 17 (2): 148-53.
[19] Pereira A, Pérez-Medina T, Rodríguez-Tapia A, et al. Chronic perineal pain: analyses of prognostic factors in pudendal neuralgia. Clin J Pain. 2014; 30 (7): 577-82.
[20] Elkins N, Hunt J, Scott KM. Neurogenic Pelvic Pain. Phys Med Rehabil Clin N Am. 2017; 28 (3): 551-69.
[21] Levesque A, Riant T, Labat JJ, Ploteau S. Use of high-concentration capsaicin patch for the treatment of pelvic pain: observational study of 60 inpatients. Pain Physician. 2017; 20 (1): E161-7.
[22] Mamlouk MD, vanSonnenberg E, Dehkharghani S. CT-guided nerve block for pudendal neuralgia: diagnostic and therapeutic implications. AJR Am J Roentgenol. 2014; 203 (1): 196-200.
[23] Kastler A, Puget J, Tiberghien F, et al. Dual site pudendal nerve infiltration: more than just a diagnostic test? Pain Physician. 2018; 21 (1): 83-90.
[24] Labat JJ, Riant T, Lassaux A, et al. Adding corticosteroids to the pudendal nerve block for pudendal neuralgia: a randomized, double-blind, controlled trial. BJOG. 2017; 124 (2): 251-60.
[25] Buffenoir K, Rioult B, Hamel O, et al. Spinal cord stimulation of the conus medullaris for refractory pudendal neuralgia: a prospective study of 27 consecutive cases. Neurourol Urodyn. 2015; 34 (2): 177-82.
[26] Hunter CW, Yang A. Dorsal root ganglion stimulation for chronic pelvic pain: a case series and technical report on a novel lead

configuration. Neuromodulation. 2019; 22 (1): 87-95.

[27] Valovska A, Peccora CD, Philip CN, et al. Sacral neuromodulation as a treatment for pudendal neuralgia. Pain Physician. 2014; 17 (5): E645-50.

[28] Peters KM, Killinger KA, Jaeger C, Chen C. Pilot study exploring chronic pudendal neuromodulation as a treatment option for pain associated with pudendal neuralgia. Low Urin Tract Symptoms. 2015; 7 (3): 138-42.

[29] Robert R, Prat-Pradal D, Labat JJ, et al. Anatomic basis of chronic perineal pain: role of the pudendal nerve. Surg Radiol Anat. 1998; 20 (2): 93-8.

[30] Robert R, Labat JJ, Bensignor M, et al. Decompression and transposition of the pudendal nerve in pudendal neuralgia: a randomized controlled trial and long-term evaluation. Eur Urol. 2005; 47 (3): 403-8.

第三十九节　腰椎手术后疼痛1例　39

Thomas Zouki, Kenneth D. Candido；Nebojsa Nick Knezevic

一、病例

患者，55岁男性，腰痛并向左下肢放射10年，术后疼痛2个月。患者腰痛起病隐匿，最严重时VAS评分可达8，曾使用布洛芬、加巴喷丁、氢化可的松/对乙酰氨基酚和硬膜外糖皮质激素注射（epidural steroid injections，ESI）治疗效果不佳，通过物理治疗可以“轻微缓解”，但疗效很短暂。患者腰椎磁共振（MRI）检查显示：$L_{4/5}$椎间盘突出症、椎管狭窄和腰椎退行性改变（图39-1），因此住院进行$L_{4/5}$椎间盘切除术。同时进行L4和L5椎板切除术。手术并不复杂，但术后患者出现无法忍受、反复发作的腰痛，疼痛程度比术前更为严重。患者是一名机械师，体重指数为34，尽管没有任何运动功能障碍，但由于长期疼痛，患者的生活质量和功能状态显著降低，甚至经常请假。其既往病史包括：曾服用奥美拉唑治疗胃食管反流、服用阿米替林治疗轻度抑郁症和轻度肥胖。

二、初步诊断

关于腰椎术后疼痛综合征（failed back surgery syndrome，FBSS，也译为腰椎手术失败综合征），目前尚无确切和公认的定义。一般来说，描述为“为了缓解腰背部疼痛、神经根痛或两者兼有的疼痛，对其进行1次或多次手术干预而无效”的术语[1]。换言之，即“腰椎手术后未达到患者和脊柱外科医师的术前期望”[2]，但并不意味着患者手术后完全缓解疼痛或完全恢复正常功能，因为对于某些脊柱疾病而言，完全缓解疼痛是不现实的。本章介绍的病例是一例典型的FBSS，涉及一位因脊柱问题而导致生活质量明显下降的患者。

该患者有椎间盘疾病的MRI证据，但根据患者描述：手术后，患者症状不但没有改善，反而比术前加重。FBSS的诊断非常广泛，必须对疾病的确切病因进行研究，以了解导致FBSS的确切原因，进一步了解疾病的根源，来更好地选择治疗方案。对FBSS患者的研究发现，常见的病因包括：后侧方椎管狭窄、中央椎管狭窄、复发或残留的椎间盘疝、蛛网膜炎或硬膜外纤维化；少见的病因包括手术中的神经损伤（导致神经病理性疼痛）、慢性结构性疼痛、手术节段（椎间盘）上方或下方的疼痛、假性关节炎、异物以及对错误的椎体进行手术。当一个临床医师面对一名疑似FBSS的患者，必须进行仔细的评估，考虑所有可能的原因。

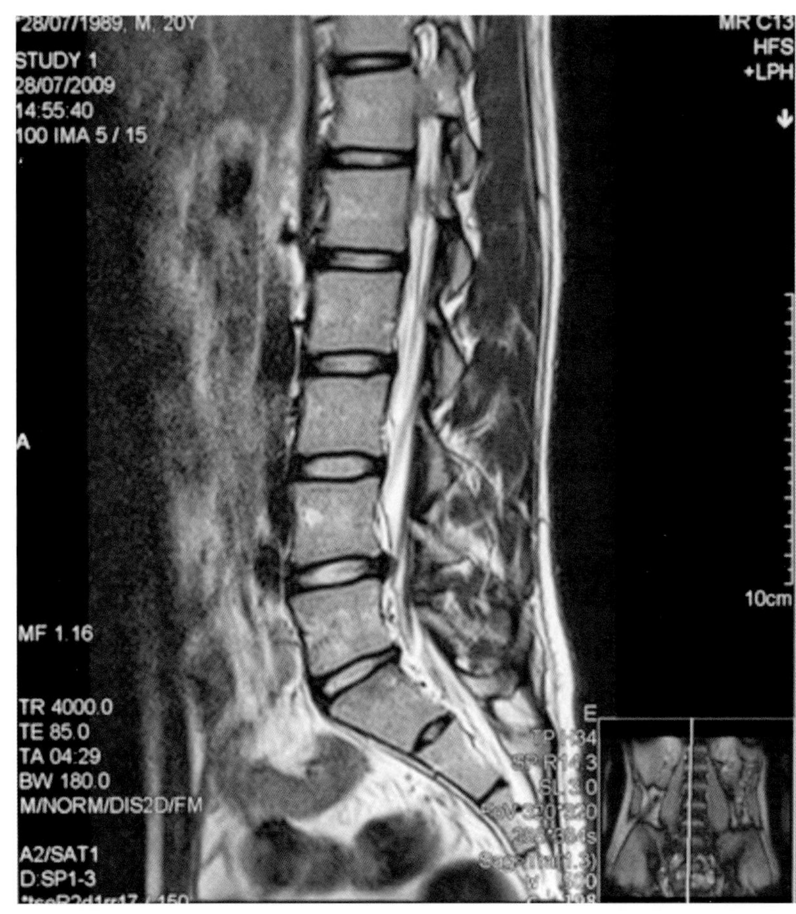

图39-1　T2加权矢状位显示L4/5有明显的椎间盘突出，导致相关水平的椎管狭窄

三、如何明确诊断

（一）病史

应仔细询问病史，包括心理社会评估，因为不良的心理社会状况与预后有很大关系[3]，同时应考虑到患者是否有工伤赔偿以及残疾索赔。详细的疼痛史对于确定疼痛的来源至关重要，包括术前和术后的比较，并确定手术后疼痛与潜在疾病之间的时间关系。手术后不久出现的疼痛很可能是由于术前和术中因素造成的（见讨论）。如果患者术后诉说的疼痛是“神经根性”的，那么疼痛病因可能是减压不充分、椎管狭窄、硬膜外纤维化、复发的椎间盘突出或残留的椎间盘（或碎片）导致。术后新发的腿部疼痛常提示疼痛源于手术器械，如椎弓根螺钉压迫到了神经根[4,5]；另一方面，腰痛多提示骶髂关节（sacroiliac joint，SIJ）、肌筋膜、脊柱关节突关节紊乱或椎间盘源性等问题，应仔细评估并排除任何危险信号；其他罕见的原因包括脓肿、血肿、腹腔或盆腔炎症、胸腔或腹腔主动脉瘤和恶性肿瘤等，发现以上症状和体征应尽快检查和治疗。如果术后出现与术前不同的腰背痛、出现神经功能障碍（如肠道和膀胱麻痹）以及体重减轻和夜间疼痛均应高度重视，并彻底回顾以前所有的治疗记录。

（二）体格检查

查体不一定能寻找到术后腰背痛的病因，但有助于排除严重病变，生命体征以及腹部、盆腔和血管系统的查体很重要，尤其是在前文提到的一个或多个“危险信号”出现时。应在患者就诊时观察和记录患者的运动功能状况，包括评估姿势、步态、是否需要拐杖或轮椅的辅助、是否能坐直以及是否能自己脱衣服。同时，要重点检查患者的脊柱，需要检查手术切口与椎体排列关系，触诊腰椎是否有滑脱的征象如压痛、错位和凹陷。此外，要了解病人的脊柱活动范围和运动时如何引起的疼痛。将患者平躺并进行“直腿抬高试验”，可以帮助识别神经根性疼痛和梨状肌卡压疼痛，椎管狭窄患者的疼痛随着脊柱的过伸而加强，身体前倾时疼痛缓解。肌肉损伤情况可通过与对侧下肢的肌力比较来进行评估，感觉功能也要双侧测试，如果受累，应记录周围神经的皮节分布情况，对骶髂关节的完整性和功能稳定性也应进行测试。

（三）评估手段

经过病史询问和查体后来决定使用哪种方法或工具来评估，尽可能将手术前后进行比较。评估功能的一些工具，如Oswestry腰痛指数（Oswestry low back pain disability index，ODI）、EuroQuol 5D（EQ-5D），简单的疼痛评估表，如腿部和背部疼痛的数字评分表，这些工具有助于支持FBSS的诊断。X线片可用于了解椎体的排列以及检测明显的退行性改变情况，在检测椎体滑脱症方面，侧位“伸/屈”X线片已被证明优于MRI[6]，但X线片不会显示任何软组织病变的信息，如神经压迫[7]，也不能作为评估椎管狭窄的工具。评估FBSS的金标准是增强MRI，增强MRI有助于区分复发或残留的椎间盘突出症和术后硬膜外纤维化（硬膜外间隙的瘢痕组织），可提示感染的存在，也是评估侧隐窝和神经孔狭窄、椎间盘炎和假性硬膜膨出的金标准[7,8]。脊柱内镜检查是用于评估硬膜外纤维化的可靠工具。对于有MRI检查禁忌证（心脏起搏器、脑动脉瘤夹）或因手术内固定物的存在而出现明显伪影的患者，建议用计算机断层扫描（CT）下脊髓造影来代替MRI，CT下脊髓造影在显示神经被骨质压迫方面效果更佳[4]。如果根据病史和查体怀疑有感染，可以考虑进行实验室检查，测量感染标志物（白细胞计数、红细胞沉降率、C反应蛋白）。电生理检查有助于鉴别局部神经损伤情况，如周围神经病变。

四、病理生理学机制

如前所述，FBSS不是一个有明确病因和相关症状的精确诊断，相反，FBSS是一系列病因和症状的组合，并导致手术结果低于患者/外科医师的期望。该病的病理生理学机制取决于病因，可分为术前、术中和术后因素[9]。

（一）术前因素

如上所述，患者之前的状态、社会经济和社会心理状况是手术成功的重要术前指标。Carragee等人进行的一项大型研究表明，社会心理风险因素比结构异常更能预测术后的残疾情况[3]。在本例中，我们的患者患有抑郁症，这种心理因素已被发现与较差的预后相关。另一个相关的术前因素是患者之前接受过多少次脊柱手术，重复的手术会导致软组织结构的反复损伤以及脊柱及其内容物的结构改变，并与治愈率的下降有关[9]。

（二）手术因素

腰部手术非常精细，手术失误甚至常规围手术期血进入椎管，不仅会导致与最初确定的解剖分布相同的疼痛，还会引发新的疼痛来源。骨骼是维持人体姿势的重要因素，腰椎融合术可导致正常腰椎曲线的丧失，使骶髂关节承受过度的压力，最终导致骶髂关节疼痛。外科医师在有限空间内进行器械操作，有神经损伤的风险。发生腰椎术后疼痛综合征时，应考虑手术选择不当的问题。脊柱手术中最常报道的失误是手术节段错误[4]，手术后发现手术节段错误的发生率约为2.1%～2.7%，而手术中发现手术节段错误的发生率为0.57%～0.72%[10-13]。另一个常见的误区是仅根据影像学检查来决定手术，例如，对轴性疼痛患者进行椎间盘切除术，如果对轴性疼痛患者采用相对保守的治疗方法，比如通过后内侧支阻滞治疗关节突关节疼痛，可能会取得更好的治疗效果。对于多节段椎管狭窄的患者，单节段减压不可能达到预期效果。另一方面，由于手术难度较大，如韧带肥厚或远外侧椎间盘突出，致使患者出现FBSS，无法实现手术目标。

（三）外科手术后的因素

与其他手术一样，必须考虑并尽快确定术后出血和感染的风险，因为这些并发症可能会迅速导致永久性的神经功能缺损，甚至死亡[14]。硬膜撕裂可引起假性硬膜膨出，并导致硬膜穿刺后头痛、伤口肿胀和局部神经症状。长时间的严重的神经根回缩会导致一种被称为“撞根综合征（battered root syndrome）”的情况，并可引起持续的疼痛。蛛网膜的持续炎症，称为蛛网膜炎，导致慢性神经根刺激，最终产生脊柱和下肢疼痛。

一种被称为“融合病（fusion disease）”的疾病源于肌筋膜疼痛。椎旁肌的分离和长时间收缩导致肌肉的失神经和萎缩[15-17]，此外，椎旁肌的损伤可导致术后姿势改变。患者通常会胸腰椎过度伸展以进行缓解，然而据长期观察，这会进一步加剧腰背痛[18]。据了解，高达15%的患者在椎间盘切除术后会在手术部位（或由于负荷分布的改变而出现在邻近节段）发生复发性椎间盘突出。硬膜外纤维化是FBSS的最大诱因之一（占FBSS患者的20%～36%），这种情况源于脊柱手术后发生的硬膜外瘢痕，随后导致神经根的紧缩。神经周围纤维化可能影响脑脊液的营养作用，导致受累神经根的超敏反应，此外，纤维化可影响神经根的血液供应。最后，腰背部手术后，脊柱轴向的重量分布变化可能导致新的不稳定性。由于脊柱生物力学的变化，这可能会加速相邻节段已存在的椎间盘退变，这种情况被称为过渡综合征，据认为高达36%的患者会出现这种情况[18-20]。尽管椎间盘切除术最初会缓解疼痛，但最终会降低椎间隙的高度，导致受累的关节突关节压迫神经根，从而导致疼痛。后者被称为“垂直狭窄”。

五、疼痛管理

FBSS的治疗方案主要包括物理治疗、药物治疗、心理治疗（如认知行为治疗）、注射、再次手术和神经调控。遗憾的是，没有完美的治疗方案，每种治疗方案的成功率都有所不同。

（一）保守治疗

治疗FBSS的基础是保守治疗，包括

物理治疗和药物治疗。物理治疗应旨在提高患者的核心肌群力量和脊柱运动范围，目前的研究表明：没有Ⅰ级推荐来证明物理治疗或运动的优势，但有强有力的B级证据支持这种治疗方法[21]。药物治疗应从使用非甾体抗炎药/对乙酰氨基酚开始，尽管这两种药物的有效性证据不足。目前，阿片类药物的使用比以往任何时候都更具有争议性，并被推荐作为治疗顽固性疼痛的最后一道防线。已经证明，阿片类药物的使用会增加疼痛评分、药物依赖的风险，引起生理和心理上的依赖，甚至导致死亡。随着阿片类药物使用的减少，加巴喷丁和普瑞巴林等抗惊厥药物得到了普及，并显示出一定的有效性，至少有一项Ⅰ级研究支持其使用[21]。如前所述，认知行为疗法在一定的患者群体中降低了疼痛评分。

（二）介入治疗

硬膜外糖皮质激素注射（epidural steroid injections，ESI）是疼痛诊所最常采用的操作，而FBSS是其最常见的适应证之一。有证据表明，ESI可以在短期内避免二次手术，而且ESI是治疗FBSS引起的神经根型疼痛的有效手段。A级证据显示，骶尾部ESI与再次手术、操作和医疗管理相比，成本相似或更低[21]。如上所述，很可能形成硬膜外腔瘢痕，并可能成为FBSS患者的疼痛来源，此外，这些瘢痕会产生隔膜，影响ESI期间注射药物的扩散，理论上可以通过提供高渗溶液，混合局部麻醉药、X射线造影剂和糖皮质激素（Racz马尾神经松解术）来松解这些粘连。有Ⅰ级推荐证据支持Racz马尾神经松解术。松解粘连也可以通过硬膜外腔镜来完成，但这种治疗方式的证据级别为Ⅱ级或Ⅲ级（图39-2）。

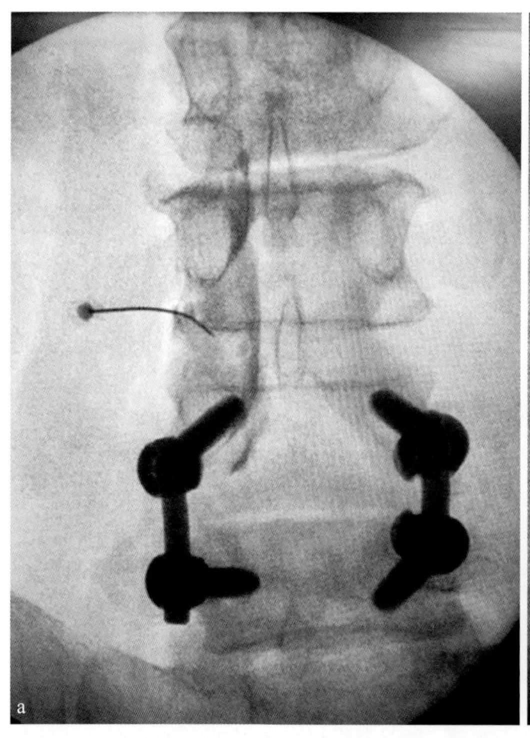

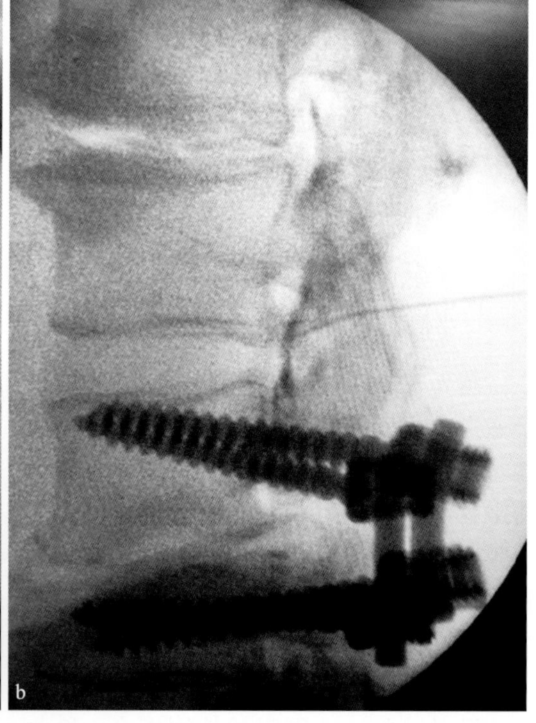

图39-2 在透视引导下，对FBSS患者进行硬膜外糖皮质激素注射

（a）前视图（b）侧视图

另一个经常进行并被证明成功的常用操作是靶点射频消融（图39-3）。第一步包括阻断目标神经并观察患者的反应，如果可复制疼痛则认为是成功的（疼痛减少>80%，甚至是暂时的），那么患者就可以接受射频消融。进行RFA的最常见位置是内侧支和SIJ。

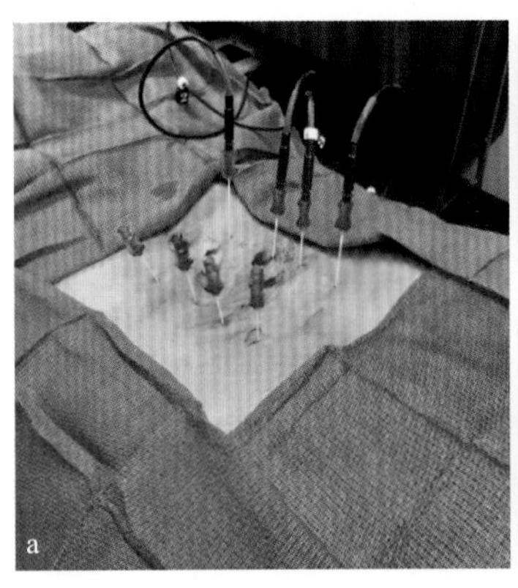

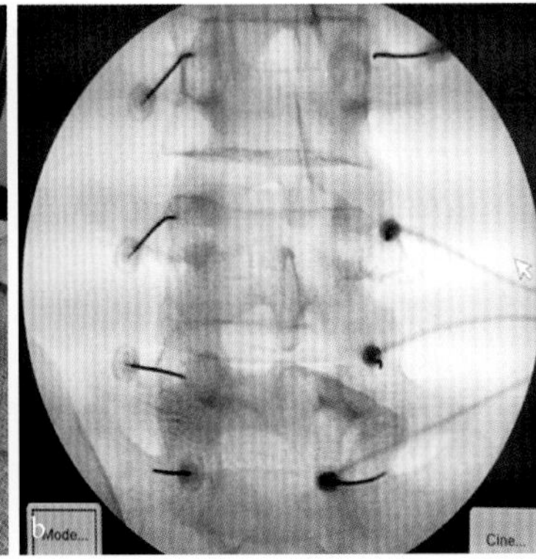

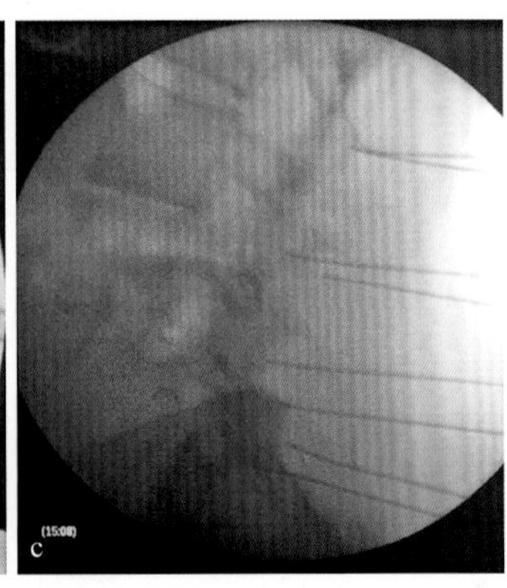

图39-3　（a-c）在透视引导下对FBSS患者进行射频消融治疗

（三）脊柱翻修手术

再次脊柱手术的适应证很少，其中包括进行性神经功能障碍、脊柱不稳定和取出放置不当的椎弓根螺钉。目前没有高级别的证据支持翻修手术，总的来说，这种手术的成功率很低，而且还会导致硬膜外空间的瘢痕和纤维化。研究表明，在第二次、第三次和第四次手术后获得成功的患者中，重复手术的成功率分别不超过30%、15%和5%[22]。

（四）神经调控

脊髓电刺激已被证明是一种具有巨大潜力的治疗方式，其作用机制是利用脊柱层面的“疼痛闸门控制理论”来阻断疼痛的传递，从而用一种更良好的感觉来代替疼痛。还有一种机制认为，除了下行抑制系统来抑制疼痛作用外，还存在缓解疼痛的脊髓机制[23]。有证据表明，与传统以神经病变为主的疼痛治疗方式相比，SCS治疗的预后有所改善，对于神经根性为主的疼痛，SCS也优于手术治疗。PRECISE试验表明，SCS比保守治疗更具成本效益，有Ⅰ级研究证据支持SCS治疗FBSS比重复手术更有效。也有Ⅰ级研究证据支持SCS在减少疼痛方面比保守治疗更有效、更具成本效益，并为FBSS患者提供更好的生活质量[21]。

六、预后

FBSS病情的预后取决于病因以及是否接受治疗，此外，所选择的治疗方式也将影响该病的预后，关于FBSS最佳治疗方法则取决于患者疼痛的病因。事实上，在接受手术的患者中，有高达40%的患者将罹患FBSS，这些患者将在一生中承受慢性疼痛，而对他们来说最好的选择就是控制疼痛。

尽管有高级别的Ⅱ级证据表明，运动、物理治疗和行为矫正对FBSS有效果，但没有Ⅰ级证据表明这些治疗优于其他治疗。

尽管没有确凿的证据证明药物治疗FBSS的有效性，但抗惊厥药和抗抑郁药经常被推荐用于伴有神经病理性疼痛的FBSS[21]。前面已经讨论了不同的介入和手术方案，都是治疗FBSS的有效措施。

七、讨论

（一）发病率

腰椎间盘突出症在临床非常常见，而且与之相关的费用也很高。腰背痛的发病率估计约为11.9%[1]。在美国，每年因为腰痛而损失1.49亿个工作日[2]，每年的总成本估计为1000～2000亿美元，其中2/3是由于工资损失和生产力降低。随着LBP发病率的增加，腰椎手术的数量也在增加。在1998年至2008年期间，仅美国腰椎融合手术的数量就从77,682例增加到210,407例。在同一时期，椎板切除术的数量从92,390例增加到107,790例[24]。我们之前讨论过，FBSS可以解释为“腰椎手术的结果没有达到患者和医师的术前预期”。与加拿大、芬兰和澳大利亚等发达国家相比，美国的脊柱手术率约为2倍，与英国相比，大约是5倍。在美国，腰椎手术的失败率估计在10%～40%之间，随着脊柱手术数量的增加，FBSS的发病率也在增加[25,26]。这些统计数字包含了脊柱不同种类的手术（即椎间盘切除术、腰椎减压术等），并引发FBSS不同的疼痛来源。

（二）鉴别诊断

如前所述，导致FBSS的病因很多，但必须记住，疼痛是一种主观感觉（表39-1）。

表39-1　手术后腰背痛的鉴别诊断

欺骗行为（涉及诉讼或工伤赔偿）
患者的心理因素（抑郁症，疑病症等等）
手术选择不当（手术的节段不对，或椎间盘切除术不充分，而内侧支阻滞或许是更好的选择）
手术技术不佳（减压不充分，螺钉错位）
手术并发症（感染、神经损伤、血肿）
垂直狭窄（新发脊柱不稳定）
肌筋膜疼痛
硬膜外纤维化
新发另外节段的椎间盘突出症（继发于脊柱生物力学改变）
同节段复发性椎间盘突出症
脊柱滑脱症（继发于脊柱生物力学改变）

（三）不同临床特点（病史和查体）、实验室和影像学检查的诊断价值

对怀疑有FBSS的患者进行彻底评估很重要，包括患者的疼痛、查体、实验室检查和影像学检查应有良好的记录。疼痛的早期发生可能表明手术完成不充分或节段有误，同时早期发病也是手术螺丝钉可能错位的迹象。神经根型疼痛很可能是由于硬膜外纤维化、椎管狭窄、减压不充分、复发椎间盘突出或残留的椎间盘或碎片所致。与术前疼痛不同，新发腿部疼痛最可能是由于器械问题引起[4]。腰部疼痛提示有SIJ障碍、肌筋膜疼痛或椎间盘源性原因。脊柱中部因重复运动而产生的疼痛可能是椎间盘源性疼痛。

（四）不同治疗方式的证据强度

尽管没有统一的查体标准来诊断FBSS，但仍强烈建议进行彻底的查体来排除一些严重并发症。MRI对诊断FBSS来说，是必要的影像学检查。术后MRI神经根的异常表现

与复发或残留症状有很强的相关性，其阳性预测值（positive predictive value，PPV）为83.7%，如果同时存在神经根增粗和复发性椎间盘突出症，其相关性更强。神经根异常结合神经根增粗的PPV为87.7%，如果同时发现复发性椎间盘突出症，PPV增加到94.1%。尽管脊柱手术后预计会出现硬膜外纤维化，但广泛的硬膜外纤维化出现复发性根性疼痛的可能性增加3.2倍[27]。

（五）未来研究方向或正在进行的临床试验

目前治疗FBSS的措施中，最有效的是神经调控。有Ⅰ级研究证据表明，使用SCS治疗FBSS，特别是在高频（10 kHz）刺激下对FBSS长期有效，SCS优于二次手术和传统的临床治疗，研究表明，SCS在治疗FBSS方面仍未得到充分利用，因此，应将其视为FBSS早期治疗方法。较新的研究表明，暴发式脊髓电刺激提供了优越的覆盖率，也提供了比使用传统SCS或安慰剂有更好的生活质量，暴发式脊髓电刺激的波形比普通刺激更能有效地减少疼痛。SCS也被证明比重复手术更有成本效益[28]。

八、总结

本病例患者虽然接受脊柱手术，但手术效果未达到预期，属于典型的FBSS。几十年来，随着脊柱手术量的增加和手术失败率的持续存在，FBSS的年发病率也呈上升趋势。由于对腰背痛的反应是主观和多因素的，因此医师在手术前要对患者进行更好地了解和分析以及选择适当的手术操作，因此医患选择脊柱手术要谨慎。重要的是，当患者诊断FBSS，疼痛往往是多因素造成的，疼痛的管理需要多学科协作，我们不能忽视与患者的医疗状况有关的社会、心理和经济因素，治疗的重点应该是尽可能地提高患者的功能状态。早期的治疗方法应为保守治疗，包括物理治疗、心理治疗以及非阿片类镇痛剂（如非甾体抗炎药和对乙酰氨基酚），但目前有强有力的证据支持早期使用SCS和硬膜外粘连松解术，目前正在进行大规模的临床试验，以评估不同的神经调控方法来治疗FBSS。

（于建设　译　商澜镨、刘莉　校）

原书参考文献

[1] Follett KA, Dirks BA. Etiology and evaluation of the failed back surgery syndrome. Neurosurg Q. 1993; 3 (1): 40-59.

[2] Waguespack A, Schofferman J, Slosar P, Reynolds J. Etiology of long-term failures of lumbar spine surgery. Pain Med. 2002; 3 (1): 18-22.

[3] Carragee EJ, Alamin TF, Miller JL, Carragee JM. Discographic, MRI, and psychosocial determinants of low back pain disability and remission: a prospective study in subjects with benign persistent back pain. Spine J. 2005; 5: 24-35.

[4] Guyer RD, Patterson M, Ohnmeiss DD. Failed back surgery syndrome: diagnostic evaluation. J Am Acad Orthop Surg. 2006; 14 (9): 534-43.

[5] Hazard RG. Failed back surgery syndrome: surgical and nonsurgical approaches. Clin Orthop Relat Res. 2006; 443: 228-32.

[6] Kizilkilic O, Yalchin O, Sen O, et al. The role of standing flexion-extension radiographs for spondylolisthesis following single level disc surgery. Neurol Res. 2007; 29: 540-3.

[7] van JWM G, Parizel PM, Jinkins JR. Review article: MRI of the postoperative, lumbar spine. Neuroradiology. 2002; 44: 723-9.

[8] Phillips FM, Cunningham B. Managing chronic pain of spinal origin after lumbar surgery. The role of decompressive surgery. Spine. 2002; 27: 2547-53.

[9] Fritsch EW, Heisel J, Rupp S. The failed back surgery syndrome: reasons, intraoperative findings, and long-terms results: a report of 182 operative treatments. Spine. 1996; 21: 626-33.

[10] Eie N, Solgaard T, Kleppe H. The knee-elbow position in lumbar disc surgery: a review of complications. Spine. 1983; 8: 897-900.

[11] McCulloch JA. Complications (adverse effects). In: McCulloch JA, editor. Principles of microsurgery for lumbar disc disease. New York: Raven Press; 1989. p. 225-38.

[12] Williams RW. Microlumbar discectomy: a conservative surgical approach to the virgin herniated lumbar disc. Spine. 1978; 3: 175-82.

[13] Ruggieri F, Specchia L, Sabalt S, et al. Lumbar disc herniation: diagnosis, surgical treatment, recurrence. J Orthop Traumatol. 1988; 14: 15-22.

[14] Chan CW, Peng P. Failed back surgery syndrome. Pain Med. 2011; 12 (4): 577-606.

[15] Kahanovitz N, Viola K, Gallagher M. Long-term strength assessment of postoperative discectomy patients. Spine. 1989; 14: 402-3.

[16] Kawaguchi Y, Matsui H, Tsuji H. Back muscle injury after posterior lumbar spine surgery. Part 2: histologic and histochemical analyses in humans. Spine. 1994; 19: 2598-602.

[17] Kawaguchi Y, Matsui H, Tsuji H. Back muscle injury after posterior lumbar spine surgery: a histologic and enzymatic analysis. Spine. 1996; 21: 941-4.

[18] Onesti ST. Failed back syndrome. Neurologist. 2004; 10: 259-64.

[19] Carroll SE, Wiesel SW. Neurological complications and lumbar laminectomy. A standardized approach to the multiply-operated lumbar spine. Clin Orthop Relat Res. 1992; 284: 14-23.

[20] Kumar MN, Baklanov A, Chopin D. Correlation between sagittal plane changes and adjacent segmental degeneration following lumbar spine fusion. Eur Spine J. 2001; 10: 314-9.

[21] Amirdelfan K, Webster L, Poree L, Sukul V, Mcroberts P. Treatment options for failed back surgery syndrome patients with refractory chronic pain: an evidence based approach. Spine (Phila Pa 1976). 2017; 42 (14): S41-52.

[22] Nachemson AL. Evaluation of results in lumbar spine surgery. Acta Orthop Scand Suppl. 1993; 251: 130-3.

[23] Guan Y. Spinal cord stimulation: neurophysiological and neurochemical mechanisms of action. Curr Pain Headache Rep. 2012; 16: 217-25.

[24] Rajaee SS, Bae HW, Kanim LE, Delamarter RB. Spinal fusion in the United States: analysis of trends from 1998 to 2008. Spine. 2012; 37 (1): 67-76.

[25] North RB, Kidd DH, Zahurak M, et al. Spinal cord stimulation for chronic, intractable pain: experience over two decades. Neurosurgery. 1993; 32: 384-94.

[26] Wilkinson HA. The failed back syndrome: etiology and therapy. Philadelphia: Harper & Row; 1991.

[27] Lee YS, Choi ES, Song CJ. Symptomatic nerve root changes on contrast-enhanced MR imaging after surgery for lumbar disk herniation. AJNR Am J Neuroradiol. 2009; 30: 1062-7.

[28] Linderoth B, Foreman RD. Conventional and novel spinal stimulation algorithms: hypothetical mechanisms of action and comments on outcomes. Neuromodulation. 2017; 20 (6): 525-33.

第四十节　足部疼痛1例　40

Robert Fuino, Rup Tandan, and Waqar Waheed

一、病例

患者，55岁女性，足部疼痛并进行性加重8个月，疼痛呈持续的烧灼感，伴有针刺感，涉及所有的足趾。患者无腰痛、外伤、平衡困难、足部肿胀或皮肤变色，也无特别的加重或缓解因素。现病史包括肥胖症、2型糖尿病和高血压。既往服用的药物包括二甲双胍和氢氯噻嗪。饮酒史20余年，每日2杯。查体：足部外观正常，无畸形或点状压痛，踝管蒂内尔征阴性，Mulder征阴性，外周脉搏正常。神经系统检查显示，足部边缘至足中部的触觉、针刺感和振动感减弱，双侧的踝反射也减弱。

二、初步诊断

任何疾病的诊断都是基于病史、查体和相关检查的综合得出。如图40-1所示，足部疼痛鉴别诊断很广泛，可分为神经系统疾病和非神经系统疾病。

引起足部疼痛的原因多种多样，其中有些特征性的表现可有助于诊断。具体来说，将疼痛定位分为前足、中足和后足有助于鉴别诊断。后足常见的疾病包括足底筋膜炎、踝管综合征和跟腱疼痛等，足中部疼痛可由骨性、肌腱性和免疫内分泌因素（痛风、类风湿关节炎）以及沙尔科关节引起。除了疼痛的位置外，肌肉骨骼原因导致的足部疼痛特征包括最近足部受伤、体重水平或活动程度的改变，或脱鞋后疼痛是否改善。夜间足部疼痛可见于神经病学和非神经病学疾病，如严重关节炎、应力性骨折、肿瘤和糖尿病周围神经病变（diabetic peripheral neuropathy，DPN）。足部的皮肤颜色变化以及跛行史，提示可能有血管病变。在查体过程中，在评估神经系统和非神经系统疾病时，要暴露患者的小腿和足，以检查腿和趾间情况。皮肤的一些改变如脱发或溃疡，说明周围血管疾病；皮肤的苍白、发绀、水肿或红斑表明有血管、心脏、风湿或感染原因导致疼痛的可能。足部畸形如高弓或扁平足，可提示神经性或糖尿病性病变，如沙尔科关节。此外，还应该进行其他检查，如蒂内尔征阳性提示踝管综合征或Mulder试验阳性提示趾间神经瘤，以及足部触诊引起触痛。如果沿小腿内侧敲击胫骨后神经引起感觉神经的电击痛，则蒂内尔征阳性。Mulder试验是通过用食指和拇指在患者疼痛的跖骨间隙背侧和足侧进行施压，在触诊时用另一只手压迫前足掌，使之与足背平行，

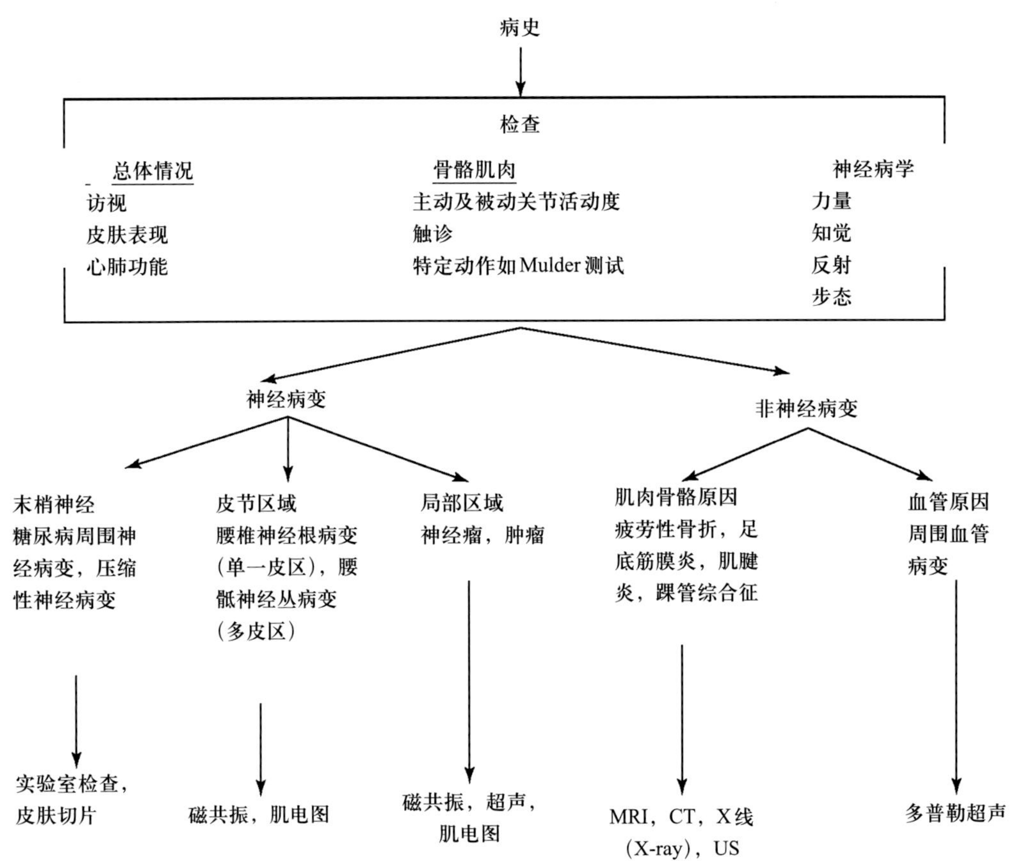

图40-1 足部疼痛的病史和检查，包括重点诊断和诊断注意事项

将相邻的跖骨头挤压在一起，可闻及咔嚓声或有向受影响的足趾放射的疼痛，表明试验为阳性。

对患者其他疾病的评估很重要，应该询问有关糖尿病、酒精摄入量、饮食、甲状腺功能减退的症状、感染（如肝炎）、旅行史和家族史等类似的问题，因为这些病史有助于诊断。神经系统的重点检查包括大纤维（即轻触、位置和振动）和小纤维（即温度和针刺）感觉测试、腱反射、力量检查、龙贝格征和步态观察。有神经病变的患者可出现感觉和反射的减退（包括龙贝格征阳性，或呈跨阈步态）。还应注意患者肌力及其对称性，上运动神经元损伤后的体征、感觉平面或肠及膀胱受累可提示脊髓、脑干或大脑本身发生了病变，如果没有发现这类疾病，则需要紧急评估。神经系统疾病可进一步分为多发性神经病（四肢远端手套-袜子型感觉障碍）、腰骶神经根神经丛性神经病（腰背痛）、局灶性单神经病变（涉及个别神经或其分支功能障碍，如胫神经卡压导致的踝管综合征）。

根据本例患者的前足有慢性对称性烧灼痛病史，查体：患者有袜套样感觉障碍，踝关节反射减弱，但无肌肉骨骼/血管方面的异常发现，最可能的诊断是多发性神经病，可能由糖尿病引起，也可能由酒精引起。该患者没有家族遗传病史，也没有肌肉骨骼畸形如高弓足或锤状趾，表明不可能是遗传性神经病（如Charcot Marie齿病）。

三、如何明确诊断

基于临床评估基础上的疑似诊断，要通过针对性的检查或试验加以确认。在适当的情况下，可依据疑似诊断选择血管检查或影像学检查来确诊非神经系统疾病，也可以采用肌电图、神经传导或影像学检查来确认，取决于患者的疑似神经系统疾病。值得注意的是，正常的电生理测试并不能排除小纤维神经病的存在，而小纤维神经病需要皮肤活检无髓神经纤维的密度（表皮内神经纤维密度），来支持小纤维神经病变的诊断。在初步评估之后，可以对潜在的病因作进一步探究。

该患者的电生理学测试显示，符合中度严重的慢性长度依赖性感觉运动神经病。除了血红蛋白A1c（9.1%）升高外，其远端对称性多发性周围神经病的常见检查都为阴性（包括血清蛋白电泳、TSH和维生素B_{12}）。

四、病理生理学机制

目前对DPN的病理生理学机制不是很清楚，但患者血糖控制不佳是导致其神经病变的主要原因。高质量的证据表明，控制患者的血糖可以预防1型糖尿病患者DPN的进展，并降低2型糖尿病患者神经病变发生率的趋势[1]。细胞内过量的葡萄糖可以增加糖酵解和活性氧（reactive oxygen species，ROS）的二次泛化[2]，增加的葡萄糖转运可通过其他途径引起氧化应激和炎症性损伤[3]，产生晚期糖基化终末产物（Advanced glycation end products，AGEs），并与相关受体（RAGEs）结合，启动炎症信号级联，增加ROS产生[4]，糖尿病患者中常见的血脂异常也与氧化应激增加有关[5]。由于胰岛素已被证明具有神经营养作用[6]，胰岛素缺乏或抵抗被认为与DPN的发病机制有关[7]。

五、疼痛管理

DPN的管理基于调整风险因素、控制疼痛和避免并发症发生。建议所有严重的DPN患者定期检查足部，以确定隐性损伤或溃疡的发生，同时要控制血糖预防神经病变进展，患者可以通过生活方式的调整和药物治疗以控制血糖。

有些药物可用于治疗DPN疼痛，值得注意的是，疼痛是DPN患者寻求治疗的主要原因之一[8]，这些药物列于表40-1，包括药物起始剂量和范围、不良反应和相关使用证据。2017年对57例符合条件的DPN患者系统回顾研究发现，度洛西汀、文拉法辛、三环类抗压药、普瑞巴林、奥卡西平和曲马多都比安慰剂有效[9]。

普瑞巴林和加巴喷丁都是神经元钙通道拮抗剂。15项相关随机对照试验结果表明，与安慰剂相比，普瑞巴林对减轻疼痛有轻微作用[9]，与先前的系统回顾研究结果一致[10]。加巴喷丁也用于痛性糖尿病周围神经病，但并非所有的研究都显示出疗效[9,11]，美国神经病学会（American Academy of Neurology，AAN）和欧洲神经病学会联合会（European Federation of Neurological Societies，EFNS）仍将这种药物列为有效药物，并在临床上普遍使用。

此外，对抗抑郁药治疗痛性糖尿病周围神经病也有研究。根据两项荟萃分析[12,13]，三环类抗抑郁药已显示疗效，尽管这些研究没有推荐特定的药物。由于阿米替

表 40-1　控制疼痛的药物

	指南			推荐剂量		不良反应	
	AAN[a][15]	EFNS[b][20]	疼痛的标准化平均差异标准剂量与安慰剂相比[c][9]	每日起始剂量	推荐每日剂量[15]	常见	严重
●抗惊厥药●							
普瑞巴林	A	A	−0.34［−0.50～−0.18］	50 mg一日两次	300～600 mg	头晕，嗜睡，外周水肿，体重增加	耐受性，依赖性，停药综合征
加巴喷丁	B	A	−0.73［−1.54～0.09］	900 mg	最多3200 mg	头晕，嗜睡，外周水肿，体重增加	自杀想法增加，耐受性，依赖性，停药综合征
奥卡西平	B[a]	A/B	−0.45［−0.68～−0.21］	600 mg	300～600 mg	恶心，皮疹，低钠血症，头晕	SJS/TEN，过敏反应，粒细胞减少，白细胞减少，全血细胞减少
丙戊酸钠	B	A/B	N/A	500 mg	500～1200 mg	体重增加，恶心，呕吐，瘀伤，颤抖，头晕	粒细胞缺乏症，肝衰竭，SJS/TEN，皮炎，胰腺炎，再生障碍性贫血
●抗抑郁药●							
三环类抗抑郁药（阿米替）	B	A	−0.78［−1.24～−0.33］	25 mg	25～100 mg	嗜睡，口干，抗胆碱能作用	尿潴留
度洛西汀	B	A	−1.33［−1.82～−0.86］	60 mg	60～120 mg	恶心，便秘，食欲下降，嗜睡	罕见肝毒性，戒断反应
文拉法辛	B	A	−1.53［−2.41～−0.65］	75 mg	75～225 mg	恶心，便秘，食欲下降，嗜睡	
●阿片类●							
阿片类药物（羟考酮）	B	A	−0.58［−1.53～0.36］	因人而异	平均37 mg/d，最大120 mg/d（羟考酮）	镇静，便秘，耐受性，依赖性	依赖，滥用风险和错误用途（diversion）
非典型阿片类药物（曲马多）	B	A	−0.68［−0.80～−0.56］	因人而异	210 mg（曲马多）	镇静，便秘，耐受性，依赖性，滥用风险	依赖，降低惊厥阈值，不建议与色氨酸能药物合用
右美沙芬	B	B	−0.28［−1.49～0.92］	400 mg	400 mg	镇静，便秘，耐受性，依赖性，滥用风险	

续表

	指南			推荐剂量		不良反应	
	AAN[a][15]	EFNS[b][20]	疼痛的标准化平均差异标准剂量与安慰剂相比[c][9]	每日起始剂量	推荐每日剂量[15]	常见	严重
●其他●							
局部辣椒素每日4次，每次0.075%	B	A/B	−0.46［−0.95～0.03］	N/A	N/A	局部疼痛或红斑	避免用于皮肤破损或伤口、过敏反应
肉毒毒素		B	范围：0.79～−0.96	N/A	N/A	麻木、感觉迟钝	注射部位肌肉无力
硝酸异山梨酯喷雾剂	B	A	X	N/A	N/A	局部影响，头痛	心悸、昏厥，有心脏疾病和心力衰竭的患者避免使用

不完全推荐：利多卡因贴剂，拉莫三嗪，拉科沙胺

aAAN指南将制剂分类为A（“确定有效”）、B（“很可能有效”）或C（“可能有效”）

bEFNS根据支持某一特定药物的证据质量，从A到C归类。A/B是一个单独分类，指该药物要么被归为无效，要么在研究中结果不一致

c括号内为研究者确定95%可信区间。标准化平均差异将效应量分为小（<0.5）、中（0.5～0.8）和大（>0.8）。无效的药物用红色标示

林的疗效证据水平较高[14]，因此推荐每天25～100 mg的剂量，建议以睡前剂量为25 mg开始，随后逐渐递增。去甲替林和地西泮也可用于痛性糖尿病周围神经病的治疗，但它们的证据级别较低。

5-羟色胺与去甲肾上腺素再摄取抑制剂（度洛西汀和文拉法辛），也是治疗痛性糖尿病周围神经病的药物，这类药物治疗DPN的系统回顾研究发现能产生明显的减痛效果[9,15]。文拉法辛治疗DPN的证据不那么有说服力，因为2015年对6项随机对照试验的系统回顾显示，文拉法辛治疗DPN的试验要么没有显示出患者显著获益，要么有很高的偏倚风险[16]，但文拉法辛仍被用于DPN的治疗。建议患者餐后服用度洛西汀，短暂的胃肠道不适可能与剂量增加有关。

阿片类药物也用于治疗DPN，虽然研究结果不一致，证据质量也较差[9,17]。2017年的一项系统综述发现：与安慰剂相比，曲马多用于DPN的治疗，疼痛评级的统计学有显著差异，表明患者获益[9]。但由于该类药物的耐受性、药物依赖性和药物滥用的风险，因此有必要仔细讨论这类药物对治疗DPN的风险和益处。

丙戊酸钠被EFNS归为无效或研究结果不一致，但被AAN归入有效药物。奥卡西平在缓解神经病理性疼痛方面有一定的疗效[9]，但由于研究结果之间存在差异，AAN和EFNS都将奥卡西平、拉莫三嗪和拉考沙胺归为无效类药物，不推荐使用[18]。

治疗痛性糖尿病周围神经病的其他药物，包括局部使用辣椒素、硝酸异山梨酯喷雾剂、肉毒毒素注射、口服α硫辛酸和利多卡因贴剂。其中，瓦尔德福格尔（Waldfogel）等人的系统综述只确定肉毒毒素注射治疗DPN是有效的，虽然只有60名患者的两项试验[9]。α硫辛酸是一种抗氧化剂，可减少痛性糖尿病周围神经病的氧化应激。一项在181名糖尿病患者中进行的随机对照试验显示：每日剂量为600～1800 mg的α硫辛酸可轻度减少烧灼疼痛（药物组减少51%，安慰剂组减少32%）[19]。

糖尿病神经病理性疼痛的药物治疗在几种治疗共识中都有涉及[20,21]，所有方案都建议将普瑞巴林、加巴喷丁、度洛西汀、文拉法辛和三环类抗抑郁药作为一线药物。这些药物应从起始剂量开始，并逐渐增加剂量，直到达到最大耐受剂量后再换成另一种一线药物。如果一种药物出现只能达到部分疗效，或者几种药物单独使用时没有出现可接受的疗效，可以尝试使用不同类别的一线药物组合。如果TCA、SNRI和抗惊厥药物的单药治疗或联合治疗失败，可在仔细考虑长期不良反应的情况下试用曲马多或阿片类药物。在选择具体药物时，应考虑到患者的并发症、使用中的其他药物、药物依赖性、费用和耐受性。

六、非药物疗法

DPN患者经常被建议进行非药物治疗。2018年，阿玛托（Amato）等在回顾并评估了23项随机对照试验中的干预措施[23]，发现α硫辛酸和电磁调频疗法在短期内比对照组更有效（不是长期的），经皮神经电刺激对DPN疼痛有效果。脊髓电刺激比常规治疗对DPN疼痛更有效果，但研究证据的级别很低。认知行为疗法和针灸治疗DPN的证据不足，该文献中没有运动或物理疗法试验符合纳入标准，也没有涉及患者生活质量是否改善的内容。弗兰克·海更斯（Frank Huygen）等回顾了介入方法治疗

DPN的证据[24]，他们发现腰部交感神经阻滞治疗DPN的证据级别很低，脊髓电刺激的证据级别为中等，意味着临床实践中的结果可能与文献中报告的结果不符。

七、预后

DPN是糖尿病慢性持续性并发症，常常随着时间的推移而症状加重。如果糖尿病病程短、在糖尿病酮症酸中毒期间或体重明显下降时，症状有可能缓解[22]。一些观察性研究发现，可以通过医疗社会生活管理来长期缓解疼痛和改善功能。在加拿大三级疼痛中心一项43名痛性糖尿病周围神经病患者的研究中，在DPN管理12个月时，51.2%的患者功能得到了改善，37.2%的患者疼痛减轻了30%以上，30.2%的患者两者都得到了改善[25]。控制其他可能导致神经病变的因素，对于防止疾病的继续发展是必要的。

八、讨论

（一）发病率

DPN是周围神经病变的最常见病因，根据小规模的研究[26,27]，其发病率在总人口中估计为2%，在糖尿病患者中约为30%[28]，由周围神经病变引起的疼痛在糖尿病患者中占16.2%～26.4%[29,30]。

（二）鉴别诊断

多发性神经病可大致分为遗传性和获得性两类。遗传性多发性神经病常常是长期存在的，起病隐匿，而且常常没有阳性体征（如神经病理性疼痛），肌肉骨骼畸形和阳性家族史也支持遗传性多发性神经病的诊断。获得性多发性神经病最常见的受累模式是病程关联性轴索性周围神经病，常见于糖尿病，在这种模式中，神经病变从足开始，当累及小腿中部时，指尖也受累，形成所谓的手套和袜套样感觉丧失。在一个由103名糖尿病多发性神经病患者组成的病例研究中，53%的患者被发现有潜在或额外病因[30]。周围神经病变最常见的病因包括糖尿病、甲状腺功能减退、维生素缺乏（B_{12}、B_6、B_1）、球蛋白增多症和酗酒，因此，建议对糖尿病多发性神经病患者进行筛查。

在评估多发性神经病患者时，应寻找与非典型病因有关的危险信号，往往需要紧急治疗以防止病情进一步发展。危险信号包括急性或亚急性发病、处于复发或缓解过程、明显的不对称疼痛、伴有脑神经功能障碍以及缺乏病程关联性（上肢比下肢发病早，受影响更严重），这些危险信号表明有可能是免疫介导的、血管病的、感染的、肿瘤的或非肿瘤的原因。在这一群体中，除了进行电生理诊断测试外，应及时转诊到神经科并考虑进行其他检查，包括腰椎穿刺，增加血清学检查项目，以及神经/肌肉活检。

（三）不同临床特点（病史和查体）、实验室和影像学检查的诊断价值

与糖尿病有关的周围神经病变诊断，因其不同的临床表现而变得复杂，这些表现包括不同的发病/进展速度、对称性和受累的分布（近端或远端），由于最常见的表现是对称性、远端、感觉运动性多发性神经病，也是大多数研究中提到的临床表现。

如果在糖尿病患者中发现了病程关联性神经病变的典型特征（即远端>近端受累，足比手更早受累），则应按前面所述，用血清学检查进行进一步评估。其他潜在的可治疗的对称性周围神经病变应按前面提到的方法确诊和治疗。对于血清学检测不确定的患者，可以考虑请神经科会诊。

与电生理诊断测试相比，病史和查体的结合对DPN的诊断很有用。2001年的一项研究比较了10 g单丝感觉测试（10 g monofilament sensory test）和振动测试的敏感性和特异性[31]，无论测试的结果如何，神经病变危险因素的存在都会增加每项测试的敏感性和特异性。在振动测试中，将一个128 Hz的音叉放在第一足趾的骨质突起上，第一足趾上振动2次，总共有4个可能的反应，存在3个或3个以上不正确反应的临界值表明诊断DPN的敏感度为86%和特异度为83%。同样，单丝感觉测试利用4个刺激物，在第一足趾的甲床远端，总共有8个潜在反应，在有神经病变风险因素的情况下，认为3个或3个以上的错误反应具有83%的敏感度和73%的特异度。如前所述，这些测试都不能区分由糖尿病或其他可能原因引起的神经病变。

单纯用症状诊断DPN的准确性很差，一些筛选测试，如圣安东尼奥会议共识[32]、多伦多标准[33]等推荐的测试，将神经病变症状、踝部反射减弱、远端感觉减弱和神经传导异常结合在一起进行诊断。例如，多伦多标准将具有以下3项中2项的患者归为“可能的糖尿病性感觉性多发性神经病”：神经病变症状、远端感觉减退或踝部反射减退（消失）。确诊临床DPN的依据是有症状和体征，并有异常的神经传导结果。具体的标准在实践中并不实用，但可能对研究有价值。

进行肌电图和神经传导测试可以确诊DPN，同时可以确定灵敏度，神经纤维类型（运动，感觉，或两者），病理生理学机制（轴突损失与脱髓鞘）和分布（局部，多处）。例如，代谢性（毒性）或特发性神经病主要表现为轴索损伤，而免疫介导和遗传性神经病可以是轴索性或脱髓鞘性的。此外，以前提到的DPN的非典型特征（如快速发展、不对称性等）的患者需要进行电生理测试和神经科会诊。正常的电生理测试不排除小神经纤维受累的可能，但对DPN是不典型的。

（四）不同治疗方式的证据强度

基于高质量的证据，2012年科克伦协作网的系统综述认为：改善血糖可以有效预防1型糖尿病患者神经病变的发生，减少检查和电生理测试异常发生率。在2型糖尿病患者中，通过控制血糖，神经病变的发生率有所下降，但这并不具有统计学意义[34]。然而，它确实减少了神经传导和振动的异常发生率。

前面提到了对痛性DPN的药物治疗方式，AAN和EFNS都提供了基于证据强度的糖尿病神经病理性疼痛的各种药物治疗指南，表40-1中列出了这些指南中的药物。

（五）未来研究方向或正在进行的临床试验

目前正在进行的各种临床试验表明：小样本临床研究结果证明经皮神经电刺激的有效性[35]，但这种技术在临床实践中并不常见。脊髓刺激术在一项小型、开放性的国际试验中进行了研究，报告了持续24个月的积极效果[36,37]，但在推荐这种侵入性治疗方法之前还需要进一步研究。

九、总结

DPN是临床最常见的神经病变疼痛病因之一，是由于血糖控制不佳导致的氧化应激造成的神经损伤。它有不同的表现，最常见的是，患者表现为渐进的、与病程有关的、远端感觉丧失。神经病变症状的病史，包括神经病理性疼痛、踝部反射减弱和远端振动感觉减弱，是一个重要的临床诊断线索。诊断DPN的标准，包括多伦多标准是利用患者的临床表现和神经传导测试的结果来确认诊断。DPN大多情况下是不可逆的，必须控制血糖以防止病情的发展。控制神经病理性疼痛可以采用单一疗法，也可以采用抗抑郁药、三环类抗抑郁药和SNRI的联合治疗。在以前的研究中曾使用过阿片类药物，但证据级别比较低，并且这类药物也有和药物依赖的风险，因此有必要对每个患者制定相应的治疗策略。目前，没有任何有高质量证据的干预措施表明可以减少疼痛。对疾病发病机制的进一步研究和新型治疗药物的研究将进一步改变这种疾病的治疗方式。

（于建设　译　商澜镨、刘莉　校）

原书参考文献

[1] Callaghan BC, Little AA, Feldman EL, Hughes RA. Enhanced glucose control for preventing and treating diabetic neuropathy. Cochrane Database Syst Rev. 2012; 6: CD007543.

[2] Vincent AM, Russell JW, Low P, Feldman EL. Oxidative stress in the pathogenesis of diabetic neuropathy. Endocri Rev. 2004; 25 (4): 612-28.

[3] Vincent AM, Callaghan BC, Al S, Feldman EL. Diabetic neuropathy: cellular mechanisms as therapeutic targets. Nat Rev Neurol. 2011; 7 (10): 573-83.

[4] Vincent AM, Perrone L, Sullivan KA, Backus C, Sastry AM, Lastoskie C, et al. Receptor for advanced glycation end products activation injures primary sensory neurons via oxidative stress. Endocrinology. 2007; 148 (2): 548-58.

[5] Padilla A, Descorbeth M, Al A, Payne K, De Leon M. Hyperglycemia magnifies Schwann cell dysfunction and cell death triggered by PA-induced lipotoxicity. Brain Res. 2011; 1370: 64-79.

[6] Toth C, Brussee V, Martinez JA, McDonald D, Cunningham FA, Zochodne DW. Rescue and regeneration of injured peripheral nerve axons by intrathecal insulin. Neuroscience. 2006; 139 (2): 429-49.

[7] Kim B, Feldman EL. Insulin resistance in the nervous system. Trends Endocrinol Metab. 2012; 23 (3): 133-41.

[8] Vinik AI. Clinical practice. Diabetic sensory and motor neuropathy. N Engl J Med. 2016; 374 (15): 1455-64.

[9] Waldfogel JM, Nesbit SA, Dy SM, Sharma R, Zhang A, Wilson LM, et al. Pharmacotherapy for diabetic peripheral neuropathy pain and quality of life: a systematic review. Neurology. 2017; 88 (20): 1958-67.

[10] Freeman R, Durso-Decruz E, Emir B. Efficacy, safety, and tolerability of pregabalin treatment for painful diabetic peripheral neuropathy: findings from seven randomized, controlled trials across a range of doses. Diabetes Care. 2008; 31 (7): 1448-54.

[11] Vedula SS, Bero L, Scherer RW, Dickersin K. Outcome reporting in industry-sponsored trials of gabapentin for off-label use. N Engl J Med. 2009; 361 (20): 1963-71.

[12] Saarto T, Wiffen PJ. Antidepressants for neuropathic pain. Cochrane Database Syst Rev. 2007; 4: CD005454.

[13] Sindrup SH, Otto M, Finnerup NB, Jensen TS. Antidepressants in the treatment of neuropathic pain. Basic Clin Pharmacol Toxicol. 2005; 96 (6): 399-409.

[14] Max MB, Culnane M, Schafer SC, Gracely RH, Walther DJ, Smoller B, et al. Amitriptyline relieves diabetic neuropathy pain in patients with normal or depressed mood. Neurology. 1987; 37 (4): 589-96.

[15] Bril V, England J, Franklin GM, Backonja M, Cohen J, Del Toro D, et al. Evidence-based guideline: treatment of painful diabetic neuropathy: report of the American Academy of Neurology, the American Association of Neuromuscular and Electrodiagnostic Medicine, and the American Academy of Physical Medicine and Rehabilitation. PM R. 2011; 3 (4): 345-52, 52. e1-21.

[16] Gallagher HC, Gallagher RM, Butler M, Buggy DJ, Henman MC. Venlafaxine for neuropathic pain in adults. Cochrane Database Syst Rev. 2015; 8: CD011091.

[17] Gaskell H, Derry S, Stannard C, Moore RA. Oxycodone for neuropathic pain in adults. Cochrane Database Syst Rev. 2016; 7: CD010692.

[18] Callaghan BC, Cheng HT, Stables CL, Al S, Feldman EL. Diabetic neuropathy: clinical manifestations and current treatments. Lancet Neurol. 2012; 11 (6): 521-34.

[19] Ziegler D, Ametov A, Barinov A, Dyck PJ, Gurieva I, Low PA, et al. Oral treatment with alpha-lipoic acid improves symptomatic diabetic polyneuropathy: the SYDNEY 2 trial. Diabetes Care. 2006; 29 (11): 2365-70.

[20] Attal N, Cruccu G, Baron R, Haanpaa M, Hansson P, Jensen TS, et al. EFNS guidelines on the pharmacological treatment of neuropathic pain: 2010 revision. Eur J Neurol. 2010; 17 (9): 1113-e88.

[21] Dworkin RH, O'Connor AB, Audette J, Baron R, Gourlay GK, Haanpää MI, et al. Recommendations for the pharmacological management of neuropathic pain: an overview and literature update. Mayo Clin Proc. 2010; 85 (3 Suppl): S3-14.

[22] Effect of intensive diabetes treatment on nerve conduction in the Diabetes Control and Complications Trial. Ann Neurol. 1995; 38 (6): 869-80.

[23] Amato S, Sharma R, Waldfogel JM, Zhang A, Bennett WL, Yeh HC, et al. Non-pharmacologic treatments for symptoms of diabetic peripheral neuropathy: a systematic review. Curr Med Res Opin. 2018 Aug; 17: 1-11.

[24] Huygen F, Kallewaard JW, Tulder M, Boxem M, Vissers K, Kleef M, Zundert JV. Evidence-based interventional pain medicine according to clinical diagnoses: update, vol. 19; 2018. p. 664. https://doi.org/10.1111/papr.12786.

[25] Mai L, Clark A, Gordon A, Lynch M, Morley-Forster P, Nathan H, et al. Long-term outcomes in the management of painful diabetic neuropathy. Can J Neurol Sci. 2017; 44 (4): 337-42.

[26] Bharucha NE, Bharucha AE, Bharucha EP. Prevalence of peripheral neuropathy in the Parsi community of Bombay. Neurology. 1991; 41 (8): 1315-7.

[27] Savettieri G, Rocca WA, Salemi G, Meneghini F, Grigoletto F, Morgante L, et al. Prevalence of diabetic neuropathy with somatic symptoms: a door-to-door survey in two Sicilian municipalities. Sicilian Neuro-Epidemiologic Study (SNES) Group. Neurology. 1993; 43 (6): 1115-20.

[28] Maser RE, Steenkiste AR, Dorman JS, Nielsen VK, Bass EB, Manjoo Q, et al. Epidemiological correlates of diabetic neuropathy. Report from Pittsburgh Epidemiology of Diabetes Complications Study. Diabetes. 1989; 38 (11): 1456-61.

[29] Daousi C, MacFarlane IA, Woodward A, Nurmikko TJ, Bundred PE, Benbow SJ. Chronic painful peripheral neuropathy in an urban community: a controlled comparison of people with and without diabetes. Diabet Med. 2004; 21 (9): 976-82.

[30] Davies M, Brophy S, Williams R, Taylor A. The prevalence, severity, and impact of painful diabetic peripheral neuropathy in type 2 diabetes. Diabetes Care. 2006; 29 (7): 1518-22.

[31] Olaleye D, Perkins BA, Bril V. Evaluation of three screening tests and a risk assessment model for diag-nosing peripheral neuropathy

in the diabetes clinic. Diabetes Res Clin Pract. 2001; 54 (2): 115-28.

[32] Consensus statement: Report and recommendations of the San Antonio conference on diabetic neuropathy. American Diabetes Association American Academy of Neurology. Diabetes Care. 1988; 11 (7): 59207.

[33] Dyck PJ, Albers JW, Andersen H, Arezzo JC, Biessels GJ, Bril V, et al. Diabetic polyneuropathies: update on research definition, diagnostic criteria and estimation of severity. Diabetes Metab Res Rev. 2011; 27 (7): 620-8.

[34] Callaghan BC, Little AA, Feldman EL, Hughes RA. Enhanced glucose control for preventing and treating diabetic neuropathy. 2012; 6: CD007543.

[35] Hamza MA, White PF, Craig WF, Ghoname ES, Ahmed HE, Proctor TJ, et al. Percutaneous electrical nerve stimulation: a novel analgesic therapy for diabetic neuropathic pain. Diabetes Care. 2000; 23 (3): 365-70.

[36] de Vos CC, Meier K, Zaalberg PB, Nijhuis HJ, Duyvendak W, Vesper J, et al. Spinal cord stimulation in patients with painful diabetic neuropathy: a multicentre randomized clinical trial. Pain. 2014; 155 (11): 2426-31.

[37] van Beek M, Slangen R, Schaper NC, Faber CG, Joosten EA, Dirksen CD, et al. Sustained treatment effect of spinal cord stimulation in painful diabetic peripheral neuropathy: 24-month follow-up of a prospective two-center randomized controlled trial. Diabetes Care. 2015; 38 (9): e132-4.

第四十一节　全身疼痛（纤维肌痛）1例

41

Lynn R. Kohan, Xiaoying Zhu

一、病例

患者，35岁女性，首次就诊于疼痛门诊解决全身疼痛问题。患者常年有疲劳感和全身痛，以肌肉和关节为主，疼痛为持续性疼痛，手臂与腿部有麻木及针刺感，长时间活动后疼痛加剧。因NRS疼痛评分7/10，患者无法与孩子一起活动。患者目前每日口服布洛芬600 mg每日2次，必要时口服泰诺500 mg，未发现其他可缓解疼痛的方法与措施，此外患者睡眠质量差，症状于两年前开始急剧加重。

查体：患者生命体征正常，体型为中等肥胖，焦虑面容，双侧斜方肌、菱形肌、颈椎旁肌肉、背阔肌、腰椎旁肌肉和臀部肌肉都有触痛，弥漫疼痛指数（widespread pain index，WPI）和症状严重程度量表（symptom severity scale，SSS）两个问卷调查显示：5个身体区域中有5处疼痛，患者有疲劳感、注意力不集中和醒来时感到疲倦（图41-1），因头痛和抑郁服用度洛西汀，并将剂量增加到每天60 mg，还就诊于疼痛心理学家并进行了水疗。8周后，患者复诊时认为疼痛症状有轻微的改善，由于开始接受物理治疗和疼痛心理学干预，所以之前的治疗方案没有改动，并告知8周后再次复诊。再次复诊时，患者自述进行了物理治疗和心理治疗后疼痛缓解，但认为其身体功能仍然受限，并希望多种功能得到进一步改善，开始加服普瑞巴林，每天2次，每次75 mg，并遵医嘱在一周内增加到每次150 mg。患者在之后的随访中介绍，目前使用疼痛心理学中学到的技巧定期锻炼，并一直服用度洛西汀和普瑞巴林，没有出现药物的不良反应，之前表现的弥漫疼痛、身体功能异常、头痛、焦虑和抑郁得到了全面的改善，总体上感到满意。

二、初步诊断

该患者的诊断是纤维肌痛（fibromyalgia，FM）或慢性弥漫疼痛综合征。纤维肌痛一般由一系列的慢性症状组成，包括弥漫疼痛、疲劳、晨僵和失眠[1]，疼痛主要表现在肌肉骨骼系统和软组织。此外，患者常常有许多相关的症状，如脑电图改变（“纤维雾”）、头痛、肠易激综合征、焦虑和抑郁。鉴于缺乏客观的标准，美国风湿病学会（American College of Rheumatology，ACR）自1990年以来制定了多个纤维肌痛诊断标准，以更好地指导医师进行适当的诊断。

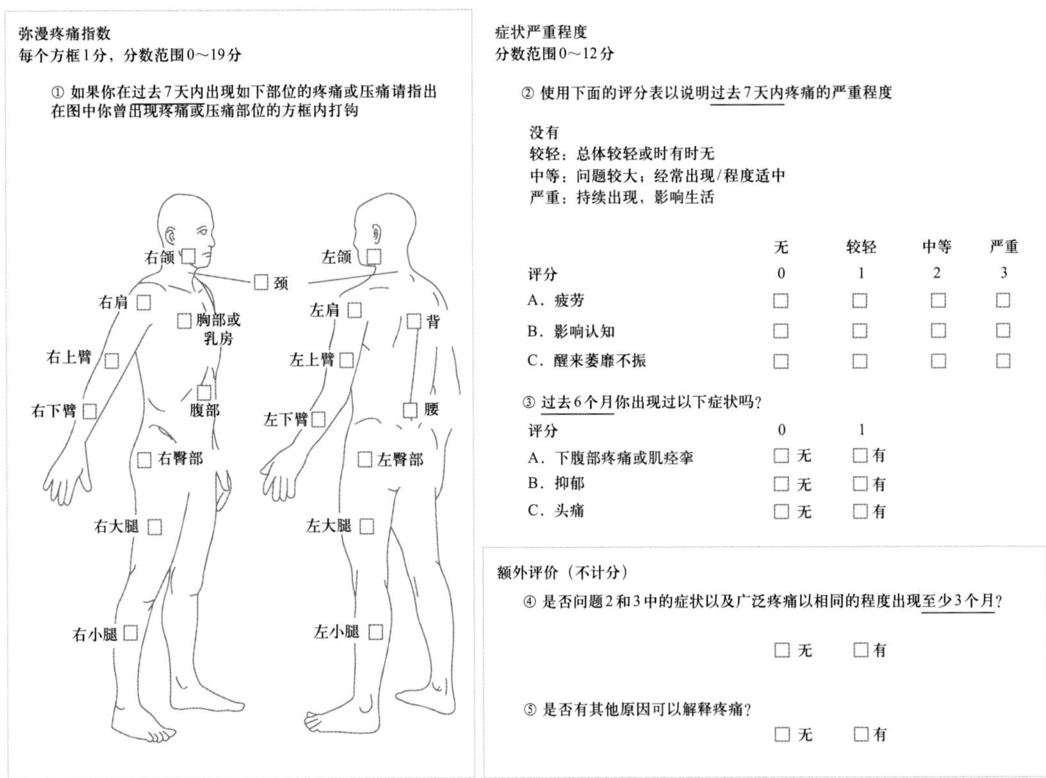

图41-1 弥漫疼痛指数和症状严重程度表

三、如何明确诊断

美国风湿病学会在1990年首次制定了纤维肌痛诊断标准，希望为医师诊断纤维肌痛提供更好的指导。

（一）1990年标准

1990年的诊断标准主要有两方面：持续3个月以上的全身性疼痛（定义躯体两侧，腰背部以及中轴等部位的弥漫疼痛）；以及触诊18个已确定的解剖位点中至少11个部位存在压痛[2]。检查时医师用右手拇指平稳按压压痛点部位，相当于4 kg/cm^{2}的压力（表41-1）。

表41-1 美国风湿病学会1990年的纤维肌痛诊断标准

1. 弥漫疼痛病史
当出现以下所有症状时，疼痛被认为是**弥漫**：身体两侧的疼痛，腰部以上疼痛，腰部以下疼痛，此外，必须有轴性疼痛（颈椎、前胸、胸椎或腰背部）。在此定义中，认为肩和臀部疼痛是受累一侧的疼痛。“腰痛”被认为是身体下部的疼痛。
2. 18个指触诊痛点中有11处出现疼痛
触诊时，下列压痛点中至少有11处有压痛感：
枕骨：双侧，枕骨下肌止点。
下颈椎：双侧，枕骨下肌止点。
斜方肌：双侧，在上边界的中点。
冈上肌：双侧，在起点，肩胛骨上方靠近内侧边界。
第二肋：双侧，在第二肋软骨交界处，就在上表面交界处的外侧。
外上髁：双侧，上髁远端2 cm。
臀肌：双侧，位于臀部上外象限肌前皱襞内。
大转子：双侧，转子突出后方。

续表

膝关节：双侧，在内侧脂肪垫近关节线处。 手指触诊应以大约4 kg的力度进行。对于认为是“阳性”的压痛点，患者必须说明触诊是疼痛的。“虚弱”并不代表疼痛。
如果两个标准都能满足，患者将被诊断为纤维肌痛。弥漫疼痛应至少持续3个月。其他临床疾病的存在不能排除纤维肌痛的诊断。

1990年的纤维肌痛诊断标准有两个最大的缺陷，一是医师是否有能力和信心正确进行压痛点检查，二是纤维肌痛相关的其他症状被忽视了。虽然1990年的标准被广泛使用，但很明显，大多数医师要么不进行压痛点检查，要么检查进行不正确[3-5]。为了解决这些问题，该标准在2010年被修订。

（二）2010年美国风湿病学会标准

2010年纤维肌痛诊断标准的制定为医师提供一个更实用的方法，修订后的纤维肌痛诊断标准取消了压痛点检查，对弥漫疼痛进行了更好的量化，并关注纤维肌痛的相关症状。该标准包括两个部分：确定身体上19个疼痛区域的弥漫疼痛指数和评估纤维肌痛相关症状的严重程度量表[6]。通过综合得分来判断是否符合标准，必须进行医学评估以排除可能引起类似症状的其他疾病（表41-2）。

表41-2 美国风湿病学会纤维肌痛诊断标准（2010年修订版）

标准
如果满足以下3条可以符合纤维肌痛诊断
1. 弥漫疼痛指数≥7，且症状严重程度量表评分（SSS）≥5或WPI+SSS评分≥9。
2. 症状持续相同水平在3个月以上。
3. 患者没有可以解释疼痛的其他疾病。

续表

确诊	
1. 弥漫疼痛指数（WPI）：记录患者在过去一周中出现疼痛的区域。患者有多少部位感到疼痛，分数从0到19之间。	
肩胛带，左	髋部（臀部、转子），左
肩胛带，右	髋部（臀部、转子），右
上臂，左	大腿，左
上臂，右	大腿，右
下臂，左	小腿，左
下臂，右	小腿，右
颌部，左	背部
颌部，右	腰部
胸部	颈部
腹部	
2. 症状严重程度量表（SSS）	
疲劳	
醒来萎靡不振	
出现认知症状	
对于上述三种症状中的每一种，使用以下级别表示过去一周的严重程度：	
0＝无影响。	
1＝轻微或不严重，一般较轻或呈间断性。	
2＝中度，相当大的问题，经常出现/呈中等程度。	
3＝严重，遍布的、持续的、影响生活的问题。	
考虑到躯体的整体症状，指出患者是否有：	
0＝无症状。	
1＝症状少。	
2＝中等数量症状。	
3＝大量症状。	
SSS得分为三种症状（疲劳、醒来萎靡不振、出现认知症状）的严重程度加躯体整体症状程度（严重程度）的总和，最后的分数在0到12之间。	
可以考虑的躯体症状：肌肉疼痛、肠易激综合征、疲劳/疲倦、思维或记忆问题、肌肉无力、腹部疼痛/肌痉挛、头晕、失眠、便秘、上腹部疼痛、肌肉无力、头痛、麻木/刺痛、抑郁、恶心、紧张、胸痛、视物模糊、发烧、腹泻、口干、瘙痒、喘息、雷诺现象、荨麻疹/皮疹、耳鸣、呕吐、烧心、口腔溃疡、味觉丧失/改变、癫痫发作、眼睛干涩、呼吸短促、食欲不振、皮疹、对阳光敏感、听力障碍、皮肤容易瘀青、脱发、尿频、尿痛和膀胱痉挛	

2011年，为了研究目的，该标准进行了少许的修订，允许仅根据患者的自我报告/问卷来确定诊断。

为了更好地定义弥漫疼痛，并取消因合并其他疾病的排除标准，该标准在2016年再次被修订[6]。

（三）2016年美国风湿病学会标准

最新的标准试图更好地定义弥漫疼痛，明确了身体的5个区域，诊断标准为其中4个区域持续至少3个月的疼痛[6]。它还囊括了疲劳、认知问题、头晕、麻木和刺痛、恶心、胸痛、眼睛干涩和皮肤容易瘀青等症状[6]。该标准还承认纤维肌痛可以与其他疾病并存（表41-3）。

表41-3 美国风湿病学会纤维肌痛诊断标准（2016年修订版）

标准
2016年修订版纤维肌痛诊断标准要求患者必须满足以下条件。
（1）弥漫疼痛指数（WPI）≥7且症状严重程度量表评分（SSS）≥5或WPI为4～6，SSS≥9。
（2）弥漫疼痛，定义为必须存在5个区域中至少4个区域的疼痛。颌部、胸部和腹部疼痛不包括在弥漫疼痛的定义中。
（3）症状已出现至少3个月。
（4）纤维肌痛的诊断与其他诊断无关。纤维肌痛的诊断无须除外其他疾病。
确诊
1. 弥漫疼痛指数（WPI） 记录患者在过去一周内疼痛区域的数量。患者有多少部位感到疼痛，分数在0到19之间。
左上区域（区域1） 颌部，左[a] 肩胛带，左 上臂，左 下臂，左
右上区域（区域2） 颌部，右[a] 肩胛带，右 上臂，右 下臂，右
左下区域（区域3） 髋部（臀部，大转子），左 大腿，左 小腿，左
右下区域（区域4） 髋部（臀部，大转子），右 大腿，右 小腿，右
中轴区域（区域5） 颈部 上背部 腰部 胸部 腹部
2. 症状严重程度量表评分（SSS）
疲劳 醒来萎靡不振 出现认知症状
对上述三种症状中的每一种，过去一周的严重程度使用以下级别表示。
0＝无影响。 1＝轻微或不严重，一般较轻或呈间断性。 2＝中度，相当大的问题，经常出现/呈中等程度。 3＝严重：遍布的、持续的、影响生活的问题。
SSS得分： 它是三种症状（疲劳、醒来萎靡不振和出现认知症状）的严重程度得分之和（0～9），加上患者在过去6个月内发生的下列症状的数量之和（0～3）。
（1）头痛（0～1）。 （2）下腹部疼痛或肌痉挛（0～1）。 （3）抑郁（0～1）。
最终症状严重程度评分在0到12之间。
纤维肌痛严重程度（fbromyalgia severity，FS） 是WPI和SSS的总和。
纤维肌痛严重程度量表也被称为多症状困扰量表（polysymptomatic distress，PSD）。

[a]不包括在全身性疼痛定义中

临床医师应首先从问诊和查体开始，并利用诊断性指标来询问患者，查体应该全面，但可以侧重在有症状的部位。实验室检查对诊断纤维肌痛不重要，但如果有必要的话，可以检查一些项目，如基本生化指标、全血细胞计数和甲状腺功能。根据对患者的评估，可以参照诊断标准进行评分，以明确纤维肌痛的诊断。

四、病理生理学机制

纤维肌痛的确切病理生理机制尚不清楚[7,8]，也没有已知特定的诱发因素，但许多身体或情绪上的压力可使病情加重[9]。传统认为，这种疾病是继发于肌肉疾病的，然而，这一观点已被推翻。现在认为，任何肌肉病变实际上都是继发于疼痛和缺乏活动，而不是一个原发过程[7]。

目前学者们认为：中枢敏化是纤维肌痛最主要的病理生理机制。中枢敏化的痛觉减退和异感症在纤维肌痛患者中很常见，纤维肌痛患者似乎对各种刺激更敏感，包括热、冷和电刺激[10]以及听觉和视觉刺激，表明纤维肌痛是大脑中枢处理的问题，而不仅仅是疼痛处理的问题[11]。

除了遗传和心理因素外，功能磁共振成像增加了我们对慢性疼痛的了解。许多研究报告称，与健康对照组相比，纤维肌痛患者在痛觉刺激下，疼痛处理网络的活动增加[12-14]。也有证据表明，纤维肌痛患者在疼痛抑制网络中的激活或连接活动减少[15]。此外，研究表明，与健康对照组相比，纤维肌痛患者由厌恶性视觉刺激诱发的岛叶活动增加，证明了各种感觉模式之间存在交互作用的可能性[16]。其他研究表明，岛叶皮质（insularcortex，IC）与大脑处理网络的其他部分以及参与自我意识和自我监测的网络之间的过度连接使大脑疼痛感知增加，并对慢性疼痛状态的发展产生影响[17]。

使用磁共振质子波谱也对纤维肌痛有了更好的理解，这种非侵入性的检查可以量化不同代谢物的浓度，如谷氨酸和γ氨基丁酸。Napadow的一项研究表明，岛叶皮质中兴奋性神经递质（谷氨酸）的增加或抑制性神经递质（GABA）的减少可导致加重疼痛[18]。

此外，已经发现儿茶酚-O-甲基转移酶（catechol-O-methyltransferase，COMT）的多态性可能与纤维肌痛的易感性有关。COMT除了分解内啡肽外还分解儿茶酚胺，如多巴胺和去甲肾上腺素。这种遗传缺陷与慢性疼痛及抑郁症有关，现在也认为与纤维肌痛有关[19]。有趣的是，内源性阿片类物质水平实际上在纤维肌痛患者中是增加的。研究人员通过使用PET扫描发现，纤维肌痛患者的阿片μ受体结合电位下降，这一发现可能解释了为什么纤维肌痛患者对阿片类药物没有反应[20]。

五、疼痛管理

纤维肌痛的治疗旨在减少或改善疾病的症状，包括慢性弥漫疼痛、疲劳、失眠和认知功能障碍[21]，应采取阶梯式的方法（表41-4）。

表 41-4　纤维肌痛的阶梯式治疗

第一步：确认患者的诊断。
评估患者的症状类型、症状严重程度和功能水平。
评估患者是否有并发症，如内科或精神疾病（睡眠呼吸暂停综合征、骨关节炎、抑郁或焦虑）。
评估并识别健康水平，治疗时的心理压力因素或障碍。
与患者一起回顾治疗方案。
第二步：根据不同患者的评估结果提出治疗建议。
应该在中度至重度疼痛的患者中开始药物治疗。
有或没有抑郁和焦虑的患者：应该开始试用选择性5-羟色胺和去甲肾上腺素再摄取抑制剂（有双相障碍病史的患者不要仅用此药）。
存在睡眠障碍或焦虑：α-2δ配体治疗。
如果患者对选择性去甲肾上腺素再摄取抑制剂SNRI或α-2δ配体单独疗法有部分反应：试用这些药物联合治疗。
如果对上述单独疗法或联合疗法没有反应，可以尝试三环类抗抑郁药物TCA，或选择性5-羟色胺再摄取抑制剂SSRI联合三环类抗抑郁药物TCA（监测5-羟色胺综合征）或选择性5-羟色胺再摄取抑制剂SSRI与α-2δ配体。
为并发症提供必要的辅助治疗——例如，非甾体抗炎药治疗骨关节炎，持续气道正压通气CPAP治疗睡眠呼吸暂停综合征。
第三步：对有心理社会压力、应对或功能问题的患者启动认知行为疗法（CBT）。
根据患者的健康水平让其进行特定锻炼，每周至少2～3次，每次30～60分钟
鼓励患者参与有监督的或团体的运动。

治疗纤维肌痛最重要的环节是对患者进行健康教育并与患者合作，通常需要采取综合方法，包括持续的健康教育、药物治疗和非药物治疗（图41-2）。

（一）宣教

宣教的重点应该是强调坚持治疗计划的重要性，应该告诉患者，治疗是涉及物理治疗和药物阶梯治疗的缓慢和稳定过程。坚持从低到高的治疗方案将减少不良反应的风险，并将获得更好的疗效。

（二）药物治疗

在药物治疗方面，FDA已批准三种药物用于治疗纤维肌痛（普瑞巴林、度洛西汀和米纳西普兰）[22]。医师应告知患者及其家属，虽然药物不能治愈纤维肌痛，但有助于缓解症状和改善身体功能。其他药物，如三环类抗抑郁药（阿米替林），具有三环类特性的药物和加巴喷丁也常用于治疗纤维肌痛。虽然这些药物没有得到FDA的特别批准，但这些药物对患者来说比FDA批准的药物更实惠，所以经常被使用。临床应根据患者的个人需要来选择适当的药物，尤其是患者合并睡眠障碍、疲劳、焦虑和抑郁的情况下[21]，可能需要联合用药以最好地控制所有的症状。从低剂量开始使用药物，并随着时间的推移而增加，避免使用可能导致药物间相互作用的药物也很重要。例如，如果患者已经在使用选择性5-羟色胺再摄取抑制剂，该药物对控制抑郁症或焦虑症很有效，那么最好避免

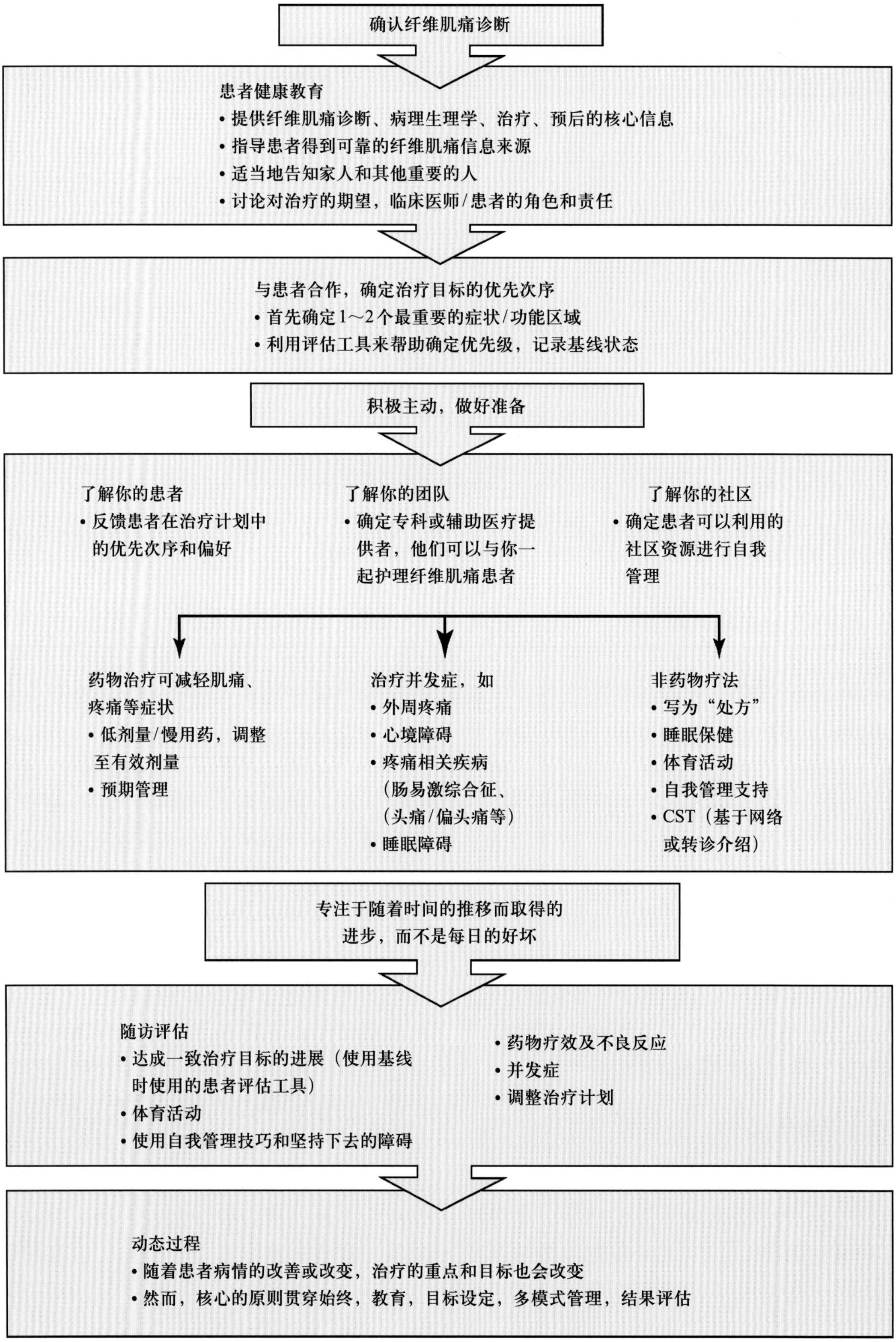

确认纤维肌痛诊断

患者健康教育
- 提供纤维肌痛诊断、病理生理学、治疗、预后的核心信息
- 指导患者得到可靠的纤维肌痛信息来源
- 适当地告知家人和其他重要的人
- 讨论对治疗的期望，临床医师/患者的角色和责任

与患者合作，确定治疗目标的优先次序
- 首先确定1～2个最重要的症状/功能区域
- 利用评估工具来帮助确定优先级，记录基线状态

积极主动，做好准备

了解你的患者
- 反馈患者在治疗计划中的优先次序和偏好

了解你的团队
- 确定专科或辅助医疗提供者，他们可以与你一起护理纤维肌痛患者

了解你的社区
- 确定患者可以利用的社区资源进行自我管理

药物治疗可减轻肌痛、疼痛等症状
- 低剂量/慢用药，调整至有效剂量
- 预期管理

治疗并发症，如
- 外周疼痛
- 心境障碍
- 疼痛相关疾病（肠易激综合征、（头痛/偏头痛等）
- 睡眠障碍

非药物疗法
- 写为“处方”
- 睡眠保健
- 体育活动
- 自我管理支持
- CST（基于网络或转诊介绍）

专注于随着时间的推移而取得的进步，而不是每日的好坏

随访评估
- 达成一致治疗目标的进展（使用基线时使用的患者评估工具）
- 体育活动
- 使用自我管理技巧和坚持下去的障碍
- 药物疗效及不良反应
- 并发症
- 调整治疗计划

动态过程
- 随着患者病情的改善或改变，治疗的重点和目标也会改变
- 然而，核心的原则贯穿始终，教育，目标设定，多模式管理，结果评估

图41-2 纤维肌痛综合治疗原则

使用也会增加5-羟色胺水平的药物。相反，如果患者表现出抑郁/焦虑的症状，并且没有服用帮助控制这些症状的药物，选择度洛西汀或米那西普兰等药物可能是有益的。表41-5提供了现有治疗方案的摘要。

表41-5　纤维肌痛患者多模式治疗的药物和非药物治疗方案总结[a]

治疗方法	代表治疗方案	效果[b]
药物疗法		
普瑞巴林	起始剂量为75 mg每日2次，逐渐加至300～450 mg/d（150～225 mg，每日2次）[c]	疼痛显著减轻（NRS 11分） 与安慰剂对比纤维肌痛症状（PGIC；FIQ总分）主观评分改善 最常见不良事件AEs[b]：头晕，嗜睡，口干，水肿，视物模糊，增重，异常思维（起初注意力不集中）[c] 由于不良事件导致纤维肌痛的临床试验终止比例：以普瑞巴林（150～600 mg/d）治疗的患者为19%，安慰剂组为10%[c] 最常导致停用普瑞巴林的不良事件：头晕（6%）和嗜睡（3%）[c]
度洛西汀（SNRI）	从30 mg/d开始，每日1次，逐渐增加至60 mg	显著减轻疼痛（BPI和疼痛干预） 与安慰剂对比纤维肌痛症状的其他主观评分（PGIC；FIQ总分）有改善 最常见不良事件AEs[b]：恶心，口干，嗜睡，疲倦，便秘，食欲减低，多汗[d] 由于不良事件导致纤维肌痛的临床试验终止比例：度洛西汀（60～120 mg/d）治疗的患者为18.7%，安慰剂组为10.8%[d] 最常导致停用度洛西汀的不良事件：恶心（2.1%），嗜睡（1.2%），疲倦（1.1%）[d]
米那普仑（SNRI）	从12.5 mg/d开始，逐渐加到50 mg，每日2次	显著降低VAS和复合反应率 与安慰剂对比显著改善纤维肌痛症状的其他主观评分（PGIC，SF-36领域；FIQ总分） 最常见不良事件AEs[b]：恶心，头痛，便秘，嗜睡，失眠，面色潮红，多汗，呕吐，心悸，心率增快，口干，高血压[e] 由于不良事件导致纤维肌痛的临床试验终止比例：米那普仑（100和200 mg/d）治疗的患者为26%，安慰剂组为12%[e] 最常导致停用米那普仑的不良事件：恶心（6%），心悸（3%），头痛（2%）[e]
非药物疗法		
宣教	提供纤维肌痛的诊断，生理学，治疗，预后，运动的重要性，睡眠的关键信息，对疼痛管理的期望	通过宣教（通常与认知行为治疗/锻炼结合），患者症状/功能有不同程度的改善
体育运动	行动缓慢，例如：步行10 min/d，缓慢的锻炼30～60分钟或中度锻炼至多2～3次/周	改善身体功能、健康相关的生活质量和纤维肌痛症状，包括疼痛、抑郁情绪和疲劳
认知行为治疗/基于网络的认知行为治疗	慢性疲劳与免疫功能障碍综合征和纤维肌痛自我帮助（www.cfidsselfhelp.org；www.treatcfsfm.org）关节炎基金会的纤维肌痛自助课程在线自我帮助，工具，书籍和面对面认知行为治疗咨询CD	提高纤维肌痛和如何应对疼痛的认识 接受认知行为治疗联合运动治疗的患者与未接受认知行为治疗的患者相比，在身体（疼痛、疲劳和功能障碍）和心理（消极情绪和焦虑）功能以及纤维肌痛的影响方面有显著改善

续表

治疗方法	代表治疗方案	效果[b]
睡眠保健	让睡眠习惯成为优先事项，创造最佳的轻松的睡眠环境。提供关于饮食和运动的建议：避免夜间服用兴奋剂（如：咖啡）；白天运动；	改善睡眠可以增加疼痛对策（BPI）和精神健康（SF-36）的有利结果。

[a]AE：不良事件，BPI：简易疼痛量表，CBT：认知行为治疗，CFIDS：慢性疲劳与免疫功能障碍综合征，FIQ：纤维肌痛影响问卷，HRQoL：健康相关的生活质量，NRS：数值评定量表，PGIC：患者总体感受的改变，SF：简易格式，SNRI：5-羟色胺和去甲肾上腺素再摄取抑制剂，VAS：视觉模拟量表

[b]安全性是基于最常发生的不良反应（普瑞巴林[c]和度洛西汀[d]≥5%和2次安慰剂或≥5%和大于安慰剂的米那普仑[e]）。

[c]欲知更多详情，请参阅处方信息：http://labeling.pfizer.com/ShowLabeling.aspx?id=561

[d]欲知更多详情，请参阅处方信息：http://pi.lilly.com/us/cymbalta-pi.pdf

[e]欲知更多详情，请参阅处方信息：http://www.frx.com/pi/Savella_pi.pdf

（三）非药物疗法

纤维肌痛的基础治疗包括非药物治疗：物理治疗、睡眠卫生和认知行为治疗，在运动方面，有氧活动最获益，建议从低强度活动开始，并随着时间的推移而增加强度。例如先从低强度的步行或游泳开始，然后增加到每周至少2次，每次30～60分钟的目标[23]。

六、预后

纤维肌痛是一种慢性终身性疾病，没有单一可确定疗效的治疗方法。虽然药物是治疗的一个重要部分，但研究表明，采用包括药物、物理治疗、认知行为治疗和自我管理在内的多学科综合治疗的效果会更好，比单一治疗有更好的预后，相关症状也会随着治疗而减轻。总体预后较好的特征为：对疼痛控制感增强，相信自己没有残疾以及疼痛不是受伤的标志。此外，那些主动寻求他人帮助、多运动、查体时戒心少、经常进行散步活动的患者预后更好。如果身体和心理上的压力没有得到改善，治疗的获益相当有限。纤维肌痛患者的致残率比较高，有10%～30%的纤维肌痛患者会出现影响工作的残疾，比其他类型的弥漫疼痛致残率高3倍[24]。

七、讨论

（一）发病率

慢性疼痛是一个严重的健康问题，在西方国家影响着大约15%的人口[25-27]。纤维肌痛是一种中枢性疼痛疾病，发病率2%～4%，大约有500万美国人患纤维肌痛[28,29]。纤维肌痛多发于中年人，女性多于男性，比例为7～9 ∶ 1。此外，女性纤维肌痛的患病率在中年时急剧上升，在70～79岁年龄组达到7.4%的高峰，然后下降[28]。男性患病率也在70～79岁年龄组达到高峰，但略高于1%[28]。纤维肌痛的发病率在一级亲属中较高，提示该病有遗传因素[30,31]。

（二）鉴别诊断

临床上很多疾病都会出现疼痛和疲

劳，导致鉴别纤维肌痛很困难[21]。鉴别诊断包括中枢性疼痛综合征、风湿免疫类疾病、肌病、结缔组织疾病以及内分泌紊乱（表41-6）。风湿免疫类疾病也可以表现为弥漫性疼痛和疲劳，但也有一些风湿免疫类疾病的症状有助于纤维肌痛区的鉴别。

表41-6　纤维肌痛的鉴别诊断

疾病	区别于纤维肌痛的特征
类风湿关节炎	关节肿胀，畸形，血沉升高，C反应蛋白
系统性红斑狼疮	皮疹，多系统炎症，血沉升高，抗核抗体
肌炎、肌肉疾病	身体虚弱，肌酶升高
强直性脊柱炎	背部，颈部僵硬，血沉升高、X线片异常
甲状腺功能减退	甲状腺功能检查异常
糖尿病神经病变	虚弱，感觉丧失，神经传导检查肌电图异常

纤维肌痛患者通常不需要血清学检查，根据患者的查体结果可以区分不同的疾病，如类风湿关节炎其表现为多发性关节肿胀，系统性红斑狼疮其表现为面部皮疹和（或）多系统炎症，这些临床表现并不出现在纤维肌痛患者中。风湿性多肌痛（polymyalgia rheumatic，PMR）可表现为与纤维肌痛相似的特征，但风湿性多肌痛患者在发病时往往年龄较大，而且多表现为晨僵。大多数风湿性多肌痛患者会有血沉或C反应蛋白指标的升高，而纤维肌痛患者则没有这些改变。

纤维肌痛和肌病的鉴别可以通过病史、查体以及实验室检查区分。肌炎和肌病往往会引起肌肉无力，而纤维肌痛则不会，与肌病不同的是，纤维肌痛患者的肌肉酶检查和肌肉活检也正常，因此不建议对纤维肌痛患者进行肌肉活检。

内分泌疾病（甲状腺功能减退症）难以与纤维肌痛鉴别，因为这两种情况都可引起全身疼痛、疲劳和睡眠障碍，除非有并存的疾病。纤维肌痛患者的甲状腺功能是正常的，因此，对纤维肌痛患者进行的甲状腺功能检查是合理的[32]。此外，非淤胆型肝炎也可能表现为肌痛和疲劳，因此要了解患者发病时的肝功能以及肌酐磷酸酶水平[32]。

最后，纤维肌痛也要和持续性躯体形式疼痛障碍进行鉴别。

（三）不同临床特点（病史和查体）、实验室和影像学检查的诊断价值

不同的诊断标准导致纤维肌痛不同的敏感性和特异性。如果使用1990年的美国风湿病学会标准，在所有纤维肌痛患者中发现97.6%的弥漫疼痛（中轴+上下段+左侧和右侧的疼痛），在对照组中发现69.1%的弥漫疼痛。弥漫疼痛（18个压痛点中出现11个轻度或重度压痛）组合有88.4%的敏感性和81.1%的特异性[2]。使用2010年美国风湿病学会标准，在92.3%的病例中，症状严重程度评分为6分的患者符合诊断标准[33]。对2010年标准分析显示其敏感度为90.2%，特异度为89.5%[21]。

（四）不同治疗方式的证据强度

已证明非药物疗法（如运动和心理方法）在治疗纤维肌痛方面具有非常好的效果[34]，虽然需要根据患者的具体情况制订个体化治疗方案。在过去10年中，用于治疗纤维肌痛的药物数量非常多，但只有3种药物被美国FDA批准用于治疗纤维肌痛的治疗：普瑞巴林、度洛西汀和米拉西普兰[17]。阿米替林是一种非选择性的5-羟色胺和去甲肾上腺素再摄取抑制剂，临床研究表明，阿米替林被认为是目前治疗

纤维肌痛最好的药物，被列入一线治疗药物[35]，但相关研究规模小，持续时间短，支持阿米替林的证据质量不高[36]。度洛西汀对治疗纤维肌痛的益处不大，相关循证医学的需治数量（number needed to treat，NNT）为8，伤害所需数量（number needed to harm，NNH）为18[37]。欧洲抗风湿病学会以及加拿大疼痛学会推荐的剂量为每天60 mg，但度洛西汀的治疗剂量和时间通常由患者的不良反应决定，每天20～30 mg的度洛西汀没有疗效，而在60～120 mg的比较中，疗效也没有增加[37]。米纳西普兰具有高质量有效性的证据，其疼痛缓解30%的治疗NNT为11，NNH为14[38]。

普瑞巴林和加巴喷丁在结构上与神经递质γ氨基丁酸相似，但对γ氨基丁酸受体没有作用，它们与中枢神经系统中的钙离子通道结合发挥镇痛作用[39]。克洛福德（Crofford）等在2005年对500多名纤维肌痛患者进行了为期8周的双盲、随机对照试验，他们发现，每天服用450 mg普瑞巴林的患者可缓解50%以上疼痛，患者的睡眠质量、疲劳程度和健康相关的生活质量也有改善[40]。科克伦协作网的综述显示，每日使用600 mg的普瑞巴林不如450 mg/d效果好[41]，高质量的证据显示，普瑞巴林的治疗NNT为12，NNH为13[42]，普瑞巴林对睡眠也可能有益[42]。但科克伦协作网的一项关于加巴喷丁的综述认为，没有足够的证据支持或反对用加巴喷丁缓解纤维肌痛患者的疼痛[43]。

科克伦协作网最近的一项综述得出结论：有关选择性5-羟色胺再摄取抑制剂治疗纤维肌痛患者的疼痛、疲劳和睡眠问题方面，与安慰剂相比的优越性并没有高质量的证据[44]。因为缺乏临床疗效，而且增加了阿片类药物诱发痛觉减退的风险[45]，阿片类药物通常不用于治疗纤维肌痛。环苯扎林是一种中枢作用的肌肉松弛剂，在结构上与三环类抗抑郁药相似，使用这种药物治疗纤维肌痛，总体改善效果是原来的3倍，但85%的患者出现了不良反应[46]。非甾体抗炎药是否对纤维肌痛有效，科克伦协作网的一项综述也没有得出结论[47]。目前还没有任何关于使用对乙酰氨基酚治疗纤维肌痛的直接证据，尽管它与曲马多联合使用有一定的疗效[48]。

关于体育运动，科克伦协作网的一项综述发现：与对照组相比，中等质量的证据表明有氧运动可以改善与健康相关的生活质量，低质量的证据表明疼痛强度和身体功能得到改善[49]。此外，最近的一项荟萃分析认为，有氧运动和肌肉锻炼是缓解纤维肌痛患者疼痛和提高整体幸福感的最有效方式，拉伸和有氧运动都能改善相关的生活质量。此外，运动对抑郁症状产生良好影响[50]。

（五）未来研究方向或正在进行的临床试验

由于大麻素具有镇痛和促进睡眠的作用，人们对大麻素治疗疼痛的兴趣越来越大[51]，但科克伦协作网的一项综述证明，大麻素在治疗纤维肌痛方面没有功效[52]，但需要更多的研究来确定对纤维肌痛的治疗效果。此外，有新的证据表明小剂量纳曲酮可能对纤维肌痛有益[53]，纳曲酮可通过减少炎症过程而镇痛[54]，该作用机制与纳曲酮对神经元阿片受体的抑制不同，可能涉及免疫细胞受体（如中枢神经系统中的小胶质细胞）的抗御机制[55]。一项荟萃分析显示：经颅磁刺激治疗纤维肌痛1个月时其对患者有益，经颅磁刺激疗法目前被批准用于治疗抑郁症，没有用于纤维肌痛治疗[56]。

八、总结

纤维肌痛是临床常见疾病，对患者的生活产生很大影响，表现为超过3个月的身体多个区域的弥漫疼痛，此外患者还有疲劳、注意力难以集中、抑郁和焦虑等症状，诊断可以根据2016年美国风湿病学会标准进行。虽然纤维肌痛没有已知的治愈方法，但患者可以通过多模式治疗计划来改善症状，需要更多的研究来更好地开发这种疾病的治疗方案。

（于建设 译 李赓、刘莉 校）

原书参考文献

[1] Smythe HA, Moldofsky H. Two contributions to understanding of the “fibrositis” syndrome. Bull Rheum Dis. 1977-1978; 28 (1): 928-31.

[2] Wolfe F, Smythe HA, Yunus MB, Bennett RM, Bombardier C, Goldenberg DL, et al. The American College of Rheumatology 1990 criteria for the classification of fibromyalgia. Report of the Multicenter Criteria Committee. Arthritis Rheum. 1990; 33: 160-72.

[3] Fitzcharles MA, Boulos P. Inaccuracy in the diagnosis of fibromyalgia syndrome: analysis of referrals. Rheumatology (Oxford). 2003; 42 (2): 263-7.

[4] Bennett RM. Clinical manifestations and diagnosis of fibromyalgia. Rheum Dis Clin N Am. 2009; 35 (2): 215-32.

[5] Mease P. Fibromyalgia syndrome: review of clinical presentation, pathogenesis, outcomemeasures, and treatment. J Rheumatol Suppl 2005; 75: 6-21. Review. Erratum in: J Rheumatol Suppl. 2005; 32 (10): 2063.

[6] Wolfe F, Clauw D, Fitzcharles MA, Goldenberg D, Hauser W, Katz R, Russel A, Russel I, Walitt B. 2016 revisions to the 2010/2011 fibromyalgia diagnostic criteria. Semin Arthritis Rheum. 2016; 46 (3): 319-29.

[7] Sarzi-Puttini P, Atzeni F, Mease PJ. Chronic widespread pain: from the peripheral to central evolution. Best Pract Res Clin Rheumatol. 2011; 25 (2): 133-9.

[8] Schmidt-Wilcke T, Clauw DJ. Fibromyalgia: from pathophysiology to therapy. Nat Rev Rheumatol. 2011; 7 (9): 518.

[9] Goldenberg DL. Do infections trigger fibromyalgia? Arthritis Rheum. 1993; 36: 1489.

[10] Petzke F, Clauw DJ, Ambrose K, Khine A, Gracely RH. Increased pain sensitivity in fibromyalgia: effects of stimulus type and mode of presentation. Pain. 2003; 105 (3): 403-13.

[11] Geisser ME, Glass JM, Rajcevska LD, Clauw DJ, Williams DA, Kileny PR, et al. A psychophysical study of auditory and pressure sensitivity in patients with fibromyalgia and healthy controls. J Pain. 2008; 9 (5): 417-22.

[12] Gracely RH, Petzke F, Wolf JM, Clauw DJ. Functional magnetic resonance imaging evidence of augmented central pain processing in fibromyalgia. Arthritiis Rheum. 2002; 46: 1333-43.

[13] Giesecke T, Gracely R, Grant MA, Nachemson A, Petzke F, Williams D, Clauw D. Evidence of augmented central pain processing in idiopathic low back pain. Arthritis Rheum. 2004; 50: 613-23.

[14] Cook DB, Lange G, Ciccone DS, Liu WC, Steffener J, Natelson BH. Functinal imaging of pain in patients with primary fibromyalgia. J Rheumatol. 2004; 31: 364-78.

[15] Jensen KB, Loitoile R, Kosek E, Petzke F, Carville S, Fransson P, Marcus H, Williams SCR, Choy E, Mainguy Y, et al. Patients with fibromyalgia display less functional connectivity in the brain’s pain inhibitory network. Mol Pain. 2012; 8: 32.

[16] Harte SE, Ichesco E, Hampson JP, Peltier SJ, Schmidt-Wilcke T, Clauw DJ, Harris RE. Pharmacologic attenuation of cross-modal sensory augmentation within the chronic pain insula. Pain. 2016; 157: 1933.

[17] Schmidt-Wilke T, Diers M. New insights into the pathophysiology and treatment of fibromyalgia. Biomedicine. 2017; 5 (22): E22.

[18] Napadow V, Harris RE. What has functional connectivity and chemical neuroimaging in fibromyalgia taught us about the mechanisms and management of “centralized” pain? Arthritis Res Ther. 2014; 16: 425.

[19] Gürsoy S, Erdal E, Herken H, Madenci E, Alaşehirli B, Erdal N. Significance of catechol-O-methyltransferase gene polymorphism in fibromyalgia syndrome. Rheumatol Int. 2003; 23 (3): 104-7.

[20] Harris RE, Clauw DJ, Scott DJ, McLean SA, Gracely RH, Zubieta JK. Decreased central mu-opioid receptor availability in fibromyalgia. J Neurosci. 2007; 27 (37): 10000-6.

[21] Clauw DJ. Fibromyalgia: a clinical review. JAMA. 2014; 311: 1547-55.

[22] Arnold L, Clauw D, Dunegan J, Turk D. A framework for fibromyalgia management for primary care providers. Mayo Clinic Proc. 2012; 87 (5): 488-96.

[23] Arnold LM. Biology and therapy of fibromyalgia. New therapies in fibromyalgia. Arthritis Res Ther. 2006; 8: 212.

[24] White KP, Speechley M, Harth M, Ostbye T. Comparing self-reported function and work disability in 100 community cases of fibromyalgia syndrome versus controls in London, Ontario: the London Fibromyalgia Epidemiology Study. Arthritis Rheum. 1999; 42 (1): 76-83.

[25] Blyth FM, March LM, Brnabic AJM, Jorm LR, Williamson M, Cousins MJ. Chronic pain in Australia: a prevalence study. Pain. 2001; 89: 127-34.

[26] Harker, J Reid, K. J Bekkering, G. E Kellen, E Malgorzata, M Riemsma, R Worthy, G Misso, K Kleijnen, J. Epidemiology of chronic pain in Denmark and Sweden. Pain Res. Treat 2012; Art ID 371248: 1-30.

[27] Manchikanti L, Singh V, Datta S, Cohen SP, Hirsch J. A comprehensive review of epidemiology, scope, and impact of spinal pain. Pain Physician. 2009; 12: E35-70.

[28] Wolfe F, Ross K, Anderson J, Russell IJ, Hebert L. The prevalence and characteristics of fibromyalgia in the general population. Arthritis Rheumatol. 1995; 38: 19-28.

[29] Assumpção A, Cavalcante A, Capela C, Al E. Prevalence of fibromyalgia in a low socioeconomic status population. BMC Musculoskelet Disord. 2009; 10: 64-70.

[30] Baskila D, Neumann I. Fibromyalgia syndrome (FM) and nonarticular tenderness in relatives of patients with FM. J Rheumatol. 1997; 24 (5): 941-0.

[31] Chen J, Mckenzie-Brown AM. The epidemiology and prevalence of fibromyalgia syndrome. In: Lawson E, Wallace M, editors. Fibromyalgia: clinical guidelines and treatments. Switzerland: Springer Publishing; 2015.. Chapter 1.

[32] Goldenberg D. Diagnosis and differential diagnosis of fibromyalgia. Am J Med. 2009; 122 (12): S14-21.

[33] Wolfe F, Clauw DJ, Fitzcharles MA, Goldenberg DL, Katz RS, Mease P, Russell AS, Winfield JB, Yunus MB. Ther American college of rheumatology preliminary criteria for fibromyalgia and measurement of symptoms severity. Arthritis Care Res. 2010; 62 (5): 600-10.

[34] Macfarlane GJ, Kronisch C, Dean LE, Atzeni F, Häuser W, Fluß E, et al. EULAR revised recommendations for the management of fibromyalgia. Ann Rheum Dis. 2017; 76: 318-28.

[35] Rico-Villademoros F, Slim M, Calandre EP. Amitriptyline for the treatment of fibromyalgia: a comprehensive review. Expert Rev Neurother. 2015; 15: 1123-50.

[36] Kwiatek R. Treatment of fibromyalgia. Aust Prescr. 2017; 40: 179-83.

[37] Lunn MP, Hughes RA, Wiffen PJ. Duloxetine for treating painful neuropathy, chronic pain or fibromyalgia. Cochrane Database Syst Rev. 2014; 1: CD007115.

[38] Cording M, Derry S, Phillips T, Moore RA, Wiffen PJ. Milnacipran for pain in fibromyalgia in adults. Cochrane Database Syst Rev. 2015; 10: CD008244.

[39] Taylor CP. Mechanisms of analgesia by gabapentin and pregabalin—Calcium channel

α2-Δ [cavα2-Δ] ligands. Pain. 2009; 142: 13-6.

[40] Crofford LJ, Rowbotham MC, Mease PJ, Russell IJ, Dworkin RH, Corbin AE, Young JP Jr, LaMoreaux LK, Martin SA, Sharma U. Pregabalin for the treatment of fibromyalgia syndrome: results of a randomized, double-blind, placebo-controlled trial. Arthritis Rheum. 2005; 52: 1264-73.

[41] Moore RA, Straube S, Wiffen PJ, Derry S, McQuay HJ. Pregabalin for acute and chronic pain in adults. Cochrane Database Syst Rev. 2009;

[42] Üçeyler N, Sommer C, Walitt B, Häuser W. Anticonvulsants for fibromyalgia. Cochrane Database Syst Rev. 2013; 10: CD010782.

[43] Cooper TE, Derry S, Wiffen PJ, Moore RA. Gabapentin for fibromyalgia in adults. Cochrane Database Syst Rev. 2017; (1): CD012188.

[44] Walitt B, Urrútia G, Nishishinya MB, Cantrell SE, Häuser W. Selective serotonin reuptake inhibitors for fibromyalgia syndrome. Cochrane Database Syst Rev. 2015; 6

[45] Littlejohn GO, Guymer EK, Ngian GS. Is there a role for opioids in the treatment of fibromyalgia? Pain Manag. 2016; 6: 347-55.

[46] Kia S, Choy E. Update on treatment guidelines in fibromyalgia syndrome with focus on pharmacology. Biomedicine. 2017; 5 (2): 20.

[47] Derry S, Wiffen PJ, Häuser W, Mücke M, Tölle TR, Bell RF, Moore RA. Oral nonsteroidal anti-inflammatory drugs for fibromyalgia in adults. Cochrane Lib. 2016; https://doi.org/10.1002/14651858.CD012332.

[48] Bennett RM, Kamin M, Karim R, Rosenthal N. Tramadol and acetaminophen combination tablets in the treatment of fibromyalgia pain: a double-blind, randomized, placebo-controlled study. Am J Med. 2003; 114: 537-45.

[49] Bidonde J, Busch A, Schachter C, Overend T, Kim S, et al. Aerobic exercise training for adults with fibromyalgia. Cochrane Database Syst Rev. 2017; (6): CD012700.

[50] Sosa-Reina MD, Nunez-Nagy S, Gallego-Izquierdo T, Pecos-Martin D, Monserrat J, Alvarez-Mon M. Effectiveness of therapeutic exercise in fibromyalagia syndrome: a systematic review and meta-analysis of randomized clinical trials. Hindawi Biomed Research International. 2017; Art ID 2356346: 1-14.

[51] Hauser W, Walitt B, Fitzcharles MA, Sommer C. Review of pharmacological therapies in fibromyalgia syndrome. Arthritis Res Ther. 2014; 16: 201.

[52] Walitt B, Klose P, Fitzcharles MA, et al. Cannabinoids for fibromyalgia. Cochrane Database Syst Rev. 2016; 7: CD011694.

[53] Younger J, Noor N, McCue R, Mackey S. Low-dose naltrexone for the treatment of fibromyalgia: findings of a small, randomized, double-blind, placebo-controlled, counterbalanced, crossover trial assessing daily pain levels. Arthritis Rheumatol. 2013; 65 (2): 529-38.

[54] Hutchinson MR, Zhang Y, Brown K, Coats BD, Shridhar M, Sholar PW, et al. Non-stereoselective reversal of neuropathic pain by naloxone and naltrexone: involvement of toll-like receptor 4 (TLR4). Eur J Neurosci. 2008; 28: 20-9.

[55] Mattioli TA, Miline B, Cahill CM. Ultra-low dose naltrexone attenuates chronic morphine-induced gliosis in rats. Mol Pain. 2010; 6: 22.

[56] Knijink LM, Dussan-Sarria JA, Rozisky JR, et al. Repetitive transcranial magnetic stimulation for fibromyalgia: a systematic review and meta-analysis. Pain Pract. 2016; 16 (3): 294-304.

[57] Woolf C. Central sensitization: implications for the diagnosis and treatment of pain. 2011; 152 (S3): S2-15.

[58] Wolfe F, et al. The American College of Rheumatology preliminary diagnostic criteria for fibromyalgia and measurement of symptom severity. Arthritis Care Res. 2010; 62 (5): 600-10.

第四十二节　阿片类药物治疗后慢性疼痛加重1例 42

Tariq Malik, Naveed Mameghani

一、病例

患者，55岁男性，因慢性腰背痛来疼痛门诊复诊。患者因腰背痛口服阿片类药物治疗数月，首次口服阿片类药物后疼痛缓解，效果满意。最近两次复诊时，患者自述腰背部疼痛加重，并逐渐增加阿片类药物剂量。今日患者复诊，自述增加阿片类药物剂量后疼痛不但没有缓解，反而加重，且出现全身弥漫性疼痛；患者之前不会引发疼痛的一些刺激，现在会诱发疼痛，感到非常痛苦，并希望得到进一步诊治。

二、初步诊断

患者服用了阿片类药物后，出现腰背痛加重和全身疼痛，虽然增加了药物剂量，但镇痛效果反而不佳。因此寻找疼痛加重的病因很重要，在无其他原因的情况下，临床提示可能是阿片类药物耐受或阿片类药物诱导痛觉过敏。由于患者主诉出现新发部位（全身）疼痛，这与阿片类药物诱发的痛觉过敏诊断更加一致。

三、如何明确诊断

阿片类药物诱导痛觉过敏（opioid induced hyperalgesia，OIH）是一种临床诊断，当患者接受阿片类药物治疗，并在疾病没有进展的情况下疼痛加重时可怀疑此病。这种情况如果没有及时发现，往往会与阿片类药物耐受相混淆，导致阿片类药物剂量增加，进而加剧疼痛。对阿片类药物耐受可表现为患者长期服用阿片类药物的镇痛作用减弱，但二者有所不同：出现耐药的患者会抱怨疼痛加重（患者正在使用阿片类药物），与OIH相反，此类患者增加阿片类药物剂量后会缓解疼痛；而OIH患者增加剂量后不仅原部位疼痛加重，还在其他部位出现疼痛，并表现为弥漫性痛觉过敏状态，患者不能解释其疼痛来源，而医师往往以增加阿片类药物的剂量来继续治疗，使疼痛更加严重。在研究中，使用定量感觉测试（Quantitative Sensation Testing，QST）诊断OIH，常会发现患者机械性、化学性或热性痛觉感受器的阈值降低，但这些参数在OIH没有公认的诊断标准，OIH仍是一种排除性临床诊断。

最终，在排除其他病因后，如果减少

患者的阿片类药物剂量可以改善疼痛时，就可诊断为OIH。阿片类药物耐受是一个独立的疾病诊断，临床很难区分这两者[1,2]，耐受是指连续使用某药而该药物效力的丧失，意味着需要更高的阿片类药物剂量来达到与之前“基线”剂量产生相同的效果。耐受是由于伤害感受通路对阿片类药物的反应降低，而OIH是由于致痛因子的敏化[3]，增加阿片类药物的剂量可以克服耐受，但会进一步加重OIH[3-5]；OIH的疼痛程度比原来更严重，而且疼痛位置和性质都不明确[1]。处于阿片类药物耐受患者的疼痛往往停留在原来的位置，并且与原疼痛性质相似[1]，OIH患者减少或停止阿片类药物的剂量实际上可以缓解疼痛[1,6]。阿片类药物耐受和OIH通常同时存在，但不一定是导致患者疼痛加剧的原因。

阿片类药物诱导痛觉过敏的临床特征

1．疼痛强度随时间增加。

2．疼痛扩散到最初疼痛部位以外的其他位置。

3．对各种伤害感受器刺激（如热、机械压力和触摸）的阈值降低。

4．除外

（a）阿片类药物戒断综合征。

（b）潜在疾病进展的证据。

（c）阿片类药物耐受。

四、病理生理学机制

OIH的病理生理学机制还不清楚，学者们提出了不同的学说，OIH的发展有许多因素，如性别、遗传基因、阿片药物剂量、持续时间和暴露类型。目前提出的不同学说包括：①周围神经敏化；②增强的下行易化作用；③兴奋性神经递质的释放、产生或清除不良；④二级神经元对兴奋性神经递质的敏化。这些变化是由于神经传递的神经可塑性造成的。一般来说，μ受体的持续激活会引起受体结构的变化，并改变附着的G蛋白和（或）其他下游蛋白，从而导致药物耐受或OIH的出现。NMDA谷氨酸受体过度激活通常见于伴有阿片类耐受的OIH病例，已证明长期μ阿片暴露会引起这种受体的过度表达，然后引起许多细胞内酶的激活和μ受体的变化，导致受体丢失、失活和兴奋性受体的过度活动（表42-1）。

表42-1 阿片类药物耐受和痛觉过敏的细胞机制

（a）基于μ阿片肽
增加cAMP和PKA
AKC
氨基末端激酶
β-抑制蛋白-2
Src激酶
（b）转录
cAMP反应元件结合蛋白
哺乳动物雷帕霉素复合物靶点
（c）前递质离子通道
NMNDA受体
TRPV1瞬时受体电位香兰素通道
（d）小胶质细胞
Toll样受体
P2X4和P2X7嘌呤能受体
Src激酶
脑源性神经营养因子

当患者长期或短期应用大剂量阿片类药物都可以导致OIH，快速给予阿片类药物可缓解疼痛数小时，但随后痛阈会降低数小时至数天[3]，虽然术后使用长效阿片类药物可以掩盖这种效果，但OIH是可逆的，最好不要长时间使用任何阿片类药物[6]。OIH患者对阿片类药物的时间-效

应曲线与耐受相反，是向下移动的（在给定的阿片类药物剂量下，镇痛效果会随着时间的推移而降低，增加剂量也不会导致改善）[7]，耐受的时间-效应曲线右移（需要更高的剂量才能达到与之前相同的效果）[7,8]。对于阿片类药物耐受，G蛋白受体不能减少cAMP，因此不能减少钙和钠的内流，此外，膜受体也因内化数量减少，同时，OIH涉及敏化，而药物耐受涉及脱敏，OIH的病理生理机制复杂，目前并不完全确切。OIH与疼痛阈值的改变有关，痛阈是指伤害刺激感受为疼痛的点，而疼痛耐受是指伤害刺激变得不可忍受的点[3]。相反，对于OIH患者，NMDA受体增加[2,3,9]，兴奋性神经递质增加[1,10]，抑制性神经递质减少，脊髓中前列腺素的激活，中枢和外周的第二信使敏化。因此，主要机制似乎是增加脊髓背角的谷氨酸释放，并由于蛋白激酶C（protein kinase C，PKC）而增加NMDA受体反应[7]。NMDA受体被阿片类药物激活，导致钙内流和中枢敏化。钙的增加可导致PKC活性增加、磷酸化，从而使阿片类受体失活，并使一氧化氮合成酶增加。OIH还被证明与胆囊收缩素、P物质、降钙素基因相关肽（calcitonin gene receptor polypeptide，CGRP）和痛觉肽水平的增加有关，这些肽都有抗阿片的特性。一项对小鼠的研究表明，持续阿片类药物的治疗可诱导神经激肽（neurokinin，NK-1）受体介导的痛觉过敏[3,9,13]，同时增加脊髓P物质。NK-1受体拮抗剂（L732，138）逆转了痛觉减退，而在NK1基因敲除的小鼠中没有看到这种情况[13]。这项研究认为，这些机制与炎症性疼痛状态中的机制相似，进一步研究NK1受体的作用和其拮抗作用的临床效果，有助于找到治疗OIH的另一个途径。另一项研究发现，TRPV1（瞬时受体电位香草素，有害热的分子传感器）受体也有类似的结果，发现拮抗该受体或敲除该基因（AMG0347）的小鼠会避免痛觉过敏[14,15]。此外，来自延髓腹外侧区的下行易化伤害感受也在OIH中起作用[3,16]。这种下行易化作用增加了内源性阿片肽强啡肽，它是一种矛盾的前伤害感受性κ阿片受体激动剂，通过非阿片受体程序调节传导[7]，会导致纳洛酮不敏感，因为神经纤维大小和NMDA受体敏感性相关，从而导致谷氨酸（兴奋性神经递质）、钙离子和细胞因子增加。小胶质细胞也与OIH有关，因为它们在使用阿片类药物时被激活，导致释放促炎症细胞因子（如TNF、IL-1和IL-6）、一氧化氮、基质金属蛋白酶和兴奋性氨基酸。所有这些物质都会增加兴奋性神经元的传递，并下调了GABA受体[3]。这些促炎标志物有可能被用作小胶质细胞激活的生物标志物，从而导致OIH。

五、疼痛管理

OIH是一个复杂问题，已发现有不同的靶点可以逆转或阻止OIH的发展，在确定靶点之后，最好的方法是减少阿片类药物的剂量，如果不能减少阿片剂量，则尝试使用其他药物作为辅助手段，尽量减少阿片类药物的总剂量，包括：①非甾体抗炎药；②泰诺；③加巴喷丁/普瑞巴林；④静脉注射利多卡因；⑤氯胺酮；⑥镁剂；⑦糖皮质激素；⑧可乐宁；⑨右美托咪定；⑩轮换使用阿片类药物，特别是美沙酮和丁丙诺啡。已证明，NMDA受体因使用阿片类药物而上调[7,16,18]，NMDA受体拮抗剂可用于治疗或预防OIH，用0.5 mg/kg的氯胺酮（NMDA拮抗剂）诱导后，以5 μg/（kg・min）的滴定速度维持，可有效降低术后疼痛评分和阿片类药物的使用，并有助于预防瑞芬太尼引起的痛觉过敏[19]。氯胺酮的不良反应包括：颅内压升高、类精神病反应、分泌物增加和心肌兴奋或抑制。美沙酮也有NMDA受体拮抗剂的特性，如果怀疑患者OIH时，可将某些阿片类药物换成美沙酮[3,18]，美沙酮的不良反应包括：Q-T间期延长、呼吸抑制、镇静、药物依赖和便秘。丁丙诺啡（部分μ受体激动剂和κ-δ拮抗剂，每6小时4 mg，根据需要每4小时2 mg）与其他阿片类药物具有不同的G蛋白相互作用，有助于治疗OIH和对其他阿片类药物无反应的疼痛[2,3,18,20]。ORL1受体在脊髓位点上具有伤害感受性，但在背角具有抗伤害感受性[20]，激活可以通过下调钙离子通道减少痛觉过敏和神经病理性疼痛[20]。由于丙泊酚具有GABA激动作用，因此被认为可以治疗OIH，在研究中丙泊酚延迟了瑞芬太尼引起的痛觉过敏，可给予1.5 mg/ml，超过30分钟的靶向效应部位（药物在其生物活性部位的浓度，例如与受体结合的浓度）治疗，但一旦停用丙泊酚，就会出现痛觉过敏的情况[21]，丙泊酚的不良反应包括：注射疼痛、呼吸抑制、心肌抑制和全身血管阻力下降。COX-2抑制剂也可以通过阻断NMDA受体和增加脊髓背角的谷氨酸再摄取而减少OIH的发生，在使用瑞芬太尼之前给予40 mg帕瑞考昔Ⅳ（非甾体抗炎药，选择性抑制COX-2活性），可以减少瑞芬太尼引起的痛觉过敏[18]。如果与瑞芬太尼同时给药，患者获益并不明显[18]，其不良反应包括：心血管血栓事件（心肌梗死和卒中）、胃肠道溃疡与出血。另外，观察到克罗尼丁2 mg/kg对瑞芬太尼引起的痛觉过敏有同样的作用[18,19]，不良反应包括：低血压和镇静，如果长期使用后突然停药可致反跳性高血压。普萘洛尔（非选择性β-肾上腺素受体激动剂，具有心动过缓和低血压的不良反应）可减少健康志愿者输注瑞芬太尼的痛觉过敏，在遗传学研究中，β-肾上腺素能受体与OIH有关，因此它可能是一种治疗OIH的药物，但还需要进一步研究[3]。适度使用阿片类药物或轮换使用阿片类药物（改用其他阿片类药物，尤其是改变为长效阿片类药物）是预防OIH的方法[4,12,22]，小剂量阿片类拮抗剂也可以帮助解决这个问题。最后，使用多模式镇痛有助于预防或治疗OIH[19,20]，但需要使用不同作用机制的镇痛药物，以达到协同作用的效果，包括：局部麻醉和补救性阻滞[19,20]、对乙酰氨基酚（中枢性前列腺素活性抑制剂，大剂量使用时有肝脏毒性）、非甾体抗炎药[19,20]（前列腺素抑制剂，有胃肠道出血和肾功能障碍的不良反应）、加巴喷丁类（如600 mg tid加巴喷丁或150 mg tid的普瑞巴林，可阻断钙离子通道，但具有镇静等不良反应）、外用利多卡因和贴片（钠通道阻断剂，如果达到毒性水平，有局部麻醉剂全身中毒的副作用，但外用和贴片不太可能）等。不幸的是，由于缺乏临床指南，目前没有形成公认的诊断或治疗方法。

六、阿片类药物诱导痛觉过敏治疗

- 减量或停止使用当前的阿片类药物。
- 轮换使用阿片类药物（美沙酮、丁丙诺啡）。
- 添加对乙酰氨基酚和（或）非甾体抗炎药。
- NMDA受体拮抗剂。
- 辅助治疗，如抗抑郁药、抗惊厥药。
- 区域/局部麻醉。

七、预后

虽然OIH可以被“治愈”，但它确实有可能在患者身上重新出现。研究认为，逆转OIH至少需要一个无阿片类药物的时期，尽管没有具体的时间，并且每位患者的情况均不一致[1,9,23,24]。患者长期服用的阿片类药物剂量越大，他们的疗效就越不理想，医疗费用也就越高[25]。在进入疼痛综合康复项目时，服用低剂量或高剂量阿片类药物的患者与终止阿片类药物和不服用阿片类药物的患者相比，疼痛和抑郁的发生率更高[26]。研究表明，从OIH中恢复的动物，如果给予单剂量的阿片类药物激动剂或拮抗剂，就会表现出复发性痛觉过敏[12]。这表明，从OIH中恢复的动物仍然对阿片类药物的痛觉过敏影响保持敏感，这还表明，致敏作用很可能被一种相反的内源性阿片类系统所对抗，因为即使服用阿片类拮抗剂，也会导致OIH复发[7]。因此，当兴奋性和抑制性神经元活动达到新的平衡时OIH就会终止，神经元活动水平远远高于OIH发生前的状态[7]。这种高神经元活动的新平衡有失调的风险，这可能表现为疼痛敏感性更高[7]。总之，OIH是可以逆转的，但一旦患者经历了OIH，他们复发的风险就会增加，特别是当暴露于阿片类药物激动剂或拮抗剂的情况下。

八、讨论

（一）发病率

目前还没有关于OIH患病率的报道。在一项对197名长期接受阿片类药物治疗的慢性疼痛患者的纵向研究中，27.6%的患者需要增加阿片类药物的剂量，但这与疾病的进展或活动的增加无关[27]。大多数研究者认为，OIH并不罕见，很可能是未被充分诊断。无论是哪种情况，OIH都具有持久性和破坏性后果，除非及时意识到并应对。

（二）鉴别诊断

OIH的鉴别诊断主要有①阿片类药物耐受。②阿片类药物戒断。③痛觉超敏。

阿片类药物耐受是本病例的首要鉴别疾病，OIH和阿片类药物耐受在临床实践中经常被混淆[28]。如果患者出现OIH，在持续使用阿片类药物期间，会出现以下临床特征：疼痛强度随时间增加，疼痛呈弥漫性或在其他位置出现新的疼痛，以及对机械压力、热和触觉刺激的痛感受增加[1,28]，阿片类药物剂量增加会使OIH症状加重。此外，要诊断OIH，必须排除其他因素，如疾病进展、阿片类药物耐受或阿片类药物戒断，这些因素会随着阿片类药物的增加而改善疼痛（而OIH则相反）。阿片类药物耐受会出现与治疗前相同强度的疼痛，阿片类药物戒断会有伴随症状，如流泪、流鼻涕、瞳孔放大、水肿、腹泻、情绪不佳、失眠和打哈欠[1]。

OIH是一种临床诊断，依赖于病史和查体。如果患者主诉在增加阿片类药物剂量的情况下疼痛仍在加重，疼痛弥漫或扩散到新的区域，并且（或者）对轻微的疼痛刺激越来越敏感，那么很可能已经出现了OIH。查体时，患者会很痛苦，对任何刺激都有疼痛，甚至对非疼痛刺激也有疼痛。目前，还没有实验室检查或影像学检查可以诊断OIH，但正在研究寻找与OIH相关的新受体系统、基因和生物标志物。如果发现并验证了一个合适的生物标志物，就可以彻底改变和简化OIH的诊断，从而改善预后。

遗憾的是，目前还没有一种公认的治疗OIH的方法，但大多数专家认为有必要减少或完全放弃阿片类药物治疗[12,22]。多模式镇痛方法被证明对OIH有帮助[19]，有几种药物被提议用来治疗OIH，氯胺酮是应用最广泛且有最有力的证据[7,12,19]，其他治疗方式要么没有接受，要么处于实验阶段。此外，没有关于OIH治疗的指南，这使其诊治更加复杂，在对这个问题的研究取得进展之前，治疗方面很大程度取决于医师个人经验。

（三）未来研究方向或正在进行的临床试验

研究表明，针对NMDA受体并不能解决OIH问题[12]，需要进一步研究其他受体系统与OIH的关系以期获得更好的治疗方法。OIH与小胶质细胞的关联性意味着胶质细胞抑制剂可能有助于预防OIH，但还需要做大量的工作[29]。目前正在研究神经胶质抑制剂异丁司特，在动物实验中可缓解神经病理性疼痛，并使吗啡镇痛效力增加3倍，虽然仍处于临床前阶段，但已经完成了对人体的安全测试[1]。神经类固醇（如黄体酮、孕酮）对GABA受体、甘氨酸受体和钙通道有抑制作用[1]，已证明神经类固醇可以减少大鼠的痛觉并促进镇痛，可能是OIH的另一种治疗方法，但神经类固醇的生物利用度低，代谢快，导致临床使用困难[1]。在治疗OIH方面，大麻素靶点尚未进行评估，这些受体位于参与疼痛处理的区域（导水管周围灰质、延髓腹外侧区[3,16]、小胶质细胞和脊髓背角），从逻辑上讲，这些受体在OIH中发挥了潜在的作用，但需要进一步的研究来确定。长期使用吗啡会诱导背根神经节的基因表达，包括CGRP、NMDA受体和B肾上腺素受体，这些都参与OIH和药物耐受[9]。最近一项小鼠研究表明，5-HT_3拮抗剂如昂丹司琼在全身或鞘内使用可以预防和逆转OIH[14]，这项研究表明昂丹司琼可以防止吗啡增强的基因表达，因此其在治疗OIH中可能发挥作用[11,14]，仍然需要在OIH的临床模型中进行测试，但昂丹司琼是一种安全药物（主要副作用为Q-T间期延长），并已被广泛使用，使其成为未来对抗OIH的潜在药物。已证明N-乙酰半胱氨酸可通过抑制啮齿动物背根神经节中的基质金属蛋白酶9来减少瑞芬太尼引起的痛觉过敏[29]，这是未来另一个潜在的治疗靶点。目前为数不多的OIH的对照实验大多是在手术患者中进行的，这些患者在手术后输注瑞芬太尼，并继续使用阿片类药物，存在痛觉过敏的情况[30]。尽管这些研究具有一定意义，但未来的研究必须关注接受长效阿片类药物治疗的慢性疼痛患者的痛觉过敏，因为在当今世界，这种阿片类药物的使用已经超越了治疗手术后急性疼痛的初衷。OIH必须更好地被从业者视为一个临床问题，并且需要改进有关患病率、急性与慢性阿片类药物暴露的差异、所使用的阿片类药物类型的影响[9]、明确的诊断和治疗指南的信息。此外，还需要临床试验来对新的潜在治疗方法进行进一步研究，以便将其应用于临床实践。

九、总结

OIH真实存在于临床，但诊断很困难，因为缺乏客观的诊断方法，OIH通常依赖于主观判断，如术后阿片类药物的使用和患者提供的疼痛评分。只有意识到OIH是一种疾病，才能对其进行适当的治疗，并且需要制定OIH的诊断标准和治疗指南，才能解决这个问题，否则，想当然给予患者更多的阿片类药物只会使病情加重。阿片类药物的摄入量或持续使用时间与OIH的发生仍然需要进一步阐明，虽然很困难，但一定有相关个人因素在OIH的发生发展中起作用，在这些因素被确认之前，临床治疗中要将阿片类药物的剂量和治疗时间限制在最小范围内[31]。虽然目前有几种治疗OIH的方法，也没有OIH治疗证据的共识，但有很多治疗方法可以尝试，包括减少或停止阿片类药物治疗、多模式镇痛以及使用NMDA受体拮抗剂氯胺酮等药物[7,19]。一些受体相互作用的药物已用于对抗OIH，其中大部分处于早期实验阶段，尚未在临床进行测试。关于OIH的研究还有很多，研究完成得越多，发现的规律越多，我们就越能避免、识别和治疗OIH。

（于建设 译 李赓、刘莉 校）

原书参考文献

[1] Arout CA, Edens E, Petrakis IL, Sofuoglu M. Targeting opioid-induced hyperalgesia in clinical treatment: neurobiological considerations. CNS Drugs. 2015; 29 (6): 465-86.

[2] Tompkins DA, Campbell CM. Opioid-induced hyperalgesia: clinically relevant or extraneous research phenomenon? Current Pain Headache Rep. 2011; 15 (2): 129-36.

[3] Raffa RB, Pergolizzi JV. Opioid-induced hyperalgesia: is it clinically relevant for the treatment of pain patients? Pain Manage Nursing. 2013; 14 (3): e67.

[4] Mao J. Opioid-induced abnormal pain sensitivity. Curr Pain Headache Rep. 2006; 10 (1): 67-70.

[5] Matthias MS, Johnson NL, Shields CG, Bair MJ, Mackie P, Huffman M, et al. “Im not gonna pull the rug out from under you”: patient-provider communication about opioid tapering. J Pain. 2017; 18 (11): 1365-73.

[6] Krumova EK, Bennemann P, Kindler D, Schwarzer A, Zenz M, Maier C. Low pain intensity after opioid withdrawal as a first step of a comprehensive pain rehabilitation program predicts long-term nonuse of opioids in chronic noncancer pain. Clin J Pain. 2013; 29 (9): 760-9.

[7] Angst M, Clark J. Opioid-induced hyperalgesia: a qualitative systematic review. Acute Pain. 2006; 8 (4): 191.

[8] Vera-Portocarrero LP, Zhang E-T, King T, Ossipov MH, Vanderah TW, Lai J, et al. Spinal NK-1 receptor expressing neurons mediate opioidinduced hyperalgesia and antinociceptive toler-ance via activation of descending pathways. Pain. 2007; 129 (1): 35-45.

[9] Pud D, Cohen D, Lawental E, Eisenberg E. Opioids and abnormal pain perception: new evidence from a study of chronic opioid addicts and healthy subjects. Drug Alcohol Depend. 2006; 82 (3): 218-23.

[10] Gong K, Bhargava A, Jasmin L. GluN2B N-methyl-D-aspartate receptor and excitatory amino acid transporter 3 are upregulated in primary sensory neurons after 7 days of morphine administration in rats. Pain. 2016; 157 (1): 147-58.

[11] Liang D-Y, Li X, Clark JD. 5-Hydroxytryptamine type 3 receptor modulates opioid-induced hyperalgesia and tolerance in mice. Anesthesiology. 2011; 114 (5): 1180-9.

[12] Leal PDC, Clivatti J, Garcia JBS, Sakata RK. Opioid-induced hyperalgesia (OIH). Brazilian J Anesthesiol. 2010; 60 (6): 639-47.

[13] King T, Gardell LR, Wang R, Vardanyan A, Ossipov MH, Malan PT, et al. Role of NK-1 neurotransmission in opioid-induced hyperalgesia. Pain. 2005; 116 (3): 276-88.

[14] Roeckel L-A, Coz G-ML, Gavériaux-Ruff C, Simonin F. Opioid-induced hyperalgesia: cellular and molecular mechanisms. Neuroscience.

2016; 338: 160-82.

[15] Vardanyan A, Wang R, Vanderah TW, Ossipov MH, Lai J, Porreca F, et al. TRPV1 receptor in expression of opioid-induced hyperalgesia. J Pain. 2009; 10 (3): 243-52.

[16] Vanderah TW, Suenaga NMH, Ossipov MH, Malan TP, Lai J, Porreca F. Tonic descending facilitation from the rostral ventromedial medulla mediates opioid-induced abnormal pain and antinociceptive tolerance. J Neurosci. 2001; 21 (1): 279-86.

[17] Mao J, Sung B, Ji R-R, Lim G. Chronic morphine induces downregulation of spinal glutamate transporters: implications in morphine tolerance and abnormal pain sensitivity. J Neurosci. 2002; 22 (18): 8312-23.

[18] Ramasubbu C, Gupta A. Pharmacological treatment of opioid-induced hyperalgesia: a review of the evidence. J Pain Palliative Care Pharmacother. 2011; 25 (3): 219-30.

[19] Chou R, Gordon DB, Leon-Casasola OAD, Rosenberg JM, Bickler S, Brennan T, et al. Management of postoperative pain: a clinical practice guideline from the American Pain Society, the American Society of Regional Anesthesia and Pain Medicine, and the American Society of Anesthesiologists Committee on Regional Anesthesia, Executive Committee, and Administrative Council. J Pain. 2016; 17 (2): 131-57.

[20] Hayhurst CJ, Durieux ME. Differential opioid tolerance and opioid-induced hyperalgesia. Anesthesiology. 2016; 124 (2): 483-8.

[21] Singler B, Troster A, Manering N, Schuttler J, Koppert W. Modulation of remifentanil-induced postinfusion hyperalgesia by propofol. Anesth Analg. 2007; 104 (6): 1397-403.

[22] Savage SR. Long-term opioid therapy: assessment of consequences and risks. J Pain Symptom Manag. 1996; 11 (5): 274-86.

[23] Chu L, Clark D, Angst M. Opioid tolerance and hyperalgesia in chronic pain patients after one month of oral morphine therapy: a preliminary prospective study. J Pain. 2006; 7 (1): 43-8.

[24] Hay JL, White JM, Bochner F, Somogyi AA, Semple TJ, Rounsefell B. Hyperalgesia in opioid-managed chronic pain and opioid-dependent patients. J Pain. 2009; 10 (3): 316-22.

[25] Kidner CL, Mayer TG, Gatchel RJ. Higher opioid doses predict poorer functional outcome in patients with chronic disabling occupational musculoskeletal disorders. J Bone Joint Surg-Am Vol. 2009; 91 (4): 919-27.

[26] Townsend CO, Kerkvliet JL, Bruce BK, Rome JD, Hooten MW, Luedtke CA, et al. A longitudinal study of the efficacy of a comprehensive pain rehabilitation program with opioid withdrawal: comparison of treatment outcomes based on opioid use status at admission. Pain. 2008; 140 (1): 177-89.

[27] Low Y, Clarke CF, Huh BK. Opioid-induced hyperalgesia: a review of epidemiology, mechanisms and management. Singap Med J. 2012; 53 (5): 357-60.

[28] Veevaete L, Lavand'homme P. Opioid-induced hyperalgesia: new insights in to the chronicization of pain. Tech Region Anesth Pain Manage. 2014; 18: 100-4.

[29] Weber L, Yeomans DC, Tzabazis A. Opioid-induced hyperalgesia in clinical anesthesia practice. Curr Opin Anaesthesiol. 2017; 30 (4): 458-65.

[30] Fishbain DA, Cole B, Lewis JE, Gao J, Rosomoff RS. Do opioids induce hyperalgesia in humans? An evidence-based structured review. Pain Med. 2009; 10 (5): 829-39.

[31] Bannister K, Dickenson AH. Opioid hyperalgesia. Curr Opin Supp Palliative Care. 2010; 4 (1): 1-5.

第四十三节　鞘内镇痛泵控制疼痛不佳1例 43

Tariq Malik

一、病例

患者，64岁男性，患者因鳞状细胞肺癌转移至胸椎和腰椎并继发难治性癌痛，进行多次药物和手术治疗，患者因腰背痛植入鞘内镇痛泵（Intrathecal Pump，ITP），并采用可编程的Medtronic synchrmed Ⅱ作为治疗管理系统（patient therapy management，PTM）。鞘内镇痛泵药物为吗啡，浓度为10 mg/ml，以75 μg/h的速度或1.8 mg/d的剂量进行鞘内注射。在3个月复诊续泵时，患者自述鞘内镇痛泵治疗效果显著且疼痛得到了持续性的缓解，没有出现明显的神经系统或呼吸系统不良反应，随后一年内患者状态良好。在植入一年后，患者开始出现疼痛，且逐渐加重，尽管PET扫描结果显示癌症有所控制，但鞘内镇痛泵吗啡剂量已不能有效镇痛。患者表示增加非镇痛泵用药后，疼痛有一定程度缓解，但患者也注意到疼痛缓解的效果正在减弱，继续使用镇痛泵输注额外剂量时，疼痛并没有得到缓解，当日处理为将其鞘内剂量增加了10%，并要求在一周后复诊。

二、初步诊断

此病例中的患者在鞘内镇痛装置植入的第一年内获益，但目前镇痛效果下降，可能是由于患者的状态或设备（导管或泵）的变化所引起，要找到镇痛效果下降的确切原因，相关的因素包括潜在疾病的进展或其他疾病过程，即社会心理问题，需要详细问诊患者或家属并咨询肿瘤科医师。在排除疾病进展的前提下，导致疼痛加重的最常见原因为药物耐受。

三、如何确认药物耐受是疼痛加重的原因

医师在经过适当的临床评估和多学科会诊后来排除患者疼痛加重的相关因素，之后可通过增加10%～15%的镇痛药物剂量来确认是否为药物耐受。众所周知，在植入鞘内镇痛泵后第一年内，由于患者可能出现的耐药情况需要经常调整剂量，如果患者对镇痛药物剂量缺乏反应，

特别是基于治疗管理系统的更大剂量没有作用时，应该逐步排除设备（泵和导管）故障。

四、如何评估设备故障

首先通过一些成像技术（X射线、CT），对泵和导管的完整性进行评估，导管是否通畅可通过泵的辅助端口和抽吸脑脊液（CSF）来确认，自由流出的脑脊液也可确认导管通畅，有时使用有颜色的药物或放射性药物来排除导管系统的渗漏情况。鞘内导管顶端可形成肉芽肿，表现为治疗效果不佳或肉芽肿卡压神经根或脊髓，若临床高度怀疑肉芽肿卡压神经，可通过钆增强MRI或CT脊髓造影来确认，出现卡压症状的肉芽肿需要急诊减压手术治疗，否则，即便停止鞘内治疗，肉芽肿数月后才可以消退。

五、如何处理

鞘内镇痛设备和导管故障并不少见，治疗失败常提示系统故障，除了临床判断外，设备和导管故障常需要一些检测设备或成像技术来确定。如果其他原因导致疼痛无法缓解，可增加药物剂量或在镇痛泵中增加辅助药物来解决。导管的微渗漏很难诊断，可使用^{99}Tc或^{111}In进行2～3天的影像学检查，也有导管的间歇性扭曲弯折所致间断性给药（不足）或药物过量的情况。在无法确认导管通畅性或完整性的情况下，建议更换鞘内导管（图43-1）。

六、讨论

癌症晚期无法控制的疼痛是癌症患者最担心的症状之一[1-4]，有时甚至比死亡更令人恐惧。据估计，美国每年发生170万癌症病例[5]，其中60%的患者会在某个阶段出现疼痛，而超过20%的癌症患者死于疼痛。癌症疼痛（简称癌痛）可由肿瘤本身、转移并侵犯其他组织结构（如神经）或各种治疗不良反应（如化疗药物）所引起，疼痛可由软组织和骨破坏或神经损伤导致，可能涉及炎症/神经病理性机制。大多数癌痛可通过口服阿片类药物治疗，当疼痛难以控制或患者出现阿片不良反应，如呼吸抑制或便秘时，应考虑其他治疗方式。与全身性阿片类用药相比，鞘内用阿片类药物治疗提供了更好的疼痛控制方法，其优势在于更直接作用脊髓背角的Mu、Kappa、Delta、钠钙通道、GABA、alpha2和NMDA受体。因此，用很小的剂量在不同的脊髓水平调节疼痛传导，在不穿过血脑屏障的情况下实现更有效的疼痛控制[6]。在癌痛治疗方面，已证明鞘内镇痛泵优于传统医疗手段，根据美国国家癌症研究所的毒性标准，鞘内镇痛泵具有较低的药物毒性作用，并在一项大型随机对照临床试验中显示可以提高患者生存率[7]，同时降低了医疗费用和医保利用率[8]。其他回顾性分析研究表明，鞘内镇痛泵远期并发症的发生率较低[9]，但这些结论的随机对照临床试验证据不足。

通过鞘内镇痛泵疗法缓解症状的多数患者在前6个月需要一些剂量调整，一旦达到控制疼痛的最佳剂量，复诊时鞘内镇

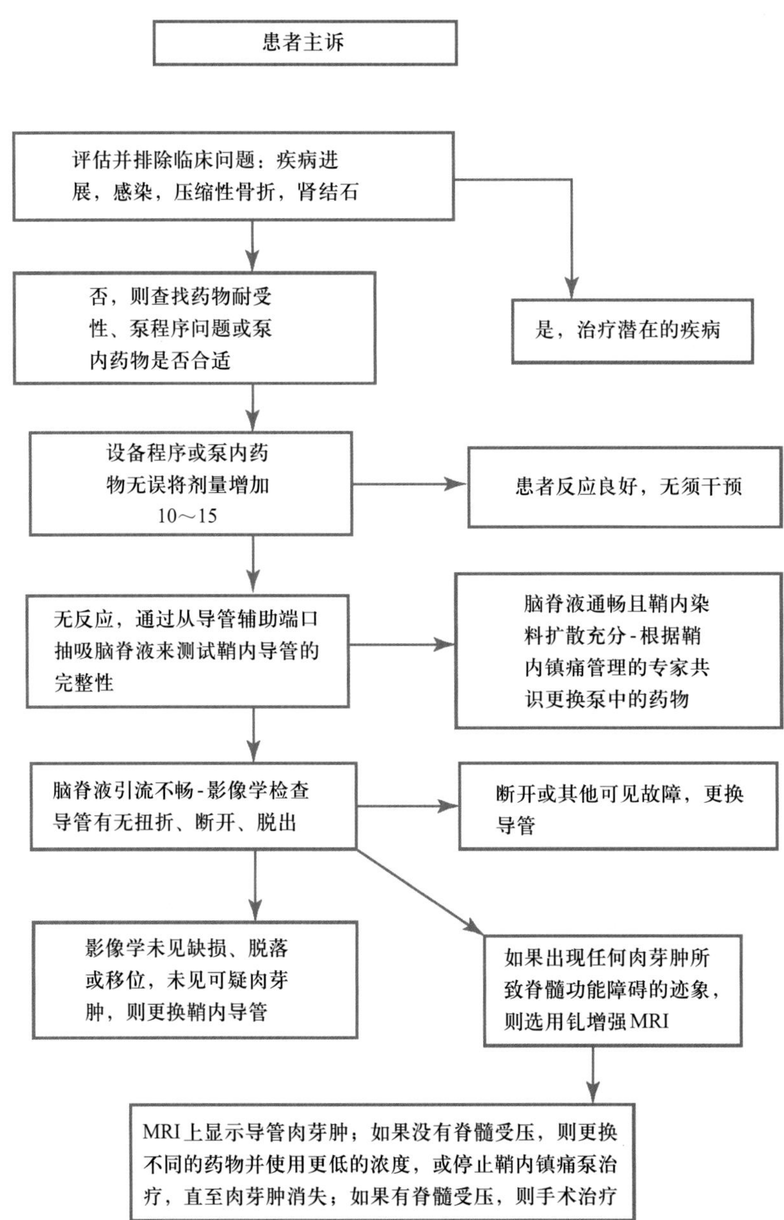

图43-1 鞘内治疗失败处理流程

痛泵剂量只需细微调整。任何对鞘内镇痛泵调整没有反应的突发性疼痛加重患者，都应该高度怀疑泵（或导管）失效（或故障），或是疾病有进展。对于上述紧急情况，进行影像学检查和紧急排查要谨慎，以避免导管脱出，并及时进行适当的调整。鞘内镇痛泵失效的潜在原因可分为：①装置故障，又可分为泵故障和导管故障；②手术相关原因；③患者相关原因。

（一）泵故障

泵故障包括电机出现故障、电池耗尽和导管接入端口故障，泵故障的其他原因还有过度移动泵导致的泵倒转，大多数鞘内镇痛泵失效的原因与手术技术有关，因此要仔细操作以减少并发症的发生率。

（二）导管故障

导管的故障率比泵的故障率高3倍，为20%[10]。导管故障相关的原因包括移位或断裂，通常发生在泵附近或泵远端，脑脊液渗漏通常是导管在植入过程中发生意外损坏，引起导管上出现一个或多个孔所致[11]，另外，导管扭曲弯折、断裂和移位也有报道。在导管顶端周围形成的肉芽肿是一种相对罕见但严重的并发症，其发生率为0.5%～3%[12]。与肉芽肿相关的危险因素主要有：使用高浓度鞘内阿片类药物、长时间输注、快速增加剂量、脊柱手术史和低输注流速[13]。如果怀疑肉芽肿形成，可通过T1增强MRI或CT脊髓成像对泵侧端导管通畅情况进行诊断。导管故障的治疗方法根据患者症状的严重程度而有所不同，可以用生理盐水替代鞘内药物，对出现严重神经功能损伤的病例要进行紧急外科手术治疗。如果怀疑有肉芽肿，早期干预对于防止严重并发症如脊髓压迫、下肢轻瘫或截瘫至关重要[14]。

（三）手术相关原因

鞘内镇痛泵可发生血肿和脑脊液肿，严重的并发症是泵部位感染和细菌性脑膜炎，由于癌症患者常伴有营养不良和免疫功能下降，故鞘内镇痛泵手术中要保持高度警惕[15]。

（四）患者相关原因

大多数鞘内镇痛泵失效的原因是由药物不良反应所引起，尽管鞘内镇痛泵所需的剂量较全身性阿片药物所需剂量低，但使用鞘内阿片类药物的患者可能会出现类似全身使用阿片类药物的不良反应，如便秘、恶心、瘙痒、尿潴留和呼吸抑制。此类不良反应通常可在调试期间解决，调试期间要同时测试不同的药物及其有效的剂量，以达到从全身阿片用药向鞘内阿片用药的安全过渡。

药物引起的其他不良反应包括OIH、低血压、免疫损害和促性腺激素分泌不足[16]。

适当的患者管理可以减少鞘内镇痛泵的远期后遗症。在复诊和续泵期间，对泵的情况进行询问和评估，用计算机预测泵的实际容量，可以在患者出现戒断症状之前进行诊断。诊断程序应包括详细的问诊和查体，询问泵相关情况、确认泵内容物、设置泵参数和泵内剩余容积。后位、前位和侧位X线检查可显示导管情况，确认泵转子以预期的速度转动。侧孔抽吸后进行导管染色试验有助于评估导管的通畅性和功能，如果患者出现任何神经功能损伤，应立即进行MRI或CT脊髓造影。仔细评估肠道和膀胱功能非常重要，当怀疑出现导管肉芽肿时，应积极检查是否出现神经功能障碍症状，防止鞘内镇痛泵治疗失败，同时应避免患者在检查和检测完成后出现戒断症状。

七、总结

在过去的35年里，鞘内镇痛泵治疗取得了显著的进步，并成为顽固性癌痛的有效治疗方法，精湛的手术技术是避免并发症的关键所在。如果确实出现并发症，应尽早评估和检查，如果处理不当，应避免潜在的更严重的致命并发症。

（于建设　译　李赓、冯鹏玖　校）

原书参考文献

[1] Bao YJ, et al. Hydromorphone for cancer pain. Cochrane Database Syst Rev. 2016; 10: CD011108.

[2] Onofrio BM, Yaksh TL, Arnold PG. Continuous low-dose intrathecal morphine administration in the treatment of chronic pain of malignant origin. Mayo Clin Proc. 1981; 56 (8): 516-20.

[3] Wang JK, Nauss LA, Thomas JE. Pain relief by intrathecally applied morphine in man. Anesthesiology. 1979; 50 (2): 149-51.

[4] Neufeld NJ, Elnahal SM, Alvarez RH. Cancer pain: a review of epidemiology, clinical quality and value impact. Future Oncol. 2017; 13 (9): 833-41.

[5] Siegel RL, Miller KD, Jemal A. Cancer statistics, 2017. CA Cancer J Clin. 2017; 67 (1): 7-30.

[6] Yaksh TL, Rudy TA. Analgesia mediated by a direct spinal action of narcotics. Science. 1976; 192 (4246): 1357-8.

[7] Smith TJ, et al. Randomized clinical trial of an implantable drug delivery system compared with comprehensive medical management for refractory cancer pain: impact on pain, drug-related toxicity, and survival. J Clin Oncol. 2002; 20 (19): 4040-9.

[8] Stearns LJ, et al. Health services utilization and payments in patients with cancer pain: a comparison of intrathecal drug delivery vs conventional medical management. Neuromodulation. 2016; 19 (2): 196-205.

[9] Onofrio BM, Yaksh TL. Long-term pain relief produced by intrathecal morphine infusion in 53 patients. J Neurosurg. 1990; 72 (2): 200-9.

[10] Winkelmuller M, Winkelmuller W. Long-term effects of continuous intrathecal opioid treatment in chronic pain of nonmalignant etiology. J Neurosurg. 1996; 85 (3): 458-67.

[11] Pucks-Faes E, et al. Eleven years' experience with intrathecal baclofen-complications, risk factors. Brain Behav. 2018; 8 (5): e00965.

[12] Deer TR. A prospective analysis of intrathecal granuloma in chronic pain patients: a review of the literature and report of a surveillance study. Pain Physician. 2004; 7 (2): 225-8.

[13] Duarte RV, et al. Intrathecal granuloma formation as result of opioid delivery: systematic literature review of case reports and analysis against a control group. Clin Neurol Neurosurg. 2012; 114 (6): 577-84.

[14] Shields DC, et al. Extramedullary intrathecal catheter granuloma adherent to the conus medullaris presenting as cauda equina syndrome. Anesthesiology. 2005; 102 (5): 1059-61.

[15] Motta F, Antonello CE. Analysis of complications in 430 consecutive pediatric patients treated with intrathecal baclofen therapy: 14-year experience. J Neurosurg Pediatr. 2014; 13 (3): 301-6.

[16] Kleinmann B, Wolter T. Intrathecal opioid therapy for non-malignant chronic pain: a long-term perspective. Neuromodulation. 2017; 20 (7): 719-26.

第四十四节　巴氯芬戒断综合征1例　44

Lynn R. Kohan；Xiaoying Zhu

一、病例

患者，38岁女性，有多发性硬化（multiple sclerosis，MS）肌痉挛史，患者5年前植入40 ml美敦力鞘内药物输注系统（intrathecal drug delivery system，IDDS）治疗肌痉挛。患者此次来疼痛门诊补充鞘内药物输注系统巴氯芬药物（患者5个半月前补充过药物），并自述近一个月肌痉挛有轻微加重，IDDS中巴氯芬的浓度为500 μg/ml，持续输注量设定为125 μg/d。在过去的3年里，患者的鞘内巴氯芬（intrathecal baclofen，ITB）治疗剂量一直比较稳定，期间未服用其他药物。像使用鞘内巴氯芬治疗的其他患者一样，患者将巴氯芬口服药物作为预防措施，门诊检查IDDS无异常发现，但患者认为鞘内巴氯芬剩余量要比她计算的剩余容量多2 ml。查体发现患者有轻微的僵硬和肌痉挛（改良Ashworth分级2级），未发现阵挛。在问诊及查体期间，患者的IDDS装置未发现异常，患者的主诉和查体结果均符合肌痉挛进行性加重，因此怀疑该患者多发性硬化可能有加重和发展。为更好地缓解肌痉挛症状，在门诊将鞘内巴氯芬的剂量增加到150 μg/d，如果症状不缓解，再进一步对IDDS进行调整。患者在重新补充药物后的第三天晚上10点拨打了紧急呼叫电话，自述过去的几个小时里鞘内药物输注系统一直报警，同时患者有烦躁和瘙痒症状，紧急就诊并口服20 mg巴氯芬，在急诊室，患者表现为轻度心动过速，口腔温度为38.2℃（100.8 ℉），其他生命体征相对平稳，改良Ashworth分级达4级（平时改良Ashworth分级基线为1级），血生化、全血细胞计数、血沉、C反应蛋白均在正常范围内。

当检查患者鞘内药物输注系统时，注意到双音紧急警报系统正在报警，对患者进行静脉注射地西泮和口服巴氯芬20 mg后推入手术室，检查鞘内药物输注装置。设定患者1分钟剂量为0.01 ml，患者使用的药物浓度为500 μg/ml，0.01 ml的药物相当于5 μg的剂量，因此没有过量的风险。检查可以看到输注装置没有移动，因此确定存在泵故障，随后患者更换体内的鞘内药物输注装置，术后症状改善，观察24小时后，患者病情稳定出院。

二、初步诊断

（一）门诊初步诊断

初步诊断为多发性硬化进展后肌痉挛

加重，患者在门诊就诊时，对出现严重的肌痉挛原因进行评估。肌痉挛加重包括许多原因，如疾病进展、急性感染、药物改变和精神压力等，都可导致多发性硬化患者的肌痉挛加重[1]。患者无任何急性感染的体征或症状，否认近期药物改变，否认任何急性不良事件。在过去一个月里，该患者曾出现严重的肌痉挛和僵硬，这些症状与多发性硬化进展一致。为了确保没有其他意外，检查患者的鞘内药物输注系统，但IDDS没有发现任何异常，所以确定是患者多发性硬化的新进展。

（二）住院初步诊断

初步诊断为巴氯芬停药后肌痉挛加重。患者曾自述其肌痉挛、瘙痒和易怒症状越来越严重。当患者被送到急诊室时，发现有心跳过速和轻度发热，鞘内药物输注系统也出现紧急警报。这些都是IDDS故障导致的巴氯芬停药后出现的症状，因此应立即开始治疗。

三、如何明确诊断

判断鞘内巴氯芬出现疗效减弱或完全失效的原因，应采取系统性的方法来验证。Saulino等最近发表了一篇应用巴氯芬治疗排除IDDS故障最佳方案的文章，此外，美敦力还发布了一种评估巴氯芬疗效减弱的算法。

应该首先排除容易发现的问题，获取患者详细的病史并进行查体，以及了解鞘内药物输注系统的情况。由于某些药物可能会加重或掩盖症状，因此要询问患者的服药史。选择性5-羟色胺再摄取抑制剂、干扰素、右旋安非他明和氨茶碱可加剧肌过度紧张[2]。

查体应全面，包括有针对性的神经肌肉检查，包括评估肌力、关节活动范围、生理反射、阵挛、自发或诱发的肌痉挛。肌痉挛可根据改良Ashworth分级进行评估（表44-1）。

表44-1 改良Ashworth分级

等级	评定标准
0级	肌肉张力没有增加
1级	肌肉张力轻微增加，表现为“卡住再活动”，或在受影响部位进行屈或伸运动范围结束时有轻微阻力
1^+级	肌肉张力轻微增加，表现为“卡住”，在关节活动度（range of movement，ROM）的后半部分出现轻微阻力
2级	大部分关节活动度肌张力明显增加，但关节仍可以活动
3级	肌肉张力大幅度增加，关节活动困难
4级	受影响的部分在屈伸时僵硬

引自Smith and Bohannon

应评估生命体征并进行精神状态检查。实验室检查包括对感染或其他伤害刺激的评估，建议进行全血细胞计数、血生化（包括肝功能）、凝血功能[2]，然而，指标的异常并不能“诊断”戒断症。

另外也需要调查急性感染或伤害刺激的原因。感染被认为参与了多发性硬化的发病机制，并可影响疾病的易感性和临床过程[3]。Correale等人的一项研究表明，在全身感染期间，与磁共振活动增加相关的复发风险增加[4]。

要避免任何程序错误或药物再填充错误，要做到这一点，首先应检查IDDS和给药参数，确保IDDS剂量参数与规定的剂量相匹配，如怀疑浓度有误，应将IDDS里的溶液取出，并重新注满新溶液。需要将鞘内药物输注系统显示的剩余体积与预期的体积进行比较，剩余体积很大或与预期差异逐渐增大可能表明存在IDDS相关故障，这种类型的故障发生率可能仅次于泵发动机故障，如果担心发动机故障，应该检查IDDS中的发动机。只要大约10 μg的剂量不会导致药物过量，可以在1分钟内给药0.01 ml，下1次给药应等待2分钟，让给药发挥作用，然后通过X线或透视来确定泵发动机的位置变化，泵的发动机应该移动60°。如果发动机没有达到预期的位置，则提示可能存在发动机故障。如果发现发动机问题，患者将需要紧急更换鞘内药物输注系统（图44-1）。

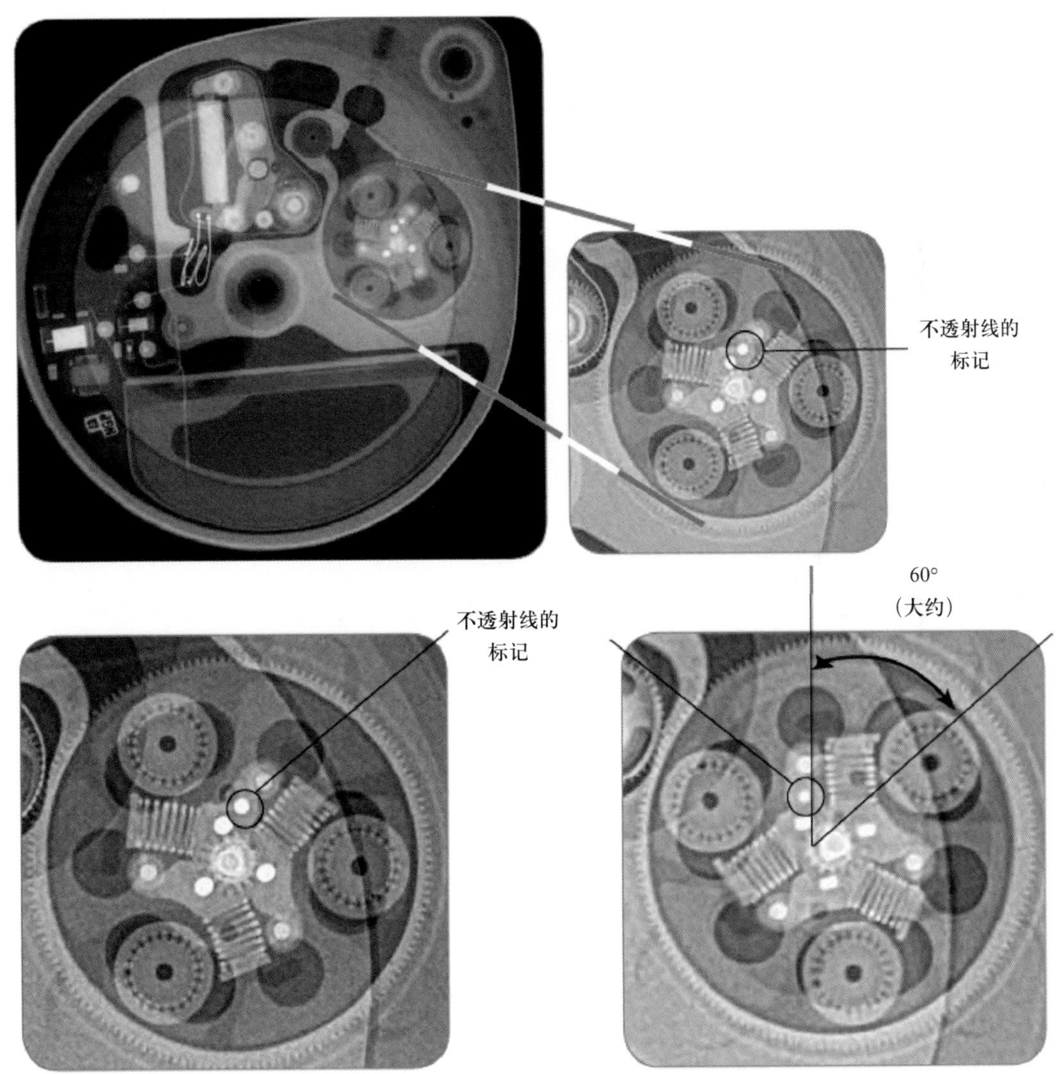

图44-1　泵发动机检查

（a）SynchroMed Ⅱ型泵的泵轮（b）synchronmed Ⅱ型泵的泵轮旋转（经Medtronic，Inc．许可转载（C））

如果鞘内药物输注系统有问题，警报也会有提示声音。当电池电量低、剩余药液量低或严重时，警报将会响起。如果检测到剩余药液量低的警报声，应立即进行补充。如果出现低电量报警，患者将需要紧急更换IDDS[6]。任何严重报警都应立即进行调查，因为它表明注药已经停止或即将停止。

一旦排除输注装置机械故障、程序异常和药物方案问题，就应该检查导管故障。检查导管故障的第一步是获得影像学资料[7]，应进行胸椎和腰椎区域的前后位平片（anterior/posterior，AP）和侧位片。医师应该通过影像学来评估导管与IDDS的连接处、鞘内以及导管顶端的所有部分，沿着导管的任何连接头应该被直观看到。如果一切正常，可在透视引导下进行导管检查，导管检查需要将导管评估试剂盒中提供的24号Huber针插入导管接入口（catheter access port，CAP）。如果导管顶端在鞘内，且导管通畅，脑脊液（cerebralspinalfuid，CSF）应该很容易从导管接口抽出。由于导管体积通常＜0.25 ml，导管接口抽吸量＞0.25 ml（通常至少2 ml），以确保充分保证是脑脊液，如果能够自由抽吸2～3 ml，就应该在透视下注射造影剂。导管的评估应完整，包括其插入处、输注系统附近、鞘内及其尖端，应该特别注意导管经过IDDS后的每个接头位置，对比它们的造影情况。任何造影剂外溢都可表明导管的完整性缺失，一般继发于导管破裂、断开、向鞘内间隙外移位或形成死腔[8]。如果在检查中发现造影不佳，则说明导管可能被堵塞，堵塞可由导管弯折或尖端闭塞形成。肉芽肿可能发生在导管顶端，增强磁共振钆成像是诊断肉芽肿的首选方法[9]。为防止在成功抽吸检查后停药，在导管检查结束后应充注药物，使导管顶端重新充满巴氯芬。

如果从导管接入口抽吸脑脊液失败，可能是导管闭塞或扭曲弯折。如果不能轻易地从导管接入口抽出2～3 ml液体，则不宜注射造影剂，因为这样做可能会导致导管内残留药物注入脑脊液而导致鞘内巴氯芬过量[10]。如果发现导管不完整或无法抽吸足量的脑脊液，应安排患者紧急更换导管，以避免出现巴氯芬戒断综合征症状。

四、病理生理学机制

巴氯芬作为肌肉松弛药和抗痉挛药的确切作用机制尚未完全阐明，巴氯芬抑制脊髓水平的单突触和多突触反射，可通过其作用于脊髓上位点以及通过减少初级传入末梢的兴奋性神经递质释放实现[11]。巴氯芬还能增强迷走神经张力，抑制中脑边缘和黑质纹状体多巴胺神经元兴奋性[12]。巴氯芬的结构与GABA类似，可通过刺激GABAB受体引起肌肉松弛而发挥作用。总的来说，巴氯芬通过增强中枢神经系统对脊髓的抑制来降低肌肉张力、肌腱反射和踝阵挛[13]。因此，突然停用巴氯芬主要表现为兴奋症状，如中枢神经系统兴奋性增加和严重肌痉挛。突然停止鞘内巴氯芬可导致轻微症状，如瘙痒、焦虑和震颤，也可能导致更严重的症状如高热、肌阵挛、癫痫发作、横纹肌溶解、弥散性血管内凝血、多系统器官衰竭、心搏骤停、昏迷和死亡[15-17]。

五、如何处理巴氯芬戒断综合征

要充分确定鞘内巴氯芬失效的原因，因为突然停用巴氯芬可致命，常见的巴氯芬戒断综合征症状包括瘙痒、抽搐和精神状态改变[18,19]。症状可在数小时至48小时内出现，并伴有各种不同程度的症状和体征[18,20]，症状的严重程度并不与剂量水平相关。巴氯芬戒断综合征的临床表现与败血症、脑膜炎、癫痫综合征和恶性高热相似[18,20,21]，包括肌痉挛程度加重、僵直、低血压或血流动力学不稳、高热、阵挛和精神状态改变，最终表现为横纹肌溶解、多系统器官衰竭、凝血功能障碍、癫痫、昏迷和死亡[22]。应密切观察戒断症状的患者，因为戒断症状可导致严重的并发症。如果发现患者出现急性巴氯芬戒断综合征症状和体征，应遵循急性戒断指南（图44-2）。

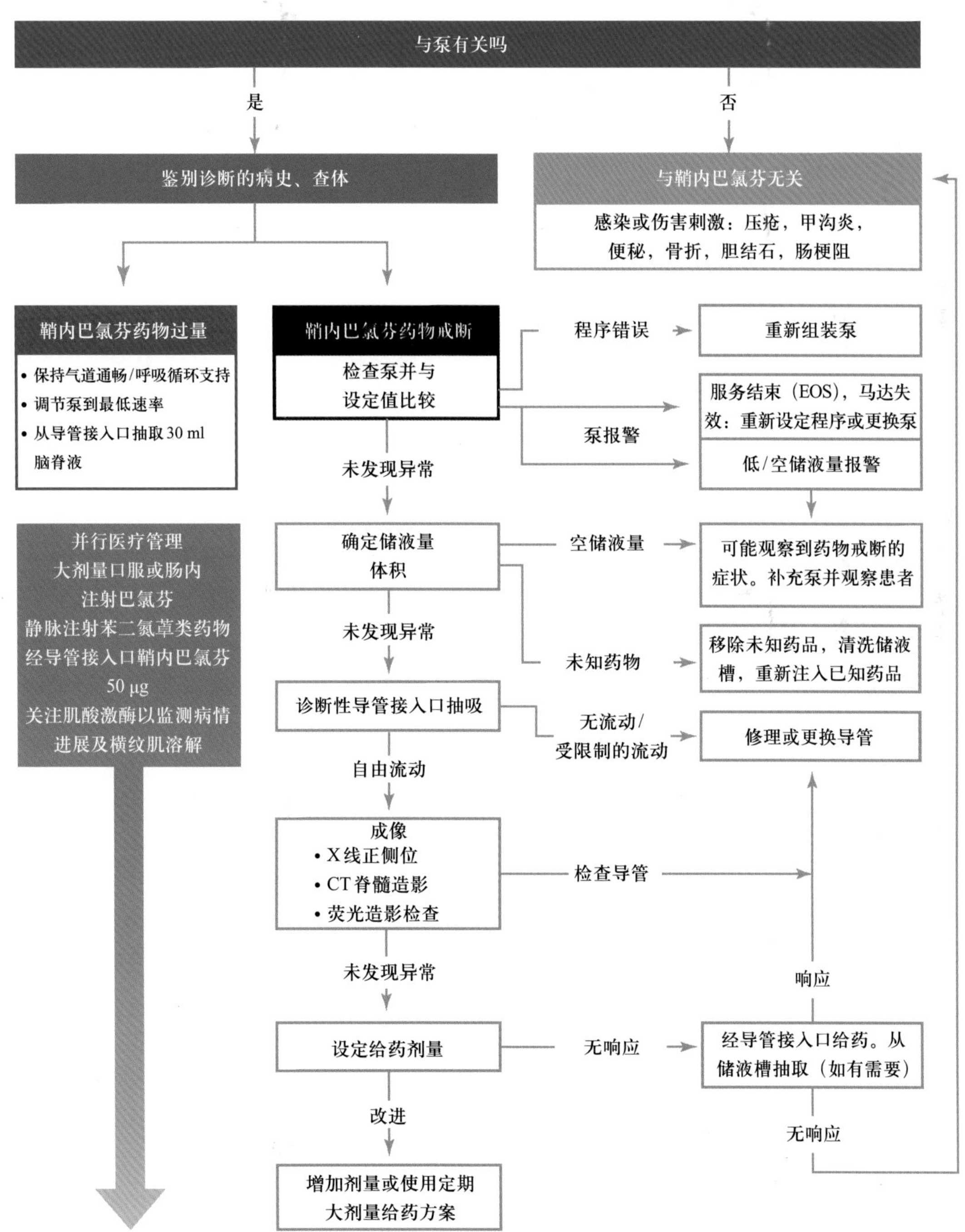

图44-2　急性故障排除法

对巴氯芬戒断综合征的治疗要尽快恢复巴氯芬的输注，进行腰穿和鞘内注射巴氯芬是严重戒断时的一线治疗方法。使用剂量和给药时间取决于许多因素，包括停药的严重程度、停药前患者给药的剂量、症状首次出现的时间以及对之前药物的反应[2]，合理的做法是给予与初次试验量相似或更高的剂量。如果植入的鞘内药物输注系统不起作用，可以换用鞘内连续给药导管，并通过外部泵输注巴氯芬，该系统可保障患者在鞘内植入新的IDDS之前保持稳定。在这种情况下，应将出现故障的鞘内药物输注系统设置为最小速率，并将外部泵设置为持续泵注或由医师自行决定给药剂量[18,20]，同时监测患者。

如果不能进行鞘内给药，则应口服给药，可口服巴氯芬和苯二氮䓬类药物，需要注意的是，口服巴氯芬不会影响鞘内巴氯芬戒断综合征的进展[21]。因为口服巴氯芬吸收变化大，起效慢，作用时间短，肾脏消除变化大，因此限制了它作为巴氯芬戒断综合征时良好的治疗效果[23]。此外，从口服给药到鞘内注射的巴氯芬没有统一的转化公式，很难计算适当的剂量，合理的治疗方案是每6小时服用10～20 mg巴氯芬，但要注意到其在有效性和耐受性方面存在的个体差异性[2]。

其他用于巴氯芬戒断综合征的药物还有苯二氮䓬类药物和赛庚啶，苯二氮䓬类药物可通过静脉连续输注，还激活GABA-A受体，避免了因口服巴氯芬而引起的耐药性问题，因为长期使用巴氯芬会导致GABA-B受体下调[2]。基于以上因素，苯二氮䓬类药物可用于减轻戒断症状，从而改善肌痉挛、僵化和高热。苯二氮䓬类药物中最常用的是安定，其次是劳拉西泮和咪达唑仑[2]。另外，苯二氮䓬类药物也有助于预防癫痫发作，但应监测接受苯二氮䓬类治疗的患者。

赛庚啶则是一种5-羟色胺受体激动剂，可作为巴氯芬戒断综合征时的辅助治疗，常用剂量为2～4 mg/6 h，但使用频率和剂量可根据患者的反应而调整。已证明赛庚啶可以缓解肌痉挛性肌张力亢进，发热和瘙痒的发生[24,25]。目前还没有对苯二氮䓬类药物和赛庚啶的有效性进行比较的研究，但Saulino的研究推荐苯二氮䓬类和赛庚啶作为治疗鞘内巴氯芬戒断综合征的一线辅助药物[2]。患者应尽快恢复鞘内药物输注系统，同时对患者要进行至少24小时的住院观察，以确保没有药物过量或用药不足的问题[2]。

六、讨论

（一）发病率

美国多发性硬化患者约有40万，预计每10万人中有90人患病[26]，大约10%的患者开始被诊断为原发性多发性硬化[27]。多发性硬化是由中枢神经系统炎症引起的，这种炎症会损害髓鞘和轴突本身，因为它可以影响大脑、视神经和脊髓，所以可以引起各种神经系统症状，经常发生感觉和运动损伤，导致下肢无力、共济失调或肌痉挛。

肌痉挛是多发性硬化的一个常见症状，随着疾病的进展可影响生活质量，治疗方法包括口服药物，但这些药物的疗效有限，且伴有明显的不良反应（如嗜睡）。1992年，美国FDA批准了鞘内巴氯芬用于治疗严重肌痉挛。在特定的患者中，鞘内巴氯芬可以改善肌痉挛症状，改善其功能，并减少与口服药物相关的不良反应[29,30]。鞘内巴氯芬通过植入的鞘内药物输注系统给药，该系统有一个带贮液器的附加导管，可将药物直接送入鞘内。巴氯芬通过与GABA-β受体结合并抑制兴奋性神经递质的释放来减少肌痉挛，从而抑制单突触和多突触的脊髓反射[31]，有效治疗肌痉挛所需的剂量远低于口服剂量，从而减少全身不良反应。

虽然鞘内药物输注系统的并发症很少见，但应做好识别和及时治疗的准备，并发症可导致巴氯芬过量或剂量不足，或鞘内分布不足。当患者报告有巴氯芬过量或剂量不足的有关症状时，需要进行全面检查。2002年4月，美国FDA发布了巴氯芬戒断综合征的药物警告标签，其收录的27例并发症报告中有6例具有致命危险[32]。

（二）鉴别诊断

1. 肌痉挛加剧的鉴别诊断

使用鞘内巴氯芬输注系统的患者出现肌痉挛加剧的鉴别包括患者自身问题以及继发于鞘内药物输注系统的巴氯芬失效问题。

2. 患者自身问题

某些情况，如感染或生理性应激可导致多发性硬化患者肌痉挛加重。泌尿系统感染、膀胱过度充盈和尿石症均可引起肌痉挛加重[1]，体温升高也会引发肌痉挛。肌痉挛加重也可能是继发性疾病的进展或潜在疾病的发作引起的，可通过MRI成像来评估中枢神经系统内病变的进展，以明确疾病的进展或发作。也有报道患者会对巴氯芬产生耐受性[33]，但必须在排除所有患者自身原因之后，才可纳入鉴别诊断。

3. 鞘内药物输注系统相关问题

如前所述，巴氯芬的无效可由程序错误（错误的药物浓度或错误的剂量）或鞘内药物输注系统及导管的机械问题导致。而程序错误问题，可通过仔细检查鞘内药物输注系统的设置和剂量来识别，药房也可能配制不同浓度的巴氯芬，当混合使用不同浓度的巴氯芬时，其准确度可发生变化导致剂量不足。

鞘内药物输注系统在整个治疗周期中都可出现并发症[34]，Flukiger等人的一项研究发现，每年植入鞘内药物输注系统患者的并发症发生率为10.5%，35%的并发症与泵有关，其余与导管相关[35]，与鞘内药物输注系统相关的并发症包括发动机故障和电池耗尽。2013年6月，美敦力公司对Medtronic Synchromed Ⅱ和Synchromed EL可植入内药物输注泵进行了召回[36]，此次召回信息指出，在鞘内药物输注系统内有可能出现电气短路，导致发动机故障，从而导致治疗效果不佳。在美国FDA的批准下，美敦力公司升级了他们的设备来解决这个问题。

药物组合也可能导致鞘内药物输注系统出现功能故障，美敦力公司的资料指出，源自药物配方的腐蚀剂可能是导致鞘内药物输注系统功能故障的原因[37]。由于系统具有很高的完整性和可靠性，因此很少发生自发系统停机，最常见的系统停机常发生在患者进行磁共振检查后，因此所有鞘内药物输注系统应在磁共振检查后约20分钟内进行检查，以确保系统功能恢复，也可以通过系统日志来进行此评估[38]。如果鞘内药物输注系统没有恢复正常，应在20分钟内进行第二次检查，以评估是否有任何延迟恢复功能的情况，如果系统仍未恢复功能，应致电制造商，并采取适当措施防止症状的发生。

其他可导致鞘内巴氯芬治疗无效的原因包括导管顶端形成肉芽肿，导致鞘内巴氯芬输送不足或严重的脊髓压迫[39]。肉芽肿是发生在导管顶端的炎性肿物，虽然肉芽肿通常与鞘内阿片类药物有关，但文献中也有使用巴氯芬治疗患者出现肉芽肿的案例[40]。磁共振是诊断导管顶端肉芽肿的首选检查方法[41]。

4. 巴氯芬戒断综合征的鉴别

其他疾病也可出现与巴氯芬戒断综合征相似的症状，包括败血症、脑膜炎、神经阻滞剂恶性综合征、自主神经反射障碍、5-羟色胺综合征和恶性高热[18,20]，因为它们可能表现出类似的精神状态变化、低热或高热、呼吸频率和血压的变化，以及肌痉挛。通常情况下，鞘内巴氯芬戒断后出现的精神状态异常包括焦虑、激动和（或）幻觉[2]，无皮疹的瘙痒与鞘内巴氯芬戒断综合征高度相关[18,20]。

（三）不同临床表现的诊断价值

巴氯芬戒断综合征的临床表现没有特异性诊断价值，轻微的巴氯芬戒断综合征常伴有语调升高、无皮疹的瘙痒和易怒。随着病情的进展，患者可能会出现肌张力恢复、精神状态改变、轻度烦躁、肌酸磷酸激酶水平升高、血压下降、感觉异常和发热。严重的巴氯芬戒断综合征常伴有肌张力增高、昏迷、横纹肌溶解症状和癫痫发作[2]。

（四）不同治疗方式的证据强度

识别和治疗巴氯芬失效以及巴氯芬戒断综合征的最佳方案的相关证据目前均基于专家共识。

（五）未来研究方向

目前的有关鞘内巴氯芬戒断综合征治疗仍不充分，最终的治疗仍然是恢复鞘内巴氯芬给药，目前主要研究巴氯芬的静脉制剂。Schmitz等人在最近的一项研究中表明，静脉注射巴氯芬具有良好的临床耐受性，该药物显示了80%的生物利用度，与口服给药相比，静脉注射可减少20%的剂量[42]，至少在停用口服巴氯芬的情况下，静脉注射巴氯芬有助于防止巴氯芬戒断综合征的出现。目前还不清楚在鞘内停用巴氯芬的情况下会有多大效果，需要更多的研究来开发更好、更简单的治疗方法。

七、总结

总之，鞘内巴氯芬治疗肌痉挛是非常有效和安全的，接受鞘内巴氯芬治疗的患者可能会出现肌痉挛加重的现象。肌痉挛加重的现象可能是继发于其他原因，包括患者自身的问题以及继发于导管或泵故障的问题，当找到肌痉挛加重的原因时，应采用系统的方法进行适当治疗。我们应该仔细评估巴氯芬戒断综合征的症状，因为巴氯芬戒断综合征可导致严重的致残和死亡。

（于建设 译 李赓、冯鹏玖 校）

原书参考文献

[1] Vaidyanathan S, Soni BM, Oo T, et al. Delayed complications of discontinuation of intrathecal baclofen therapy: resurgence of dyssynergic voiding, which triggered off autonomic dysreflexia and hydronephrosis. Spinal Cord. 2004; 42 (10): 598-602.

[2] Saulino M, et al. Best practices for intrathecal baclofen therapy: trouble shooting. Neuromodulation. 2016; 19: 632-41.

[3] Smith MB, Bohannon RW. Interrater reliability

of a modified Ashworth scale of muscle spasticity. Am Phys Ther Assoc. 1987; 67 (2): 206-7.
[4] Ascherio A, Munger KL. Environmental risk factors for multiple sclerosis. Part I: the role of infection. Ann Neurol. 2007; 61 (4): 288-99.
[5] Correale J, Fiol M, Gilmore W. The risk of relapses in multiple sclerosis during systemic infections. Neurology. 2006; 67: 652-9.
[6] SynchroMed IsoMed indications, drug stability, and emergency procedures. Minneapolis: Medtronic; 2017.
[7] Sgouros S, Charalambides C, Matsota P, et al. Malfunction of Synchromed II baclofen pump delivers a near-lethal baclofen overdose. Pediatr Neurosurg. 2010; 46 (1): 62-5.
[8] Dvorak EM, McGuire JR, Nelson ME. Incidence and identification of intrathecal baclofen catheter malfunction. PMR. 2010; 2 (8): 751-6.
[9] Turner MS. Assessing syndromes of catheter malufunction with SynchroMed infusion systems: the value of spiral computed tomography with contrast injection. PMR. 2010; 2 (8): 757-66.
[10] Deer T, Raso L, Coffey J, Allen J. Intrathecal baclofen and catheter tip inflammatory mass lesions (granulomas): a reevaluation of case reports and imaging findings in light of experimental, clinicopathological, and radiological evidence. Pain Med. 2008; 9 (4): 391-5.
[11] Lew SM, Psaty EL, Abbott R. An unusual cause of overdose after baclofen pump implantation: case report. Neurosurgery. 2005; 56: E624. Discussion E624.
[12] Allerton CA, Boden PR, Hill RG. Actions of the GABAB agonist, (−)-baclofen, on neurones in deep dorsal horn of the rat spinal cord in vitro. Br J Pharmacol. 1989; 96: 29-38.
[13] Peng CT, Ger J, Yang CC, Tsai WJ, Deng JF, Bullard MJ. Prolonged severe withdrawal symptoms after acute-on-chronic baclofen overdose. J Toxicol Clin Toxicol. 1998; 36: 359-63.
[14] Mohammed I, Hussain A. Intrathecal baclofen withdrawal syndrome-a life-threatening complication of baclofen pump: a case report. BMC Clin Pharmacol. 2004; 4: 6.
[15] Kroin JS, Bianchi GD, Penn RD. Intrathecal baclofen down-regulates GABAB receptors in the rat substantia gelatinosa. J Neurosurg. 1993; 79: 544-9.
[16] Green LB, Nelson VS. Death after acute withdrawal of intrathecal baclofen: case report and literature review. Arch Phys Med Rehabil. 1999; 80: 1600-4. https://doi.org/10.1016/S0003-9993(99)90337-4.
[17] Sampathkumar P, Scanlon PD, Plevak DJ. Baclofen withdrawal presenting as multiorgan system failure. Anesth Analg. 1998; 87: 562-3.
[18] Meinck HM, Tronnier V, Rieke K, Wirtz CR, Flugel D, Schwab S. Intrathecal baclofen treatment for stiff-man syndrome: pump failure may be fatal. Neurology. 1994; 44: 2209-10.
[19] Coffey RJ, Edgar TS, Francisco GE, et al. Abrupt withdrawal from intrathecal baclofen: recognition and management of a potentially life-threatening syndrome. Arch Phys Med Rehabil. 2002; 83: 735-41.
[20] Ben Smail D, Hugeron C, Denys P, Bussel B. Pruritus after intrathecal baclofen withdrawal: a retrospective study. Arch Phys Med Rehabil. 2005; 86: 494-7.
[21] Ross JC, Cook AM, Stewart GL, Fahy BG. Acute intrathecal baclofen withdrawal: a brief review of treatment options. Neurocrit Care. 2011; 14: 103-8.
[22] Medtronic. Lioresal Intrathecal (baclofen injection) Full Prescribing Information. http://professional.medtronic.com/pt/neuro/itb/fpi/index.htm.2013.
[23] Berweck S, Lutjen S, Voss W, et al. Use of intrathecal baclofen in children and adolescents: interdisciplinary consensus table 2013. Neuropediatrics. 2014; 45: 294-308.
[24] Agarwal SK, Kriel RL, Cloyd JC, et al. A pilot study assessing pharmacokinetics andtolerability of oral and intravenous baclofen in healthy adult volunteers. J Child Neurol. 2015; 30: 37-41.
[25] Saveika JA, Shelton JE. Cyproheptadine for pediatric intrathecal baclofen withdrawal: a

case report. Am J Physical Med Rehabil. 2007; 86: 994-7.

[26] Meythaler JM, Roper JF, Brunner RC. Cyproheptadine for intrathecal baclofen withdrawal. Arch Phys Med Rehabil. 2003; 84: 638-42.

[27] Hersh C, Fox R. Multiple sclerosis. The Cleveland clinic foundation center for continuing education June 2014, Lyndhurst, Ohio.

[28] The Mutliple Sclerosis Foundation.

[29] Haselkorn JK, Loomis S. Multiple sclerosis and spasticity. Phys Med Rehabil Clin N Am. 2005; 16: 467-81.

[30] Dario A, Tomei G. Management of spasticity in multiple sclerosis by intrathecal baclofen. Acta Neurochir Suppl. 2007; 97: 189-92.

[31] Anderson W, Jallo G. Intrathecal baclofen therapy and the treatment of spasticity. Neurosurg Q. 2007; 17: 185-92.

[32] Penn RD. Intrathecal baclofen for severe spasticity. Ann N Y Acad Sci. 1988; 531: 157-66.

[33] http://www.fda.gov/medwatch/safety/2002/baclofen.htm.

[34] Heetla HW, Staal ML, Kliphuis C, van Laar T. Tolerance to continuous intrathecal baclofen infusion can be reversed by pulsatile bolus infusion. Spinal Cord. 2010; 48 (6): 483-6.

[35] Follet KA, Naumann CP. A prospective study of intrathecal catheter-related complications of intrathecal drug delivery systems. J Pain Symptom Manag. 2000; 19 (3): 209-15.

[36] Flückiger B, Knecht H, Grossmann S, Felleiter P. Device-related complications of long-term intrathecal drug therapy via implanted pumps. Spinal Cord. 2008; 46: 639-43.

[37] FDA. FDA—Medtronic SynchroMed II and SynchroMed EL implantable drug infusion pumps— feed through failure. 2016; 1-3.

[38] Medtronic Inc. Increased risk of motor stall and loss of or change in therapy with unapproved drug formulations. 2012; 1-2.

[39] Kosturakis A, Gebhardt R. SynchroMed II intrathecal pump memory errors due to repeated magnetic resonance imaging. Pain Physician. 2012; 15: 475-7.

[40] Arnold P, Viraat H, Oliphant S. Spinal cord compression secondary to intrathecal-induced granuloma: a report of four cases. Evid Based Spine Care J. 2011; 2 (1): 57-62.

[41] Deer T, Krames ES, Hassenbusch S, et al. Management of intrathecal catheter-tip inflammatory masses: an updated 2007 consensus statement from an expert panel. Neuromodulation. 2008; 11 (2): 77-91.

[42] Schmitz N, Krach L, Coles L, Mishra U, Agarwal S, Cloyd J, Kriel R. A randomized dose escalation study of intravenous baclofen in healthy volunteers: clinical tolerance and pharmacokinetics. Am Acad Phys Med Rehabilitat. 2017; 9: 743-50.

第四十五节　化疗所致周围神经病理性疼痛1例　45

Dan Fischer, Tariq Malik

一、病例

患者，62岁女性，因长期手足麻木、刺痛并偶有针刺样疼痛2周到疼痛门诊就诊，患者服用非甾体抗炎药和对乙酰氨基酚几乎没有缓解。6个月前，患者因右侧乳腺癌行右乳切除术，6周前开始化疗，方案是紫杉醇加顺铂。手术医师曾告知患者化疗药物可导致神经病变，即使出现化疗后疼痛，也不会很严重且会自行消失。2周前，患者出现化疗后疼痛并采取许多治疗措施均无效，目前患者在肿瘤科治疗，查体显示双侧远端震动觉减退，双侧跟腱反射减弱。

二、初步诊断

患者在接受化疗几周后，开始出现手足麻木和刺痛症状，呈袜套样形式分布，以四肢远端为主，以上症状均为化疗药物导致神经损伤表现。由于患者有肿瘤病史并可能转移，特别是发生骨转移后卡压神经，因此当症状逐渐加重时有必要进行影像学检查。

三、如何明确诊断

化疗后多发神经病变（Chemotherapy-induced polyn-europathy，CIPN）的临床诊断通常依赖于病史和查体，但临床上已经探索了其他更客观的模式。CIPN通常表现为感觉神经病变，以刺痛、麻木和疼痛为特征，通常从足趾和手指开始，然后以“袜子-手套”样分布向近端扩散[1]；同时，症状也可能包括对冷觉或触觉过敏、本体感觉丧失、振动觉和针刺觉减退，以及跟腱、踝关节深反射减弱或消失[2]。为了评估临床情况，如化疗史和病理感觉分布，临床上有许多评估CIPN患者的量表，常用评估化疗药物毒性的量表有神经病变总分（Total Neuropathy Score，TNS）、美国癌症研究所常见毒性标准（Common Toxicity Criteria of the National Cancer Institute，NCI-CTC）、美国癌症研究所不良事件通用术语标准（National Cancer Institute Common Terminology Criteria for Adverse Event，NIC-CTCAE）、世界卫生组织标准、东方肿瘤合作组织标准、Ajani标准等[3,4]。

感觉神经和运动神经传导速度、感觉神经动作电位（sensory nerve action potentials，

SNAP）、复合肌肉动作电位以及针式肌电图可辅助诊断，SNAP振幅降低和感觉神经传导速度减慢是感觉神经轴突损伤的表现，但神经传导速度的变化与影响背根神经节的药物（如铂）相关CIPN较弱，当小纤维参与时相关性较弱[5]。之前评估CIPN时，使用过腓肠肌和其他神经活检，现在已很少使用，但欧洲神经病学会和周围神经学会的联合报告表明，皮肤活检在神经病变和CIPN评估中的作用正在研究中[6]。

然而值得注意的是，肌电图和神经传导检查在临床诊断中的作用有限。一项研究显示，接受顺铂治疗的患者，其神经传导检查与临床检查相比，没有诊断优势[3]。

要将CIPN与肿瘤患者其他潜在的神经病变区分开来，需要评估患者的症状表现和治疗过程。无论是否与CIPN相关，都需要分析用药史、累积剂量，以及症状发展的特征和相关时间表，以帮助诊断CIPN，并强调了详细问诊、体检和其他诊断检查的重要性[7]。

四、病理生理学机制

化疗后多发神经病变的病理生理学机制还不完全清楚，但从各种化疗药物的动物模型和尸检研究中已经衍生出一些学说。目前有一种公认的学术观点，这些用于诱发肿瘤细胞凋亡的药物，其细胞毒性机制也作用于神经系统细胞，有时这些药物的不良反应会非常严重，导致患者不得不减少药量或停用，最终致使患者无法接受有效的治疗。

铂衍生物可以通过形成链内复合物和链间交联来改变DNA的结构，铂-DNA复合物的形成是诱发肿瘤细胞凋亡的作用机制[8]，但这种DNA三级结构的破坏也是神经细胞凋亡的一种形式，铂类药物已被证实的其他作用机制包括氧化应激、线粒体功能障碍和调节基因活性的增加，靶点如p53、p38和ERK½[4]。

背根神经节易受如顺铂、奥沙利铂等铂类化合物的沉积，最终导致DRG神经元凋亡，并导致与CIPN一致的感觉功能障碍。尸检研究显示顺铂在背根神经节细胞中滞留，并伴有细胞核缩小[3]。背根神经节缺乏血脑屏障的保护，且由于它们的血供是与微循环毛细血管接触，因此DRG特别容易受到铂衍生物等化疗药物的影响。

此外，顺铂还能通过形成复合物的形式破坏线粒体DNA合成[4]，在大鼠胚胎背根神经节模型中，发现顺铂在一定浓度范围内以剂量依赖的方式持续抑制轴突生长，当然也对人类具有神经毒性[3]。

奥沙利铂的独特之处在于它可以诱发急性及慢性神经病变。急性神经病变是奥沙利铂螯合钙引起周围神经的钠离子通道短暂激活，触发了周围神经膜的兴奋性增高，但由于这种激活是急性和短暂的，因此也被认为是可逆的[3]。

奥沙利铂的长期使用可导致奥沙利铂在DRG细胞内沉积，从而产生形态和功能改变，但该机制仍处于一个假说阶段。有实验研究认为奥沙利铂在细胞体中沉积会降低细胞代谢和轴浆转运[3]。

研究发现，卡铂比其他铂衍生物的神经毒性更小，但其使用剂量通常受血液毒性的剂量限制[3]。

20世纪60年代以来，长春新碱因其抗肿瘤特性而被临床使用，已知有运动和感觉神经方面的不良反应，包括周围神经病变和慢性神经病理性疼痛。其他长春花生物碱类如长春花碱、长春氟宁和长春瑞滨，已证实其神经毒性影响较小[5]。长春新碱的主要作用机制是由于其与β-微管蛋白的高亲和力，可阻止细胞结构和细胞内运输所需的微管形成，长春新碱破坏微管聚合的能力会导致有（无）髓鞘神经元轴突的炎症、肿胀和损伤；在疼痛方面，在大鼠模型中发现长春新碱可以增强C-纤维痛觉感受器对痛觉和非痛觉刺激的反应性，从而导致慢性神经病理性疼痛[8]。

紫杉烷，特别是紫杉醇比多西紫杉醇易与白蛋白结合，紫杉醇更具有神经毒性[5]，可通过抑制微管蛋白聚解，进而破坏细胞内结构和细胞分裂，对细胞环境的干扰最终导致线粒体异常和细胞内钙的释放。2006年的一项研究观察到：使用紫杉醇治疗的大鼠会出现疼痛性周围神经病变，与周围神经轴突中的线粒体肿胀和空泡有关[8]。紫杉醇能够触发线粒体通透性过渡孔（mitochondrial permeability transition pore，mPTP）的开放，该孔跨越线粒体外膜，含有β-微管蛋白，并含有电压依赖性阴离子通道。这些过渡孔的打开导致线粒体释放钙，也可以导致钙从内质网释放，这种细胞器功能障碍导致膜离子电位的破坏，并产生活性氧，导致细胞损伤。紫杉醇与感觉神经元损伤、背根神经节细胞改变、外周神经系统巨噬细胞增生、脊髓内小胶质细胞和星形胶质细胞活化增加有关。研究认为，正是通过这一系列不同的下游靶点，紫杉醇导致了与CIPN一致的感觉功能障碍和疼痛[4]。

患者对硼替佐米的耐受性良好且药效较强，硼替佐米主要用于治疗多发性骨髓瘤和某些肿瘤，但其使用往往受到严重的周围神经病理性疼痛的影响，如感觉异常、烧灼感、麻木、感觉丧失、振动觉和本体感受丧失。硼替佐米的作用机制涉及通过特异性、可逆地结合26 S蛋白酶体亚基抑制蛋白质降解，并在此过程中导致细胞周期受抑制，从而导致凋亡加速。

然而，一些研究揭示了硼替佐米破坏神经细胞功能/导致细胞凋亡的多种方式。体内和体外研究均表明硼替佐米可以诱导微管蛋白聚合和稳定，特别是对α-微管蛋白。微管保持动态的能力对其在细胞结构中的功能至关重要，人们认为硼替佐米对微管蛋白动态的改变导致了周围神经病变的发生。此外，用硼替佐米处理的动物研究发现，背根神经节的胞浆内空泡化归因于线粒体和内质网的扩大，最终破坏细胞内钙稳态并引发这些细胞的凋亡。经硼替佐米处理后，施万细胞胞浆中也发现有空泡和核周包涵体，研究认为硼替佐米引起的内质网应激会引起细胞的宏观自噬并导致细胞死亡；硼替佐米也是一种强效的诱导剂，产生活性氧，能引起与化疗后多发神经病变。最近的一项研究表明，硼替佐米与背根神经节活性氧增加有关，活性氧在硼替佐米诱导的细胞凋亡中起着重要作用[8]。

五、疼痛管理

发表在《*Supportive Care in Cancer*》杂志上的一篇综述指出，对化疗所致周围神经病理性疼痛最有力的药物干预是度洛西汀，度洛西汀是一种5-羟色胺和去甲肾上腺素再摄取抑制剂，其证据水平为B级[1]。一项涉及231例继发性CIPN患者的多中心双盲对照试验指出，与安慰剂相比，口服目标剂量为每日60 mg的度洛西汀5周后，紫杉烷或奥沙利铂化疗的平均疼痛评分显著降低，生理功能和生活质量评分改善程度更大[1]。度洛西汀初始剂量建议为60 mg，每日1次，然而，当考虑到药物耐受性时，可以降低患者的初始剂量。在Pachman的研究中，参与者起始剂量为每天服用30 mg，持续1周，然后达到每天60 mg的目标剂量，持续4周。严重肾功能损害（肌酐清除率＜30 ml/min）和终末期肾病（endstage renal disease，ESRD）患者应避免使用度洛西汀，肝损伤患者也应避免使用度洛西汀。如果患者同时使用单胺氧化酶（monoamine oxidase，MAO）抑制剂，则由于5-羟色胺综合征的风险而禁用。常见的不良反应（约10%的使用者）包括头痛、嗜睡、疲劳、恶心、口干、腹痛、肌肉无力和体重减轻[9]。在2014年的一项度洛西汀治疗CIPN的研究中[10]，最常见的不良反应有疲劳（7%）、失眠（5%）和恶心（5%）。

虽然有研究用其他药物治疗非化疗后多发神经病变，但目前还没有足够的证据支持这几种药物治疗CIPN的疗效，与CIPN相关的不适促使临床医师和患者尝试一些可提供缓解的疗法，即使并没有研究证明这些疗法的有效性。三环类抗抑郁药物如去甲替林和阿米替林的研究结果不一。一项涉及51例顺铂引起的神经病变患者的随机对照试验，患者开始每天服用25 mg去甲替林，每周增加剂量25 mg，至最大目标剂量100 mg/d，分为两个4周阶段，中间有1周的休息期，第一治疗期，两组间感觉异常无显著差异。去甲替林在第二个治疗期似乎有一定的疗效，但组间无显著差异。与此同时，一项对44名患者的随机对照试验显示，阿米替林每日剂量在10～50 mg之间，未能改善因各种化疗药物而遭受CIPN患者的感觉神经病变症状。两项研究都缺乏显著的统计结果，无法最终评估TCA对CIPN治疗的作用，因此，去甲替林和阿米替林获得了CIPN治疗的C类推荐。如果使用此药，建议从睡前服用10～25 mg开始，每3～7天加倍剂量，直到达到每天150 mg的目标剂量，试验期为6～8周，最大耐受剂量至少为2周。不良反应包括镇静、口干、体重增加、视物模糊、尿潴留、记忆障碍、意识混乱、血小板减少和体位性低血压。心脏病患者应谨慎使用，因为每日剂量大于100 mg与心源性猝死相关。其他需要考虑的预防措施包括青光眼、癫痫发作、5-羟色胺综合征以及与去甲替林和阿米替林相关的自杀行为[1]。

加巴喷丁类药物（如加巴喷丁和普瑞巴林）是临床常见的抗惊厥药物，被发现在CIPN的治疗中有有限的支持证据。在一项研究中，75例继发于紫杉烷/铂剂化疗的CIPN患者接受了800 mg加巴喷丁治疗，并与35例对照组进行了比较。在中度神经病理性疼痛的患者中，加巴喷丁干预组中72%的患者报告说，他们得到了完全或部分缓解，而对照组中只有4%。然而，一项涉及115名接受了多种化疗药物的CIPN患者，加巴喷丁每日中位最大剂量2700 mg的Ⅲ期双盲随机对照试验，未能证明加巴喷丁有任何治疗益处，建议加巴喷丁的起始量从睡前服用100～300 mg或每天服用100～300 mg，然后在耐受情况下每4～7天增加300 mg，直到达到每天3600 mg的目标剂量，分3次服用。试验性治疗应经过3～8周的调整过程和2周的最大剂量，以观察治疗效益；不良反应包括镇静、头晕、头痛和周围水肿；注意事项包括因药物清除不佳而引起的肾功能不全和与突然停药相关的戒断综合征。加巴喷丁的其他优势包括改善睡眠障碍、潮热和焦虑症状，以及避免与其他药物发生显著的临床相互作用。尽管加巴喷丁治疗有许多好处，但缺乏支持CIPN患者疗效的证据，仅获得C类推荐[1]。

普瑞巴林治疗CIPN的研究包括23例奥沙利铂引发神经病变的胃肠道肿瘤患者。患者接受普瑞巴林治疗，起始剂量为50 mg，每日3次，随后剂量增加50 mg，直到症状改善或达到最大剂量150 mg，每日3次。报告总体受益最好的患者是23人中5人（22%），他们达到了每天3次150 mg的最大剂量，同时，总共有48%的患者报告他们的神经病变在2～6周内开始得到缓解。由于除了这项小型研究之外，缺乏其他支持性证据，普瑞巴林仅获得C类推荐用于治疗CIPN。剂量建议包括：起始剂量为50 mg，每日3次，或75 mg，每日2次（在耐受情况下），随后在4～7天后增加剂量，达到每日300 mg；试验性治疗结束后，在耐受的情况下，可每4～7天增加每日剂量150 mg，直至达到每日600 mg的目标剂量。与加巴喷丁类似，不良反应包括镇静、头晕和外周水肿，普瑞巴林的副作用主要有欣快感，需要预防的并发症包括伴随兴奋的精神性疾病、突然停药的戒断综合征和肾功能不全；就像加巴喷丁一样，其优势包括改善睡眠障碍和焦虑症状，但缺乏与其他药物发生相互作用的临床研究证据[1]。

另有一项随机对照试验，对208例继发于各种化疗药物的CIPN患者进行了局部应用阿米替林、巴氯芬和氯胺酮疗效的研究。一种多元卵磷脂有机凝胶（PLO），由巴氯芬10毫克、阿米替林HCL 40毫克（3%）和氯胺酮20毫克（1.5%）组成，简称为BAK-PLO，每日两次局部应用于神经病理性疼痛区域，并与安慰剂凝胶进行比较。与安慰剂组相比，干预组在感觉和运动神经病变方面有更大的改善，BAK-PLO治疗没有相关毒性。因此，这种含有巴氯芬、阿米替林和氯胺酮成分的外用凝胶目前在治疗中被评为B级推荐。除了这个随机对照试验，还需要其他支持性证据，因此美国临床肿瘤学会（American Society of Clinical Oncology，ASCO）对其支持并不强烈。建议每日涂抹患处2～4次，试验治疗周期4周。目前还没有证据报告有局部或全身毒性，这使治疗具有良好的风险-获益比[1]。

至于非药物治疗，神经调控治疗CIPN有很好的证据。2014年的一项研究调查了经皮神经电刺激治疗CIPN的效果。电刺激器是一种经皮电刺激神经来治疗疼痛的设备，在纳入的37例患者中，25例患者主要治疗下肢，12例主要治疗上肢。所有受试者在电刺激器治疗前均有至少1个月或更长时间的刺痛感/疼痛，描述为4分或4分以上的疼痛评分（满分10分），然后，患者接受每天30分钟的治疗，一个疗程10天的治疗，并通过一份神经病理性疼痛问卷来监测患者症状，该问卷包含从0～10的数字疼痛量表，随访期从治疗前到治疗后的10周。该研究观察到，从基线到第10天，疼痛评分下降了53%，刺痛感下降了44%，麻木感下降了37%。患者获益持续了10周的随访，没有观察到显著的不良反应[11]。

电刺激器疗法的机制是试图用“无痛”信息来替代“疼痛”信息，通过使用16种不同的电流，在疼痛区域模拟正常神经动作电位[11]。电刺激器治疗CIPN仍在探索中，下一步可能涉及随机对照试验[12]。

另一种神经调控的方法是神经反馈训练（neurofeedback，NFB），神经反馈是一种操作性条件反射，旨在强化偏好行为的积极后果。通过训练CIPN患者，有可能降低患者大脑对症状严重程度的体验感。在CIPN肿瘤患者中进行的一项随机对照试验研究，参与者被随机分为神经反馈组或等待列表对照组（wait list control，WLC），前者在10周内接受20次NFB治疗。神经反馈组的参与者被要求观看带有定量脑电图（quantitative electroencephalogram，qEEG）监测的电脑显示器。在神经性病理疼痛发作期间，参与者被要求保持期望的脑电图波形振幅高于某一阈值，同时抑制其他不太期望的波形振幅，视觉和听觉奖励是为了使脑电图自动变化为更理想的波形。神经反馈组的受试者表现出更大的改善为−2.43（95%置信区间，−3.58～−1.28），高于对照组0.09（95%置信区间，−0.72～−0.90），该自填问卷用于评估疼痛的严重程度和疼痛对日常功能的影响[12,13]。

由于CIPN治疗效果有限且易多变，许多患者选择辅助疗法：草药、针灸、营养支持、感觉运动训练或身心疗法（如臆想和放松，瑜伽，冥想和气功）。这些疗法的效果也各不相同，大多没有高质量的研究。美国临床肿瘤学会（American Society of Clinical Oncology，ASCO）的杂志《肿瘤实践杂志》在其最新的实践指南中，根据现有证据推荐使用度洛西汀[14]，ASCO指南还列出了其他疗法，可以作为临床医师的选择。该学会的指南认为对CIPN患者应用三环类抗抑郁药物是合理的（如去甲替林或去氧吡嗪），他们鼓励临床医生研究多种疗法在CIPN治疗中的疗效（缺乏证据），以及潜在的危害、获益、成本和患者偏好。虽然加巴喷丁和普瑞巴林的数据有限，但ASCO专家小组认为临床应用加巴喷丁是合理的，只要患者了解加巴喷丁和普瑞巴林的潜在的危害、成本和使用的好处。此外，外用复方氯胺酮20 mg、巴氯芬10 mg、盐酸阿米替林40 mg虽然不是美国临床肿瘤学会推荐的治疗方案，但由于该方案在随机对照研究中显示出的潜在优势，只要患者了解该治疗方法潜在的危害、益处和成本，仍然可以应用这种治疗方法[14]。

六、预后

考虑到不同患者群体中化疗药物、剂量、年龄和总暴露时间的差异性，CIPN的长期预后很难确定。然而，最近的一项包含4179例患者数据的荟萃分析表明，CIPN的总体患病率很高，在化疗后的第一个月最高，随着时间的推移，发生率降低。然而，该文献估计，大约1/3接受化疗的患者在化疗结束后6个月或更长时间内会出现慢性CIPN[15]。

针对特定化疗药物的一些研究发现，随着化疗的终止，CIPN症状会有所改善，在某些情况下，终止化疗后还会不断出现神经病理性疼痛，长春新碱治疗相关的神经病变经常受到剂量限制。据报道，在停用化疗药后的几个月里，神经毒性症状在数周或数月内仍有所加重，其现象称为“滑行现象”。恢复过程本身可以持续数月，但因为长春新碱神经病是可逆的，总的来说预后相当好[3]。

由硼替佐米引起的周围神经病理性疼痛通常在停药3～4个月后改善或完全缓解。一项研究表明，与基线相比，在硼替佐米平均停药110天时，64%的2级神经病理性疼痛患者的症状有所改善或缓解[5]。

但对使用紫杉烷治疗的患者长期随访研究表明，CIPN在一些个体中具有长期影响，通常与生活的负面影响相关，在多项针对神经病变和神经病理性疼痛的研究中，化疗药物停用数年后的患者也有类似的结果[5]。

目前还没有足够的长期研究来确定CIPN是否可治愈，所以只能进行对症治疗。在预防方面，研究表明只有没有进行化疗、进行剂量调整或终止化疗者可以预防与CIPN相关的疼痛。然而，一项研究表明，在接受化疗的6周期间，通过中等强度的渐进行走和阻力运动项目，可以减轻一些CIPN症状[16]，包括麻木、刺痛和手（足）热（冷）。虽然这项研究表明运动可以预防CIPN的一些症状，但它没有提供有关运动对CIPN继发疼痛的影响数据。

七、讨论

（一）流行病学

几十年来，学者们一直在研究化疗后多发神经病变，研究表明，最可能诱发CIPN的化疗药物包括顺铂、奥沙利铂、长春新碱、紫杉醇和硼替佐米，但其发生率各不相同。同时，CIPN的发生一般与给药剂量有关，既与单次剂量有关，也与给药次数有关[17]。

由于评估方法不同和漏报因素，有关CIPN的流行病学数据尚不清楚。最近的一项研究（数据来自4179例患者）估计，患者进行化疗后的第一个月中，CIPN发生率约为68.1%（95%置信区间，57.7～78.4），3个月为60.0%（36.4～81.6），6个月以上为30.0%（6.4～53.5）。但值得注意的是，由于评估时间、累积化疗剂量和使用不同类型化疗方案的差异，不同研究的估算结果存在显著的差异性[15]。

（二）鉴别诊断

CIPN的症状没有特异性，通常可在其他形式的化疗后周围神经病变中发现。在诊断CIPN之前，应考虑引起周围神经病变的其他病因，糖尿病患者可表现出与CIPN相似的周围神经病理性疼痛，这就是为什么与化疗方案相比，确定症状的出现和病情的进展有助于区分CIPN与糖尿病神经病变。据推测，糖尿病患者由于潜在的神经脱髓鞘的风险而有可能发展为CIPN[7]。

针对肿瘤患者，临床医师必须考虑到神经病变症状的发生和进展以及化疗的时间。在极少数情况下，肿瘤可能与副肿瘤性神经病变的发展有关，理论上，副肿瘤性神经病变是由肿瘤神经抗体引起的，肿瘤神经抗体可以累及周围神经系统，并产生类似CIPN的神经综合征。因此，副肿瘤神经病变可能发生在已经接受化疗的患者中，很难将副肿瘤神经病变与CIPN区分开来，另外，也可能发生在化疗开始之前，这有助于诊断副肿瘤神经病变。抗Hu抗体与亚急性感觉神经病变的小细胞肺癌患者有关，抗CV2抗体则与小细胞肺癌或胸腺瘤患者的感觉运动周围神经病变有关[18]。

恶性血液病也可与副肿瘤神经病变相关。多发性骨髓瘤患者在治疗前可发生副肿瘤神经病变的比例为20%，有证据显示，超过50%的患者可能有小纤维或大纤维神经功能障碍[18]。周围神经中的淀粉样蛋白变性也与副蛋白血症引起神经病变有关（如瓦尔登斯特伦巨球蛋白血症）[7]，脱髓鞘的副肿瘤神经病变也与淋巴瘤相关[18]。副肿瘤神经病变可能是患者系统的病因，表明详细的病史对于根据肿瘤类型、症状发作和治疗干预时间来确诊CIPN的重要性。

表现为神经病理性疼痛的肿瘤患者，也可能是肿瘤细胞对周围神经的恶性浸润。通常认为淋巴瘤是可以浸润神经或神经根的肿瘤，但它们通常表现为明显的疼痛和不对称分布，而CIPN通常表现为对称分布。脑脊液检查对诊断有帮助，当神经根遭肿瘤侵犯时，细胞计数和蛋白水平通常增加[19]。

自身免疫性神经病变也应考虑是骨髓移植导致的，可能与急性炎症性脱髓鞘性多发性神经病（Guillain-Barre syndrome，GBS）和慢性炎性脱髓鞘性多发性神经病（chronic inflammatory demyelinating polyneuropathy，CIDP）相关的移植物抗宿主病[7]。

（三）不同临床特点（病史和查体）、实验室和影像学检查的诊断价值

目前还没有足够的数据来证明不同临床表现的预测价值，但2014年的一项系统综述和荟萃分析总结了不同的研究，这些研究使用了几种不同的方法来评估是否发生CIPN并对其分级。敏感性分析显示，其中17项研究（共449例患者）通过神经电生理学检查（NPS：定量感觉测试和神经传导监测）评估CIPN，在17项研究中，有16项联合使用了NPS和其他评估方法。在17项研究中，化疗停止后1个月CIPN的发病率为（73.3%，58.6%～87.3%）、3个月为（70.1%，41.8%～98.4%）和6个月以上为（39.9%，3.9%～76.0%）[15]。如前所述，感觉神经和运动神经传导速度（NCV）、感觉神经动作电位、复合肌肉动作电位以及针式肌电图均是帮助诊断的标准神经电生理检查。

（四）不同治疗方式的证据强度

目前用于治疗或预防CIPN方法的有效证据并不充足，美国国家癌症研究所主持了15项临床试验，研究化疗后多发神经病变的预防（α硫辛酸、静脉注射钙/镁、维生素E、乙酰-L-肉碱或谷胱甘肽）或治疗（去甲替林、加巴喷丁、拉莫三嗪、阿米福汀、局部阿米替林/氯胺酮、局部巴氯芬/阿米替林/氯胺酮、度洛西汀）。在这些研究中，只有度洛西汀被证明有助于缓解CIPN中的神经病理性疼痛，大多数药物（加巴喷丁，外用制剂等）都是超适应证使用的，神经调控技术在病例报告和观察性研究中显示出了有效性，但其优势尚未在真正的大型随机临床试验中得到证实。

（五）未来研究方向或正在进行的临床试验

目前在欧盟临床试验注册中心有两项正式立项，用于研究预防化疗后多发神经病变疼痛。一项是由UNICANCER公司开展的Ⅱ期随机试验，正在研究利鲁唑在以奥沙利铂为基础的辅助化疗的大肠癌（Ⅱ/Ⅲ期）患者中预防CIPN的有效性。PledPharma公司也对其产品PledOx进行了研究，也被称为钙锰福地吡（种化学合成醋酸盐）。目前的研究是一项Ⅲ期、双盲、多中心、安慰剂对照研究，在改良FOLFOX6（5-氟尿嘧啶、叶酸和奥沙利铂）化疗方案的基础上使用PledOx可预防转移性结直肠癌患者发生CIPN[20]。

目前，位于圣安东尼奥的德克萨斯大学健康科学中心，正在进行一项利用冷冻疗法预防CIPN的治疗研究。在每次注射紫杉烷化疗前后15分钟，患者一只手戴冷手套和一只足（同侧）穿冷袜子。该研究旨在观察冷冻疗法是否能改善接受治疗的肢体中CIPN的发生率和严重程度[21]。

目前正在洛马林达大学进行一项随机干预临床试验，主要研究了神经生理学疗法（intraneural facilitation，INF）的潜在优势。这是一种物理治疗技术，目的是恢复受损神经的血液循环，治疗神经病理性疼痛。在这

项研究中，诊断为乳腺癌Ⅰ～Ⅲ期的患者，既往无周围神经病变，拟接受铂剂和（或）紫杉烷化疗，所有患者被随机分配到具有INF治疗组或标准化肌肉拉伸和力量练习的治疗组，以观察INF是否有助于预防或降低化疗后多发神经病变的疼痛程度[21]。

神经调控治疗CIPN在未来具有一定的前景。目前正在Anderson癌症中心进行通过重复经颅磁刺激（repetitive transcranial magnetic stimulation，rTMS）治疗CIPN的研究。这项研究的目的是与没有接受rTMS的对照组相比，观察放置在头皮上的磁线圈产生的小磁脉冲是否可以改变大脑活动，从而减少CIPN的症状。研究参与者由奥沙利铂诱导的神经病变的结直肠癌患者组成，干预组将完成总共10次每次1个小时的rTMS治疗[12,21]。

八、总结

化疗引起的神经病变是神经病理性疼痛的常见原因，其发病机制知之甚少，医师对其评估也很差，而且往往对病情的管理欠佳。随着肿瘤治疗的不断成功，肿瘤有可能成为一种威胁生命的慢性疾病。目前治疗这种疼痛的方法不能令人满意，现有的药物或干预措施都是基于经验证据。并不是所有的化疗后多发神经病变疼痛都是相同的，因此，我们需要一种更有针对性的方法来研究每种化疗药物的疼痛机制，并对其进行治疗，意味着，在解开化疗后多发神经病变疼痛的谜题之前，需要更多的基础研究和实验研究。在这之前，我们还停留在治疗受损神经的保守模式，而不是积极主动地去避免出现神经损伤。

（于建设 译 李赓、冯鹏玖 校）

原书参考文献

[1] Pachman DR, Watson JC, Lustberg MB, Wagner-Johnston ND, Chan A, Broadfield L, Cheung YT, Steer C, Storey DJ, Chandwani KD, Paice J. Management options for established chemotherapy-induced peripheral neuropathy. Support Care Cancer. 2014; 22 (8): 2281-95.

[2] Fehrenbacher JC. Chemotherapy-induced peripheral neuropathy. InProgress in molecular biology and translational science, vol. 131: Academic Press; 2015. p. 471-508.

[3] Miltenburg NC, Boogerd W. Chemotherapy-induced neuropathy: a comprehensive survey. Cancer Treat Rev. 2014; 40 (7): 872-82.

[4] Brewer JR, Morrison G, Dolan ME, Fleming GF. Chemotherapy-induced peripheral neuropathy: current status and progress. Gynecol Oncol. 2016; 140 (1): 176-83.

[5] Grisold W, Cavaletti G, Windebank AJ. Peripheral neuropathies from chemotherapeutics and targeted agents: diagnosis, treatment, and prevention. Neuro-Oncology. 2012; 14 (suppl_4): iv45-54.

[6] Lauria G, Hsieh ST, Johansson O, Kennedy WR, Leger JM, Mellgren SI, Nolano M, Merkies IS, Polydefkis M, Smith AG, Sommer C. European Federation of Neurological Societies/peripheral nerve society guideline on the use of skin biopsy in the diagnosis of small fiber neuropathy. Report of a joint task force of the European Federation of Neurological Societies and the peripheral nerve society. Eur J Neurol. 2010; 17 (7): 903-e49.

[7] Staff NP, Grisold A, Grisold W, Windebank AJ. Chemotherapy-induced peripheral neuropathy: a current review. Ann Neurol. 2017; 81 (6): 772-81.

[8] Carozzi VA, Canta A, Chiorazzi A. Chemotherapy-induced peripheral neuropathy: what do we know about mechanisms? Neurosci Lett. 2015; 596: 90-107.

[9] https://online.lexi.com/lco/action/login

[10] Smith EM, Pang H, Cirrincione C, Fleishman S, et al. Effect of duloxetine on pain, function, and quality of life among patients with chemotherapy-induced painful peripheral neuropathy: a ramdomized clinical trial. JAMA. 2013; 309 (13): 1359-67.

[11] Pachman DR, Weisbrod BL, Seisler DK, Barton DL, Fee-Schroeder KC, Smith TJ, Lachance DH, Liu H, Shelerud RA, Cheville AL, Loprinzi CL. Pilot evaluation of scrambler therapy for the treatment of chemotherapy-induced peripheral neuropathy. Support Care Cancer. 2015; 23 (4): 943-51.

[12] Munch J. Managing chemotherapy-induced neuropathy. MD Anderson Cancer Center. Available from: https://www.mdanderson.org/publications/oncolog/november-december-2017/manging-chemotherapyinduced-neuropathy.html.

[13] Prinsloo S, Novy D, Driver L, Lyle R, Ramondetta L, Eng C, McQuade J, Lopez G, Cohen L. Randomized controlled trial of neurofeedback on chemotherapy-induced peripheral neuropathy: a pilot study. Cancer. 2017; 123 (11): 1989-97.

[14] Hershman DL, Lacchetti C, Dworkin RH, Lavoie Smith EM, Bleeker J, Cavaletti G, et al. Prevention and management of chemotherapy-induced peripheral neuropathy in survivors of adult cancers: American Society of Clinical Oncology clinical practice guideline. J Clin Oncol. 2014; 32 (818): 1941-67.

[15] Seretny M, Currie GL, Sena ES, Ramnarine S, Grant R, MacLeod MR, Colvin LA, Fallon M. Incidence, prevalence, and predictors of chemotherapy-induced peripheral neuropathy: a systematic review and meta-analysis, PAIN?. 2014; 155 (12): 2461-70.

[16] Kleckner IR, Kamen C, Gewandter JS, Mohile NA, Heckler CE, Culakova E, Fung C, Janelsins MC, Asare M, Lin PJ, Reddy PS. Effects of exercise during chemotherapy on chemotherapy-induced peripheral neuropathy: a multicenter, randomized controlled trial. Support Care Cancer. 2018; 26 (4): 1019-28.

[17] Boyette-Davis JA, Walters ET, Dougherty PM. Mechanisms involved in the development of chemotherapy-induced neuropathy. Pain Manag. 2015; 5 (4): 285-96.

[18] Park SB, Goldstein D, Krishnan AV, Lin CS, Friedlander ML, Cassidy J, Koltzenburg M, Kiernan MC. Chemotherapy-induced peripheral neurotoxicity: a critical analysis. CA Cancer J Clin. 2013; 63 (6): 419-37.

[19] Windebank AJ, Grisold W. Chemotherapy-induced neuropathy. J Peripher Nerv Syst. 2008; 13 (1): 27-46.

[20] www. clinicaltrialsregister. eu

[21] https://clinicaltrials.gov

第四十六节　阿片类药物耐受致术后疼痛1例

46

Darshan Patel, Dalia H. Elmofty

一、病例

患者，35岁，男性，三年前因工作原因跌倒后出现腰背痛，其疼痛评分为7～8/10，口服羟考酮20 mg tid，加巴喷丁600 mg tid，之后因合并抑郁症，口服度洛西汀60 mg QHS。手术史：L4/5和L5/S1椎板切除术。患者因行腹部疝修补术而就诊，在门诊就诊期间，患者结合自身病史，关注自己术后疼痛的管理，认为即使非常大剂量的阿片类药物也不能缓解他的手术疼痛。

手术当天，患者在等待区表现出明显焦虑，且拒绝局部麻醉，术中，患者出现心动过速和高血压，即使分次注射氢吗啡酮，高血压仍持续存在。术中共给予250 μg芬太尼与2 mg氢吗啡酮。手术结束后将患者送入麻醉恢复室，患者自述有明显疼痛，疼痛评分为9/10，分次注射1 mg氢吗啡酮，但疼痛没有明显缓解。最终，患者接受自控氢吗啡酮镇痛泵，每8小时静脉注射5 mg美沙酮，并输注氯胺酮，疼痛有所改善。

二、初步诊断

初步诊断是阿片类药物耐受。美国FDA将阿片类药物耐受定义为每天口服使用大于或等于60 mg吗啡当量的阿片类药物，并且持续7天或更长时间[1-3]。临床上，阿片类药物耐受是一种适应状态，在这种状态下，药物的暴露导致一种或多种药物作用随着时间的推移减弱。然而，阿片类药物耐受不一定是药物依赖的标志，为了缓解疼痛，需接受更高剂量的阿片类药物[5]。

三、如何明确诊断

阿片类药物耐受是指患者虽然接受了阿片类镇痛药物治疗，但疼痛缓解甚微。这些患者接受阿片类药物治疗超过两周，并且需要不断增加药物剂量。

四、病理生理学机制

阿片类药物耐受被认为是继发于药代动力学和药效学的变化，药代动力学的变化包括药物消除代谢过程的上调，药效学变化包括阿片受体下调或脱敏。使用慢性激动剂可导致活性受体位点数量的下调或减少。与此同时，研究推测，阿片受体与

GTP结合亚基的解偶联，会导致作用减弱或脱敏[6]。阿片受体与G蛋白有关，当G蛋白被激活时，会导致环腺苷3，5-磷酸（cAMP）的减少，进而抑制钠和钙的内流。随着时间的推移，G蛋白功能的变化可导致脱敏和阿片类药物耐受性的发展。

五、如何处理

管理阿片类药物耐受首先需要认识几个关于阿片类药物耐受的误区，包括：①阿片类药物耐受的形成需要一定的时间，围手术期时间相对过短；②即使出现阿片类药物耐受，只要增加阿片类药物剂量就可以解决，这些药物的成本并不高；③随着阿片类耐受的增加，不良反应也随之增加；④增加阿片类药物剂量并不会增加患者的风险。

然而，研究表明，阿片类药物耐受可以在几个小时内迅速形成，这种现象被称为快速耐受。在围手术期，患者对阿片类药物产生耐受的原因通常是术前使用阿片类药物所致，不同阿片受体出现耐受的速度和程度存在差异。阿片类药物的镇痛作用耐受最快，对呼吸抑制作用较小，对胃肠道（gastrointestinal，GI）运动减慢作用最小。胃肠道蠕动能力的下降在围手术期尤其重要，因为尽早的胃肠道功能恢复和更早的经口进食与减少住院时间及降低住院费用密切相关。与未接受阿片类药物治疗的患者相比，充分治疗阿片类药物耐受患者的疼痛可能需要更高剂量的阿片类药物，使得阿片类药物耐受患者更容易出现呼吸抑制[7]。

当患者对阿片类药物产生耐受时，应考虑换用另一种阿片类药物。因为存在不完全交叉耐受，换用阿片类药物涉及从一种阿片类药物到另一种阿片类药物的转换。其原理是换用后的阿片类物质会作用于另一种受体亚型，建议从一种药物切换到另一种药物时，计算阿片类药物当量剂量，然后在患者开始使用新药时，等效剂量至少减少25%～50%[4,8]。

阿片类药物耐受患者的围手术期管理起着关键作用，尤其是复杂性疼痛患者在围手术期的每个阶段都需要特别考虑：包括术前、术中和术后。

第一阶段：术前管理

外科医师应将已有疼痛症状的患者转诊至麻醉术前门诊或疼痛门诊，以确定他们的基线疼痛情况，并提前制订镇痛措施。通过就诊，麻醉医师可以回顾患者目前治疗疼痛的方案，并确定在过去的治疗中哪些治疗有效，哪些无效[8]。此外，倾听患者的担忧，确认患者疼痛的复杂性，可以减轻患者的焦虑，让医师对术后疼痛设定更现实的预期。疼痛评分系统可用于识别有严重术后疼痛风险的患者[9]。

医师应向患者宣教多模式镇痛的理念，包括区域阻滞技术，如硬膜外镇痛或周围神经阻滞和（或）置管。Gulur等发现，与对照组相比，阿片类药物耐受患者的住院时间明显增加，30天再入院率更高[1]。邓肯（Duncan）等的一项研究证明了多模式镇痛可有效节约成本及住院费用，即使在非阿片类药物耐受的患者中也是如此。考虑到多模式镇痛所节省的成本，以及降低阿片类药物相关不良事件的风险，多模式镇痛应成为患者围手术期镇痛管理的重要组成部分。

手术当天，术前给予非甾体抗炎药、非阿司匹林类镇痛药（对乙酰氨基酚）、加巴喷丁等，可减少术后阿片类药物的使用[4]。术后快速康复（enhanced recovery after surgery，ERAS）是为了实现患者早期快速康复而提出的理念[10]，ERAS理念从结直肠外科开始，作为一种围手术期管理方法的革新，由于患者的临床结果和成本得到的显著改善，目前已扩展到几乎所有的外科专业，ERAS是一种基于循证医学证据的、多模式的、多学科的手术患者治疗方法，涉及外科医师、麻醉医师、外科工作人员或护士，通常还包括一名协作实施护理方案的ERAS协调员。术后快速康复学会发布的护理方案是几种外科手术的循证指南，包括以下内容：从“午夜开始不口服”转变为手术前2小时内通过液体摄入碳水化合物；从大型开放式手术转变为微创手术；围手术期管理转向早期活动、早期拔出尿管和各种管路、早期恢复经口进食（甚至在手术当天）。ERAS理念的好处包括可减少患者30%～50%的住院时间，减少并发症和再入院，并降低住院成本[11]。

第二阶段：术中疼痛管理

麻醉技术对阿片类药物的耐受有一定的影响。对于有慢性疼痛史、需要阿片类药物治疗的患者，术中多模式镇痛有助于控制术后疼痛，降低术后出现阿片类药物耐受的风险（表46-1、表46-2和表46-3）。多模式镇痛的一个优势是减少类阿片药物的用量，在目前美国药物短缺和阿片类药物滥用等问题日益严重的时期尤为重要。术中多模式治疗主要包括静脉辅助治疗和静脉输液治疗，也应考虑区域麻醉。

表46-1　术中多模式治疗：静脉辅助治疗

药物	剂量	作用部位	可能的不良反应
静脉注射美沙酮	2.5～5 mg/q8～12 h	M受体激动剂，n-甲基d-天冬氨酸（N-methyl-D-aspartate，NMDA）受体拮抗剂	呼吸抑制，镇静，Q-T间期延长
静脉注射丁丙诺啡	300 μg/6～8 h	部分μ受体激动剂，ORL-1激动剂，kappa受体拮抗剂	呼吸抑郁、镇静
静脉注射酮咯酸	400～800 mg/6 h	抑制环氧酶	肾功能不全，血小板抑制，胃肠道紊乱
静脉注射对乙酰氨基酚	1 g/6 h	目前不清楚	肝毒性
静脉注射氯胺酮	切皮前，0.5 mg/kg 持续滴注0.5 mg/（kg·h）	NMDA受体拮抗剂	幻觉

改编自Elmofty［21］

表46-2　术中多模式治疗：输液治疗

药物	剂量	作用部位	可能的不良反应
静脉注射氯胺酮	切皮前，0.5 mg/kg 持续滴注0.5 mg/（kg·h）	NMDA受体拮抗剂	幻觉
静脉注射镁	切皮前，30～50 mg/kg 持续滴注10～15 mg/（kg·h）	NMDA受体拮抗剂	呼吸抑制，低血压，心脏抑制
静脉注射利多卡因	切皮前，1.5 mg/kg 持续滴注1.5 mg/（kg·h）	钠通道阻滞	恶心，呕吐，头晕，心律失常，高铁血红蛋白
静脉注射右美托咪定	切皮前，0.5～2 μg/kg 持续滴注0.2～0.7 μg/（kg·h）	α-2受体激动剂	低血压、心动过缓、镇静

改编自Elmofty[21]

表46-3 腹部手术的区域阻滞技术

理想的镇痛部位	区域阻滞
躯体和内脏器官	硬膜外阻滞、椎旁阻滞
上腹部的皮肤和前腹壁的肌肉	肋下阻滞
下腹部前腹壁的皮肤和肌肉	腹横肌平面阻滞（transversus abdominis plane block，TAP）

改编自Elmofty[21]

静脉辅助治疗（表46-1）。静脉辅助治疗包括美沙酮、丁丙诺啡、对乙酰氨基酚和酮铬酸。

美沙酮已成为治疗慢性疼痛特别是癌痛和神经病理性疼痛的主要药物，然而，在围手术期，它在治疗急性疼痛方面的应用很少，这主要是因为美沙酮起效、持续时间和代谢存在许多误区。目前已被证实的误区包括多样的清除途径，达峰时间长，与其半衰期不相符的镇痛时长以及与其他药物的交叉反应。美沙酮的潜在好处包括其作用持续时间和与阿片类药物交替使用的不完全交叉耐受性，然而，它可能与呼吸抑制、镇静和Q-T间期延长有关。

对于治疗急性疼痛，美沙酮比传统的阿片类药物治疗急性疼痛有很多优势。美沙酮是μ受体激动剂，同时具有NMDA拮抗作用，这种拮抗作用被认为可以缓解阿片类药物导致的耐受和痛觉敏化[12-14]。美沙酮还通过抑制5-羟色胺和去甲肾上腺素的再摄取提供镇痛作用。

丁丙诺啡是一种kappa受体拮抗剂、部分μ受体激动剂和类阿片样受体-1（ORL-1）激动剂，作为一种kappa受体拮抗剂，它可以防止阿片类药物导致的耐受和痛觉敏化[14]。

对乙酰氨基酚是一种解热镇痛药，对乙酰氨基酚产生这些功效的确切机制尚未完全阐明。据推测，对乙酰氨基酚可能通过抑制一氧化氮（nitric oxide，NO）途径提高疼痛阈值，一氧化氮途径是由多种神经递质介导的，包括P物质和NMDA。其解热作用可能是继发于抑制中枢神经系统中前列腺素的合成和释放，及其对下丘脑前部体温调节中枢的影响[15]。

酮咯酸是非甾体抗炎药家族的成员，作为静脉制剂有其独特的使用价值。非甾体抗炎药具有抗炎、解热、镇痛等作用，通过抑制环氧化酶发挥作用，环氧化酶抑制前列腺素的产生，前列腺素通过促进兴奋性神经递质的释放参与外周和中枢敏化[16]。

术中多模式静脉输注治疗包括氯胺酮/镁、利多卡因和右美托咪啶（表46-2）。术中使用氯胺酮和镁可预防阿片类药物导致的耐受和痛觉过敏，两者都是NMDA受体的拮抗剂[4,8,17,18]。利多卡因是一种具有抗心律失常作用的局部麻醉药，其通过结合和抑制电压门控钠通道神经元细胞膜稳定性而镇痛，通过阻断神经元脉冲的起始和传导来缓解疼痛[19]。右美托咪啶是一种α_2受体激动剂，通过与脊髓和蓝斑受体结合，提供镇痛和镇静作用，且不抑制呼吸，右美托咪啶也可能有助于防止阿片类药物耐受。Lin等证明，右美托咪啶与自控吗啡镇痛泵联合使用与单独使用吗啡泵相比，阿片类药物消耗量减少29%，吗啡相关不良反应也随之减少[20]。

区域麻醉包括椎管内麻醉、周围神经阻滞以及椎旁阻滞[21]。椎管内麻醉用于腹部手术，胸段椎管内麻醉是腹部围手术期疼痛管理的基础，除了预期的镇痛效果外，胸段椎管内麻醉还能改善肠蠕动和减少围手术期心血管事件[22]。椎管内麻醉的禁忌证包括凝血障碍、穿刺点皮肤感染和患者拒绝该镇痛方式。为了使操作标准化和保证患者安全，美国区域麻醉学会发布了椎管内麻醉单次注射、留置导管和取出的指南。外周神经阻滞可用于腹部手术，腹壁前皮神经起源于T7～T11、T12肋下神经和L1（髂腹下神经和髂腹股沟神经）的前支。肋间神经在腹内斜肌和腹横肌之间，腹横肌平面（transversus abdominis plane block，TAP）阻滞是一种可用于腹部术后镇痛的外周神经阻滞。TAP阻滞最初是在2000年作为一种盲穿技术被引入的，包括向腰下三角注射局麻药。目前，它已经发展到包括超声引导入路，腹内斜肌和腹横肌之间的筋膜层形成了腹横肌平面，有些脊神经穿过该平面[23]，虽然在操作技术上没有很大的挑战性，但刺伤肝脏等并发症也被报道过，使用超声引导有助于降低这些风险。若要实现正中切口镇痛，应进行双侧TAP阻滞。虽然各种研究在单次局麻药可达到的阻滞平面上有所不同，但通常至少可以达到T10水平，肋下神经阻滞可达到T7～T10平面镇痛。

椎旁阻滞可用于胸椎和胸部手术，但用于腹部手术的频率较低。椎旁阻滞是脊神经的单侧阻滞，包括脊神经背支、腹支和交感神经节，它能阻滞躯体和交感神经，但不能阻滞内脏神经，除非局麻药扩散到硬膜外腔。采用多模式区域麻醉可有效控制术后腹部疼痛[24]。

第三阶段：术后疼痛管理

术后应继续进行多模式镇痛，可留置硬膜外导管用于持续输注和（或）间歇注射，也可以继续进行输液镇痛。研究证明，腹部手术后利多卡因输注疗法可以（减少吗啡消耗）维持24小时[25]。值得注意的是，当采用区域麻醉阻滞时，由于长期服用阿片类药物的患者在围手术期可能会出现阿片类药物戒断，因此基线阿片类药物减少量不能超过50%[4,8]。由于首次接受阿片类药物治疗的患者和阿片耐受患者的阿片类药物给药方案差异很大，所以不能对所有患者采用标准剂量[5]。

术后疼痛评估应包括常规的视觉模拟评分（VAS），但更应强调功能恢复、早期下床活动、胃肠道及膀胱功能的恢复，与许多术后快速康复指南一致[10]。

对于阿片类药物耐受患者，对其心理方面的干预也应当得到重视。患者通常会表现出疼痛灾难化或倾向于放大疼痛的威胁，并在疼痛的环境中感到无助。慢性疼痛患者往往对疼痛状况更敏感，并且由于其潜在的慢性疼痛障碍而更容易出现功能障碍。这些患者往往对医疗系统感到失望，加之医疗机构对阿片类药物耐受患者所需的更高剂量处方的犹豫不决，导致患者的疼痛得不到缓解，这些患者可能因个人生活中的功能障碍和疼痛及慢性睡眠不足而变得易怒[8,26]，这类患者的疼痛评分更高，需要比较长的时间才能降低[25]。

六、预后

阿片类药物耐受似乎是一个慢性且持久的问题，与对照组相比，阿片类药物耐受的患者住院时间延长且30天内再入院率升高（$P<0.01$）[1]。该问题可能与以下因素有关：①围手术期疼痛控制不佳；②长期服用阿片类药物患者易出现雄激素不足，

从而出现肌肉质量减少和疲劳，最终导致急性不良事件后的恢复期延长；③长期使用阿片类药物会导致免疫抑制，使患者更容易感染[1]。

七、讨论

（一）发病率

2011年，美国医学研究所估计有1亿美国人处于疼痛之中，然而，由于计算和定义因源而异，因此很难分析其发生率。2001年，美国医疗机构评审联合委员会提议，将疼痛作为“第五大生命指征”，自那时起，用于疼痛管理的阿片类药物的使用量逐年增长[1]。

阿片类药物被错误地认为是治疗疼痛的第一道防线，美国是阿片类药物的主要消费国，吗啡使用量占全球的56%，羟考酮使用量占81%[2]。据估计，美国近3500万人有过阿片类药物滥用史，这项数据占美国总人口的14%[6]。越来越多的证据表明，阿片类药物的应用可能会对术后疼痛产生负面影响。

（二）鉴别诊断

慢性阿片类药物暴露可导致阿片类药物耐受或OIH，临床上很难区分这两种疾病，阿片类药物耐受和OIH都包括在难以控制的术后疼痛的诊断范畴之内。对于许多从业者来说，该情况下最初的反应是开具更多的药物，这往往会增加阿片类药物的剂量。如果这种经验性治疗方法没有作用，医师应该考虑阿片类药物耐受或OIH。表46-4和表46-5总结了阿片类药物无效的原因，以及阿片类药物耐受和OIH的作用机制、治疗方案。

表46-4　阿片类药物导致的痛觉过敏作用机制及治疗方案

作用机制	失活的μ受体
	COMT的遗传多态性
	对伤害性神经递质的反应增强
	脊髓强啡肽释放
	背角NMDA受体的激活
治疗方案	减少/停止阿片类药物
	换用阿片类药物
	添加NMDA受体拮抗剂

表46-5　阿片类药物耐受作用机制及治疗方案

作用机制	可能是阿片受体的下调
	阿片类药物剂量反应曲线右移
治疗方案	增加阿片类药物用量

*NMDA n-甲基-D天冬氨酸、COMT儿茶酚-O-甲基转移酶

改编自Elmofty[21]

阿片类药物导致痛觉过敏是阿片类药物的一种矛盾现象，表现为服用阿片类药物后，患者疼痛反而加重[4,8]。OIH与阿片类药物耐受的不同之处在于，增加药物剂量则疼痛加重，而剂量减少则疼痛减轻。定量感觉测试可在阿片类药物治疗前和治疗后的常规时间间隔内用于评估OIH的进展[27]。

OIH影响部分（而不是全部）患者的原因尚不完全清楚，一些动物模型表明，性别可能起到作用。例如，在雄性和雌性大鼠模型中，发现雌性比雄性更早出现OIH，持续时间更长[28]。遗传倾向也可能是一个影响因素。据推测，儿茶酚-O甲基转移酶多态性可能在某些患者发生OIH的过程中发挥作用[29]。心身因素，如术前对疼痛的焦虑增加，也可能在患者发生OIH的易感性中发挥作用[30]。阿片类药物耐受是一种

对阿片类药物逐渐缺乏反应的生理过程，并且通常需要增加药物剂量才能产生同样的效果。在阿片类药物耐受过程中，剂量反应曲线右移。

八、总结

- 阿片类药物耐受是一种适应状态，在这种状态下，药物暴露会诱发耐受，随着时间的推移，药物作用减少。
- 阿片类药物耐受的定义是每天口服使用≥60 mg的吗啡当量的阿片类药物，并且持续7天或更长时间。
- 阿片类药物耐受被认为是药代动力学和药效学变化共同作用的结果。
- 阿片类药物耐受是一种即使患者服用的阿片类镇痛药物剂量不断增加，但疼痛缓解甚微的一种临床诊断。
- 当患者对阿片类药物产生耐受时，可通过换用其他阿片类药物和使用辅助治疗来解决问题。
- 对于有慢性疼痛史且需要阿片类药物治疗的患者，多模式镇痛和围手术期引入辅助治疗可有助于术后疼痛管理，降低OIH和阿片类药物耐受的风险。
- 对于外科医师而言，将术前存在疼痛问题的患者转诊至麻醉门诊或疼痛门诊是至关重要的，在就诊期间，必须对患者进行多模式镇痛宣教，它可以减少阿片类药物相关的不良事件、住院时间和总费用。
- 对于阿片类药物耐受的患者，心理方面的干预也应当得到关注。

（于建设 译 李赓、冯鹏玖 校）

原书参考文献

[1] Gulur P, Williams L, Chaudhary S, Koury K, Jaff M. Opioid tolerance—a predictor of increased length of stay and higher readmission rates. Pain Physician. 2014; 17 (4): E503-7.

[2] International Narcotics Control Board. Narcotic drugs technical reports. Estimated world requirements for 2011. https://www.incb.org.Accessed 24 May 2018.

[3] Food and Drug Administration. Extended-release (ER) and long-acting (LA) opioid analgesics risk evaluation and mitigation strategy (REMS). FDA REMS modification. 2015; 10.

[4] Hadi I, Morley-Forster PK, Dain S, Horrill K, Moulin DE. Brief review: perioperative management of the patient with chronic non-cancer pain. Can J Anesth. 2006; 53 (12): 1190-9.

[5] Lewis NL, Williams JE. Acute pain management in patients receiving opioids for chronic and cancer pain. Continuing Education in Anaesthesia, Critical Care & Pain. 2005; 5 (4): 127-9.

[6] Mahathanaruk M, Hitt J, de LeonCasasola OA. Perioperative management of the opioid tolerant patient for orthopedic surgery. Anesthesiol Clin. 2014; 32 (4): 923-32.

[7] Hayhurst CJ, Durieux ME. Differential opioid tolerance and opioid-induced hyperalgesia: a clinical reality. Anesthesiology. 2016; 124 (2): 483-8.

[8] Tumber PS. Optimizing perioperative analgesia for the complex pain patient: medical and interventional strategies. Canadian J Anesth. 2014; 61 (2): 131-40.

[9] Janssen KJ, Kalkman CJ, Grobbee DE, Bonsel GJ, Moons KG, Vergouwe Y. The risk of severe postoperative pain: modification and validation of a clinical prediction rule. Anesth Analg. 2008; 107 (4): 1330-9.

[10] Melnyk M, Casey RG, Black P, Koupparis

AJ. Enhanced recovery after surgery (ERAS) protocols: time to change practice? Can Urol Assoc J. 2011; 5: 342.

[11] Ljungqvist O, Scott M, Fearon KC. Enhanced recovery after surgery: a review. JAMA Surg. 2017; 152 (3): 292-8.

[12] Manfredi PL, Houde RW. Prescribing methadone, a unique analgesic. J Support Oncol. 2003; 1 (3): 216.

[13] Toombs JD, Kral LA. Methadone treatment for pain states. Am Fam Physician. 2005; 71 (7): 1353-8.

[14] Lee M, Silverman S, Hansen H, Vikram P. A comprehensive review of opioid-induced hyperalgesia. Pain Physician. 2011; 14: 145-61.

[15] NCI Thesaurus [Internet]. Ncit. nci. nih. gov. 2018 [cited 24 May 2018]. Available from: https://ncit.nci.nih.gov/ncitbrowser/ConceptReport.jsp?dictionary=NCI_Thesaurus&ns=NCI_Thesaurus&code=C198.

[16] Tröster A, Sittl R, Singler B, Schmelz M, Schüttler J, Koppert W. Modulation of remifentanil-induced analgesia and postinfusion hyperalgesia by parecoxib in humans. Anesthesiology. 2006; 105 (5): 1016-23.

[17] Koppert W, Sittl R, Scheuber K, Alsheimer M, Schmelz M, Schüttler J. Differential modulation of remifentanil-induced analgesia and postinfusion hyperalgesia by S-ketamine and clonidine in humans. Anesthesiology. 2003; 99 (1): 152-9.

[18] De Oliveira GS, Castro-Alves LJ, Khan JH, McCarthy RJ. Perioperative systemic magnesium to minimize postoperative pain: a meta-analysis of randomized controlled trials. Anesthesiology. 2013; 119 (1): 178-90.

[19] NCI Thesaurus [Internet]. Ncit. nci. nih. gov. 2018 [cited 24 May 2018]. Available from: https://ncit.nci.nih.gov/ncitbrowser/ConceptReport.jsp?dictionary=NCI_Thesaurus&version=18.03d&ns=ncit&code=C614&key=517506826&b=1&n=null.

[20] Lin TF, Yeh YC, Lin FS, Wang YP, Lin CJ, Sun WZ, Fan SZ. Effect of combining dexmedetomidine and morphine for intravenous patient-controlled analgesia. Br J Anaesth. 2008; 102 (1): 117-22.

[21] Elmofty D. Opioid-induced hyperalgesia, tolerance and chronic postsurgical pain; a dilemma complicating postoperative pain management. In: Anitescu A, editor. Pain management review: a problem-based learning approach. New York, NY, USA: Oxford University Press. p. 303-9.

[22] Freise H, Van Aken HK. Risks and benefits of thoracic epidural anaesthesia. Br J Anaesth. 2011; 107 (6): 859-68.

[23] Siddiqui MR, Sajid MS, Uncles DR, Cheek L, Baig MK. A meta-analysis on the clinical effectiveness of transversus abdominis plane block. J Clin Anesth. 2011; 23 (1): 7-14.

[24] Finnerty O, Carney J, McDonnell JG. Trunk blocks for abdominal surgery. Anaesthesia. 2010; 65 (s1): 76-83.

[25] Dunn LK, Durieux ME. Perioperative use of intravenous lidocaine. Anesthesiology. 2017; 126 (4): 729-37.

[26] Shah S, Kapoor S, Durkin B. Analgesic management of acute pain in the opioid-tolerant patient. Curr Opin Anesthesiol. 2015; 28 (4): 398-402.

[27] Silverman SM. Opioid induced hyperalgesia: clinical implications for the pain practitioner. Pain Physician. 2009; 12 (3): 679-84.

[28] Juni A, Cai M, Stankova M, Waxman AR, Arout C, Klein G, Dahan A, Hruby VJ, Mogil JS, Kest B. Sex-specific mediation of opioid-induced hyperalgesia by the melanocortin-1 receptor. Anesthesiology. 2010; 112 (1): 181-8.

[29] Jensen KB, Lonsdorf TB, Schalling M, Kosek E, Ingvar M. Increased sensitivity to thermal pain following a single opiate dose is influenced by the COMT val158met polymorphism. PLoS One. 2009; 4 (6): e6016.

[30] Edwards R, Wasan A, Jamison R. Hyperalgesia in pain patients at elevated risk for opioid misuse. J Pain. 2010; 11 (4): S45.